U0220300

IgG4相关性疾病

主　编　张　文　董凌莉
副主编　杨娉婷　费允云　刘燕鹰

中国协和医科大学出版社
北　京

图书在版编目（CIP）数据

IgG4相关性疾病 / 张文，董凌莉主编. —北京：中国协和医科大学出版社，2023.1

ISBN 978-7-5679-2045-3

Ⅰ. ① I… Ⅱ. ①张… ②董… Ⅲ. ①免疫性疾病—诊疗 Ⅳ. ①R593

中国版本图书馆CIP数据核字（2022）第187572号

IgG4相关性疾病

主　　编：张　文　董凌莉
责任编辑：沈冰冰
封面设计：邱晓俐
责任校对：张　麓
责任印制：张　岱

出版发行：中国协和医科大学出版社
（北京市东城区东单三条9号　邮编100730　电话010-65260431）
网　　址：www.pumcp.com
经　　销：新华书店总店北京发行所
印　　刷：北京联兴盛业印刷股份有限公司

开　　本：787mm×1092mm　1/16
印　　张：21.25
字　　数：360千字
版　　次：2023年1月第1版
印　　次：2023年1月第1次印刷
定　　价：180.00元

ISBN 978－7－5679－2045－3

编者名单

顾　问　曾小峰　赵　岩

主　编　张　文　董凌莉

副主编　杨娉婷　费允云　刘燕鹰

编　者（按姓氏拼音排序）

白　炜　陈余雪　陈　雨　崔　莉　达古拉　段亚琦　董凌莉

费允云　高荣芬　管文敏　胡紫薇　黄　璨　纪宗斐　孔晓丹

刘昌妍　刘金晶　刘小伟　刘燕鹰　刘　铮　吕　晗　吕力为

李鸿斌　李洁琼　李坤鹏　李雪梅　李正芳　赖雅敏　林　玮

罗亚平　彭琳一　乔　琳　沈桂芬　汤艳春　滕　菲　王嘉凯

王　立　王　木　吴　东　武丽君　杨华夏　杨娉婷　杨云娇

叶　丛　余毅恺　曾小峰　张奉春　张　路　张　莉　张盼盼

张珊珊　张上珠　张　霞　张　文　赵　岩　周佳鑫　周　爽

钟继新　朱　剑　朱　亮

序

《IgG4相关性疾病》一书在主编张文、董凌莉教授及各位编委的努力下终于问世了。本书系统地介绍了IgG4相关性疾病（IgG4-related disease，IgG4-RD）的历史、发病机制、最新进展、诊断和治疗等诸多方面，对深入了解疾病有极大帮助。

IgG4-RD是2010年才被命名的一个新的疾病，从文献可以看出，尽管这一疾病很早就已经存在，但并未被充分认识。20世纪末到21世纪初，逐渐有学者特别是日本学者对IgG4-RD进行了较为详细的描述。这种以全身多种组织器官受累，尤其是以多器官肿大为主的疾病，突出的特点是血液中免疫球蛋白（immunoglobulin，Ig）G4亚类水平明显升高，受累组织器官以存在大量表达IgG4的浆细胞为主要特征。

IgG4-RD是系统性免疫性疾病，虽然可累及全身各个系统，但有时又以单一器官受累为主要临床表现，因此临床表现复杂，需要我们不断地进行研究与加深认识。最初的诊断标准主要强调：有肿大的器官，加上血清中高表达的IgG4，或者受累组织器官中$IgG4^{+}$浆细胞/IgG^{+}浆细胞比值≥40%，在排除其他疾病后，即可以诊断IgG4-RD。而现在的诊断标准更加细化，特别强调需要将其他可引起IgG4水平升高的恶性疾病与IgG4-RD进行鉴别，同时也要鉴别有其他恶性疾病表现的IgG4-RD，从而使这些疾病得到正确的诊断和治疗。当今国际医学界对IgG4-RD也越来越重视，成立了有关IgG4-RD的专家委员会，已经开过4次国际会议，并制定了相关的临床诊疗指南。北京协和医院风湿免疫科张文教授，在关于IgG4-RD研究方面做了大量的工作，相关研究结果在国际期刊中发表，并入选IgG4-RD专家委员会委员，参与了有关IgG4-RD相关的国际共识与指南的制定。这说明中国有关IgG4-RD的研究与国际处于同步的水平。

中国人口众多，很多疾病绝对患病人数明显高于其他国家，这为我们研究IgG4-RD提供了丰富的病例资源。只要全国的医务工作者发挥聪明才智，在临床表现、治疗以及发病机制等各个方面，与基础研究人员紧密协作、积极探索，一定会使我们对IgG4-RD的研究走在世界前列。

本书所介绍的内容非常实用，不仅可使读者能更加翔实地了解近年IgG4-RD各方面的研究进展及取得的成果，也对提高医疗工作者对该疾病的认识，更好地诊断及治疗疾病起到积极的作用，同时也可促进对IgG4-RD发病机制的研究，可以说《IgG4相关性疾病》是一本很有意义的医学专用书籍。

张奉春

2022年3月

前言

IgG4相关性疾病（IgG4-RD）是一种古老但新近才被认识的疾病，早在19世纪后期就有学者陆续报道了该病的不同临床表现，但由于其临床表现复杂多变，受累器官各不相同，加之该病的发病率很低，导致医学界花了约一个世纪的时间，直到2000年前后才由日本学者发现其共同特征，随后人们才逐渐认识该病。

在命名后短短的十余年间，IgG4-RD受到了临床多个专业领域的重视，国际上相关报道日益增多，发病机制的研究也逐渐深入。目前该病临床受累器官的图谱已经基本描绘清晰，实验室检查特点和病理学特征有了定论，2015年公布了首个国际诊治共识指南，为该病的诊治提供了很好的指导。

2018年8月，IgG4-RD被列入我国《第一批罕见病目录》。我国人口众多，具有研究罕见病的优势。近年来，国内学者建立了前瞻性研究队列，总结疾病临床特征，开展相关研究探讨疾病临床分型和治疗方案，积累了有益的经验，也取得了长足的进步。然而，现阶段IgG4-RD在国内仍属疑难、罕见疾病，漏诊、误诊和过度诊断的情况并存。尽管2020年首个《IgG4相关性疾病诊治中国专家共识》发布，但由于该病临床表现的多样性和复杂性，加之治疗方面缺乏高水平的循证医学证据，使得国内对其认识水平尚不均衡，诊治也缺乏规范性。因此，为提高IgG4-RD在国内的诊治水平，我们组织编写了本书。

本书的特点：①许多临床、实验室检查、影像学和病理学特征的总结和图文来自我国的患者资料；②较全面地概括了最新的发病机制进展；③由于IgG4-RD与其他多种疾病之间存在“模拟”和“被模拟”的现象，给该病的诊断和鉴别诊断带来诸多困难，本书增加了多种模拟病例，以便更好地帮助医生掌握鉴别诊断的要点。

在编写过程中，我们也认识到本书的内容存在不足之处，恳请读者和各位专家提出宝贵意见。

最后，感谢各位编委抽出宝贵时间查阅资料，完成本书的编写。

张 文

2022年3月

目录

第一章

IgG4相关性疾病的历史

第一节 IgG4相关性疾病认识的发展史

在过去近20年里，人们见证了一种免疫介导的、多系统受累的疾病——IgG4相关性疾病（IgG4-related disease，IgG4-RD）的诞生。该病的认识经历了一个漫长而曲折的过程，究其原因，主要是该病可累及全身各个组织器官，临床表现复杂多变，而很多医生主要着眼于其专业领域的器官损伤而忽略了其他表现，没有实现从特异性器官到系统性表现的质的飞跃；另一方面，当累及浅表器官如腮腺、泪腺和淋巴结时，部分患者的症状相对轻微，未能引起患者和医务人员足够的重视。直到人们在自身免疫性胰腺炎（autoimmune pancreatitis，AIP）患者的血清中发现免疫球蛋白G4（immunoglobulin G4，IgG4）水平升高，才为该病的发现拉开了序幕。此后，包括眼科、耳鼻喉科、神经内科、消化内科、呼吸内科、肾内科、风湿免疫科、泌尿外科、放射科、口腔科、心血管外科等专家在内的众多学者不断拓宽IgG4-RD的范围，在这种背景下，胰腺外损伤陆续被发现，并且被证实均有血清IgG4水平升高和特征性的组织病理学表现，促使人们将各个组织器官的不同表现联系起来，最终促成了IgG4-RD这一疾病体的发现。

一、自身免疫性胰腺炎

人们对IgG4-RD这一系统性疾病的认识首先从胰腺开始，逐步发展到胰腺外的其他组织器官。此类疾病因有相似的血清学和组织病理学等表现而被整合到一起，整个过程像拼图一样，最终形成了IgG4-RD这一精彩多变的整体图片。

最初，Comfort和Gambill等的研究让许多研究者认为慢性复发性胰腺炎只有一种病理改变，根据这一理论，钙化性胰腺炎被认为是该病的终末阶段。但20世纪60年代，Henri Sarles等的几项研究通过对多例患者进行分析却得出了不同的结论，他们发现有一类患者通常无腹痛或仅有轻微疼痛，一般无酗酒史，辅助检查可见高球蛋白血症和黄疸；胰腺肿大，并有淋巴细胞和浆细胞浸润及纤维化；胰管无扩张，胰腺无囊肿和钙化；且患者以老年人多见。他们将这种病例诊断为“原发性炎性胰腺炎”（primary inflammatory pancreatitis）或“伴高丙种球蛋白血症的原发性非钙化性胰腺炎”（primary noncalcifying pancreatitis with hypergammaglobulinemia），并怀疑这种类型的胰腺炎可能源于自身免疫紊乱。随后这个观点被越来越多的研究证实，如有些报道甚至发现部分慢性胰腺炎患者可伴发干燥综合征（Sjögren syndrome，SS），且这些患者糖皮质激素治疗有效，提示自身免疫机制可能参与疾病进程，这更引导人们思考自身免疫机制在这种类型的胰腺炎中的作用。1991年，Kawaguchi等报道了2例淋巴细胞浆细胞性硬化性胰腺炎病例，患者有包括胰腺、胆总管、胆囊甚至涎腺（其中1例）受累。2例患者的胰腺大体观为肿块样增大，并伴有局部淋巴结肿大，影像学检查高度提示胰腺癌。其组织学特征为弥漫的淋巴细胞和浆细胞浸润，伴有显著的间质纤维化及腺体萎缩、胰静脉阻塞性静脉炎和门静脉受累。由此，淋巴细胞浆细胞性硬化性胰腺炎的概念被提出，作者指出这可能是独立于原发性硬化性胆管炎的一种疾病，需要与原发性硬化性胆管炎和胰腺癌仔细鉴别。值得一提的是，笔者当时已经认识到这可能是一类全身性疾病。直到1995年，日本学者Yoshida等结合临床中遇到的病例，对日文和英文文献中报道的有胰腺肿大、内镜逆行性胰胆管造影（endoscopic retrograde cholangiopancreatography，ERCP）发现胰管弥漫性不规则狭窄，且可能由于自身免疫紊乱导致的慢性胰腺炎病例进行了分析和总结，发现这些病例有如下临床特点：①血清γ-球蛋白或IgG水平升高；②存在自身抗体；③胰腺弥漫性肿大；④ERCP上发现主胰管弥漫性不规则狭窄；⑤组织病理学上发现伴有淋巴细胞浸润的纤维化改变；⑥患者无或仅有轻微表现，通常无胰腺炎急性发作表现；⑦胰腺内胆总管狭窄而上游近段胆管扩张，导致胆汁淤积性肝功能障碍和高胆红素血症常见；⑧无胰腺钙化；⑨无胰腺囊肿；⑩偶尔伴发其他自身免疫性疾病；⑪糖皮质激素治疗有效。考虑到自身免疫性肝炎患者亦有γ-球蛋白或IgG水平升高、血清自身抗体阳性、糖皮质激素治疗有效等特点，他们最终首次提出了AIP这个概念。此研究引起了日本学术界的极大兴趣，其中以厚生劳动省难治性胰腺病研究组为中心的课题组汇总了全日本研究者的成果，最终促成了AIP这个疾病体的发现。在这个过程中，Hamano等应用单向免疫扩散法和酶联免疫吸附试验检测了20例AIP患者的血清IgG4浓度，并与20例健康对照（性别、年龄匹配）和154例其他疾病患者（包括胰腺癌、普通慢性胰腺炎、原发性胆汁性肝硬化、原发性硬化性胆管炎或SS）的血清IgG4水平进行了比较。结果发现前者血清IgG4水平（6630mg/L）明显高于正常人（510mg/L）和其他疾病组患者，且在糖皮质激素治疗后显著好转。相关结果于2001年发表在《新英格兰医学杂志》（*The New England Journal of Medicine*）上，被认为是IgG4-RD认识道路上的里程碑。随后他们的研究发现这些AIP患者的受累组织中有IgG4⁺浆细胞浸润。于是他们推测血清IgG4水平升高及组织IgG4⁺浆细胞浸润是AIP的特征性表现，并可借此与胰腺癌等疾病鉴别。因AIP有时可与其他自身免疫性疾病相关，于是Kamisawa等对AIP患者其他部位的病理学表现做了研究，他们发现在患者的胰周组织、胆管、胆囊、胃肠道黏膜、唾液腺和淋巴结等部位可检测到淋巴细胞和IgG4⁺浆细胞浸润，因此，他们于2003年提出IgG4相关性自身免疫性胰腺炎是可累及多个组织部位的系统性疾病体。目前认为AIP分为1、2两型，前者是IgG4-RD在胰腺的表现，以老年男性多见，病例分布于全球，患者血清IgG4水平明显升高，病理以淋巴细胞、浆细胞，尤其IgG4⁺浆细胞浸润的硬化性胰腺炎表现为主，临床上可并发各种综合紊乱；后者则多见于青壮年，发病率无明显的性别差异，西方国家多见，不伴有血清IgG4水平升高，病理上以特发性导管中心性慢性胰腺炎和粒细胞上皮的病变为主，其中主要是中性粒细胞浸润，临床上可并发炎症性肠病（inflammatory bowel disease，IBD）等。

二、良性淋巴上皮病变

AIP从慢性胰腺炎这一疾病谱的成功分离，为IgG4-RD登上历史舞台拉开了序幕，而另一个在IgG4-RD的发现历程中起重要作用的疾病是良性淋巴上皮病变（benign lymphoepithelial lesion），又称米库利奇病（Mikulicz disease，MD）。

MD的发现者是欧洲外科学界的著名学者Johann von Mikulicz-Radecki，他于1850年出生在布科维纳地区（现由乌克兰和罗马尼亚两国统治）一座叫Czerniowce的城市，除了在外科消毒、食管和胃外科手术方面有突出贡献外，他还是第一个描述上颌窦外科治疗、鼻整形手术、食管镜检查和扁桃体癌侧咽切开方法的学者。此外，他还是第一个介绍腹部拭子和腹部纱布引流系统，并在手术期间使用纱布面罩和手套的医生。1888年，Mikulicz-Radecki在一次学术会议中首次报告了一个双侧慢性无痛性泪腺和唾液腺肿大的个案。患者是一位42岁的男性，在7个月的时间内首先出现泪腺肿大，随后出现下颌下区和唾液腺区组织肿大。手术切除2/3泪腺后，剩下的泪腺组织在2个月左右再次出现肿大。Mikulicz-Radecki对泪腺残余组织再次手术切除，同时将肿大的下颌下腺切除，患者症状好转，但唾液腺肿大持续存在。几个月后，患者死亡，其死因可能为腹膜炎。在生命的最后，患者肿大腺体的体积迅速减小。4年后这篇论文得以发表，基于患者的良性病程、无明显淋巴系统受累、肿块显著减小、腺体组织的大体和镜下特征，Mikulicz-Radecki认为这是一种慢性病程、低传染性的疾病。后来，此类病例陆续出现，为了纪念他的发现，经过补充和完善，后人将此类具有双侧对称性泪腺、唾液腺慢性无痛性肿大的疾病称为MD。但1907年Napp的研究却发现，这些症状也可见于白血病、淋巴瘤、结节病和结核等疾病。1927年，Schaffer通过对10例病例的分析，将有其他确诊疾病但伴发这些症状的疾病称为米库利奇综合征（Mikulicz syndrome），而没有其他确诊疾病仅有上述症状者称为特发性MD。

另一方面，1930年眼科医生Henrik Sjögren发表了一篇论文，描述了一例伴有干燥性角结膜炎和严重腮腺肿大的女性类风湿关节炎患者。此后，在1933年，他又通过对19例有干燥性角结膜炎的患者进行分析发现，有2例患者出现唾液腺肿大，Hamilton在1943年将此报道翻译为英文后，人们便以Sjögren的名字将之命名为干燥综合征（Sjögren syndrome，SS）。后来，在对MD的深入研究中，渐渐出现了一些质疑的声音。其中对后世影响较大的是1952年Godwin和1953年Morgan及Castleman发表的研究成果。Godwin认为Mikulicz-Radecki的病例报道中的黑白图片不能提供足够的特异性信息，且基于当时的检查手段不足以准确地判断组织病理学表现，因此，建议从众多以人名命名的疾病谱中删除MD。1953年，Morgan和Castleman通过对18例MD患者的临床和活检组织标本进行分析，结果发现，临床上这种疾病是良性、慢性病，可累及一个或多个泪腺或唾液腺，这与Mikulicz-Radecki最初认为的该病始终是双侧腺体受累且必有泪腺受累的观点不同，该研究还发现该病常可仅累及一个唾液腺，且泪腺受累较唾液腺受累相对少。组织学上，该病的特征是腺泡实质被淋巴组织代替，导管内上皮细胞和肌上皮细胞增殖，形成肌上皮岛，而这是MD和与之容易混淆的淋巴瘤的重要鉴别要点。基于MD和SS在临床和病理特征上的相似性，他们认为MD并不是之前所认为的一个种独立的疾病体，而仅仅是SS的症状综合体。此后，这个理论即被人们广泛接受，对MD的研究也渐渐销声匿迹。但是，这个课题在日本始终没有中断。例如，有日本学者在对1953年Morgan和Castleman的研究重新审视后发现，他们纳入的病例中有多个患者缺乏泪腺肿大或仅有一侧腺体肿大，这让日本学者质疑这些被纳入的所谓的“MD”患者的诊断的准确性。此外，Morgan和Castleman报道的这18例患者的共同组织学特征（如单个核细胞浸润导致的腺泡消失、导管上皮增生、导管狭窄、肌上皮岛形成等）不仅见于SS患者，也可见于其他疾病，如腺体涎石病。因此，将MD视作SS一个亚型的观点受到越来越多的质疑，对二者之间区别的研究也逐渐增多。例如，2000年Tsubota等发现MD患者腺体细胞凋亡率明显低于SS；2004年Yamamoto等发现MD患者伴有高IgG4血症。在此基础上，学者们收集了更多病例来对MD和SS的临床表现和组织病理学特点进行了探索，结果发现很多MD患者有持续性泪腺和唾液腺肿大，病理学检查发现受累腺体中有大量IgG4$^+$浆细胞浸润，而唾液腺管造影检查在SS患者中常发现的“苹果树”样表现在MD患者中却少见。此外，这类患者的唾液腺功能在糖皮质激素治疗后可好转。2009年，日本学者Masaki及中国学者董凌莉等对IgG4阳性多脏器淋巴细胞增殖综合征（IgG4-positive multiorgan lymphoproliferative syndrome，IgG4$^+$MOLPS）和SS的临床特点进行了比较，其中前者是从来自日本多个合作机构的85例MD患者中筛选出来的64个病例，这些患者均有血清IgG4水平升高（＞1350mg/L）和组织淋巴细胞、IgG4$^+$浆细胞浸润（IgG4$^+$/IgG$^+$浆细胞＞50%）及组织特征性的纤维化或硬化。结果提示二者的临床特征有很大差异。在这种背景下，学者再次提出MD是完全不同于SS的一种疾病。不仅如此，他们还指出MD有与AIP相似的特征，如升高的血清IgG4水平、组织IgG4$^+$浆细胞浸润和糖皮质激素治疗后腺体分泌功能的好转等；另一方面，MD患者可合并AIP，且也有研究发现AIP患者中IgG4$^+$浆细胞不仅可见于胰腺，还可见于唾液腺和肾脏，这些证据提示MD和AIP有某种内在联系，这为IgG4-RD这一疾病体的提出提供了依据。

三、腹膜后纤维化及其他疾病

在AIP和MD这两种疾病患者体内发现血清IgG4水平升高和组织IgG4$^+$浆细胞浸润为人们打开了一扇新的大门。相较于AIP和MD，腹膜后纤维化对于IgG4-RD的发现虽无十分直接的推动作用，但它丰富了人们对于IgG4-RD表现的认识。腹膜后纤维化于20世纪初由Albarran首次报道，20世纪六七十年代Bourne及Meyer等分别报道了特发性腹膜后纤维化及多灶性纤维硬化伴阻塞性静脉炎。2003年，Kamisawa的研究提示腹膜后纤维化与AIP存在潜在关联；2006年，Zen则报道了一例隐匿性背痛的52岁男性患者，影像学检查发现患者有主动脉旁肿块，腹膜后活检显示有弥漫性淋巴细胞、浆细胞浸润并伴有纤维化，免疫染色显示大量IgG4$^+$浆细胞浸润，且实验室检查发现血清IgG4浓度升高（3920mg/L），糖皮质激素治疗后患者主动脉旁肿块明显缩小且血清

IgG4水平降低，他们的报道有助于人们摆脱IgG4相关性自身免疫性疾病一定伴有AIP的固有观念。

随后类似研究在其他疾病中广泛地开展起来，且结果提示既往很多原因不明的疾病，如原发性硬化性胆管炎、硬化性纵隔炎、木样甲状腺炎（Riedel thyroiditis）和自身免疫性垂体炎等患者中均有此种表现。因此，在经历了IgG4相关性自身免疫性疾病（IgG4-related autoimmune disease）、IgG4相关性多灶性系统性硬化（IgG4-associated multifocal systemic fibrosis）等不少于10种名称的演变后，最终于2010年日本学者将其命名为IgG4相关性疾病（IgG4-RD），而这一名称也在次年（2011年10月4日至10月7日）于波士顿举办的国际性研讨会上得到来自多个国家的35名专家学者的认可，对本病的临床和基础研究随即也蓬勃发展起来。

第二节　IgG4相关性疾病诊断的发展史

因其系统性发病的特征，IgG4-RD刚诞生就吸引了各个临床科室的广泛关注，临床和基础研究得以迅速发展，其诊断标准（或分类标准）、生物学标志物、治疗药物等不断更新，临床分型也在不断细化，我国学者在其中做出了突出贡献。

AIP不仅是本病发现的关键，也是本病诊断标准建立的基础。1995年，AIP概念的提出极大地吸引了日本学者的兴趣，Hamano等于2001年、2002年先后在《新英格兰医学杂志》和《柳叶刀》（*The Lancent*）上发表文章称，AIP患者的血清IgG4水平显著升高且组织有IgG4$^+$浆细胞浸润，这为AIP的诊断提供了有力的证据。2002年，日本学者首次发布了AIP的诊断标准，并于2006年对其进行了修订。此后，其他国家如意大利、美国、韩国等也相继发布了各自的AIP诊断标准。2008年，日本和韩国学者制定了该病的亚洲标准。2010年7月11～13日于日本福冈举行的第14届国际胰腺病学会大会上，来自多个国家的学者共同制定了AIP的首个国际诊断标准，并于次年在《胰腺》（*Pancreas*）杂志上发表。该诊断标准列出了1型和2型AIP的诊断流程及标准，细化了AIP的诊断分型。此后，AIP的诊断多采用此国际标准。

为制定一个普遍适用的IgG4-RD诊断标准，以梅原及冈崎研究组为代表的研究人员组织了一个学术研讨会，在与会人员的共同努力下，最终制定了IgG4-RD的综合诊断标准并于2011年率先发表，该标准的制定主要遵循以下几项原则：①专业医生以外的一般临床医生也能使用；②能将各个器官的诊断标准予以整合；③尽量简洁化；④为了排除恶性肿瘤应重视组织病理学检查；⑤不推荐诊断性糖皮质激素治疗。该标准可适用于多个组织器官，避免了器官特异性诊断标准的局限性，可适用于各个领域的临床医生，减少了不同诊断标准带来的困惑，因此是迄今应用较为广泛的标准之一。简而言之，该综合诊断标准主要包括3部分内容：IgG4-RD的概念、诊断标准的内容和注解。其中概念部分阐述了IgG4-RD的特征，如常见损伤部位、症状和预后等；诊断标准部分的阐述主要基于IgG4-RD的两个特征性表现——血清IgG4水平升高和组织IgG4⁺浆细胞浸润；注解部分则描述了IgG4-RD特定受累器官的临床特征。另一方面，为了慎重地判断多器官病变，本文对相关内脏器官的病变、血液检查所见、病理学特征、影像学特征、糖皮质激素反应性和需要鉴别的疾病等内容均给予了详细的解说。后续的多年里，该综合诊断标准被广泛使用，全世界范围内陆续有很多病例被发现。因为该标准强调整合临床、血清学、影像学和病理学结果来综合诊断本病，其中任何一项都不能单独为患者的准确分类提供明确的证据。梅原教授团队还指出，对于不符合综合诊断标准的患者来说，可通过器官特异性IgG4-RD诊断标准进行再次诊断。符合器官特异性诊断标准之一的患者可确诊为IgG4-RD。

组织病理学检查是确诊本病的重要手段。2011年10月4～7日于波士顿举行的IgG4-RD的国际性研讨会上，除疾病命名外，会议的另一项重要内容就是建立本病的病理学共识。该病理学共识指出本病的受累组织常有特征性的组织病理学表现和IgG4⁺浆细胞浸润，其中前者主要包括大量淋巴细胞和浆细胞浸润、席纹状纤维化和闭塞性静脉炎；后者主要包括IgG4⁺浆细胞数目及其与IgG⁺浆细胞比值（IgG4⁺/IgG⁺浆细胞）升高，而病理学诊断中又以前者为主。该病理学共识的提出为病理学工作者提供了参考，也便于他们给出统一而准确的病理学诊断，因此具有很高的临床实用价值。

为了进行高质量的临床和流行病学等研究，一个具有高度特异性的分类标准至关重要。在这种背景下，2018年美国风湿病学会（American College of Rheumatology，ACR）和欧洲抗风湿病联盟（European League Against Rheumatism，EULAR）组建了由86名从事IgG4-RD研究的专家组成的国际专家委员会，采用共识策略，以来自多个国家和中心提供的1879例患者（1086例病例，793例模拟病例）组成的研究队列为基础，应用多标准决策分析进行鉴定、加权和检测，最终于2019年底公布了ACR/EULAR的IgG4-RD国际分类标准。与2011年诊断标准相比，2019年ACR/

EULAR分类标准的优势在于，即使在缺乏病理学诊断或血清IgG4不升高时仍可以将患者分类为IgG4-RD。经两项独立队列研究验证，该标准的特异度分别为99.2%和97.8%，灵敏度分别为85.5%和82.0%，更适用于IgG4-RD的临床研究。但是该分类标准亦有局限性，如为了提高疾病诊断的特异度，该分类标准仅适用于经常受累的10个器官（包括胰腺、胆管、眼眶、泪腺、唾液腺、腹膜后、肾脏、主动脉、硬膜、甲状腺）的患者，却排除了不常受影响的器官（前列腺、脑膜和皮肤等）。事实上，IgG4-RD被认为是一个可累及全身各个组织器官的疾病，因此，2019年ACR/EULAR分类标准的入选标准相对苛刻。针对这种情况，再加上2011年的综合诊断标准在长期的临床实践中也显示出一定的局限性（如有些患者病理取材困难、血清IgG4水平阈值不同导致其诊断灵敏度和特异度不同等），2020年梅原教授团队对2011年提出的综合诊断标准做了修订，并提出2020年修订版IgG4-RD综合诊断标准，主要包括3方面内容，即临床和影像学特征、血清学诊断和病理学诊断。其中病理学诊断由3条内容组成：①密集淋巴细胞和浆细胞浸润伴纤维化；②$IgG4^+/IgG^+$浆细胞比值＞40%，且$IgG4^+$浆细胞＞10/HPF；③典型的组织纤维化，尤其是席纹状纤维化和闭塞性静脉炎。

除诊断标准外，IgG4-RD的实验室标志物也不断得以发现。既往主要依赖于血清IgG4水平，因其水平升高可见于大多数IgG4-RD患者，并与疾病严重程度、IgG4-RD反应指数评分呈正相关，因此一度被认为是IgG4-RD诊断、疾病活动度和疗效监测及预后评估的生物学标志物。但后期研究发现，血清IgG4水平升高并不是IgG4-RD特异的生物学指标，可见于多种其他疾病，如肿瘤、慢性感染、过敏性疾病等；另一方面，并非所有IgG4-RD患者血清IgG4水平均升高。因此，探索新的实验室标志物至关重要。有研究显示，IgG4-RD患者即使血清IgG4水平正常，外周血$CD19^{low}CD38^+CD20^-CD27^+$浆母细胞计数亦明显增高，提示外周血浆母细胞计数可能是辅助诊断IgG4-RD较好的潜在指标。同时我国亦有报道，$CD19^+CD24^-CD38^{hi}$浆母细胞计数在活动性IgG4-RD患者外周血中明显升高，治疗后下降，提示其可能用于本病的诊断及治疗反应的监测。此外，其他指标如IgG4/IgG比值＞8%、IgG4/IgG1＞24%和IgG4/IgG核糖核酸（ribonucleic acid，RNA）比值在该病中的诊断价值也受到人们的关注。我们相信，随着研究的深入，越来越多的实验室指标将会被发现，这也为本病的诊断、疗效检测等提供有力武器。

第三节 IgG4相关性疾病治疗的发展史

IgG4-RD的治疗经验主要来自1型AIP及专家经验。随着认识的深入，国内外陆续发表了管理IgG4-RD的共识，如2015年《IgG4相关性疾病管理和治疗的国际共识指南》和2021年发表在《中华内科学杂志》上的《IgG4相关性疾病诊治中国专家共识》，这些共识指出对部分患者，如无症状的患有局灶性胰腺肿大、轻度下颌下腺肿大或淋巴结病的患者可以观察，而主动脉炎等则需要立刻治疗，高度纤维化病变需要手术治疗等，为本病的处理提供了规范和指导。

本病的治疗手段和药物也随着研究的深入不断发展。在2000年以前，AIP的治疗多为手术切除。2007年，Hirano通过回顾性研究，较早总结出相较于非糖皮质激素治疗，糖皮质激素能够显著改善AIP患者预后，并推荐早期使用糖皮质激素。随着相似研究结果陆续发表，现在世界范围内糖皮质激素均被认为是AIP的标准治疗方案，也是治疗IgG4-RD的一线药物，且绝大多数患者对其治疗反应较好，糖皮质激素治疗有效甚至是检验IgG4-RD这一诊断是否准确的证据之一。糖皮质激素先后被证实可用于疾病的诱导缓解、维持治疗和复发后治疗。但目前糖皮质激素维持时间和维持剂量尚有待进一步探索，推荐维持治疗时间多为1～3年。因糖皮质激素治疗有导致感染、血糖升高、骨质疏松等风险，在维持疾病稳定的前提下应尽量使用最小剂量。大多数复发的患者可通过再次使用初始治疗剂量的糖皮质激素获得缓解，必要时可增加糖皮质激素剂量或延长治疗疗程。多项对IgG4-RD，特别是1型AIP患者的研究提示，复发患者再次接受糖皮质激素治疗的有效率可达95.0%～97.1%。

后来人们发现部分患者在糖皮质激素治疗中会出现糖皮质激素不良反应明显、单用糖皮质激素不能有效控制病情或减量过程中病情反复的情况，基于此，糖皮质激素助减药物的理念应运而生。早期的探索主要集中于传统免疫抑制剂，如吗替麦考酚酯、硫唑嘌呤、环磷酰胺、来氟米特、甲氨蝶呤、沙利度胺、艾拉莫德等在本病治疗中的疗效。直到近年来前瞻性队列研究、回顾性研究证据才陆续报道，如有研究发现与单独使用糖皮质糖皮质激素相比，加用环磷酰胺（50～100mg/d）、吗替麦考酚酯（1.0～1.5g/d）或艾拉莫德（50mg/d）可降低疾病复发率。2020年，我国的一项随机对照临床研究也显示，来氟米特和糖皮质激素联合治疗在预防IgG4-RD复发方面优于糖皮质激素单药治疗。此外，我国学者的一项纳入155例IgG4-RD患者的回顾性研究则发现，相较于联合吗替麦考酚酯（1.0～1.5mg/d），泼尼松联合环磷酰胺（50～100mg/d）的疾病复发率更低。但也有研究提示较单用糖皮质激素，联合免疫抑制剂并未显著降低疾病复发率，因此传统免疫抑制剂在本病中的确切用法和疗效尚需要更多大规模前瞻性研究来证实。

除传统免疫抑制剂外，在生物制剂和靶向治疗蓬勃发展的当下，多种生物制剂在IgG4-RD中的应用也逐渐受到重视，其中以B细胞和T细胞为靶点的治疗最具代表性。利妥昔单抗作为直接靶向CD20阳性B细胞且在临床成熟应用的生物制剂，最先在本病的治疗中得以尝试，如早在21世纪初即有个案报道发现利妥昔单抗在复发性AIP患者中疗效确切。随后2010年，利妥昔单抗首次在小样本研究中被报道可以治疗IgG4-RD（n=4），结果提示利妥昔单抗可以明显缓解临床症状并降低血清IgG4的水平。来自非对照、非随机的前瞻性和回顾性研究数据也表明，利妥昔单抗可使67%～83%的病例病情缓解，从而达到糖皮质激素早期减量的目的。2015年，利妥昔单抗治疗IgG4-RD的首个前瞻性、开放标签临床研究结果提示，约97%的患者可获得治疗应答。而靶向CD20的第二个开放性前瞻性研究评估了利妥昔单抗的仿制药CT-P10（RTX-B）在IgG4-RD患者中诱导缓解的疗效，结果发现，其在疗效和安全性方面与利妥昔单抗有很大程度的相似之处，本研究是首个从节约医疗成本方面来探索生物制剂治疗IgG4-RD的研究。

针对B细胞的治疗方案，除利妥昔单抗外，学者对靶向CD19的生物制剂（如obexelimab和inebilizumab）在IgG4-RD中的疗效也进行了探索。例如，2017年一项由Stone等牵头的开放性单臂试验（Ⅱ期临床试验）探索了XmAb5871（即obexelimab）在IgG4-RD患者中的治疗效果，初步结果表明该药可降低患者反应指数（responder index，RI）且无重大不良事件。最近，一项国际安慰剂对照随机Ⅲ期临床试验正在招募患者，以探索inebilizumab（已被批准用于治疗视神经脊髓炎）对活动性IgG4-RD患者的疗效。

研究已经证实，IgG4-RD患者体内有1型辅助性T细胞（type 1 helper T cell，Th1）、2型辅助性T细胞（type 2 helper T cell，Th2）、调节性T细胞（regulatory T cell，Treg）、滤泡辅助性T细胞（follicular helper T cell，Tfh）、$CD4^+$细胞毒性T细胞（cytotoxic T lymphocyte，CTL）等的异常，并可能在疾病的发展中起重要作用，因此靶向这些异常的T细胞也是近年来IgG4-RD研究的热点。例如，研究发现

IgG4-RD患者外周循环中Tfh2以及活化型Tfh2细胞数目均显著增多，而糖皮质激素治疗后下降，还与血清IgG4、IgG4⁺/IgG⁺浆细胞比值及浆母细胞数目呈显著正相关，且Tfh与B细胞体外共培养发现Tfh2可促进B细胞的分化及IgG4的分泌，提示Tfh可能作为IgG4-RD的一个治疗靶点，但目前IgG4-RD中尚无安全有效的治疗方法选择性地清除Tfh。共刺激分子和细胞因子受体（CD28、诱导性共刺激分子和CD40L）可促进Tfh分化和B细胞功能，调节这些共刺激分子或细胞因子受体可能是一个新思路。阿巴西普（abatacept）是一种细胞毒性T细胞抗原4（cytotoxic T lymphocyte antigen 4，CTLA4）的类似物，可与抗原提呈B细胞上的CD80/86结合，阻止其与T细胞的共刺激分子CD28结合从而阻止T细胞活化。2017年，日本学者报道在一个对利妥昔单抗耐药的有胰腺、泪腺和唾液腺受累的IgG4-RD患者，通过每月静脉注射500mg的阿巴西普3个月后诱导疾病缓解，且双侧腺体、胰腺肿大缓解，血清IgG4水平降低。另外，一项用该药治疗10例IgG4-RD患者的开放标签临床试验已经完成，结果可能近期会发表。此外，T细胞活化后，细胞表面诱导性共刺激分子（inducible costimulator，ICOS）表达升高，与ICOS配体（ICOS ligand，ICOSL）相互作用，促进细胞因子的分泌与Tfh的分化，因此直接阻断ICOS对Tfh的特异性作用可能优于CTLA4融合蛋白。事实上，已有研究探索抗ICOSL的全人源IgG2a抗体prezalumab（AMG-557）在系统性红斑狼疮和SS中的疗效，但在IgG4-RD中的疗效尚无相关研究。另外，信号淋巴细胞激活分子家族成员7（signaling lymphocytic activation molecule family member 7，SLAMF-7）是表达在CTL和B细胞的重要分子，根据其胞内部分适配器分子SLAM相关蛋白（SLAM associated protein，SAP）的存在与否提供刺激或抑制信号的受体，IgG4-RD中的SLAMF-7可能与CTL-B细胞相互作用和淋巴细胞活化的维持有关。elotuzumab是已批准用于多发性骨髓瘤治疗的靶向SLAMF-7的单克隆抗体，它在IgG4-RD的治疗中是否有效已引起了学者的关注，未来有望成为IgG4-RD治疗的新靶点。

除针对异常的免疫细胞，针对关键致病性细胞因子（或其受体）的理念也吸引了学者的关注，这其中又以白介素4受体（interleukin 4 receptor，IL-4R）、IL-13、IL-1/IL-1R、肿瘤坏死因子（tumor necrosis factor，TNF）、B细胞活化因子（B cell-activating factor of TNF family，BAFF）、IL-5为甚。但目前仅有少量个案报道，尚缺乏对照临床试验结果。此外，用于治疗多发性骨髓瘤的硼替佐米也可能通过抑制蛋白酶体来消除产生IgG4⁺的浆细胞，但迄今尚无有力的循证医学证据支持。

总之，IgG4-RD的认识和诊疗策略的发展之路充满了艰辛和挑战，虽然越来越多的学科、学者参与到该病的研究中来，但受动物模型欠缺等多种原因的限制，该病的病因、发病机制仍不明确。事实上，既往认为“罕见”的IgG4-RD其实并不罕见，临床中经常有被误诊为肿瘤的患者最终被证实为IgG4-RD，给患者带来了巨大的身心痛苦。因此，IgG4-RD的前进之路仍任重而道远，值得和需要医学界广大医生、学者更多的关注和探索。

（高荣芬　董凌莉）

参考文献

[1] SARLES H, SARLES J C, MURATORE R, et al. Chronic inflammatory sclerosis of thepancreas-an autonomous pancreatic disease?[J]. Am J Dig Dis, 1961, 6(7): 688-698.

[2] YOSHIDA K, TOKI F, TAKEUCHI T, et al. Chronic pancreatitis caused by an autoimmune abnormality. Proposal of the concept of autoimmune pancreatitis[J]. Dig Dis Sci, 1995, 40(7): 1561-1568.

[3] HAMANO H, KAWA S, HORIUCHI A, et al. High serum IgG4 concentrations in patients with sclerosing pancreatitis[J]. N Engl J Med, 2001, 344(10): 732-738.

[4] HAMANO H, KAWA S, OCHI Y, et al. Hydronephrosis associated with retroperitoneal fibrosis and sclerosing pancreatitis[J]. Lancet, 2002, 359(9315): 1403-1404.

[5] SAH R P, CHARI S T. Autoimmun pancritities: an update on classification, diagnosis, natural history and management[J]. Curr Gastroenterol Rep, 2012, 14(2): 95-105.

[6] HIMI T, TAKANO K, YAMAMOTO M, et al. A novel concept of Mikulicz’s disease as IgG4-related disease[J]. Auris Nasus Larynx, 2012, 39(1): 9-17.

[7] MORGAN W S, CASTLEMAN B. A clinicopathologic study of “Mikulicz’s disease”[J]. Am J Pathol, 1953, 29(3): 471-503.

[8] YAMAMOTO M, TAKAHASHI H, OHARA M, et al. A new conceptualization for Mikulicz’s disease as an IgG4-related plasmacytic disease[J]. Mod Rheumatol, 2006, 16(6): 335-340.

[9] SJÖGREN H. A new conception of keratoconjunctivitis sicca. Sydney[M]. Hamilton JB, Trans. Kingsgrove NSW, Australia: Australasian Medical Publishing Company, 1943.

[10] YAMAMOTO M, TAKAHASHI H, SUGAI S, et al. Clinical and pathological characteristics of Mikulicz’s disease (IgG4-related plasmacytic exocrinopathy)[J].

Autoimmun Rev, 2005, 4(4): 195-200.

[11] YAMAMOTO M, OHARA M, SUZUKI C, et al. Elevated IgG4 concentrations in serum of patients with Mikulicz's disease[J]. Scand J Rheumatol, 2004, 33(6): 432-433.

[12] STONE J H, KHOSROSHAHI A, DESHPANDE V, et al. Recommendations for the nomenclature of IgG4-related disease and its individual organ system manifestations[J]. Arthritis Rheum, 2012, 64(10): 3061-3067.

[13] UMEHARA H, OKAZAKI K, MASAKI Y, et al. Comprehensive diagnostic criteria for IgG4-related disease (IgG4-RD), 2011[J]. Mod Rheumatol, 2012, 22(1): 21-30.

[14] KAWAGUCHI K, KOIKE M, TSURUTA K, et al. Lymphoplasmacytic sclerosing pancreatitis with cholangitis: A variant of primary sclerosing cholangitis extensively involving pancreas[J]. Hum Pathol, 1991, 22(4): 387-395.

[15] KAMISAWA T, FUNATA N, HAYASHI Y, et al. A new clinicopathological entity of IgG4-related autoimmune disease[J]. J Gastroenterol, 2003, 38(10): 982-984.

[16] MASAKI Y, KUROSE N, UMEHARA H. IgG4-related disease: a novel lymphoproliferative disorder discovered and established in Japan in the 21st century[J]. J Clin Exp Hematop, 2011, 51(1): 13-20.

[17] UMEHARA H, OKAZAKI K, KAWA S, et al. The 2020 revised comprehensive diagnostic (RCD) criteria for IgG4-RD[J]. Mod Rheumatol, 2020, 31(3): 1-14.

[18] CARRUTHERS M N, TOPAZIAN M D, KHOSROSHAHI A, et al. Rituximab for IgG4-related disease: A prospective, open-label trial[J]. Ann Rheum Dis, 2015, 74(6): 1171-1177.

[19] LANZILLOTTA M, ANDREU FERNÀNDEZ-CODINA, CULVER E, et al. Emerging therapy options for IgG4-related disease[J]. Expert Rev Clin Immunol, 2021, 17(5): 471-483.

第二章

IgG4相关性疾病的发病机制

第一节 概述

IgG4相关性疾病（IgG4-RD）是一种慢性炎症介导的纤维化疾病，目前病因不清，可能与遗传易感性和环境因素等相关。遗传易感性是诸多免疫相关性疾病发生的基础，本病亦有相关报道，如中国学者报道HLA-DRB1*03和DRB1*16可能为该病的易感基因位点。日本IgG4-RD患者队列全基因组学分析发现HLA DRB1*0405-DQB1*0401为本病的风险等位基因。上述已发现的相关性基因是否为遗传易感性基因有待进一步验证。蓝领工作史是IgG4-RD胰腺和胆道受累的危险因素，提示石棉、汽油、尾气等可能促进IgG4-RD自身免疫的发生。

自IgG4-RD被明确划分为一种疾病后，多种类型的免疫细胞已被证实参与IgG4-RD的组织炎症和纤维化进程，包括2型辅助性T细胞（Th2）、滤泡辅助性T细胞（Tfh）、2型固有淋巴细胞（type 2 innate lymphoid cell，ILC2）、$CD4^+$细胞毒性T细胞（$CD4^+$ CTL）、B细胞、巨噬细胞、浆细胞样树突状细胞（plasmacytoid dendritic cell，pDC）、嗜酸性粒细胞和嗜碱性粒细胞等。固有免疫和适应性免疫应答都参与其中。

IgG4-RD患者血清IgG4浓度升高、受累组织中大量$IgG4^+$浆细胞浸润以及对B细胞耗竭疗法的显著反应，都证明了B细胞和浆细胞在IgG4-RD发病机制中的核心作用。中国学者的研究发现，外周血$CD19^+CD24^-CD38^{hi}$ B细胞水平升高，通过表型、功能研究并结合转录组测序技术，证实该群细胞是活化的浆母细胞/浆细胞，可作为该病的生物标志物。Tfh可能在IgG4类别转换B细胞反应的亲和性成熟和寡克隆扩增中起关键作用。相当比例的$CD4^+$ T细胞浸润在IgG4-RD患者的病变组织中，在患者外周循环和病变组织中均发现$CD4^+$ CTL扩增，糖皮质激素或利妥昔单抗治疗后其数量下降并伴随炎症减轻，该细胞可能参与IgG4-RD的组织损伤和特征性的纤维化反应。此外，相关研究也观察到$CD8^+$ CTL在血液及组织中克隆扩增，$CD4^+$ CTL和$CD8^+$CTL可诱导IgG4-RD患者组织中间充质来源的非内皮细胞、非免疫细胞的凋亡。调节性T细胞在患者受累组织中大量浸润，分泌IL-10促进IgG4产生，并且分泌TGF-β促进组织纤维化。尽管局部组织Treg浸润增加，炎症却未得到有效抑制，这一失败的调节反应可能源于Treg功能受损。

IgG4-RD患者血清中IgG4水平增高是本病特征性的表现，IgG4在本病发病中的作用尚未澄清，可能有致病作用，但也可能是伴发现象，更多研究提示IgG4起是抗炎调节作用。IgG4-RD的组织损伤主要由纤维化导致，但病变组织纤维化机制并不与IgG4直接相关，因此IgG4可能并不是IgG4-RD的致病因素。

一系列研究结果表明异常的固有免疫应答参与IgG4-RD发病机制。IgG4-RD患者病变组织中可见M2型巨噬细胞浸润并产生促纤维化因子IL-10和IL-13，受累组织中也有嗜碱性粒细胞浸润。IgG4-RD患者外周嗜碱性粒细胞中Toll样受体（Toll-like receptor, TLR）激活可导致分泌B细胞活化因子（BAFF）和IL-13，从而诱导B细胞产生大量IgG4。20%～40%的IgG4-RD患者表现为外周血嗜酸性粒细胞增多，51%～86%的患者表现为组织中嗜酸性粒细胞增多。这表明嗜酸性粒细胞可能参与IgG4-RD的发病，但其病理机制目前仍不明确。此外，pDC在IgG4-RD可能通过产生1型干扰素参与发病。

IgG4-RD受累组织的炎症浸润和纤维化病变是多种类型细胞之间复杂相互作用的结果。活化的B细胞亚群、$CD4^+$ CTL和M2型巨噬细胞产生多种促纤维化细胞因子，从而激活成纤维细胞，最终促进胶原和其他细胞外基质蛋白在纤维化病变组织中的积累。然而这些免疫细胞如何聚集在目标组织上，并与成纤维细胞相互作用促进组织重塑尚不清楚，将成为未来几年的研究重点。

我们一起期待在探究IgG4-RD的发病机制过程中，不断提高对疾病的认知，找到IgG4-RD的潜在治疗靶点。

（费允云　王安琪　杨云娇）

第二节　IgG4的认识和临床意义

一、IgG4的独特结构与特性

依据重链恒定区的序列差异将人类IgG分为4种亚类，即IgG1、IgG2、IgG3及IgG4。IgG4在血清中含量最少，约占总IgG的5%。IgG4的独特结构与其功能密切相关。

IgG4抗体通过Fab臂交换（Fab-arm exchange，FAE）形成“半抗体”。在这个过程中，IgG4抗体的两条重链互相分离，成为两个“半分子”，每个半分子由一条重链和一条轻链组成，然后两个不同的半分子重组，最终形成具有双特异性，但功能呈单价的IgG分子。IgG4分子的这种特性，与其铰链区的氨基酸序列和Cγ3-Cγ3结构域的相互作用有关。因IgG4铰链区的第228位氨基酸由脯氨酸替换为丝氨酸，导致由两条链间半胱氨酸残基形成的链内环化二硫键，使IgG4的两条重链以非共价键相互结合，链间作用力较弱，易于解离。同时，在IgG4的Cγ3-Cγ3结构域中，第409位的赖氨酸被精氨酸替代，削弱了两条重链上该结构域间的相互作用，这同样有助于FAE的发生。IgG4的独特结构及特性导致其不会形成大的免疫复合物（immune complex，IC），甚至阻碍其他抗体形成大的免疫复合物，进而起到封闭抗原的作用。

IgG4抗体对FcγRs的亲和力与其他IgG亚型不同。IgG4对FcγRⅠ的亲和常数（K_A）约为3.4×10^7/M，与IgG1对FcγRⅠ的亲和常数的数量级相同；IgG4对FcγRⅡa或FcγRⅠⅢa的亲和常数仅为2×10^5/M，低于IgG1对上述受体亲和力的1/10；IgG4对抑制性受体FcγRⅡb的亲和力最高；目前未发现IgG4与FcγRⅠⅢb的结合。这些亲和力差异可能与IgG4的CH2结构域上参与Fc受体结合的第234位亮氨酸变为苯丙氨酸相关。

在IgG4抗体中，与补体结合密切相关的第331位脯氨酸变为丝氨酸，第270位天冬氨酸和第329位脯氨酸的空间结构也有别于IgG1。Fab也可能会在空间上干扰IgG4-Fc/C1q的相互作用，使C1q无法与IgG-Fc结合，导致IgG4无法激活经典补体途径，参与抗体依赖性细胞介导的细胞毒作用（antibody-dependent cell-mediated cytotoxicity，ADCC）的能力显著减弱。同时，由于FAE作用，循环中的IgG4抗体难以与抗原形成IC，避免了IC激活补体通路和免疫效应细胞。

IgG4的独特结构导致其具有3种特性，即Fab臂交换、低C1q和低FcγR亲和力，这些特征使其在免疫炎症反应中具有独特作用。

二、IgG4的作用与临床意义

（一）IgG4的抗炎与抗过敏作用

IgE与变态反应密切相关。IgE与变应原结合后，被肥大细胞和嗜碱性粒细胞表面的FcεRⅠ识别，触发脱颗粒。在IL-4或IL-13作用下，B细胞发生类别转换后分泌IgG4或IgE；而在IL-4和IL-10同时存在时，可只转换为分泌IgG4的浆细胞。IgG4通常在长期暴露于变应原（如牛奶或蜂毒）后产生，慢性抗原暴露甚至可使IgG4水平达到总IgG的75%，此时IgG4与IgG1或IgE抗体竞争特异性抗原结合位点，部分阻断致敏性抗体与变应原的结合，缓解环境刺激因素引发的慢性变态反应。IgG4也可以诱导肥大细胞上FcεRⅠ和FcγRⅡb的共聚集，负向调控肥大细胞的活化。此外，儿童期过敏的缓解伴随着变应原抗体谱从IgE转换到IgG4，血清抗原特异性IgG4水平升高也提示变应原特异性免疫治疗成功。

（二）IgG4介导的免疫逃逸

在寄生虫感染中，IgE的产生是抗寄生虫免疫的重要组成部分之一，同时这些病原体也能引起IgG4的反应。寄生虫特异性IgG4可能具有双重作用：一方面，IgG4通过抑制过度免疫反应避免附加损害；另一方面，免疫反应的抑制可能导致寄生虫逃避宿主免疫系统破坏，造成无症状感染和慢性感染。

同样，在恶性肿瘤中，浸润肿瘤组织的B细胞能够经历类别转换和体细胞超突变，产生抗肿瘤特异性抗体。在部分恶性肿瘤，如肝外胆管癌、胰腺癌和恶性黑色素瘤中，已发现$IgG4^{+}$浆细胞的浸润。在恶性黑色素瘤中，肿瘤特异性IgG1抗体促进单核细胞介导的肿瘤细胞的ADCC和抗体依赖性细胞吞噬，进而限制肿瘤生长，但肿瘤特异性IgG4无法引起相同反应。此外，IgG4通过竞争结合FcγRⅠ，减弱了IgG1介导的细胞毒性和激活下游信号级联反应的能力，削弱了其抗肿瘤效果。

（三）IgG4在自身免疫性疾病中的作用

大多数已知的抗体介导的自身免疫性疾病由IgG1和IgG3亚型的自身抗体引起，但近来发现了越来越多由IgG4亚型自身抗体导致的自身免疫性疾病，如寻常型天疱疮、肌肉特异性激酶（muscle specific kinase，MuSK）抗体阳性重症肌无力及血栓性血小板减少性紫癜（thrombotic thrombocytopenic purpura，TTP）等。其中MuSK抗体阳性重症肌无力患者的自身抗体多为IgG4亚型，且IgG4效价与疾病的严重程度相关。用纯化的MuSK抗体阳性重症肌无力患者的IgG4抗体致敏小鼠，可引起其肌无力症状。同样，在寻常型天疱疮中，从IgG1变为IgG4型自身抗体可导致天疱疮的出现，将患者IgG4注射至小鼠也可导致其发病。

IgG1、IgG3和IgG4介导的自身免疫性疾病之间的差异主要与不同IgG亚型的功能特征有关。自身免疫性IgG1、IgG3多识别受体、离子通道蛋白及多亚基蛋白等，并通过诱导补体依赖的细胞毒性（complement dependent cytotoxicity，CDC）、ADCC、抗原的交联和内化而引起炎症反应和靶组织损伤。但自身免疫性IgG4引发的病理变化多影响其目标抗原的正常功能，阻碍功能蛋白之间的相互作用，如阻碍受体聚集进而影响细胞间相互作用（MuSK抗体阳性重症肌无力和边缘系统脑炎）、阻碍细胞连接（寻常型天疱疮）或阻碍结合依赖性蛋白水解（TTP）。

部分自身免疫性疾病的抗体主要以IgG4型为主，如Ⅳ型胶原自身抗体阳性的Goodpasture综合征等，但目前并未证实该抗体的致病性。此外，在类风湿关节炎中，抗环瓜氨酸蛋白抗体通常存在IgG1和IgG4两个亚型，但两者的作用仍不明确。

（四）IgG4在IgG4-RD中的作用

通常，IgG4-RD患者血清中IgG4水平增高，这可能是伴发现象，也可能是抗炎调节反应，即机体试图通过提升血清IgG4水平以缓解组织炎症和抑制免疫反应。这一假说与IgG4抗体的抗炎特性相一致。研究发现，IgG4-RD患者体内针对膜联蛋白11的自身反应性IgG1的促炎作用可被特异性IgG4削弱。此外，IgG4-RD的组织损伤主要由纤维化导致，但病变组织纤维化机制并不与IgG4直接相关。同时，其他伴有血清IgG4水平显著升高的疾病，如多发性骨髓瘤，并未出现IgG4-RD的表现。这些证据提示IgG4-RD中IgG4可能并不是致病因素。

另一方面，IgG4-RD中常可发现循环补体C3及C4水平的降低，且在IgG4相关性自身免疫性胰腺炎和肾小管间质性肾炎中发现了沿基底膜沉积的C3c和IgG4。虽然补体沉积也可能与其他IgG亚类（如IgG1）有关，但组织中IgG4免疫复合物的沉积也可能通过替代途径或凝集素途径激活补体，故不能除外IgG4导致组织损伤的可能。此外，IgG4-RD中特征性的组织纤维化表现，可能与Th细胞和Treg分泌的IFN-γ、IL-4、IL-13及TGF-β诱导成纤维细胞和巨噬细胞的募集和激活；而致病性T细胞的激活状态可能是以IgG4和FcγRⅠ依赖性的方式，由自身反应性B细胞或者活化的巨噬细胞、树突状细胞和嗜酸性粒细胞维持的。

综上所述，IgG4本身的独特结构决定了其抗变态反应及抑制炎症的效应。IgG4介导的免疫逃逸在肿瘤的发生中具有重要意义；IgG4导致的自身免疫现象主要与其阻断目标蛋白之间的结合有关；而其在IgG4-RD中的作用仍待进一步探究。

（金辰烨　杨娉婷）

第三节　IgG4相关性疾病的免疫细胞异常

IgG4相关性疾病（IgG4-RD）是一种由免疫反应介导的、多器官受累的慢性炎症伴纤维化和硬化的疾病。目前该病的确切病因和发病机制尚不清楚，但近期的研究证实，固有免疫和适应性免疫系统的多种免疫细胞以及免疫效应分子和细胞因子均参与IgG4-RD的发病过程。

一、固有免疫细胞在IgG4-RD发病中的作用

（一）巨噬细胞

根据激活途径的不同，巨噬细胞可分为M1型（经典活化的巨噬细胞）和M2型（旁路活化的巨噬细胞）。在IgG4相关泪腺炎、腮腺炎、胰腺炎、间质性肾炎患者的病灶中以M2型巨噬细胞浸润为主。在IgG4-RD中，浸润的M2型巨噬细胞被认为通过产生促纤维化细胞因子（IL-10、IL-33）和趋化因子（CCL18）在Th2的免疫应答和纤维化中发挥重要作用。$CD163^+$ M2型巨噬细胞在受累的器官中通过与Toll样受体（$TLR2^+$、$TLR4^+$、$TLR7^+$）结合，识别某些外源性或内源性分子发生活化，进一步产生IL-33和促进Th2的细胞因子，导致IgG4类别转换和加重纤维化。

具有胶原样结构的巨噬细胞受体（macrophage receptor with collagenous structure，MARCO）是一种清除受体，被认为是巨噬细胞表达的模式识别受体，通过介导配体结合和吞噬作用在固有免疫反应中发挥重要作用。Miho Ohta等发现MARCO仅在IgG4-RD患者异位生发中心（germinal center，GC）附近过表达，并与$CD163^+$细胞（M2型巨噬细胞）共定位，提示M2型巨噬细胞可能通过MARCO参与IgG4-RD的发病或维持。M2型巨噬细胞通过MARCO结合某些外源性或内源性分子，从而促进IL-10和CCL18等的产生，导致纤维化的发生和IgG4-RD的病理改变。

（二）肥大细胞

Nishida K报道，在IgG4-RD中，肥大细胞胞质中IgE染色增强。肥大细胞参与多种疾病的免疫反应过程，如慢性炎症和自身免疫性疾病。IgE通过与高亲和力IgE Fc受体（FcεRI）结合而成为肥大细胞的关键刺激因子。当肥大细胞被各种生物物质（如外源性刺激、内源性多肽、趋化因子、补体系统成分和IgE的Fc受体）激活时，可以导致脱颗粒和促炎细胞因子的合成。在IgG4相关的肠系膜纤维化组织中观察到IgE阳性的肥

大细胞浸润，提示肥大细胞也可能参与纤维化过程。

（三）嗜碱性粒细胞

嗜碱性粒细胞占人体外周血白细胞的比例不到1%，在非激活状态下只能存活数天。然而，研究表明，与其他淋巴细胞相比，即使只有一小部分嗜碱性粒细胞被激活，即可迅速产生10倍的Th2细胞因子（IL-4、IL-13）。通常正常组织中不存在该细胞，只有在某些条件下（如变态反应期间）才会被募集到病变组织。研究表明，在IgE介导的慢性变应性炎症中，嗜碱性粒细胞分泌细胞因子启动炎症细胞的募集。Watanabe等也报道了IgG4-RD患者嗜碱性粒细胞中Toll样受体和核苷酸结合寡聚化结构域样受体的激活，通过B细胞活化因子（BAFF）的产生增强了健康对照个体的B细胞产生IgG4的能力。活化的嗜碱性粒细胞可能导致单核细胞分化为M2型巨噬细胞，并影响Th2细胞，也可能通过TLR信号通路影响IgG4的产生。

（四）嗜酸性粒细胞

嗜酸性粒细胞分泌多种细胞因子，影响T细胞的扩增和Th1/Th2极化。研究显示嗜酸性粒细胞在IgG4-RD发病中有一定的作用，部分1型自身免疫性胰腺炎（AIP）患者有长期变态反应病史，这些患者往往合并外周血嗜酸性粒细胞计数和血清IgE水平升高。因此，外周血嗜酸性粒细胞计数和IgE水平升高是IgG4-RD的特征之一。然而，血清平均IgE水平和嗜酸性粒细胞计数与患者病情的相关性在不同研究中结论不一致。例如，Moriyama等观察到IgG4-RD患者的外周血嗜酸性粒细胞计数与病情呈正相关，提示嗜酸性粒细胞可能促进疾病的发展，并参与纤维化的机制。嗜酸性粒细胞活化趋化因子-3（eotaxin-3）或CCL-26，最近被认为是嗜酸性粒细胞的有效趋化剂，eotaxin-3在体内外均具有调节嗜酸性粒细胞活性的作用。IL-4和IL-13可诱导上皮细胞和内皮细胞产生嗜酸性粒细胞活化趋化因子，其作用与变应性和嗜酸性粒细胞性疾病中的Th2的作用一致。eotaxin-3可以通过趋化因子受体3（chemoattractant cytokine receptor 3，CCR3）和CX3CR1吸引嗜酸性粒细胞、嗜碱性粒细胞和杀伤T细胞。因此，在各种嗜酸性粒细胞性疾病中，嗜酸性粒细胞活化趋化因子的局部表达均增加。2021年，Takanashi等分析了IgG4-RD淋巴结病患者过表达的蛋白，发现该病与嗜酸性粒细胞增多有关，提示eotaxin-3是一种有效的生物标志物。

（五）浆细胞样树突状细胞

IgG4相关AIP小鼠模型研究提示，浆细胞样树突状细胞（plasmacytoid dendritic

cell，pDC）可能通过IFN-α介导的信号转导促进浆细胞产生IgG4抗体的能力。在该模型中，当IFN-α的产生受阻或信号转导被抑制时，疾病炎症开始消退。pDC与中性粒细胞共培养时，IFN-α和BAFF的产生增加；pDC与B细胞共培养时，IgG4的产生增加。Tomohiro Watanabe等发现，pDC通过依赖1型IFN产生IL-33，在小鼠AIP模型中，由于pDC的缺失或1型IFN信号的阻断，IL-33在胰腺中的表达显著降低，纤维化的发展显著减少。尽管其他胰腺炎和IgG4相关胰腺炎患者均表现出表达IL-33的腺泡细胞数量增加，但只有在后者中出现产生这种细胞因子的pDC。因此，pDC产生IFN-α和IL-33在小鼠AIP和人类IgG4相关AIP的慢性纤维炎症反应中发挥了关键作用。

树突状细胞分泌的半乳凝素-3（galectin-3）能介导细胞间的相互作用。galectin-3也是巨噬细胞有效吞噬并清除凋亡细胞从而抑制自身免疫反应发生的关键。此外，内源性galectin-3在树突状细胞和T细胞中驱动Th2反应，而不介导Th1的反应。细胞外galectin-3通过与细胞表面受体CD7和CD29结合，以碳水化合物依赖的方式直接诱导T细胞凋亡。也有研究提示galectin-3是B细胞向浆细胞分化的负调控因子。在克氏锥虫感染的小鼠模型中，通过抑制galectin-3，可诱导感染小鼠脾B细胞中blimp-1表达上调，促进浆细胞的分化，并增加免疫球蛋白的产生和寄生虫的清除。同样，IL-4介导的B细胞活化和分化为记忆细胞，伴随着galectin-3表达的显著增加。因此，galectin-3可能是抑制IgG4-RD进展的重要分子，因为galectin-3可以抑制B细胞向浆细胞分化。

二、适应性免疫细胞在IgG4-RD发病中的作用

（一）T细胞及其亚群

T细胞免疫一直被认为是IgG4-RD免疫病理的核心机制。大量的研究证实辅助性T细胞、$CD4^+$细胞毒性T细胞和调节性T细胞等在IgG4-RD发病中起重要作用。

1. 辅助性T细胞（Th）和调节性T细胞（Treg）　早期的体外研究发现，Th2和Treg促进人B细胞产生IgG4。报道显示，在IgG4-RD患者中，Th2和Treg均增加。在IgG4-RD患者受累的组织或器官中，Th2分泌的细胞因子如IL-4、IL-5、IL-13和Treg分泌的细胞因子如IL-10、TGF-β显著增加。IL-4、IL-13可诱导骨膜蛋白表达，促进成纤维细胞的增殖和形成，通过增加胶原蛋白的合成和分泌，参与组织纤维化。IL-10主要由Th2和Treg产生，可促进B细胞分泌IgG4，导致$IgG4^+$浆细胞在受累

组织的浸润。TGF-β主要刺激肌成纤维细胞分化，促进Ⅰ型胶原、热休克蛋白17、骨膜蛋白的形成，从而促进纤维化。然而，近年的研究证据表明，Th2水平异常仅见于具有特应性病史的IgG4-RD患者，而在没有特应性病史的患者中无此现象，提示Th2在IgG4-RD发病机制中并非十分关键。

Th1表达CD4，并被IL-12和IFN-γ激活。最近有研究发现IgG4-RD中Th1水平升高，推测Th1可能参与IgG4-RD的进展。Ohta等观察到IgG4相关硬化性唾液腺炎患者中，Th1的数量显著增加，但Th2没有增加，且外周血IFN-γ水平明显升高。这些结果提示Th1参与了IgG4-RD的发病。

2. $CD4^+$细胞毒性T细胞（$CD4^+$CTL） $CD4^+$CTL表达颗粒酶A、穿孔素和SLAM家族的细胞表面蛋白SLAMF-7，在IgG4-RD的发病中发挥重要作用。Maehara T和Mattoo H等在研究中发现$CD4^+$SLAMF-7^+表型的CTL在外周血中表达增加，并在受累组织中浸润，该细胞亚群可分泌IFN-γ、IL-1β、TGF-β1等细胞因子。B细胞清除疗法后，$CD4^+$CTL的减少和IgG4-RD疾病活动指数下降呈正相关。Della-Torre E等发现$CD8\alpha^-CD4^+$SLAMF-7^+CTL与IgG4-RD有更强的相关性，经糖皮质激素诱导缓解后，外周血中$CD4^+$CTL随着症状改善而减少。此外，多色免疫荧光检测发现，受累组织中Th2非常少，而组织中浸润的T细胞主要是$CD4^+$CTL，且该细胞大量分泌IL-1β、IFN-γ和TGF-β。数据显示，在IgG4-RD中，特异性的$CD4^+$CTL克隆扩增、浸润在病变部位，并且可能被B细胞通过B细胞受体捕获驱动抗原，并内化和提呈给$CD4^+$ CTL而再次激活，从而导致炎症和纤维化的发生。以上证据表明$CD4^+$ CTL与IgG4-RD发病机制密切相关，可作为IgG4-RD诊断和评价疾病活动性的生物标志物。SLAMF-7是IgG4-RD治疗的一个极具吸引力的靶点。由美国国立卫生研究院资助的elotuzumab治疗IgG4-RD的临床试验正在进行中。

3. 滤泡辅助性T细胞（Tfh） Tfh是$CD4^+$T细胞的一个亚群，在B细胞发育过程中参与B细胞的分化、类别转换和生发中心的形成。Tfh2在体外刺激后分泌IL-4，并可介导IgA、IgE和包括IgG4在内的所有IgG亚型进行类别转换。Tfh也是IL-21的主要来源。IgG4的产生与IL-21水平呈正相关。IL-21可促进CD40L介导的生发中心B细胞增殖，并在体外诱导人B细胞向分泌免疫球蛋白的细胞分化。此外，IL-21可通过维持B细胞中Bcl-6的表达来控制生发中心反应的维持和亲和力成熟。近年来，Bcl-6被认为是Tfh分化的关键调控因子，主要发挥抑制作用，可抑制T细胞迁移、TCR介导的信号转导及Th1、Th17、Th2和Treg分化。值得注意的是，Bcl-6与Tfh启动子和增强子的抑制也有关。活化T细胞诱导性共刺激分子（ICOS）表达的上调对Tfh分化的启动和维持至关重要。IgG4-RD患者受累组织中Bcl-6和ICOS表达均增加，提示Tfh参与IgG4-RD的发病。Satoshi Kubo等和Chen Y等报道在IgG4-RD患者中Tfh，特别是Tfh2明显增多，Tfh和Tfh2亚群数目与血清IgG4水平、IgG4/IgG比值和浆细胞数目呈正相关。Akiyama M等证明在IgG4-RD患者中活化的Tfh2和Tfh1增加，与sIL-2R水平、IgG4-RD反应指数（IgG4-RD RI）、受累脏器数量呈正相关，在接受糖皮质激素治疗后Tfh2和Tfh1数目会减低，在疾病复发时活化的Tfh2数目再次升高。并且Tfh2与血清IL-4水平相关。此外，Akiyama等研究发现，在Tfh亚群中，Tfh2可诱导幼稚B细胞向浆细胞分化，进而促进活性IgG4的产生。因此，Tfh，特别是Tfh2可能是诊断和监测疾病的生物标志物。

4. 滤泡调节性T细胞　滤泡调节性T细胞（follicular regulatory T cell，Tfr）是一种特殊的CD4$^+$T细胞亚群，参与控制B细胞的生发中心形成和类别转换重组。Tfr表达CXCR5，该细胞还受Bcl-6、PD-1、ICOS及FoxP3（forkhead box P3）的调控。Tfr产生IL-10和TGF-β，可直接调控B细胞和Tfh发挥生发中心应答作用。值得注意的是，IL-10作为一种关键的细胞因子，不仅对免疫细胞具有抑制作用，而且对IgG4的类别转换重组和促进生发中心应答起着重要作用。Fumie Ito等发现，与健康志愿者外周血和扁桃体组织相比，IgG4-RD患者血液和下颌下腺中的Tfr数量显著增加，Tfr比例与血清IgG4水平、受累器官数量等临床参数呈正相关。此外，与年龄匹配的健康志愿者相比，IgG4-RD患者产生IL-10的Tfr数量显著增加，该细胞可能参与IgG4特异性的类别转换重组，与IgG4-RD的发病机制有关。

5. PD-1$^+$CXCR5$^-$CD4$^+$T细胞　Ryuta Kamekura近期的研究发现，在IgG4-RD患者中，外周血中PD-1$^+$CXCR5$^-$CD4$^+$T细胞数量增加。由于PD-1$^+$CXCR5$^-$CD4$^+$T细胞表达高水平的趋化因子受体和颗粒酶A，它们有能力渗入受累组织并发挥细胞毒作用。尽管PD-1$^+$CXCR5$^-$CD4$^+$T细胞不表达CXCR，该细胞可以产生CXCL13，在IgG4-RD病变中，PD-1$^+$CXCR5$^-$CD4$^+$T细胞可能与Tfh、B细胞协同参与炎症反应的发生并促进纤维化的形成。IgG4-RD患者的PD-1$^+$CXCR5$^-$CD4$^+$T细胞水平与IgG4和血清可溶性IL-2受体水平及受累器官数量呈正相关，并随着糖皮质激素治疗后血清IgG4水平的降低而降低。

（二）B细胞及其亚群

在IgG4-RD患者中，血清IgG4水平显著升高和$IgG4^+$浆细胞大量浸润均显示B细胞在IgG4-RD的发病机制中起重要作用，因此该方面的研究较为广泛。利妥昔单抗的B细胞清除治疗已成功应用于IgG4-RD患者中，在初治患者以及糖皮质激素疗效不佳、不耐受或复发患者中均取得了良好的效果。此外，全球多中心抗CD19单克隆抗体治疗IgG4-RD的临床试验也正在进行。

针对B细胞亚群的研究表明，IgG4-RD患者中B细胞亚群紊乱，关键信号分子、共刺激分子和炎症因子表达异常。与健康对照组比较，IgG4-RD患者外周血中记忆B细胞增多，调节性B细胞减少；外周血$CD19^+$B细胞CD80、CD86表达升高。外周血B细胞中$CD19^+CD24^-CD38^{hi}$B细胞亚群（浆母细胞/浆细胞）显著增加，与血清IgG4水平、器官受累数量和疾病活动度呈正相关。经糖皮质激素和免疫抑制剂治疗后，浆母细胞/浆细胞的水平显著降低。Mattoo等报道，在IgG4-RD活动期患者中，$CD19^+CD20^-CD27^+CD38^+$浆母细胞的数量增加，这些浆母细胞表现出寡克隆和大量的体细胞超突变。在利妥昔单抗介导的B细胞清除治疗后，扩增的浆细胞数量减少，而在治疗后复发患者中，循环中的浆母细胞再次出现明显克隆扩增、体细胞突变增强。与血清IgG4水平相比，克隆扩增的$CD19^+CD20^-CD27^+CD38^+$浆细胞作为IgG4-RD活动性标志物更具优势，在血清IgG4水平正常的患者中该细胞计数也有显著升高。活化的B细胞和浆细胞的体细胞突变增强，以及复发时出现不同的浆细胞克隆，表明疾病发病机制与$CD4^+$T细胞将幼稚B细胞重新招募到T细胞依赖的免疫应答中有关，组织部位的IgG4浆细胞可能在IgG4-RD发病机制中发挥作用，并可能成为潜在的治疗靶点。

在幼稚的$CD20^+$前体细胞亲和力成熟后，生发中心中出现浆母细胞。浆母细胞一旦进入血液，则会转化为能分泌抗体的短寿或长寿浆细胞，这是疾病中产生过多IgG4的原因。血液中的浆母细胞数目与疾病的活动性密切相关，因此，外周血浆母细胞或可作为指导疾病治疗的生物标志物。

在IgG4-RD发病中，具有转换为$IgG4^+$浆细胞潜能的B细胞可能被选择性激活、扩增，该过程涉及IL-21的驱动，诱导B细胞胞苷脱氨酶（activation-induced cytidine deaminase，AID）、blimp-1和XBP-1增加，而上述蛋白均被证明在IgG4-RD患者的受累器官中表达上调。此外，Takafumi Kawanami等发现，在IgG4-RD患者中，α_1-抗胰蛋白酶（α_1- antitrypsin，α_1-AT）的功能增强，导致AID转录的增加，进一步通过IL-4和IL-10促进IgG4持续类别转换。另外，来自炎症和纤维化组织的信号，包括细胞因子如IL-4、IL-13或IL-10，可以直接或通过Th2和Treg选择性地刺激B细胞增殖和分化为IgG4^{+}浆细胞。IL-10还可以通过抑制B细胞中IgG1的产生，导致IgG4进一步增加。此外，驱动IgG4-RD的机制（如Th2细胞因子）也可能增加某些个体中分泌IgE的B细胞的扩增，进而出现过敏现象。

已证实，B细胞清除治疗不仅可减轻IgG4-RD患者受累器官淋巴和浆细胞的浸润，也可快速改善组织纤维化，提示B细胞可能参与纤维化的过程。Della-Torrewe E等证实，来自IgG4-RD患者的B细胞和浆母细胞可通过如下途径参与纤维化过程：①通过产生可溶性促纤维化细胞因子（如血小板衍生生长因子-β等）激活成纤维细胞，刺激胶原蛋白的生成）；②通过赖氨酸氧化酶等特殊酶诱导细胞外基质产生；③直接产生胶原蛋白导致组织纤维化。此外，他们还发现B细胞分泌趋化因子CCL4、CCL5和CCL11，并通过激活成纤维细胞诱导这些趋化因子的产生。研究证实，在不同的B细胞亚群中，浆母细胞表现出固有的成纤维特性，因为它们表达了与成纤维细胞激活和增殖有关的基因集。综上所述，这些新发现为了解IgG4-RD的复杂发病机制提供了重要的实验依据，并提示B细胞可能在纤维化过程中发挥核心作用。因此，通过靶向CD20清除B细胞可能会迅速抑制成纤维细胞的活化和胶原沉积。

三、免疫效应分子和细胞因子在IgG4-RD发病中的作用

（一）补体

据报道，约30%的IgG4相关性AIP患者的补体C3和C4水平降低，提示补体系统可能参与IgG4-RD的发病。此外，补体水平减低可能与IgG4相关的肾小管间质性肾炎相关，但低补体血症在无明显肾病的患者中也可出现。

补体系统在IgG4-RD中的作用尚存争议。与其他IgG亚型不同，IgG4不与C1q结合。但Sugimoto等发现，存在低补体血症的IgG4-RD患者血清中C1q结合IgG4的水平较高，提示IgG4通过某些机制参与这些患者补体的激活。此外，IgG4-RD活动期血清C5a水平高，缓解期降低。C5a是否可以作为生物标志物或治疗靶点还需要更多的研究。最近的研究还表明，无半乳糖化IgG作为补体激活甘露糖结合凝集素的表位，导致凝集素补体途径的激活。此外，除激活凝集素补体途径外，含有G0聚糖的IgG还能激活经典补体途径和替代补体途径。因此，IgG4的低半乳糖基化可能导致IgG4-RD患

者的低补体血症。

（二）B细胞活化因子和增殖诱导配体

肿瘤坏死因子家族B细胞活化因子（B cell-activating factor，BAF）可由骨髓中的单核细胞、巨噬细胞和外周血中活化的T细胞、肥大细胞产生。BAF调节B细胞的存活和成熟，促进B细胞向浆细胞转化，并在IL-4的作用下诱导IgG4的类别转换。增殖诱导配体（aproliferation-inducing ligand，APRIL）是肿瘤坏死因子（TNF）超家族的一员，主要由髓系细胞产生，包括单核细胞、巨噬细胞、中性粒细胞和嗜酸性粒细胞。APRIL有两个信号受体，跨膜激活剂及钙调亲环素配体相互作用分子[transmembrane activator and calmodulin ligand（CAML）interactor，TACI]和由B细胞表达的B细胞成熟抗原（B cell maturation antigen，BCMA）。APRIL与BAFF在B细胞发育成熟、免疫球蛋白类别转换和浆细胞生成/存活中起关键作用。

IgG4-RD患者血清BAFF和APRIL水平明显高于健康对照组，IgG4-RD患者的BAFF水平与原发性干燥综合征患者相当。血清IgG4水平、受累器官数量等临床参数与BAFF水平不相关，而血清APRIL水平与血清IgG4水平呈负相关。糖皮质激素治疗后血清BAFF水平下降，而随访期间血清APRIL水平升高。因此，BAFF可能促进IgG4-RD患者产生IgG4。另一项研究发现，健康对照组的嗜碱性粒细胞和单核细胞中TLR的激活可诱导B细胞产生IgG4，这种效应与BAFF和IL-13的产生增强有关。此外，IgG4-RD患者嗜碱性粒细胞中TLR的激活导致B细胞大量分泌IgG4，这再次与BAFF和IL-13的增加有关。这些数据表明，通过TLR介导的固有免疫反应可能在IgG4-RD的发展中发挥作用，部分是通过嗜碱性粒细胞产生BAFF。BAFF和APRIL在许多自身免疫性疾病中都是重要的生物标志物，但它们在IgG4-RD中的作用并不特异。

拮抗BAFF的贝利尤单抗（belimumab）在临床治疗系统性红斑狼疮等疾病中的疗效已得到证实；近期的临床研究也报告了狼疮肾炎患者和IgG4-RD患者使用belimumab治疗有效。因此，BAFF抑制剂可能是IgG4-RD患者的一种治疗选择。

（三）IgG4抗体

IgG4是IgG的4种亚型之一。在正常人血液中IgG4仅占IgG的1%～7%，而大多数IgG4-RD患者血清IgG4水平显著升高。血清IgG4水平是IgG4-RD最重要的生物标志物之一，亦是诊断标准之一，也可用于监测治疗反应。许多研究证实，患者血清IgG4水平可反映疾病的严重程度和活动性，并与受累器官数量和IgG4-RD反应指数呈正相关。血清IgG4水平在糖皮质激素或利妥昔单抗治疗后降低。此外，疾病维持阶段血清IgG4水平进行性升高提示疾病复发风险增加。

在IgG4-RD发病过程中，IgG4的作用目前尚不清晰，由于IgG4单价分子的结构特点和通过Fab交换形成双特异性抗体，推测该分子在疾病中可能起抗炎活性而非促炎活性。此外，通过与循环中变应原结合，IgG4抑制IgE与它们的结合，从而减少肥大细胞的激活，抑制Th2相关的免疫反应。Shiokawa M等对IgG4的致病作用做了较为深入的研究，研究人员将IgG4-RD患者血清IgG皮下注射到新生雄性Bal-b/c小鼠，发现IgG1和IgG4均可导致胰腺和唾液腺损伤，其中IgG1比IgG4产生的损伤更大。而同时注射IgG1和IgG4后，患者的IgG4可显著抑制患者IgG1的强致病活性。因此，IgG4在IgG4-RD发病机制中的作用有待进一步研究。

综上所述，尽管IgG4-RD发病机制尚不清楚，但目前的研究已证实固有免疫和适应性免疫细胞在IgG4-RD发生、发展中起重要作用。有关IgG4-RD发病的免疫及病理生理学机制，需要更深入的研究。相信在世界各地研究者的共同努力下，IgG4-RD发病机制的面纱将逐渐被揭开，针对性的治疗方法也将不断出现。

（刘昌妍　孔晓丹　吕力为）

第四节　IgG4相关性疾病器官纤维化和硬化的机制

IgG4相关性疾病（IgG4-RD）是一种由免疫介导的伴显著纤维化的慢性炎症性疾病。其临床特征为受累脏器弥漫性或局灶性肿大及硬化，常伴有血清IgG4水平显著增高，病理特征为受累组织中大量淋巴细胞，特别是$IgG4^{+}$浆细胞浸润，可伴有席纹状纤维化及闭塞性静脉炎。

纤维化是许多慢性炎症性疾病的一个突出特征，包括类风湿关节炎、系统性硬化症、系统性红斑狼疮和IgG4-RD等。许多触发因素均可导致纤维化，但这一病理变化发展的详细过程却仍有待阐明。目前研究发现，固有免疫机制和适应性免疫机制都可以驱动纤维化反应，但详细机制尚未明了。本节将结合最新研究成果对IgG4-RD的纤维化机制展开描述。

IgG4-RD的组织纤维化在影像学方面表现为受累器官的肿块形成。全身几乎所有组织器官均有可能受累，但以胰腺、胆管、腹膜后、肾、肺、唾液腺、泪腺、眼眶和淋巴结最为常见。在病理学层面，纤维化被定义为细胞外基质的过度沉积，从而导致器官结构的破坏以及功能的损害。IgG4-RD所特有的层状纤维化代表了一种不同寻常的胶原沉积模式。层状纤维化在许多实体肿瘤中可见，但在其他炎症和风湿性疾病中很少观察到。在IgG4-RD活跃期，胶原沉积伴有成纤维细胞和肌成纤维细胞的活化。在病程较长的病例中，成纤维细胞在组织学中占主导地位，形成类似于间叶性肿瘤的结构。然而，IgG4-RD的“燃尽”阶段可能以相对无细胞和无规则的纤维化为主。多种类型的免疫细胞均可参与IgG4-RD的组织纤维化进程，包括2型辅助性T细胞（Th2）、2型固有淋巴样细胞（type 2 innate lymphoid cell，ILC2）、$CD4^+$细胞毒性T细胞（CTL）、B细胞、巨噬细胞、浆细胞样树突状细胞、嗜酸性粒细胞和嗜碱性粒细胞等。

一、2型辅助性T细胞

IgG4-RD患者外周血$CD4^+$ Th分类结果显示，Th1/Th2比例失调，其中Th2比例增加。而且在受累组织或器官中，Th2分泌的细胞因子如白介素-4（IL-4）、白介素-5（IL-5）、白介素-13（IL-13）和调节性细胞因子如白介素-10（IL-10）、转化生长因子-β（transforming growth factor β，TGF-β）明显增加。在IgG4-RD的发生发展过程中，Th2及其分泌的细胞因子介导了免疫反应的增强及纤维化，Th2型免疫反应在IgG4-RD中发挥着至关重要的作用。

IL-4和IL-13可诱导骨膜蛋白的产生，通过促进胶原的合成与分泌，调节成纤维细胞的增殖，参与组织纤维化的形成。动物实验证实，IL-4可以直接诱导小鼠和人成纤维细胞合成细胞外基质蛋白。促纤维化细胞因子IL-13可以通过基质金属蛋白酶9（matrix metalloproteinase 9，MMP-9）依赖的途径诱导和激活TGF-β1。TGF-β1是许多组织和器官纤维化的重要诱导物。例如，在肝中，TGF-β1通过促进星状细胞分化为肌成纤维细胞，增强组织金属蛋白酶抑制剂（tissue inhibitor of metalloproteinase，TIMP）的表达，这些抑制剂可以阻断细胞外基质降解；TGF-β1也可以通过直接促进间质纤维胶原的合成介导纤维化重构。

这些Th2细胞因子除了直接作用外，也可以通过间接的方式促进纤维化。IL-4和IL-13激活的M2型巨噬细胞可以诱导其他细胞产生IL-4、IL-10、IL-13和TGF-β1。IL-5通过招募嗜酸性粒细胞产生TGF-β1、血小板衍生生长因子（platelet-derived growth factor，PDGF）和IL-13。这些细胞因子又可以通过募集、活化更多的免疫细胞放大炎症反应，最终加重纤维化。

然而，近期有研究发现，分泌IL-4、IL-5和IL-13的$CD4^+GATA-3^+$的Th2并不是在所有IgG4-RD患者中都存在扩增，而是多存在于有过敏史的患者中，表明除Th2外，还有其他的细胞组分参与了IgG4-RD的纤维化进程，并且在不同的疾病亚型中存在差异。

二、2型固有淋巴样细胞

固有淋巴样细胞（innate lymphoid cell，ILC）是近年来发现的一个具有调节固有免疫功能的淋巴细胞家族成员，参与炎症过程的起始、调控和缓解阶段。ILC可分为3个不同的亚群：ILC1、ILC2、ILC3。这些亚群在功能上分别对应于$CD4^+$ Th中的Th1、Th2、Th17亚群。ILC1表达转录因子（transcription factor，TF）T-bet，并产生Th1相关细胞因子γ干扰素（interferon-γ，IFN-γ）和肿瘤坏死因子（tumor necrosis factor，TNF）。ILC2通过GATA-3和ROR-α依赖的途径产生Th2相关细胞因子。ILC紊乱可以导致多种自身免疫性疾病的免疫障碍，Th2和ILC2的激活是2型炎症反应的核心。其中，ILC2相关的2型细胞因子主要有IL-5、IL-9和IL-13。

虽然ILC属于固有免疫系统，但越来越多的证据表明，它们也具有适应性免疫特征。近期有研究发现，IgG4-RD患者的循环ILC减少，ILC与血清IgG、IgG4以及IgG4-RD RI呈负相关，说明这群ILC可能是疾病活动性的一个指标。PD-1被认为是ILC的激活标志物，$PD-1^+ILC$与血清IgG4呈正相关，提示$PD-1^+ILC$在IgG4-RD中可能比$PD-1^-ILC$发挥更重要的作用。此外，在ILC上表达的一些重要的表面标志物，包括与B细胞相关的共刺激因子和趋化因子受体，表明ILC可能在IgG4-RD中对适应性免疫的B细胞也有调控作用。

ILC1在自身免疫性炎症性疾病中发挥重要作用。克罗恩病中ILC1水平升高，并参与肠道黏膜炎症的发生。此外，在原发性干燥综合征患者中检测到ILC1水平升高，而且与疾病活动性相关。研究发现，IgG4-RD中循环ILC1的比例降低，而PD-1和TNF-a在ILC1上的表达与健康对照组相当，表明循环ILC1可能不是IgG4-RD发病机制的主要参与者。

近年来，ILC2在调节组织重塑和纤维化方面越来越受到关注。有研究表明，ILC2

在哮喘、气道高反应性炎症和自身免疫性疾病中发挥着重要作用。而且ILC2可以加剧肺部炎症和纤维化，与系统性硬化中皮肤的纤维化程度相关。近期研究发现，在IgG4-RD患者外周血中ILC2水平显著升高。ILC2可以经由IL-33-生长刺激表达基因2蛋白（growth stimulation expressed gene 2，ST2）轴被激活，活化的ILC2可能通过激活Treg和分泌TGF-β导致更多IL-9的产生，进而促进纤维化。激活的ILC2还可以通过分泌IL-5招募嗜酸性粒细胞，间接促进纤维化进展。

IL-33属于IL-1细胞因子家族，是2型黏膜炎症和免疫反应的重要启动因子，参与维持进行性2型炎症和纤维化。ST2是IL-1受体家族成员，具有膜结合（ST2L）和可溶性（sST2）两种亚型，是IL-33的主要受体。原发性干燥综合征患者血清和唾液组织中IL-33和ST2表达均升高，提示IL-33-ST2轴可能参与该病的发生。ILC2高表达ST2，因此激活IL-33-ST2轴可触发ILC2的多效免疫功能。在IgG4-RD队列研究中，IL-33不仅在外周血中表达升高，而且在IgG4-RD受累组织中也有表达，IgG4-RD中的ILC2，在IL-33和IL-2刺激后分泌更多的IL-9，而且检测到IgG4-RD中ILC2的ST2L表达水平较健康对照组显著升高。这表明IL-33-ST2轴可能参与ILC2的激活，从而诱导IgG4-RD的炎症和纤维化。

IL-9在寄生虫感染和变应性疾病中参与纤维化，在特发性肺纤维化患者中也可以观察到IL-9水平升高，而且在类风湿关节炎中，产生IL-9的ILC2可促进Treg的活化和增殖，提示IL-9不仅能直接诱导纤维化，还可能通过激活Treg促进纤维化。而Treg与ILC2间通过ICOSL-ICOS共刺激信号激活。有研究证实，在IgG4-RD中，ILC2与Treg呈正相关，而且ILC2中诱导性共刺激分子（ICOS）高表达，进一步说明ILC2可能在介导Treg存活中具有关键意义。除直接促进纤维化的作用外，ILC2还可通过PD-L1-PD-1相互作用刺激Th2细胞，促进2型免疫反应。

三、CD4$^+$细胞毒性T细胞

除经典认知中的Th，部分CD4$^+$T细胞可以展现出细胞毒的特性，即CD4$^+$CTL。近期研究发现，CD4$^+$CTL在IgG4-RD患者的外周血及受累器官中均存在不同程度的克隆性扩增，在触发T细胞受体（T cell receptor，TCR）或Toll样受体（TLR）后，CD4$^+$CTL可分泌促纤维化细胞因子IFN-γ、TGF-β1和IL-1β，并在利妥昔单抗和糖皮质激素治疗后减少，说明CD4$^+$CTL在IgG4-RD的发病中发挥了作用。

最近有研究发现，在炎症环境中，活化的B细胞捕获抗原后，将抗原肽提呈给$CD4^+$T细胞，驱动其分化为$CD4^+$CTL表型并发生激活和克隆增殖。分泌IFN-γ的固有和适应性免疫细胞可诱导间充质细胞表达HLA-II类分子，进一步激活$CD4^+$CTL，而活化的$CD4^+$CTL可能诱导这些间充质细胞的凋亡。在此过程中伴随着大量促纤维化分子IL-1β和TGF-β的产生，从而激活成纤维细胞产生细胞外基质蛋白，在填补因靶细胞凋亡产生的空间的同时，伴随着纤维化的发生。

现有动物实验研究表明，IL-1β、IFN-γ和TGF-β与纤维化密切相关。在大鼠的肺和小鼠胰腺中过表达IL-1β，可通过依赖于IL-17A和IFN-γ的途径导致纤维化。在博来霉素诱导的肺纤维化小鼠模型中，IL-1R1/MyD88信号通路和炎症小体是纤维化过程的重要驱动因素。IFN-γ已被证明可导致小鼠甲状腺炎模型发生纤维化。TGF-β主要通过刺激肌成纤维细胞分化，促进Ⅰ型胶原、热休克蛋白17及骨膜蛋白的形成，从而促进纤维化。在IgG4-RD患者的组织病变中，这群$CD4^+$CTL是IL-1β、IFN-γ和TGF-β1的重要来源，因此推测它们可能驱动IgG4-RD中的纤维化进程。

四、调节性T细胞

在IgG4-RD患者外周血中，Treg（$CD4^+CD25^+FOXP3^+$）数目显著升高。有研究发现，$FOXP3^+$和TGF-β1^+细胞在肾间质中共定位，TGF-β1^+细胞所占比例与纤维化的严重程度也显著相关。Treg是调节自身免疫反应的T细胞亚群，可直接或通过分泌TGF-β和IL-10间接调控T细胞和B细胞的免疫反应。其中，TGF-β能通过激活经典Smad信号通路和非经典信号通路，诱导成纤维细胞向肌成纤维细胞转化、增加Ⅰ型胶原和纤维连接蛋白的合成。以上结果提示Treg细胞可能参与IgG4-RD中纤维化的形成。

五、B细胞

IgG4-RD患者接受B细胞清除剂利妥昔单抗治疗后，受累器官的纤维化程度快速改善，提示B细胞参与IgG4-RD的纤维化进展。

Della-Torre等研究证实了B细胞在IgG4-RD患者组织纤维化发生发展中起着直接作用。B细胞在生发中心活化后，参与组织纤维化过程，经历抗原刺激后成熟的B细胞分化为浆母细胞，并迁移到炎症部位，以多种方式促进组织纤维化。

在原代人成纤维细胞与IgG4-RD患者外周血中分离的CD19^{+}B细胞（包括幼稚B细胞、记忆B细胞和浆母细胞）的共培养体系中，B细胞可通过可溶性因子激活间质转化的转录程序，启动成纤维细胞向肌成纤维细胞的分化。此外，IgG4-RD患者B细胞共培养的上清液中的血小板衍生生长因子-β（PDGF-β）以及炎性趋化因子CCL4、CCL5和CCL11的含量显著增加，阻断PDGF-β可减轻B细胞诱导的皮肤成纤维细胞胶原蛋白的合成，提示浆母细胞通过刺激成纤维细胞分泌胶原和PDGF-β，从而放大自分泌/旁分泌环路中成纤维细胞的激活。此外，B细胞也可以通过分泌胶原蛋白直接促进组织纤维化。

在病变组织内，B细胞和成纤维细胞均可产生CCL4、CCL5和CCL11，募集额外的具有纤维化潜能的炎症细胞，如CD4^{+}CTL、嗜酸性粒细胞和M2型巨噬细胞，从而进一步发挥促纤维化效应。CCL4通过趋化因子受体CCR5参与单核细胞的招募和激活；CCL5通过与CCR1、CCR3和CCR5相互作用来吸引T细胞、嗜酸性粒细胞和嗜碱性粒细胞；CCL11通过CCR2、CCR3和CCR5选择性地招募嗜酸性粒细胞。值得注意的是，CD4^{+} CTL表达高水平的CCR5，B细胞和成纤维细胞分泌的CCL4、CCL5和CCL11也可以通过和CCR5相互作用招募CD4^{+} CTL。

此外，通过对B细胞亚群的全转录组分析发现，浆母细胞中与成纤维细胞增殖相关的基因表达均显著上调，包括Ⅰ型胶原、胰岛素样生长因子1（insulin-like growth factor，IGF-1）、赖氨酰氧化酶样蛋白2（lysyl oxidase-like protein，LOXL2）和gremlin-1等。其中IGF-1与PDGF-β协同促进间充质细胞增殖，已被证实与肝纤维化和Graves眼病的间质反应有关。gremlin-1在不同结缔组织和发育障碍中具有拮抗骨形态发生蛋白和上调成纤维细胞生长因子的作用。LOXL2是一种调节细胞外基质硬度的酶，细胞外基质硬度的增加可以导致成纤维细胞上机械感受器的激活，从而促进它们向肌成纤维细胞的完全分化。这表明浆母细胞能够通过活化人成纤维细胞以及重塑细胞外基质来促进胶原蛋白的分泌。LOXL2在IgG4-RD患者唾液腺组织的浆母细胞中大量表达，进一步证实了浆母细胞的促纤维化特性。

因此，B细胞在IgG4-RD中具有直接促进组织纤维化的作用，特别是浆母细胞可能在其中发挥着核心作用。通过靶向CD20的策略消耗B细胞可能会干扰上述过程，从而迅速阻止成纤维细胞的活化和胶原蛋白的沉积。

六、巨噬细胞

近年来，固有免疫在IgG4-RD中发挥的作用逐渐引起人们的关注。巨噬细胞是组织驻留的单核细胞，具有吞噬和启动固有免疫的功能。巨噬细胞可以分为两种亚型：由Th1反应刺激的经典活化（M1型）巨噬细胞，以及由Th2来源的IL-4和IL-13以及Treg来源的IL-10诱导的交替活化（M2型）巨噬细胞。日本学者在IgG4-RD的一种亚型米库利奇病（Mikulicz disease）患者的下颌下腺中发现M2型巨噬细胞标志分子CD163主要分布在纤维化区域，与IL10和CCL18共定位。其表达显著高于干燥综合征患者和健康人群，且受累部位的纤维化程度与CD163/CD68比值显著正相关，提示M2型巨噬细胞可能参与纤维化的发生。另一研究发现，TLR7在IgG4-RD患者唾液腺组织中高表达，且主要表达在浸润的$CD163^+$ M2型巨噬细胞中。使用TLR7激动剂R848能诱导来源于IgG4-RD患者外周血的$CD163^+$M2型巨噬细胞产生IL-33，从而进一步增强Th2型免疫反应。因此，推测M2型巨噬细胞在IgG4-RD纤维化中可能起着重要作用。

巨噬细胞与产生胶原蛋白的肌成纤维细胞密切相关，在纤维化中起着重要作用。巨噬细胞产生促成纤维化介质（包括TGF-β1和PDGF）。如前文中所提及，TGF-β1可以通过直接或间接的方式促进间质纤维胶原的合成，导致纤维化。PDGF不仅可以促进肌成纤维细胞的增殖、存活和迁移，还可以刺激能产生胶原的造血干细胞的增殖，因此也是一种强大的促纤维化信号。

巨噬细胞和其他固有免疫细胞一样，通过病原体相关的分子模式与模式识别受体相互作用而激活。一旦受到刺激，巨噬细胞分泌细胞因子招募肌成纤维细胞和其他炎症细胞到组织损伤部位。这些被招募的细胞也可以分泌多种趋化因子、细胞因子和生长因子。例如，在IgG4-RD中M2型巨噬细胞可以通过分泌IL-33来促进Th2免疫应答的激活，产生Th2型细胞因子产生级联反应；单核细胞趋化蛋白（monocyte chemoattractant protein，MCP）-1招募表达CCR2的单核细胞，活化的单核细胞依次产生MCP-2和MCP-3，这两种趋化蛋白通过招募和激活肌成纤维细胞以及调节巨噬细胞来源的基质金属蛋白酶（包括MMP-2和MMP-9）的产生，进而参与原发性胆汁性肝硬化和肝纤维化的发展。因此，除TGF-β1外，巨噬细胞可通过分泌许多启动和维持炎症级联反应的介质来间接放大纤维化反应。

七、浆细胞样树突状细胞

浆细胞样树突状细胞（pDC）与IgG4-RD的发病也有一定的关系，在聚肌苷酸-聚胞苷酸诱导的MRL/Mp小鼠自身免疫性胰腺炎（AIP）模型中，其受累胰腺组织中Ⅰ型干扰素（type 1 interferon，IFN-Ⅰ）、IL-33，以及IL-33潜在下游细胞因子IL-13和TGF-β明显增加。从AIP模型小鼠胰腺中分离出的单个核细胞（pancreatic mononuclear cell，PMNC）在TLR配体刺激下可产生高水平的IFN-Ⅰ和IL-33，而抗IFN-Ⅰ受体抗体抑制IFN-Ⅰ反应可显著抑制IL-33的产生。因此，推测PMNC产生的IL-33依赖于IFN-Ⅰ反应。清除pDC可明显减少胰腺组织的淋巴细胞浸润和延缓纤维化的进展，说明pDC是IL-33的来源，并在致病过程中起重要作用。

值得注意的是，在IgG4-RD患者的受累胰腺中，可以检测到同时表达IFN-Ⅰ和IL-33的BDCA2^{+}pDC，而在慢性胰腺炎的患者中则没有。由于抗ST2抗体可以阻断IL-33进而减轻胰腺炎症和伴随的纤维化，因此IL-33在AIP发病机制中的作用十分重要。受累组织局部高表达的IL-33可能通过与ST2相互作用激活包括ILC2、嗜酸性粒细胞及Th2等在内的细胞组分，促成IgG4-RD免疫病理的发生发展。因此，pDC参与的IFN-Ⅰ-IL-33-ST2轴可能在IgG4-RD患者产生的慢性纤维炎症反应中起致病作用。

八、嗜酸性粒细胞

嗜酸性粒细胞通常被认为是参与防御寄生虫和变应性炎症过程的效应细胞，嗜酸性粒细胞通过产生树突状细胞和效应Th趋化因子（如CXCL9、CXCL10）参与适应免疫，并发挥抗原提呈细胞的作用。30%～40%的IgG4-RD患者外周血中嗜酸粒细胞比例增加，而且在相关细胞因子存在的情况下，嗜酸性粒细胞可以在受累组织器官内存活数周，嗜酸性血管中心纤维化是IgG4-RD的一个典型表现。由Th2产生的IL-5以及B细胞产生的CCL5、CCL11可招募嗜酸性粒细胞，产生纤维化相关细胞因子（如TGF-β1、PDGF和IL-13）直接导致炎症性纤维化。除此之外，嗜酸性粒细胞也可以通过招募并激活M2型巨噬细胞和成纤维细胞间接引起纤维化。同时，嗜酸性粒细胞作为维持浆细胞存活因子（APRIL、IL-6、IL-4、IL-10和TNF-α等）的重要来源，通过促进浆细胞存活而间接发挥促纤维化的作用。激活的嗜酸性粒细胞也可以通过上调

MHC-Ⅱ类分子和共刺激分子给$CD4^+$T细胞提呈抗原，进一步激活T细胞，加重纤维化反应。

九、嗜碱性粒细胞

从IgG4-RD患者中分离出的外周血嗜碱性粒细胞可以通过TLR的激活产生高水平的IL-13，直接促进纤维化。此外，近期研究表明，嗜碱性粒细胞具有产生Th2细胞因子和抗原提呈的能力，可以通过激活Th2型免疫反应促进纤维化。

十、自身抗体

靶向细胞因子的自身抗体存在于几种自身免疫性疾病和炎症性疾病中，它们可以通过促进炎症反应而具有致病性。近期有研究在IgG4-RD中鉴定出中和性抗IL-1受体抗体（IL-1 receptor antagonist，IL-1RA）的自身抗体，并发现这种自身抗体可能是潜在的促进炎症和纤维化的靶标。该研究发现，与健康对照组血浆相比，IgG4-RD患者的血浆中抗IL-1RA的自身抗体水平升高，并中和了IL-1RA的活性，导致炎症和纤维化介质（包括MMP-9和IL-33）的产生。这些细胞因子和酶可以协调保护由感染和伤口愈合引发的免疫炎症反应。然而，这些因素的失调可促进致病性炎症和纤维化，导致不可逆的组织损伤和功能障碍。过表达IL-13可以通过激活TGF-β1和MMP-9促进小鼠气道和慢性肾病中的纤维化。IL-33是IL-1家族的促炎细胞因子，也可以通过调节MMP-9、TGF-β1和其他纤维化介质来促进博来霉素诱导的小鼠肺纤维化。这些发现支持抗IL-1RA自身抗体可以通过阻断IL-1RA的活性而促进炎症和纤维化介质的表达来驱动IgG4-RD炎症和纤维化。

也有研究在活动期的IgG4-RD中发现一种疾病相关的针对半糖凝素-3（galectin-3）的自身抗体。galectin-3在巨噬细胞、肿瘤细胞、嗜酸性粒细胞和肌成纤维细胞等多种细胞中均有表达，且具有多种生物学功能。除了能促进细胞增殖、抗细胞凋亡、介导细胞黏附，并参与炎症反应，还参与肝、肾及肺等多种器官纤维化的过程。另一研究发现在IgG4相关性胰腺炎患者胰腺中，galectin-3的表达量是正常胰腺的13倍，被认为可能参与了受累器官纤维化的发生。

十一、总结

纤维化作为IgG4-RD中极其显著的病理学表现，其发生发展可能受到多种因素的影响，Th2型免疫反应相关的细胞组分和细胞因子在其中扮演了十分重要的角色。此外，包括$CD4^+$CTL及其分泌的IFN-γ、IL1-β等细胞因子在内的非Th2型免疫反应相关细胞组分及细胞因子亦在其中发挥重要作用。由此可见，IgG4-RD中促纤维化机制极其复杂。因此，探究IgG4-RD中的纤维化过程，有助于人们对IgG4-RD的潜在发病机制的进一步了解。

（胡紫薇　钟继新）

第五节　IgG4相关性疾病的组学研究进展

IgG4-RD是一类由免疫介导的慢性炎症伴纤维化的疾病，其发病机制尚不明确。研究表明固有免疫和适应性免疫参与该病的发病，深入探索其潜在的机制，对该病的诊疗具有重要意义。随着高通量测序技术的飞跃发展，组学（omics）研究不断深入，在揭示多种疾病的发病机制中起到了关键作用。本节将阐述组学在探索IgG4-RD发病机制中的应用。

一、转录组学在IgG4-RD中的应用

转录组学（transcriptomics）是从核糖核酸（ribonucleic acid，RNA）水平研究基因表达的情况，是研究细胞表型和功能的主要方式。唾液腺及胰腺活检样本为IgG4-RD转录组学研究的主要来源。

一项日本的研究选取IgG4-RD、原发性干燥综合征（primary Sjögren syndrome，pSS）患者及健康对照者唇腺组织，进行cDNA芯片检测，研究提示IgG4-RD患者基因表达与pSS患者呈现明显差异，且趋化因子配体18（CCL18）在IgG4-RD表达显著高于pSS及健康对照。中国学者的研究发现，外周血$CD19^+CD24^-CD38^{hi}$ B细胞计数升高，通过表型、功能研究并结合转录组学测序技术，证实该群细胞是新型定义的浆母细胞/浆细胞，可作为该病生物标志物。2017年，一项来自美国的研究纳入5例IgG4-RD泪腺及涎腺受累患者、3例慢性涎腺炎患者及3例健康对照者的涎腺样本进行

芯片检测，研究发现IgG4-RD患者涎腺标本中，9个与$CD4^+$细胞毒性T细胞（CTL）相关基因表达升高，其中颗粒酶A（granzyme A，GZMA）信使RNA（messenger RNA，mRNA）表达显著上调，而IgG4-RD受累腺体中这类$CD4^+GZMA^+CTL$可分泌更多IFN-γ。受累组织纤维化也是IgG4-RD的一大特征表现，该团队2020年发表另一项转录组学测序研究表明，将IgG4-RD患者B细胞与成纤维细胞共同培养后，可促进成纤维细胞的激活与增殖，表明IgG4-RD患者B细胞可促进纤维化形成。同期，一项来自日本的研究选取IgG4-RD患者下颌下腺样本进行TLR家族cDNA芯片检测，提示与健康对照及慢性涎腺炎患者相比，IgG4-RD患者TLR4、TLR7、TLR8和TLR9表达显著增加。其中TLR7过表达的巨噬细胞通过产生IL-33促进Th2型免疫反应激活可能是IgG4-RD不同于包括pSS及慢性涎腺炎等疾病的发病机制之一。近期一项研究采用单细胞转录组学测序技术，发现在IgG4-RD外周血$CD4^+CTL$中表达标记为$CD27^{lo}CD28^{lo}CD57^{hi}$比例增高，该群细胞免疫杀伤、活化及代谢相关基因表达明显升高。同时，该研究还发现激活的$CD8^+CTL$在受累组织浸润及外周血明显增多。$CD4^+CTL$及$CD8^+CTL$可能与IgG4-RD受累组织间充质来源的细胞（不包含免疫细胞及内皮细胞）凋亡有关。

二、免疫组学在IgG4-RD中的应用

免疫组学（immunomics）研究包括抗体和TCR分子在内的免疫相关的全套分子库，包含免疫基因组学、免疫蛋白质组学和免疫信息学，在IgG4-RD中的应用也在逐步开展。2013年发表的一项来自荷兰的研究采用新一代B细胞受体（B cell receptor，BCR）测序技术对IgG4相关性硬化性胆管炎（IgG4-related sclerosing cholangitis，IgG4-SC）患者外周血及组织进行测序，研究发现IgG^+BCR受体库优势克隆主要为$IgG4^+BCR$克隆，治疗后$IgG4^+BCR$克隆下降，提示B细胞免疫反应在IgG4-RD发病起到重要作用。该团队于2016年发表另一项研究提示，与原发性硬化性胆管炎及胆系/胰腺恶性肿瘤相比，IgG4-RD胆道受累患者外周血$IgG4^+/IgG^+BCR$克隆比例及$IgG4^+/IgG^+RNA$比例均明显增高，这一特征有助于IgG4-RD的诊断及病情评估。

2016年，美国学者率先采用新一代测序技术对外周血$CD4^+SLAMF\text{-}7^+CTL$及$CD4^+GATA3^+Th2$进行TCR测序，结果提示杀伤功能的$CD4^+T$细胞在IgG4-RD患者中明显增加，$CD4^+CTL$在外周血及组织中均出现明显克隆扩增，组织浸润$CD4^+CTL$

表达SLAMF-7、颗粒酶A、IL-1β及TGF-β1，且该群细胞与慢性炎症及纤维化关联。而$CD4^{+}GATA3^{+}$ Th2无明显克隆扩增。我国一项研究对比了8例IgG4-RD患者和6例健康对照者的外周血标本，显示二者T细胞受体库（TCR）克隆扩增种类和多样性无明显差异，但IgG4-RD抗原诱导的克隆扩增的比例及克隆简并性在IgG4-RD患者中明显升高。在至少2例IgG4-RD患者中存在11个IgG4-RD特异性的CDR3氨基酸序列。最新研究表明，IgG4-RD患者初始$CD8^{+}$T细胞TCR广泛扩增，$CD8^{+}$终末分化效应记忆细胞（T_{EMRA}）和$CD28^{lo}CD57^{hi}CD8^{+}$效应记忆T细胞仅1个或2个优势TCR克隆高度扩增，这群细胞与IgG4-RD更严重的疾病表型相关。

三、代谢组学和脂质组学在IgG4-RD中的应用

代谢组学（metabonomics）和脂质组学（lipidomics）旨在筛查生物样本，如血清、血浆、唾液、泪液、尿液、脑脊液及房水等的小分子代谢物。代谢物种类和数量的差别可协助阐明疾病产生的潜在机制。IgG4-RD目前该方面的研究较少。一项来自中国的研究纳入30例初治及治疗后IgG4-RD患者，应用血浆进行代谢组学及脂质组学研究。结果提示与健康人比较，IgG4-RD患者血浆代谢组学和脂质组学存在明显差异。1, 3-双磷酸甘油酸（1, 3-bisphosphoglycerate，1, 3-BPG）、尿苷三磷酸（uridine triphosphate，UTP）、尿苷二磷酸-葡萄糖（UDP-Glc）、尿苷二磷酸-半乳糖（UDP-Gal）、LysoPC（18：1）、溶血磷脂、亚油酸衍生物、神经酰胺等在IgG4-RD患者中存在异常表达。受试者操作特征曲线（receiver operator characteristic curve，ROC曲线）提示UTP、UDP-Glc/UDP-Gal及LysoPC（18：1）在IgG4-RD的诊断中具有较高的灵敏度及特异度。以上表明血浆代谢组学及脂质组学异常对IgG4-RD发病起到提示作用，有望作为IgG4-RD辅助诊断的标志物。

四、蛋白质组学在IgG4-RD中的应用

蛋白质组学（proteomics）是研究细胞、组织或生物体蛋白质组成及其变化规律的科学。蛋白质组学的研究不仅为生命活动规律提供物质基础，也为疾病机制的阐明提供理论根据。该技术最初应用于IgG4-RD领域始于发表于2010年的日本的一项研究，该研究采用表面增强激光解析/电离飞行时间质谱法（surface-enhanced laser desorption/ionization time-of-flight mass spectrometry，SELDI-TOF-MS）对

IgG4-RD（当时文章中该病命名为系统性IgG4相关浆细胞综合征）患者血清进行检测，发现IgG4-RD患者血清存在特异性13.1kDa蛋白，认为该蛋白可能是这类疾病潜在的一种自身抗原。中国的一项研究纳入8例IgG4-RD血清样本、2例下颌下腺样本进行蛋白质组学检测，研究提示与健康对照组相比，IgG4-RD患者样本中可检测到多种差异表达蛋白富集，影响包括病毒/细菌感染、血小板激活在内的免疫相关通路。近期一项研究进行IgG4-RD血浆外泌体的蛋白质组学检测，结果提示补体级联通路活化，外泌体补体C3、C5表达下降。应用IgG4-RD外泌体刺激健康对照组的B细胞，可促进浆母细胞、记忆性B细胞比例增加。该研究同时纳入4例IgG4-RD患者下颌下腺样本进行蛋白质组学研究。结果表明IgG4-RD患者受累组织也可见外泌体富集，提示外泌体补体通路活化可参与IgG4-RD的B细胞分化、B细胞氧化损伤及组织损伤。

五、宏基因组学在IgG4-RD中的应用

宏基因组（metagenomics）是利用基因组学的研究策略研究样品中所包含的全部微生物的遗传组成及其群落功能，可揭示肠道、口腔等微生物改变，寻找疾病始动及病情持续活动的诱发因素。一项来自美国的研究发现IgG4-RD肠道菌群异常，许多机会性致病菌，如梭状芽胞杆菌、典型口腔链球菌属在IgG4-RD明显增加，而另枝菌属、类梭菌属、产丁酸菌属则明显减少。另外发现，促进Th17细胞活化的迟缓埃格特菌菌株在IgG4-RD患者中明显增加。通路富集显示经典甲羟戊酸通路、羟脯氨酸脱水酶及纤连蛋白结合蛋白等通路活跃，提示宿主免疫识别功能及与纤维化相关的细胞外基质蛋白利用存在潜在的功能差异。与炎症性肠病以兼性厌氧菌富集为主不同，IgG4-RD发病与肠道黏膜炎症及厌氧菌功能下降无明确关联。来自中国的另一项研究利用16S RNA基因扩增测序技术检测IgG4-SC肠道菌群，结果也提示肠道菌群代谢组学存在异常。清除（depletion）布劳特菌及增加琥珀酸可促进IgG4-SC患者肝脏炎症产生。

综上所述，组学研究为IgG4-RD发病机制探索提供线索，并为该病的诊断及病情评估提供指导。随着10×单细胞转录、质谱流式技术以及空间转录组、蛋白组等的不断发展，定将为IgG4-RD发病机制的探索及治疗提供更多依据。

（张盼盼　白　炜）

参考文献

[1] HUBERS L M, SCHUURMAN A R, BUIJS J, et al. Blue-collar work is a risk factor for developing IgG4-related disease of the biliary tract and pancreas[J]. JHEP Rep, 2021, 3(6): 100385.

[2] MATTOO H, MAHAJAN V S, DELLA-TORRE E, et al. De novo oligoclonal expansions of circulating plasmablasts in active and relapsing IgG4-related disease[J]. J Allergy Clin Immunol, 2014, 134(3): 679-687.

[3] LIN W, ZHANG P, CHEN H, et al. Circulating plasmablasts/plasma cells: a potential biomarker for IgG4-related disease[J]. Arthritis Res Ther, 2017, 19(1): 25.

[4] WALLACE Z S, MATTOO H, CARRUTHERS M, et al. Plasmablasts as a biomarker for IgG4-related disease, independent of serum IgG4 concentrations[J]. Ann Rheum Dis, 2015, 74(1): 190-195.

[5] DELLA-TORRE E, RIGAMONTI E, PERUGINO C, et al. B lymphocytes directly contribute to tissue fibrosis in patients with IgG4-related disease[J]. J Allergy Clin Immunol, 2020, 145(3): 968-981, e14.

[6] HUBERS L M, VOS H, SCHUURMAN A R, et al. Annexin A11 is targeted by IgG4 and IgG1 autoantibodies in IgG4-related disease[J]. Gut, 2018, 67(4): 728-735.

[7] SHIOKAWA M, KODAMA Y, SEKIGUCHI K, et al. Laminin 511 is a target antigen in autoimmune pancreatitis[J]. Sci Transl Med, 2018, 10(453): eaaq0997.

[8] PERUGINO C A, ALSALEM S B, MATTOO H, et al. Identification of galectin-3 as an autoantigen in patients with IgG-related disease[J]. J Allergy Clin Immunol, 2019, 143(2): 736-745, e6.

[9] DU H W, SHI L L, CHEN P, et al. Prohibitin is involved in patients with IgG4 related disease[J]. PLoS One, 2015, 10(5): e0125331.

[10] AALBERSE R C, STAPEL S O, SCHUURMAN J, et al. Immunoglobulin G4: an odd antibody[J]. Clin Exp Allergy, 2009, 39(4): 469-477.

[11] MATTOO H, MAHAJAN V S, MAEHARA T, et al. Clonal expansion of CD4(+) cytotoxic T lymphocytes in patients with IgG4-related disease[J]. J Allergy Clin Immunol, 2016, 138(3): 825-838.

[12] PERUGINO C A, KANEKO N, MAEHARA T, et al. $CD4^+$ and $CD8^+$ cytotoxic T lymphocytes may induce mesenchymal cell apoptosis in IgG-related disease[J]. J Allergy Clin Immunol, 2021, 147(1): 368-382.

[13] AKIYAMA M, SUZUKI K, YAMAOKA K, et al. Number of circulating follicular

helper 2 T cells Correlates with IgG4 and interleukin-4 levels and plasmablast numbers in IgG4-related disease[J]. Arthritis Rheumatol, 2015, 67(9): 2476-2481.

[14] AKIYAMA M, YASUOKA H, YAMAOKA K, et al. Enhanced IgG4 production by follicular helper 2 T cells and the involvement of follicular helper 1 T cells in the pathogenesis of IgG4-related disease[J]. Arthritis Res Ther, 2016, 18: 167.

[15] MAEHARA T, MATTOO H, MAHAJAN V S, et al. The expansion in lymphoid organs of IL-4(+) BATF(+) T follicular helper cells is linked to IgG4 class switching in vivo[J]. Life Sci Alliance, 2018, 1(1): e201800050.

[16] ZEN Y, FUJII T, HARADA K, et al. Th2 and regulatory immune reactions are increased in immunoglobin G4-related sclerosing pancreatitis and cholangitis[J]. Hepatology, 2007, 45(6): 1538-1546.

[17] FURUKAWA S, MORIYAMA M, TANAKA A, et al. Preferential M2 macrophages contribute to fibrosis in IgG4-related dacryoadenitis and sialoadenitis, so-called Mikulicz's disease[J]. Clin Immunol, 2015, 156(1): 9-18.

[18] WATANABE T, YAMASHITA K, SAKURAI T, et al. Toll-like receptor activation in basophils contributes to the development of IgG4-related disease[J]. J Gastroenterol, 2013, 48(2): 247-253.

[19] MING B, ZHONG J, DONG L. Role of eosinophilia in IgG4-related disease[J]. Clin Exp Rheumatol, 2021, 40(5): 1038-1044.

[20] ARAI Y, YAMASHITA K, KURIYAMA K, et al. Plasmacytoid dendritic cell activation and IFN-alpha production are prominent features of murine autoimmune pancreatitis and human IgG4-related autoimmune pancreatitis[J]. J Immunol, 2015, 195(7): 3033-3044.

[21] WATANABE T, MINAGA K, KAMATA K, et al. Mechanistic insights into autoimmune pancreatitis and IgG4-related disease[J]. Trends Immunol, 2018, 39(11): 874-889.

[22] KAWA S, OTA M, YOSHIZAWA K, et al. HLA DRB10405-DQB10401 haplotype is associated with autoimmune pancreatitis in the Japanese population[J]. Gastroenterology, 2002, 122(5): 1264-1269.

[23] PLICHTA DR, SOMANI J, PICHAUD M, et al. Congruent microbiome signatures in fibrosis-prone autoimmune diseases: IgG4-related disease and systemic sclerosis[J]. Genome Med, 2021, 13(1): 35.

[24] LIU Q, LI B, LI Y, et al. Altered faecal microbiome and metabolome in IgG4-related sclerosing cholangitis and primary sclerosing cholangitis[J]. Gut, 2021, 71(5): 809-909.

[25] GONG Y, ZHANG P, LIU Z, et al. UPLC-MS based plasma metabolomics and

lipidomics reveal alterations associated with IgG4-related disease[J]. Rheumatology (Oxford), 2021, 60(7): 3252-3261.

[26] ZHANG P, ZHANG Y, PAN M, et al. Proteomic analyses of plasma-derived exosomes in immunoglobulin (Ig) G4-related disease and their potential roles in B cell differentiation and tissue damage[J]. J Autoimmun, 2021, 122: 102650.

[27] STONE J H, ZEN Y, DESHPANDE V. IgG4-related disease[J]. N Engl J Med, 2012, 366(6): 539-551.

[28] DAVIES A M, SUTTON B J. Human IgG4: a structural perspective[J]. Immunol Rev, 2015, 268(1): 139-159.

[29] NIRULA A, GLASER S M, KALLED S L, et al. What is IgG4? A review of the biology of a unique immunoglobulin subtype[J]. Curr Opin Rheumatol, 2011, 23(1): 119-124.

[30] LIGHAAM L C, RISPENS T. The Immunobiology of immunoglobulin G4[J]. Semin Liver Dis, 2016, 36(3): 200-215.

[31] BRUHNS P, IANNASCOLI B, ENGLAND P, et al. Specificity and affinity of human fcgamma receptors and their polymorphic variants for human IgG subclasses[J]. Blood, 2009, 113(16): 3716-3725.

[32] PERUGINO C A, STONE J H. IgG4-related disease: an update on pathophysiology and implications for clinical care[J]. Nat Rev Rheumatol, 2020, 16(12): 702-714.

[33] MAHAJAN V S, MATTOO H, DESHPANDE V, et al. IgG4-related disease[J]. Annu Rev Pathol, 2014, 9: 315-347.

[34] HUIJBERS M G, PLOMP J J, VAN DER MAAREL S M, et al. IgG4-mediated autoimmune diseases: a niche of antibody-mediated disorders[J]. Ann N Y Acad Sci, 2018, 1413(1): 92-103.

[35] CHEN L Y C, MATTMAN A, SEIDMAN M A, et al. IgG4-related disease: what a hematologist needs to know[J]. Haematologica, 2019, 104(3): 444-455.

[36] LANZILLOTTA M, MANCUSO G, Della-Torre E. Advances in the diagnosis and management of IgG4 related disease[J]. BMJ, 2020, 369: m1067.

[37] SHIOKAWA M, KODAMA Y, KURIYAMA K, et al. Pathogenicity of IgG in patients with IgG4-related disease[J]. Gut, 2016, 65(8): 1322-1332.

[38] HONG X, MIN SN, ZHANG Y Y, et al.TNF-alpha Suppresses Autophagic Flux in Acinar Cells in IgG4-Related Sialadenitis[J]. J Dent Res, 2019, 98(12): 1386-1396.

[39] FUKUI Y, UCHIDA K, SAKAGUCHI Y, et al. Possible involvement of Toll-like receptor 7 in the development of type 1 autoimmune pancreatitis[J]. J Gastroenterol,

2015, 50(4): 435-444.

[40] FURUKAWA S, MORIYAMA M, TANAKA A, et al. Preferential M2 macrophages contribute to fibrosis in IgG4-related dacryoadenitis and sialoadenitis, so-called Mikulicz's disease[J]. Clin Immunol, 2015, 156(1): 9-18.

[41] ISHIGURO N, MORIYAMA M, FURUSHO K, et al. Activated M2 Macrophages Contribute to the Pathogenesis of IgG4-Related Disease via Toll-Like Receptor-7/ Interleukin-33 Signaling[J]. Arthritis Rheumatol, 2020, 72(1): 166-178.

[42] ELOMAA O, KANGAS M, SAHLBERG C, et al. Cloning of a novel bacteria-binding receptor structurally related to scavenger receptors and expressed in a subset of macrophages[J]. Cell, 1995, 80(4): 603-609.

[43] OHTA M, MORIYAMA M, MAEHARA T, et al. DNA Microarray Analysis of Submandibular Glands in IgG4-Related Disease Indicates a Role for MARCO and Other Innate Immune-Related Proteins[J]. Medicine (Baltimore), 2016, 95(7): e2853.

[44] NISHIDA K, GION Y, TAKEUCHI M, et al. Mast Cells Exhibiting Strong Cytoplasmic Staining for IgE and High Affinity IgE Receptor are Increased in IgG4-Related Disease[J]. Sci Rep, 2018, 8(1): 4656.

[45] ABRAHAM S N, ST JOHN A L. Mast cell-orchestrated immunity to pathogens[J]. Nat Rev Immunol, 2010, 10(6): 440-452.

[46] CULVER E L, SADLER R, BATEMAN A C, et al. Increases in IgE, Eosinophils, and Mast Cells Can be Used in Diagnosis and to Predict Relapse of IgG4-Related Disease[J]. Clin Gastroenterol Hepatol, 2017, 15(9): 1444-1452, e6.

[47] FALCONE F H, HAAS H, GIBBS B F. The human basophil: a new appreciation of its role in immune responses[J]. Blood, 2000, 96(13): 4028-4038.

[48] SCHROEDER J T, MACGLASHAN D W J LICHTENSTEIN L M. Human basophils: mediator release and cytokine production[J]. Adv Immunol, 2001, 77: 93-122.

[49] KARASUYAMA H, MUKAI K, TSUJIMURA Y, et al. Newly discovered roles for basophils: a neglected minority gains new respect[J]. Nat Rev Immunol, 2009, 9(1): 9-13.

[50] OBATA K, MUKAI K, TSUJIMURA Y, et al. Basophils are essential initiators of a novel type of chronic allergic inflammation[J]. Blood, 2007, 110(3): 913-920.

[51] ROTHENBERG M E, HOGAN S P. The Eosinophil[J]. Annu Rev Immunol, 2006, 24: 147-174.

[52] CARRUTHERS M N, PARK S, SLACK G W, et al. IgG4-Related Disease and Lymphocyte-Variant Hypereosinophilic Syndrome: A Comparative Case Series[J]. Eur J

Haematol, 2017, 98(4): 378-387.

[53] SAEKI T, KOBAYASHI D, ITO T, et al. Comparison of Clinical and Laboratory Features of Patients With and Without Allergic Conditions in IgG4-Related Disease: A Single-CenterExperience in Japan[J]. Mod Rheumatol, 2018, 28(5): 845-848.

[54] CULVER E L, SADLER R, BATEMAN A C, et al. Increases in IgE, Eosinophils, and Mast Cells can be Used in Diagnosis and to Predict Relapse of IgG4-Related Disease[J]. Clin Gastroenterol Hepatol, 2017, 15(9): 1444-1452, e6, e122.

[55] KAMISAWA T, ANJIKI H, EGAWA N, et al. Allergic Manifestations in Autoimmune Pancreatitis[J]. Eur J Gastroenterol Hepatol, 2009, 21(10): 1136-1139.

[56] MORIYAMA M, TANAKA A, MAEHARA T, et al. T helper subsets in Sjögren's syndrome and IgG4-related dacryoadenitisand sialoadenitis: a critical review[J]. J Autoimmun, 2014, 51: 81-88.

[57] BLANCHARD C, DURUAL S, ESTIENNE M, et al. Eotaxin-3/CCL26 Gene Expression in Intestinal Epithelial Cells Is Up-Regulated byInterleukin-4 and Interleukin-13 via the Signal Transducer and Activator of Transcription 6[J]. Int J Biochem Cell Biol, 2005, 37(12): 2559-2573.

[58] KOMIYA A, NAGASE H, YAMADA H, et al. Concerted Expression of Eotaxin-1, Eotaxin-2, and Eotaxin-3 in HumanBronchial Epithelial Cells[J]. Cell Immunol, 2003, 225(2): 91-100.

[59] TAKANASHI S, KIKUCHI J, SASAKI T, et al. Lymphadenopathy in IgG4-Related Disease: A Phenotype of Severe Activityand Poor Prognosis, With Eotaxin-3 as a New Biomarker[J]. Rheumatol(Oxford), 2021, 60(2): 967-975.

[60] NIRULA A, GLASER S M, KALLED S L, et al. What is IgG4? A review of the biology of a unique immunoglobulin subtype[J]. Curr Opin Rheumatol, 2011, 23(1): 119-124.

[61] SUGIMOTO M, WATANABE H, ASANO T, et al. Possible participation of IgG4 in the activation of complement in IgG4-related disease with hypocomplementemia[J]. Mod Rheumatol, 2016, 26(2): 251-258.

[62] MALHOTRA R, WORMALD M R, RUDD P M, et al. Glycosylation changes of IgG associated with rheumatoid arthritis can activate complement via the mannose-binding protein[J]. Nat Med, 1995, 1(3): 237-243.

[63] BANDA N K, WOOD A K, TAKAHASHI K, et al. Initiation of the alternative pathway of murine complement by immune complexes is dependent on N-glycans in IgG antibodies[J]. Arthritis Rheum, 2008, 58(10): 3081-3089.

[64] ARAI Y, YAMASHITA K, KURIYAMA K, et al. Plasmacytoid dendritic cell activation

and IFN-α production are prominent features of murine autoimmune pancreatitis and human IgG4-related autoimmune pancreatitis[J]. J Immunol, 2015, 195(7): 3033-3044.

[65] WATANABE T, YAMASHITA K, ARAI Y, et al. Chronic Fibro-Inflammatory Responses in Autoimmune Pancreatitis Depend on IFN-alpha and IL-33 Produced by Plasmacytoid Dendritic Cells[J]. J Immunol, 2017, 198(10): 3886-3896.

[66] THÉRY C, BOUSSAC M, VÉRON P, et al. Proteomic analysis of dendritic cell-derived exosomes: a secreted subcellular compartment distinct from apoptotic vesicles[J]. J Immunol, 2001, 166(12): 7309-7318.

[67] SWARTE V V R, MEBIUS R E, JOZIASSE D H, et al. Lymphocyte triggering via L-selectin leads to enhanced galectin-3-mediated binding to dendritic cells[J]. Eur J Immunol, 1998, 28(9): 2864-2871.

[68] SANO H, HSU D K, APGAR J R, et al. Critical role of galectin-3 in phagocytosis by macrophages[J]. J Clin Invest, 2003, 112(3): 389-397.

[69] SAEGUSA J, HSU D K, CHEN H Y, et al. Galectin-3 is critical for the development of the allergic inflammatory response in a mouse model of atopic dermatitis[J]. Am J Pathol, 2009, 174(3): 922-931.

[70] FUKUMORI T, TAKENAKA Y, YOSHII T, et al. CD29 and CD7 mediate galectin-3-induced type II T-cell apoptosis[J]. Cancer Res, 2003, 63(23): 8302-8311.

[71] ACOSTA-RODRIGUEZ E V, MONTES C L, MOTRAN C C, et al. Galectin-3 mediates IL-4-induced survival and differentiation of B cells: functional cross-talk and implications during trypanosome cruzi infection[J]. J Immunol, 2004, 172: 493-502.

[72] OLIVEIRA F L, CHAMMAS R, RICON L, et al. Galectin-3 regulates peritoneal B1-cell differentiation into plasma cells[J]. Glycobiology, 2009, 19(11): 1248-1258.

[73] TAKEUCHI M, SATO Y, OHNO K, et al. T helper 2 and regulatory T-cell cytokine production by mast cells: a key factor in the pathogenesis of IgG4-related disease[J]. Pathol, 2014, 27 (8) : 1126-1136.

[74] MAHAJAN V S, MATTOO H, DESHPANDE V. IgG4-related disease[J]. Annu Rev Pathol, 2014, 9: 315-347.

[75] DELLA-TORRE E, LANZILLOTTA M, DOGLIONI C. Immunology of IgG4-related disease[J].Clin Exp Immunol, 2015, 181: 191-206.

[76] MATTOO H, DELLA-TORRE E, MAHAJAN V S, et al. Circulating Th2 memory cells in IgG4-related disease are restricted to a defined subset of subjects with atopy[J]. Allergy, 2014, 69(3): 399-402.

[77] OHTA N, MAKIHARA S, OKANO M, et al. Roles of IL-17, Th1, and Tc1 Cells in

Patients With IgG4-Related Sclerosing Sialadenitis[J]. Laryngoscope, 2012, 122(10): 2169-2174.

[78] MAEHARA T, MATTOO H, OHTA M, et al. Lesional CD4^{+} IFN-gamma+ cytotoxic T lymphocytes in IgG4-related dacryoadenitis and sialoadenitis[J]. Ann Rheum Dis, 2017, 76(2): 377-385.

[79] DELLA-TORRE, BOZZALLA-CASSIONE, SCIORATI C, et al. A CD8α-Subset of CD4^{+}SLAMF7^{+} Cytotoxic T Cells is Expanded in Patients with IgG4-Related Disease and Decreases following Glucocorticoid Treatment[J]. Arthritis Rheumatol, 2018, 70(7): 1133-1143.

[80] ZHANG W, STONE J H. Management of IgG4-related disease[J]. Lancet Rheumatol, 2019, 1: e55-e65.

[81] MCHEYZER-WILLIAMS L J, PELLETIER N, MARK L, et al. Follicular helper T cells as cognate regulators of B cell immunity[J]. Curr Opin Immunol, 2009, 21(3): 266-273.

[82] SPOLSKI R, LEONARD W J. IL-21 and T follicular helper cells[J]. Int Immunol, 2010, 22(1): 7-12.

[83] BRYANT V L, MA C S, AVERY D T, et al. Cytokine-mediated regulation of human B cell differentiation into ig-secreting cells: Predominant Role of IL-21 produced by CXCR5+ T follicular helper cells[J]. J Immunol, 2007, 179(12): 8180-8190.

[84] ZOTOS D, COQUET J M, ZHANG Y, et al. IL-21 regulates germinal center B cell differentiation and proliferation through a B cell-intrinsic mechanism[J]. J Exp Med, 2010, 207(2): 365-378.

[85] HATZI K, NANCE J P, KROENKE M A, et al. BCL6 orchestrates Tfh cell differentiation via multiple distinct mechanisms[J]. J Exp Med, 2015, 212(4): 539-553.

[86] VINUESA C G, LINTERMAN M A, YU D, et al. Follicular Helper T Cells[J]. Annu Rev Immunol, 2016, 34(1): 335-368.

[87] KUBO S, NAKAYAMADA S, ZHAO J, et al. Correlation of T follicular helper cells and plasmablasts with the development of organ involvement in patients with IgG4-related disease[J]. Rheumatology (Oxford), 2018, 57(3): 514-524.

[88] CHEN Y, LIN W, YANG H, et al. Aberrant Expansion and Function of Follicular Helper T Cell Subsets in IgG4-Related Disease[J]. Arthritis Rheumatol, 2018, 70(11): 1853-1865.

[89] AKIYAMA M, YASUOKA H, YAMAOKA K, et al. Enhanced IgG4 production by follicular helper 2 T cells and the involvement of follicular helper 1 T cells in the

pathogenesis of IgG4-related disease[J]. Arthritis Res Ther, 2016, 18: 167.

[90] AKIYAMA M, SUZUKI K, YAMAOKA K, et al. Number of circulating follicular helper 2 T cells correlates with IgG4 and interleukin-4 levels and plasmablast numbers in IgG4-related disease[J]. Arthritis Rheumatol, 2015, 67(9): 2476-2481.

[91] WOLLENBERG I, AGUA-DOCE A, HERNANDEZ A, et al. Regulation of the germinal center reaction by Foxp3+ follicular regulatory T cells[J]. J Immunol, 2011, 187(9): 4553-4560.

[92] SAGE P T, SHARPE A H. T follicular regulatory cells in the regulation of B cell responses[J]. Trends Immunol, 2015, 36(7): 410-418.

[93] LAIDLAW B J, LU Y, AMEZQUITA R A, et al. Interleukin-10 from $CD4^+$ follicular regulatory T cells promotes the germinal center response[J]. Sci Immunol, 2017, 2(16): eaan4767.

[94] CROTTY S. T follicular helper cell differentiation, function, and roles in disease[J]. Immunity, 2014, 41(4): 529-542.

[95] JEANNIN P, LECOANET S, DELNESTE Y, et al. IgE versus IgG4 production can be differentially regulated by IL-10[J]. J Immunol, 1998, 160(7): 3555-3561.

[96] TSUBOI H, MATSUO N, IIZUKA M, et al. Analysis of IgG4 class switch-related molecules in IgG4-related disease[J]. Arthritis Res Ther, 2012, 14(4): R171.

[97] ITO F, KAMEKURA R, YAMAMOTO M, et al. $IL\text{-}10^+$ T follicular regulatory cells are associated with the pathogenesis of IgG4-related disease[J]. Immunol Lett, 2019, 207: 56-63.

[98] LANZILLOTTA M, DELLA-TORRE E, MILANI R, et al. Increase of circulating memory B cells after glucocorticoid-induced remission identifies patients at risk of IgG4-related disease relapse[J]. Arthritis Res Ther, 2018, 20(1): 222.

[99] KAMEKURA R, TAKAHASHI H, ICHIMIYA S. New insights into IgG4-related disease: emerging new $CD4^+$ T-cell subsets[J]. Curr OpinRheumatol, 2019, 31(1): 9-15.

[100] KAMEKURA R, YAMAMOTO M, TAKANO K, et al. Circulating PD-1+CXCR5- $CD4^+$ T cells underlying the immunological mechanisms ofIgG4-related disease[J]. Rheumatol Adv Pract, 2018, 2 (2): rky043.

[101] LIN W, JIN L, CHEN H, et al. B cell subsets and dysfunction of regulatory B cells in IgG4-related diseases and primary Sjögrens syndrome: the similarities and differences[J]. Arthritis Res Ther, 2014, 16(3): R118.

[102] MATTOO H, MAHAJAN V S, DELLA-TORRE E, et al. De novo oligoclonal expansions of circulating plasmablasts in active and relapsing igg4-related disease[J]. J

Allergy Clin Immunol, 2014, 134(3): 679-687.

[103] HIEPE F, DÖRNER T, HAUSER A E, et al. Long-lived autoreactive plasma cells drive persistent autoimmune inflammation[J]. Nat Rev Rheumatol, 2011, 7(3): 170-178.

[104] GION Y, TAKEUCHI M, SHIBATA R, et al. Up-regulation of activation-induced cytidine deaminase and its strong expression in extra-germinal centres in IgG4-related disease[J]. Sci Rep, 2019, 9(1): 761.

[105] KAWANAMI T, KAWANAMI-IWAO H, TAKATA T, et al. Comprehensive analysis of protein-expression changes specific to immunoglobulin G4-related disease[J].Clinica Chimica Acta, 2021, 523: 45-57.

[106] SATOGUINA J S, WEYAND E, LARBI J, et al. T regulatory-1 cells induce IgG4 production by B cells: Role of IL-10[J]. J Immunol, 2005, 174 (8): 4718-4726.

[107] LIGHAAM L C, VERMEULEN E, BLEKER TD, et al. Phenotypic differences between $IgG4^+$ and $IgG1^+$ B cells point to distinct regulation of the IgG4 response[J]. J Allergy Clin Immunol, 2014, 133(1): 267-270.

[108] DELLA-TORRE E, FEENEY E, DESHPANDE V, et al. B-cell depletion attenuates serological biomarkers of fibrosis and myofibroblast activation in IgG4-related disease[J]. Ann Rheum Dis, 2015, 74(12): 2236-2243.

[109] VINCENT F B, SAULEP-EASTON D, FIGGETT W A, et al. The BAFF/APRIL system: emerging functions beyond B cell biology and autoimmunity[J]. Cytokine Growth Factor Rev, 2013, 24(3): 203-215.

[110] YU G, BOONE T, DELANEY J, et al. APRIL and TALL-I and receptors BCMA and TACI: system for regulating humoral immunity[J]. Nat Immunol, 2000, 1(3): 252-256.

[111] HE B, XU W, SANTINI P A, et al. Intestinal bacteria trigger T cell-independent immunoglobulin A2 class switching by inducing epithelial-cell secretion of the cytokine APRIL[J]. Immunity, 2007, 26(6): 812-826.

[112] BENSON M J, DILLON S R, CASTIGLI E, et al. Cutting edge: the dependence of plasma cells and independence of memory B cells on BAFF and APRIL[J]. J Immunol, 2008, 180(6): 3655-3659.

[113] PUGA I, COLS M, BARRA C M, et al. B cell-helper neutrophils stimulate the diversification and production of immunoglobulin in the marginal zone of the spleen[J]. Nat Immunol, 2011, 13(2): 170-180.

[114] KIYAMA K, KAWABATA D, HOSONO Y, et al. Serum BAFF and APRIL levels in patients with lgG4-related disease and their clinical significance[J]. Arthritis Res Ther, 2012, 14(2): R86.

[115] WATANABE T, YAMASHITA K, SAKURAI T, et al. Toll-like receptor activation in basophils contributes to the development of IgG4-related disease[J]. J Gastroenterol, 2013, 48(2): 247-253.

[116] WATANABE T, YAMASHITA K, FUJIKAWA S, et al. Activation of Toll-like receptors and NOD-like receptors is involved in enhanced IgG4 responses in autoimmune pancreatitis[J]. Arthritis Rheum, 2012, 64(3): 914-924.

[117] YAMAMOTO M, AOCHI S, SUZUKI C, et al. A case with good response to Belimumab for lupus ephnritis complicated by IgG4-related disease[J]. Lupus, 2019, 28: 786-789.

[118] VAN DER NEUT KOLFSCHOTEN M, SCHUURMAN J, LOSEN M, et al. Anti-inflammatory activity of human IgG4 antibodies by dynamic Fab arm exchange[J]. Science, 2007, 317(5844): 1554-1557.

[119] GUMA M, FIRESTEIN G S. IgG4-related diseases[J]. Best Pract Res Clin Rheumatol, 2012, 26: 425-438.

[120] SHIOKAWA M, KODAMA Y, KURIYAMA K, et al. Pathogenicity of IgG in patients with IgG4-related disease[J]. Gut, 2016, 65 (8): 1322-1332.

[121] MAHAJAN V S, MATTOO H, DESHPANDE V, et al. IgG4-Related Disease[J]. Annu Rev Pathol Mech Dis, 2014, 9: 315-347.

[122] MAEHARA T, MATTOO H, OHTA M, et al. Lesional $CD4^{+}$ IFN-γ^{+} cytotoxic T lymphocytes in IgG4-related dacryoadenitis and sialoadenitis[J]. Ann Rheum Dis, 2017, 76: 377-385.

[123] WATANABE T, MINAGA K, KAMATA K, et al. Mechanistic Insights into Autoimmune Pancreatitis and IgG4-Related Disease[J]. Trends in Immunology, 2018, 39(11): 874-889.

[124] NAKASE H, ISHIGAMI K. New paradigm of B-cell biology regarding the elucidation of a new mechanism of tissue fibrosis in IgG4-related disease[J]. J Allergy Clin Immunol, 2020, 145(3): 785-787.

[125] JARRELL J A, BAKER M C, PERUGINO C A, et al. Neutralizing anti–IL-1 receptor antagonist autoantibodies induce inflammatory and fibrotic mediators in IgG4-related disease[J]. Journal of Allergy and Clinical Immunology, 2022, 149(1): 358-368.

[126] MING B, ZHONG J, DONG L, et al. Role of eosinophilia in IgG4-related disease[J]. Clin Exp Rheumatol, 2021: Online ahead of print.

[127] PILLAIA S, PERUGINO C, KANEKO N, et al. Immune mechanisms of fibrosis and inflammation in IgG4-related disease [J]. Curr Opin Rheumatol, 2020, 32(2): 146-151.

[128] TSUBOI H, NAKAI Y, IIZUKA M, et al. DNA microarray analysis of labial salivary glands in IgG4-related disease: comparison with Sjögren's syndrome[J]. Arthritis Rheumatol, 2014, 66(10): 2892-2899.

[129] ISHIGURO N, MORIYAMA M, FURUSHO K, et al. Activated M2 Macrophages Contribute to the Pathogenesis of IgG4-Related Disease via Toll-like Receptor 7/ Interleukin-33 Signaling[J]. Arthritis Rheumatol, 2020, 72(1): 166-178.

[130] MAILLETTE DE BUY WENNIGER L J, DOORENSPLEET ME, KLARENBEEK PL, et al. Immunoglobulin G4+ clones identified by next-generation sequencing dominate the B cell receptor repertoire in immunoglobulin G4 associated cholangitis[J]. Hepatology, 2013, 57(6): 2390-2398.

[131] DOORENSPLEET ME, HUBERS LM, CULVER EL, et al. Immunoglobulin G4(+) B-cell receptor clones distinguish immunoglobulin G 4-related disease from primary sclerosing cholangitis and biliary/pancreatic malignancies[J]. Hepatology, 2016, 64(2): 501-507.

[132] WANG L, ZHANG P, LI J, et al. High-throughput sequencing of CD4(+) T cell repertoire reveals disease-specific signatures in IgG4-related disease[J]. Arthritis Res Ther, 2019, 21(1): 295.

[133] YAMAMOTO M, NAISHIRO Y, SUZUKI C, et al. Proteomics analysis in 28 patients with systemic IgG4-related plasmacytic syndrome[J]. Rheumatol Int, 2010, 30(4): 565-568.

[134] CAI S, CHEN Y, LIN S, et al. Multiple Processes May Involve in the IgG4-RD Pathogenesis: An Integrative Study via Proteomic and Transcriptomic Analysis[J]. Front Immunol, 2020, 11: 1795.

第三章

IgG4相关性疾病的临床表现

第一节　概述

一、人口学特征

IgG4相关性疾病（IgG4-RD）发病率研究极少，日本的一项研究显示发病率为（0.28～1.08）/100 000，但可能被低估。IgG4-RD的流行病学特征存在3个60%：①常累及中老年患者，好发年龄60～70岁（60%以上），其他各年龄段均有发病，儿童罕见；②男性患者占60%～70%[男女比例为（2.5～1.5）：1]；③60%以上患者存在大于两个器官的多器官受累，少数患者为单器官受累。

二、发病特点

绝大多数IgG4-RD起病隐匿，呈慢性进行性发展，但随着受累组织炎症和纤维化的进展，可造成脏器不可逆性损伤，甚至功能衰竭。少数患者在病程中可出现自发缓解，或呈复发-缓解交替的过程。患者全身症状不突出，可出现体重下降和乏力。发热在本病很少见，占1%～2%。IgG4-RD患者因不同脏器肿胀、压迫症状而就诊于不同科室，或者查体时发现异常而就诊。

合并变应性疾病较常见，如变应性鼻炎、哮喘、荨麻疹等，该病与变态反应性疾病的关联正在研究之中。

三、各器官受累统计

IgG4-RD受累器官广泛，常表现为瘤样肿大。2019年美国风湿病学会（ACR）及欧洲抗风湿病联盟（EULAR）制定的IgG4-RD分类标准中列出了11个典型受累器官/组织。总结文献报道不同器官受累的频率如下。①常见：泪腺（40%～50%），大唾液腺（30%～60%，其中下颌下腺占40%～50%，腮腺占11%～17%），胰腺（30%～40%），腹膜后（12%～25%）；②较常见：肺（20%～30%），眶周（23%），胆道（17%～27%），肾（8%～16%）；③少见：大动脉（4%～10%），甲状腺（2%），硬脑膜（1.02%～4.1%）。此外，淋巴结（28%～60%）也是常见的受累器官，其他少见受累器官包括前列腺（9%～14%）、皮肤（4%～6%）、纵隔（2.8%）、垂体（1.5%～2.0%）、肝（2%～3%）等。国际上不同队列研究的器官受累分布详见表3-1。

表3-1　不同国家队列研究中IgG4-RD患者受累器官分布

受累器官	累及率（%）		
	中国	美国	日本
泪腺	40～50	—	47
大唾液腺	57.0	44.8	58.0
下颌下腺	40～50	28	—
腮腺	16～17	16.8	—
胰腺	30～40	19.2	26～35
腹膜后	19～25	18.4	8～24
肺	22～29	17.6	25～39
眶周	3.7	22.4	7.84
胆道	18～27	9.6	7.84
肾	8～11	12.0	21～33
大动脉	3.5～5.6	11.2	—
甲状腺	2～4	5.6	—
硬脑膜*	1.02	2.4	—
淋巴结	30～60	27.2	45.0
前列腺	8.7～14.0	3.2	1.96
皮肤	4.0～5.6	1.6	1.96
纵隔	2.8～4.5	1.6	—
肝	2.2～2.8	2.4	1.96
垂体	1.50～1.87	—	1.96

注：*，法国4.1%；—，近几年无大数据报道。

四、临床分型的探讨

IgG4-RD是一种异质性很强的疾病。临床分型有助于对不同疾病类型的患者进行个体化治疗。近年来，国际和国内有多种关于该病临床分型的探讨和尝试，包括根据主要受累器官分型、临床和病理学特点分型、患者受累器官和实验室检查聚类分型，以及通过患者外周血B细胞亚群进行免疫表型分类等。国际多中心研究按照受累器官主要分为4个亚型：胰腺-肝-胆道受累为主型（占31%）、腹膜后和主动脉受累为主型（占24%）、局限于头颈部受累型（占24%）和米库利奇病和系统性症状（占22%）。Stone J等提出按照患者临床和病理学特点进行分型，分为增殖型和纤维化型，两种类型的差别见表3-2。增殖型病变为经典的IgG4-RD，以淋巴增生为特征，血清学呈现高水平IgG1、IgG4和IgE，以及低补体血症，常为多器官受累，且并发变应性疾病的比例较高。纤维化型病变的纤维化更突出，不易形成生发中心，血清学以炎性指标升高为主，较少出现低补体血症，常为单器官受累，变应性疾病发生率较低。国内一项研究按照患者受累器官和实验室检查聚类分型分为3类：高炎症和免疫球蛋白型（inflammation and Ig-dominant group），内脏器官受累为主型（internal organs-dominant group），浅表器官受累为主且低炎症和免疫球蛋白型（inflammation and Ig-low with superficial organ-dominant group）。此外，通过患者外周血B细胞亚群进行免疫表型的分类研究提出IgG4-RD患者可分为3型：低记忆B细胞伴正常调节性B细胞和纯真B细胞型，高记忆B细胞伴低调节性B细胞型，高浆母细胞伴低纯真B细胞型。上述几种分型具有一定临床意义，且不同类型患者对治疗的反应和预后也有所不同，但是否适用于临床个体化治疗还需进一步验证。

表3-2　增殖型及纤维化型IgG4-RD的临床特点

临床特点	增殖型IgG4-RD	纤维化型IgG4-RD
疾病起源	腺体组织	腺体外组织
	上皮组织	身体某一部位或区域（如腹膜后、纵隔等）
过敏史发生率	常见	相对少见
器官受累个数	常为多器官受累	通常单器官受累或身体某一部位受累
累及器官	淋巴结、泪腺、下颌下腺、腮腺、胰腺、胆道、肾、肺、垂体、鼻窦	腹膜后、主动脉/主动脉周围、肠系膜、纵隔、硬脑膜、甲状腺
实验室检查		
血清IgG4水平	明显升高	正常或轻度升高

续表

临床特点	增殖型IgG4-RD	纤维化型IgG4-RD
血清IgG1水平	明显升高	正常或轻度升高
血清IgE水平	明显升高	正常或轻度升高
嗜酸性粒细胞计数升高	常见	相对少见
低补体血症	常见	相对少见
可能存在的自身抗体	抗层粘连蛋白-511抗体，抗半乳凝素-3抗体，抗膜联蛋白A11抗体及抗增殖蛋白抗体	尚无报道
病理		
淋巴浆细胞浸润	明显	相对较少
IgG4⁺细胞/HPF	＞50，通常＞100，IgG4/IgG比值＞40%	较少，但IgG4/IgG比值＞40%
生发中心	常见	相对少见
席纹状纤维化	常见	常见
闭塞性静脉炎	相对少见	常见
治疗反应	好	治疗及时，治疗反应好

（张　莉　李洁琼）

第二节　口腔及颌面部受累

口腔及颌面部是IgG4-RD最常见也是临床表现最突出的受累区域之一。IgG4-RD口腔及颌面部的受累器官包括唾液腺和面颈部淋巴结。主要临床特征是受累器官局部的肿胀或隆起。血清学检查可发现多数患者IgG4水平升高，可作为诊断的依据之一。历史上曾将双侧泪腺、腮腺或下颌下腺持续无痛性对称性肿大称为Mikulicz综合征，但随着临床病理研究的进展，现已将其中大部分病例归属于IgG4-RD。IgG4-RD的口腔及颌面部受累随着受累器官和病程时长不同，表现有所不同，其中唾液腺肿大属于IgG4相关性涎腺炎，主要累及下颌下腺和腮腺，表现为局部腺体肿大和口干。面颈部淋巴结肿大属于IgG4相关性淋巴结炎。同时，因临床和病理学诊断的需要，位于浅表的唾液腺是最常用于病理学活检确诊的部位。以下我们将从口腔及颌面受累的基本特点、临床症状、病理和影像学特征等方面进行介绍。

一、IgG4-RD口腔及颌面部受累的基本特点

IgG4-RD口腔及颌面部受累的组织器官主要是唾液腺和部分颈部淋巴结。病变的基本特点：①受累部位明确，呈双侧受累，多以下颌下腺为主，常合并有泪腺受累；②唾液腺受累表现以腺体肿胀变硬伴唾液分泌减少，患者可出现轻-中度的口干症状，晚期则出现严重的口干症状；③其他小唾液腺，如腭腺受累非常少见；④颈部淋巴结受累也较常见，病变可能靠近受累的腮腺或者下颌下腺。

IgG4-RD的唾液腺病变主要是由于大量淋巴和浆细胞（IgG4$^+$浆细胞）在唾液腺体浸润早期，出现小叶和腺泡周围的纤维化。进一步进展的病变唾液腺组织内会形成反应性的生发中心，出现席纹状纤维化。基于以上病理学改变，IgG4-RD唾液腺受累可以导致相应的临床和影像学改变。目前，对于唾液腺组织标本，用于诊断IgG4-RD唾液腺受累的IgG4$^+$浆细胞浸润的临界值为IgG4$^+$细胞＞10/HPF和IgG4$^+$/IgG$^+$细胞比值＞40%。

二、IgG4-RD口腔及颌面部受累的临床表现

IgG4-RD在口腔及颌面部的主要表现是唾液腺肿大和淋巴结肿大（图3-1）。最常见的是双侧下颌下腺或泪腺的对称性肿大，其次是腮腺和舌下腺，腭腺肿大较少见。这

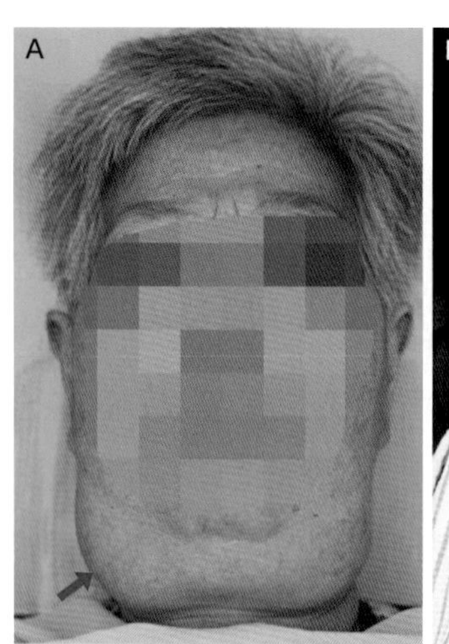

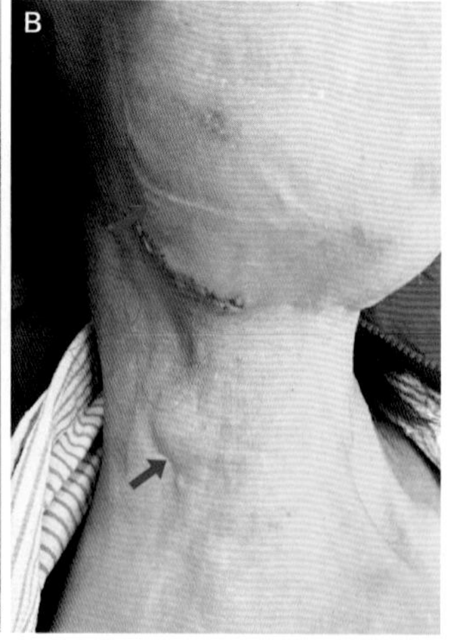

A. 受累患者表现为双侧下颌下腺肿大，经下颌下腺活检证实为IgG4-RD；
B. 受累患者表现为腮腺和颈部淋巴结肿大，经腮腺活检证实为IgG4-RD。

图3-1　IgG4-RD口腔及颌面部受累的临床表现

种腺体肿胀在疾病活跃期持续，与进食无关，难以自发消退。唾液腺受累的合并症状主要是口干，但一般为轻-中度口干，部分伴泪腺肿大患者亦可出现眼干症状。颈部淋巴结肿大常位于受累腺体周围或者是锁骨上窝，部分晚期淋巴结受累患者可出现串珠样颈部淋巴结肿大。

三、IgG4-RD口腔及颌面部受累的病理和影像特点

（一）唾液腺受累

病变主要累及下颌下腺，腮腺、小唾液腺如腭腺可能合并出现肿大。影像学特点：磁共振成像（magnetic resonance imaging，MRI）上受累腺体呈双侧对称性肿胀表现，具有均匀的低-中T2WI信号和低T1WI信号（图3-2）。计算机断层扫描（computed tomography，CT）特征是一个或多个唾液腺（通常是下颌下腺和/或泪腺）的单侧或双侧均质增大。在水平面CT影像上，受累腺体通常双侧对称性肿胀，均匀增强，部分晚期患者可表现为淀粉样变和钙化样物质沉积（图3-2）。超声特点为腺体组织的不均匀高回声背景下提示多个低回声病灶，伴或不伴低回声结节形成（图3-3）。

下颌下腺病理学表现为纤维组织显著增生，类似席纹状。部分患者有明显的淋巴组织增生伴淋巴滤泡形成。闭塞性静脉炎则是炎症细胞和纤维组织导致小静脉全部或者部分闭塞，可出现分泌导管扩张和导管上皮增殖，但导管内未见结石，上皮不典型增

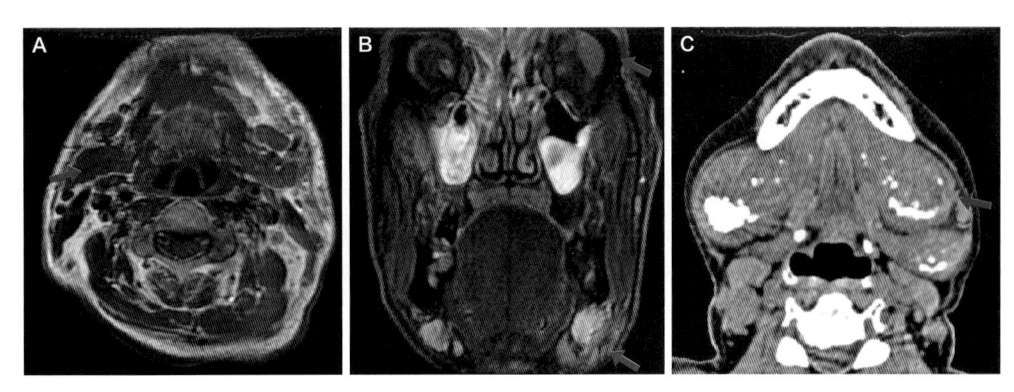

图3-2　IgG4-RD口腔及颌面部受累的MRI和CT影像

A. MRI上受累腺体和周围肿大淋巴结均表现为低T1WI信号；B. MRI上受累的泪腺和下颌下腺表现为低-中T2WI信号，鼻窦内水肿的黏膜呈高T2WI信号；C. CT上晚期患者受累下颌下腺明显增大，出现部分钙化样物质表现。

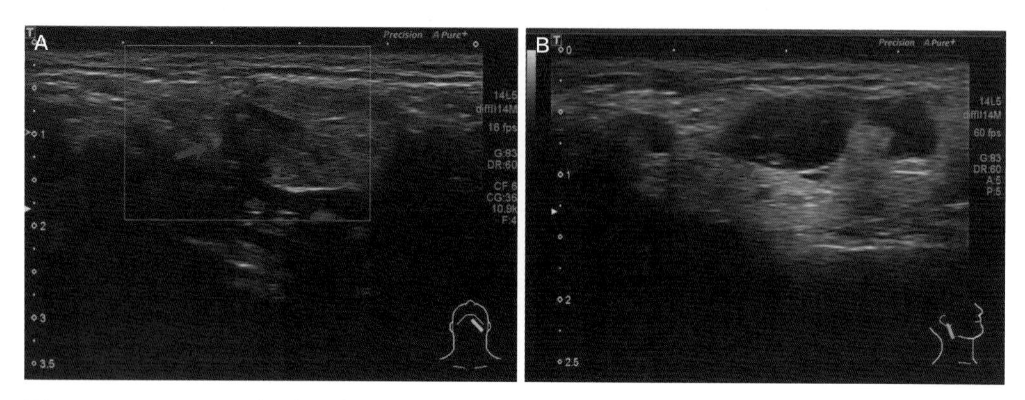

图3-3　IgG4-RD口腔及颌面部受累超声表现

A. 内部回声不均匀，并存在多个不规则低回声区；B. 受累的淋巴结表现为结构和边缘不清晰。

生等可引起阻塞性下颌下腺炎。低倍镜下，小叶结构破坏，小叶间隔纤维化，大量浆细胞浸润伴有淋巴滤泡形成（图3-4B）。高倍镜下，大量散在的淋巴细胞和浆细胞在导管周围聚集，有些聚集成团，导管周围组织纤维清晰可见（图3-4C）。免疫组化染色中，受累唾液腺组织有大量IgG4阳性细胞浸润，占浸润的IgG^{+}浆细胞的20%～40%（图3-4D）。

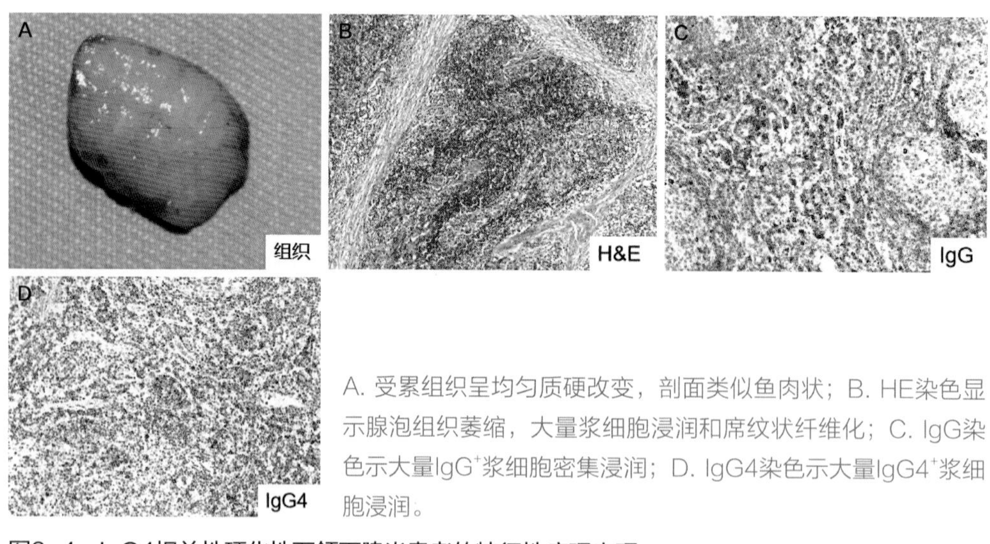

A. 受累组织呈均匀质硬改变，剖面类似鱼肉状；B. HE染色显示腺泡组织萎缩，大量浆细胞浸润和席纹状纤维化；C. IgG染色示大量IgG^{+}浆细胞密集浸润；D. IgG4染色示大量IgG4^{+}浆细胞浸润。

图3-4　IgG4相关性硬化性下颌下腺炎患者的特征性病理表现

（二）淋巴结受累

CT显示单个或多个颈部淋巴结非特异性肿大，中央坏死不典型。受累淋巴结在

T2WI上表现为低信号。超声上表现为淋巴结体积增大，淋巴结结构和边缘不清晰（图3-3B）。淋巴结受累有多种不同的组织学表现，但也具有共同的镜下特征，包括良性浆细胞增多、大量IgG4阳性细胞和嗜酸性粒细胞增多。因病变可能在部分局灶存在，故组织学表现并非呈高度特异性。较大块组织的活检（如切除而不是针吸穿刺活检）将有助于更好地鉴别IgG4相关性淋巴结病变。淋巴结病理学表现多样，国外研究将其分为5种亚型，这些亚型的典型特征包括多中心型Castleman病（multicentric Castleman disease，MCD）样变化、滤泡增生、滤泡间淋巴浆细胞增殖、生发中心进行性转化及炎性假瘤样病变形成。其中比较难鉴别的是第一亚型，类似于以浆细胞为主的MCD。受累的整个淋巴结结构被保留，包括有生发中心的淋巴滤泡。浆细胞主要分布于受累淋巴结的滤泡间或基质部分，以及嗜酸性粒细胞浸润和静脉增生。淋巴细胞在细胞学上通常不明显。浆细胞在罕见情况下可能出现非典型增生，偶见大细胞核、突出的核仁、Russell小体、Dutcher小体和Mott细胞。免疫表型证实多种浆细胞的广泛浸润。较为常见的是第二种亚型，其特征是存在显著的滤泡增生。淋巴滤泡具有典型的良性病变特征，包括形成良好的淋巴结外周结构和大量的巨噬细胞生发中心，浆细胞分布在淋巴结的滤泡内和滤泡间区，伴有组织内嗜酸性粒细胞增多。浆细胞的分布可能呈斑片状，因此应该在浆细胞集中的“热点区域”评估其数量以及IgG4阳性细胞所占的百分比。

四、IgG4-RD口腔及颌面部受累患者的其他辅助检查

与其他部位受累的IgG4-RD患者相似，绝大多数唾液腺、面颈部淋巴结受累患者的血清IgG4水平显著升高。血清IgG4升高是IgG4-RD的重要特征，也是该病诊断标准之一。

多项研究提示唾液腺造影在IgG4相关性唾液腺炎诊断治疗中价值有限。另外，手术活检推荐以受累肿大的腺体活检为主，如下颌下腺，小唾液腺如唇腺、腭腺，活检阳性率相对较低。

其他实验室检查异常还包括外周血嗜酸性粒细胞增多、血清IgG水平升高、红细胞沉降率（erythrocyte sedimentation rate，ESR）增快、C反应蛋白（C-reactive protein，CRP）水平升高和总IgE水平升高。

五、IgG4-RD口腔及颌面部受累的诊断和鉴别诊断

（一）IgG4-RD口腔及颌面部受累的诊断

IgG4-RD唾液腺和淋巴结受累需要结合病史、体征、血清学、影像学和组织病理学检查，同时结合其他受累器官的临床表现进行诊断。综合诊断标准见第七章。也可参考IgG4相关性疾病特异性器官受累的诊断标准（表3-3）。

表3-3　IgG4相关性泪腺炎和唾液腺炎的诊断标准

诊断要素
（1）泪腺、腮腺和下颌下腺中至少两对腺体持续对称性肿大超过3个月，并且血清学：血清IgG4＞1350mg/L
（2）组织病理学：受累组织大量淋巴细胞和IgG4$^+$浆细胞浸润
1）IgG4$^+$浆细胞/IgG$^+$浆细胞比值＞40%和/或IgG4$^+$浆细胞数＞10/HPF
2）典型的席纹状纤维化或组织硬化

（二）IgG4-RD口腔及颌面部受累的鉴别诊断

IgG4-RD唾液腺和颈淋巴结受累亦需要与其他疾病进行鉴别，常见疾病包括干燥综合征、淋巴瘤、多中心型Castleman病（浆细胞型）、嗜酸性粒细胞肉芽肿等。上述疾病的唾液腺和淋巴结受累均与IgG4-RD有相似之处，且部分患者血清IgG4水平升高，组织病理学也可见淋巴细胞、浆细胞浸润等特点。因此需要进行鉴别，避免误诊。颌面部器官受累的鉴别诊断一方面依赖于下颌下腺或淋巴结的病理学活检，另外也需要结合患者的临床症状和实验室检查结果进行区别。例如，IgG4-RD唾液腺受累患者多伴变应性鼻炎样症状以及血嗜酸性粒细胞增多和总IgE水平升高的现象，而多中心型Castleman病却很少合并以上症状。

六、IgG4-RD口腔及颌面部受累的治疗与预后

IgG4-RD患者口腔及颌面部受累的治疗遵循该病总的治疗原则。糖皮质激素为诱导缓解的一线药物，可联合免疫抑制剂或生物制剂。因唾液腺受累所导致的口干症状较轻，可不予处理，晚期患者口干症状加重可使用人工唾液产品。一部分以泪腺、唾液腺受累为主的患者的变应性鼻炎样症状会随着治疗后病情的缓解而减轻。单纯浅表唾液腺

受累者的治疗方案常弱于内脏器官受累患者，部分轻症患者选择观察随诊，但一些病程长且未予治疗的患者有一定可能因腺体肿胀或器官内出现淀粉样变而引起外观及分泌功能明显改变。

（王　木）

第三节　眼部及眶周受累

眼部是IgG4-RD最常受累的部位之一。过去，IgG4-RD眼部病变被命名为多种疾病，包括Mikulicz综合征、眼眶良性淋巴增生、特发性眼眶炎和特发性硬化性眼眶炎等。然而，随着2012年IgG4-RD综合诊断标准的发布，IgG4相关性眼部疾病（IgG4-related ophthalmic disease，IgG4-ROD）已被公认为标准化名称。IgG4-ROD累及的眼部解剖结构包括泪腺、软组织、眼外肌、眼睑、视神经、眶骨、巩膜、结膜和三叉神经。治疗方式除系统性治疗外，还可尝试局部糖皮质激素注射或放疗。

一、IgG4-RD眼部受累的基本特点

IgG4-ROD多见于中年人，但和非眼部受累的IgG4-RD患者相比，IgG4-ROD患者发病年龄较小，男女比例基本相当。双侧受累者占57%～70%，主要为泪腺及眼外肌受累，巩膜和眼内组织受累极其罕见，巩膜炎及脉络膜占位性病变仅见于个案报道。IgG4-ROD患者眼外器官受累比例高达75%～100%，双眼病变的患者眼外受累风险更高。

二、IgG4-RD眼部受累的临床症状

IgG4-ROD的临床表现也多种多样，症状与受累部位有关，部分患者无自觉症状。最常见的症状是眼睑肿胀（图3-5），其次为眼球突出和复视，视力下降者相对少见。

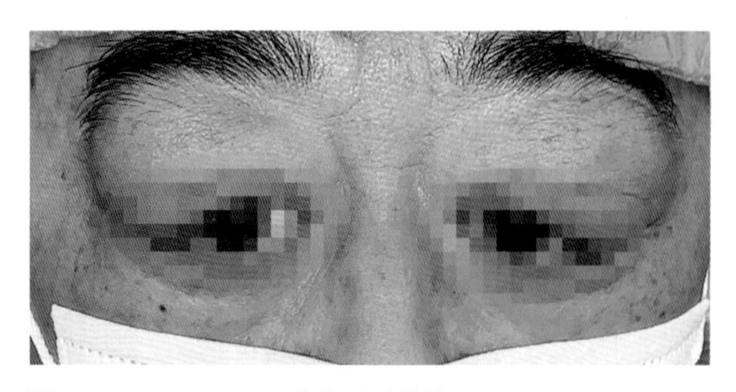

图3-5　IgG4-ROD患者眼睑肿胀

三、IgG4-RD眼部不同部位受累的病理和影像学特点

（一）泪腺受累

泪腺是IgG4-ROD最常见的受累部位，受累率高达66%～83%。主要影像学特征为泪腺弥漫性肿大，边界清晰（图3-6）。眼眶CT显示等密度的均质肿物，病灶周围无骨质破坏；MRI可见等T1低T2、均匀强化的肿块。有学者提出泪腺免疫组化中IgG4阳性浆细胞的判定标准应提高至100/HPF。但相当一部分患者泪腺病理学检查中IgG4⁺浆细胞数为10～100/HPF，诊断需要结合临床表现和影像学特征。

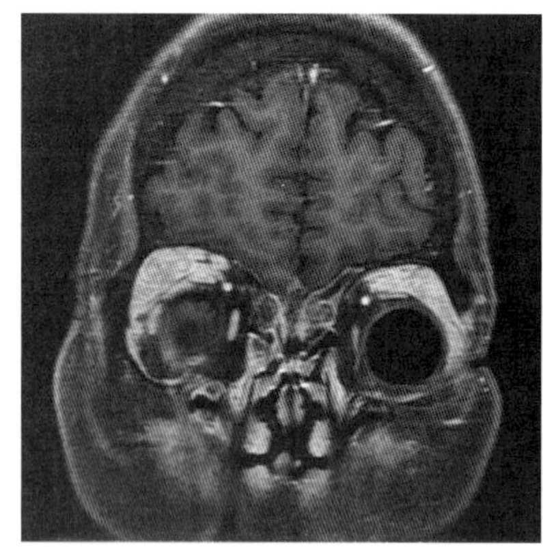
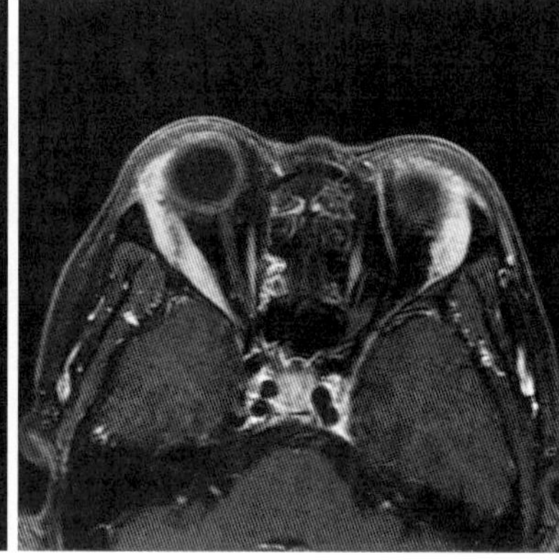

图3-6　泪腺受累为主的IgG4-ROD，合并眼外肌受累

（二）眼外肌受累

13%～29%患者眼外肌肿大，下直肌最常受累，上直肌、外直肌、内直肌次之（图3-7），受累顺序与甲状腺相关性眼病类似。但不同之处在于少有患者因眼肌肿大而

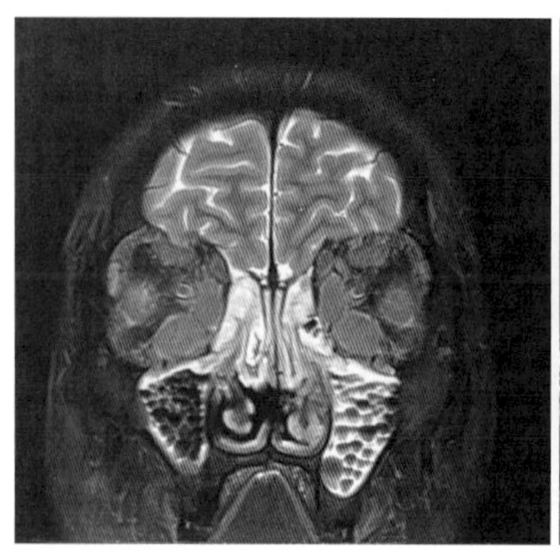
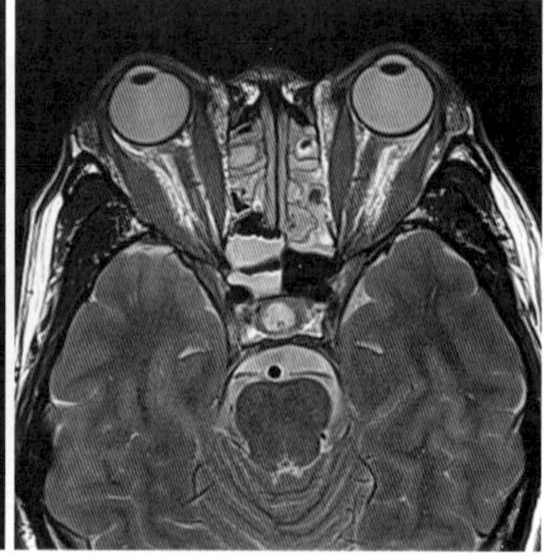

图3-7　IgG4-ROD眼外肌受累

出现明显限制性斜视。眼外肌活检极其罕见，因此尚无详细描述其病理学特点的文章。

（三）三叉神经受累

10.0%～38.5%的患者存在三叉神经受累。一支或多支三叉神经分支肿大高度提示IgG4-ROD（图3-8）。其中眶下神经最多见，常合并泪腺和眼外肌受累。引起眶内神经肿大及神经管扩张的病变较少见，而双侧三叉神经分支肿大几乎仅见于IgG4-ROD。但这些患者通常无神经系统症状，病变神经所支配的相应区域无感觉异常及疼痛。组织病理学检查显示受累神经有明显淋巴细胞、浆细胞和嗜酸性粒细胞浸润，并有大量IgG4^{+}浆细胞。神经束结构通常完好，疾病主要累及神经外膜，纤维化少见。

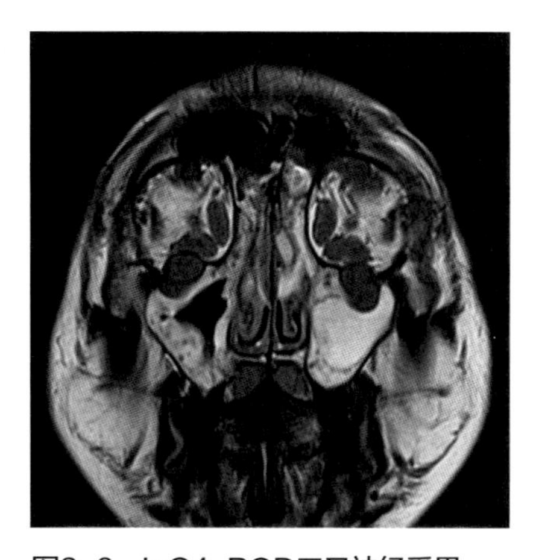

图3-8　IgG4-ROD三叉神经受累

双侧眶下神经明显肿大，同时可见眶上神经及眼外肌受累。

（四）其他软组织受累

眼眶内其他软组织受累比例占12.3%～32.0%，眼眶CT或MRI可见局灶性结节或肿块。少数患者存在视神经病变，临床表现为视力下降、视野缺损、视盘水肿等。损伤原因包括视神经鞘炎症、肥厚的眼外肌或脂肪组织压迫以及肥厚性硬脑膜炎。

四、IgG4-RD眼部受累的其他辅助检查

IgG4-ROD患者除眼部影像学检查外，还需完善视野、视觉诱发电位（visual evoked potential，VEP）评估视神经受累情况。对于血清IgG4水平极高的患者，需完善眼底检查甚至眼底血管造影，晶体高黏滞血症可导致视网膜静脉阻塞。

五、IgG4-RD眼部受累的诊断和鉴别诊断

诊断IgG4-ROD的金标准要求对病变进行活检，并在组织病理学上发现IgG4^{+}浆细胞浸润、席纹状纤维化、闭塞性静脉炎和生发中心。嗜酸性粒细胞增多和非闭塞性静脉炎也较常见。与系统性IgG4-RD活检组织相比，IgG4-ROD中闭塞性静脉炎不常见。免疫组化染色显示IgG4^{+}浆细胞增多（根据不同器官要求＞10～50/HPF）及IgG4^{+}/IgG^{+}比值升高（＞40%）。

日本IgG4-ROD研究小组于2015年发布了IgG-ROD指南，其中明确定义了眼部受累部位，并提出组织病理学检查中纤维化比例较低，生发中心更加常见，$IgG4^+$浆细胞数量更多（IgG-ROD的诊断标准应$IgG4^+$浆细胞＞50/HPF，而IgG4-RD的诊断标准为$IgG4^+$浆细胞＞10/HPF）。表3-4概述了日本IgG4-ROD诊断标准。

表3-4　日本IgG4-ROD的诊断标准

诊断要素
（1）影像学检查显示泪腺、三叉神经或眼外肌肿大，以及各种眼部肿块、增生性病变
（2）组织病理学检查显示淋巴细胞和浆细胞浸润，有时出现纤维化。常可见生发中心。$IgG4^+$浆细胞满足以下标准：$IgG4^+$浆细胞与IgG^+浆细胞的比值为40%或以上，或每个高倍镜视野超过50个$IgG4^+$细胞（400倍）
（3）血清IgG4水平升高(≥1 350mg/L)
诊断标准
当同时满足（1）（2）和（3）时，可“确诊”
当满足（1）和（2）时，为“拟诊”
当满足（1）和（3）时，为“疑诊”

IgG4-ROD可以模拟多种感染性、炎症性和肿瘤性疾病。在拟诊IgG4-ROD之前，应排除泪腺肿瘤、其他眼眶占位性病变、巩膜炎和葡萄膜炎等更常见原因。主要鉴别诊断包括干燥综合征、淋巴瘤、结节病、肉芽肿性多血管炎、甲状腺相关眼病、特发性眼眶炎和感染性泪腺炎。

六、IgG4-RD眼部受累的治疗

IgG4-ROD患者的全身治疗遵循该病总的治疗原则，包括糖皮质激素、免疫抑制剂或生物制剂。对于无系统性受累的IgG4-ROD患者，可采用曲安奈德20mg或40mg球周注射，每3～4周1次。一般注射后1周起效，50%患者可实现持续缓解，其中30%仅需一次注射。但相较于系统性治疗，局部注射的复发率较高。对于存在糖皮质激素禁忌证或者治疗反应差的患者，可尝试局部放疗，通常总剂量为20～30Gy，分10～15次完成，但目前仅应用于少量病例。

（干霖洋　刘小伟）

第四节　耳鼻喉受累

IgG4相关性疾病（IgG4-RD）可出现耳鼻喉受累，其中鼻、鼻窦较多见，而耳部和咽喉部受累较少见。IgG4-RD耳鼻喉受累临床表现多样、特异性差，极易误诊、漏诊，并且可导致如听力丧失等不可逆性器官损害。本节将总结IgG4-RD耳鼻喉受累的常见临床表现、影像学特征和治疗方案，为疾病的早期诊断、早期治疗提供证据。

一、临床表现

（一）耳部受累

IgG4-RD耳部受累较罕见，临床表现多样、特异性差，容易出现误诊、漏诊现象，目前研究多以病例报道为主。2010年，英国学者报道了首例伴有耳部症状的IgG4-RD，临床表现为聋和间歇性眩晕。目前尚无耳部受累的流行病学证据，在日本学者的IgG4-RD队列研究中，12.8%（5/39）的患者伴有耳部症状；我国学者通过文献综述发现IgG4-RD耳部受累患者中63.6%为女性，多于男性患者。部分患者伴有嗜酸性粒细胞计数升高、变应性鼻炎等过敏相关症状。但具体的流行病学特点仍需要大样本的队列研究来证实。

IgG4-RD耳部受累可为本病的首发症状或突出的临床表现，大多数患者伴有鼻窦等其他器官受累。文献总结耳部受累的常见临床表现有耳痛、耳鸣、耳闷、耳溢液、进行性或波动性听力下降以及眩晕等症状，单侧、双侧耳部均可受累；听力下降包括传导性听力下降、感音神经性听力下降和混合性听力下降。部分患者伴有面神经受累，表现为面瘫、感觉异常，可伴有头痛，多为颞部和枕部疼痛。患者通常就诊于耳科，多诊断为分泌性中耳炎、嗜酸性粒细胞性中耳炎、不同类型耳聋等疾病。分泌性中耳炎的原因考虑为疾病累及鼻咽部，出现咽鼓管阻塞。嗜酸性中耳炎是一种顽固性中耳炎，以嗜酸性细胞浸润和黏液性渗出为特征，其原因尚不明确，可能是刺激因子通过咽鼓管在中耳引起炎症，嗜酸性粒细胞浸润中耳和乳突腔所致。有学者认为，听力下降的原因考虑可能与中枢神经系统受累的IgG4-RD相关。

CT或MRI可见中耳和乳突腔内的软组织密度影，偶可见鼓膜和中耳黏膜或颅中窝硬脑膜增厚。外耳道后壁、乳突气房、岩尖、鼓室盖、颈动脉管外侧壁、听小骨、面神经骨管及外半规管可见骨质破坏，也可见耳蜗骨化。部分患者头颅MRI可同时见鼻窦多发软组织及硬脑膜肥厚（图3-9、图3-10）。但根据影像学检查无法明确耳部病变性质，仍需结合血清IgG4水平及病理学检查综合判断。

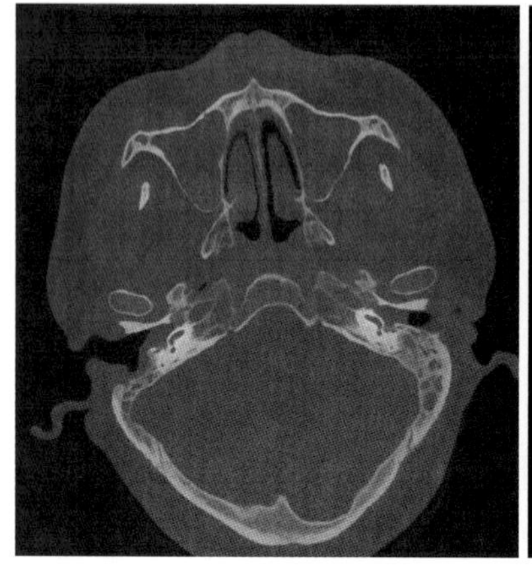
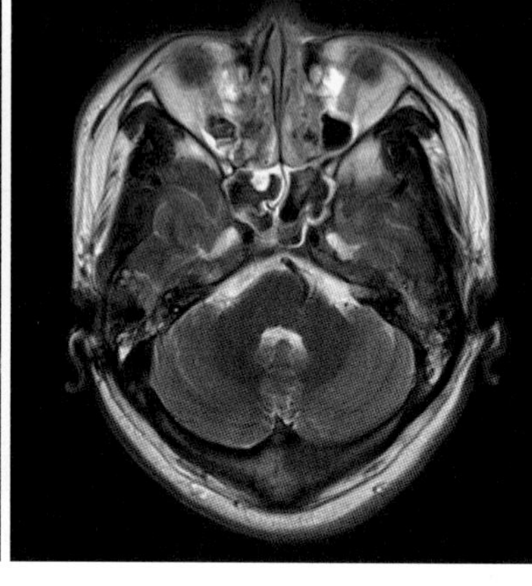

双侧外耳道、中耳软组织密度影；右侧乳突部分骨质缺如；双侧上颌窦、筛窦、蝶窦炎。

图3-9 IgG4-RD双耳受累

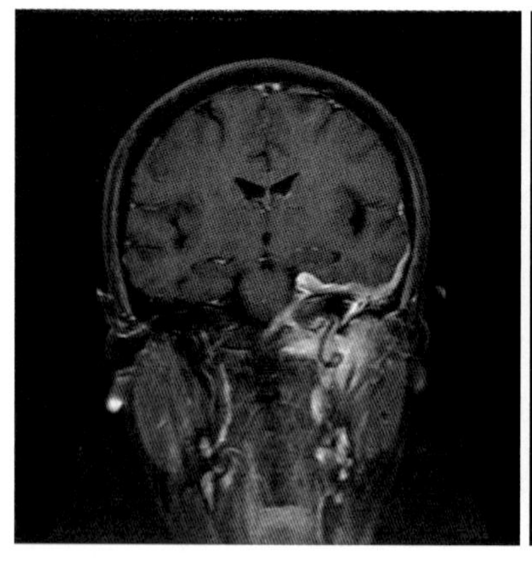
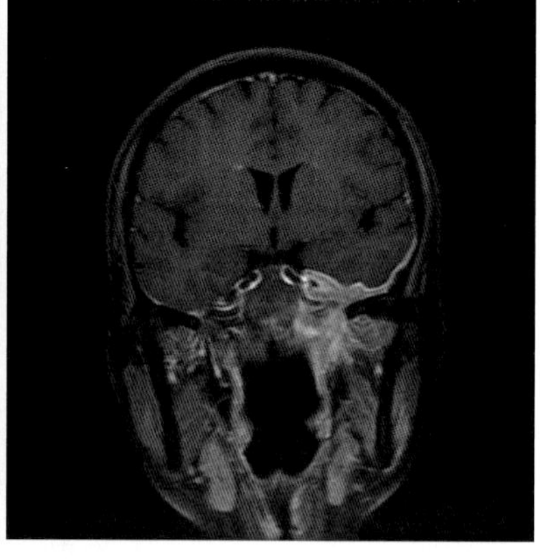

左咽旁间隙、颞骨岩尖异常信号，左海绵窦、中后颅窝硬膜、小脑幕增厚强化。

图3-10 IgG4-RD左耳

然而，单纯耳部受累患者病理很难获取，做出明确的组织学诊断难能可贵。图3-11是一例31岁女性，左耳听力下降4年，右耳听力下降2年，血清IgG4 1850mg/L，双耳很快达全聋，人工耳蜗植入术中留取乳突肉芽组织病理，提示大量淋巴细胞、浆细胞浸润，免疫组化示大量IgG4$^+$浆细胞，诊断IgG4-RD。

由于临床症状特异性差，以耳部病变为首发症状的IgG4-RD患者常被误诊为急性、慢性感染性中耳炎，经抗感染治疗无效，而随着病程进展，内耳纤维化进展为骨化后可导致听力永久丧失。因此，若临床中出现抗感染治疗无效、以中耳炎症状为主要临

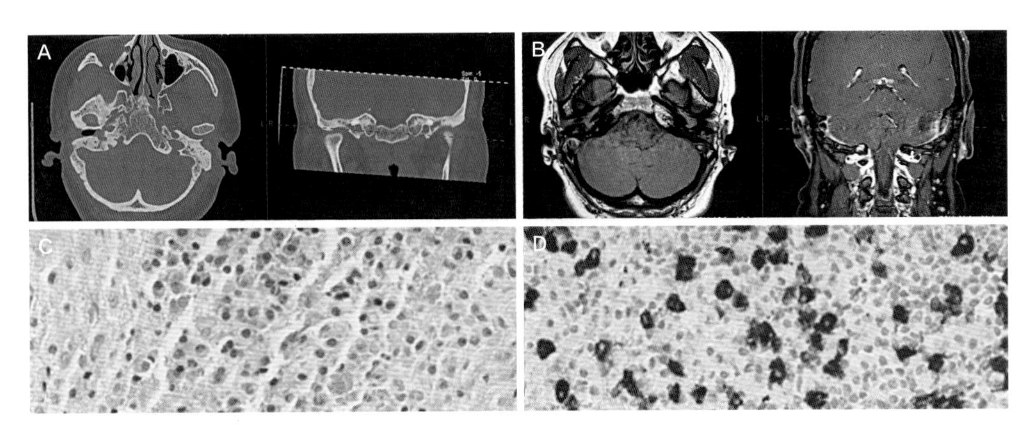

图3-11　31岁女性患者耳CT、MRI及病理所示

A. 耳CT示外耳道底部、鼓室及乳突区可见软组织影填充；B. 耳MRI示鼓室、乳突区可见软组织影填充，呈等T1等T2信号影；C. HE染色示重度慢性炎症，大量淋巴细胞、浆细胞浸润；D. 免疫组化示大量IgG4⁺浆细胞。

床表现的患者，应仔细评估是否存在其他脏器受累，筛查外周血IgG4水平，同时注意排除恶性肿瘤、肉芽肿性多血管炎、Rosai-Dorfman病和结节病等疾病的可能，必要时行耳部病理学活检，做到早期诊断、早期治疗，避免器官功能永久损伤。

（二）鼻部受累

IgG4-RD鼻部受累是耳鼻喉中最常见的受累器官，约32%的IgG4-RD患者伴有鼻窦受累。鼻腔作为连接机体内外环境的枢纽器官，易受到外界病原菌和变应原等入侵，因此更容易导致病变发生。IgG4-RD鼻部受累常见于老年男性患者，与IgG4-RD的流行病学特征基本一致。与耳部受累类似，很多患者以变应性鼻炎起病，也常伴有过敏史或变应性疾病，同样多伴有其他器官受累，特别是眼部受累。

IgG4-RD鼻部受累症状无特异性，临床表现与其他类型鼻炎和鼻窦炎基本相似。据文献报道，多表现为鼻塞、嗅觉减退甚至丧失以及面部胀痛等，部分有流涕、结痂，内镜下可见质地中等或质韧的肿块。鼻窦受累时病变多累及上颌窦，其次是筛窦、蝶窦和鼻中隔，单侧和双侧均可受累（图3-12～图3-14）。鼻窦可见黏膜组织水肿肥厚及腔内软组织占位。既往研究将影像学表现分为两种：①侵袭样肿块表现，纤维化突出。CT扫描呈等密度软组织肿块，肿块可破坏窦壁骨质、颅底、神经和骨髓组织等；MRI平扫呈等T1或稍高T2信号软组织肿块，信号常均匀，T1WI上其内偶可见局灶性高信号出血，增强扫描实质成分呈均匀一致强化，与恶性肿瘤表现相似；②黏膜浸润

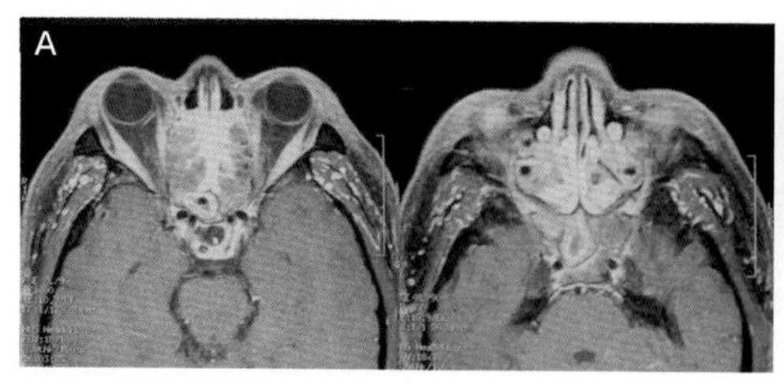

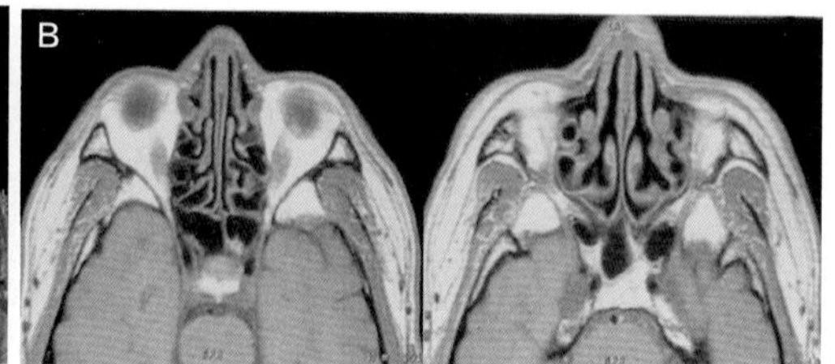

图3-12 IgG4-RD鼻窦受累患者治疗前后MRI

患者，男性，59岁。基线表现为鼻窦受累（A），经过泼尼松联合来氟米特治疗后鼻窦肿块明显好转（B）。

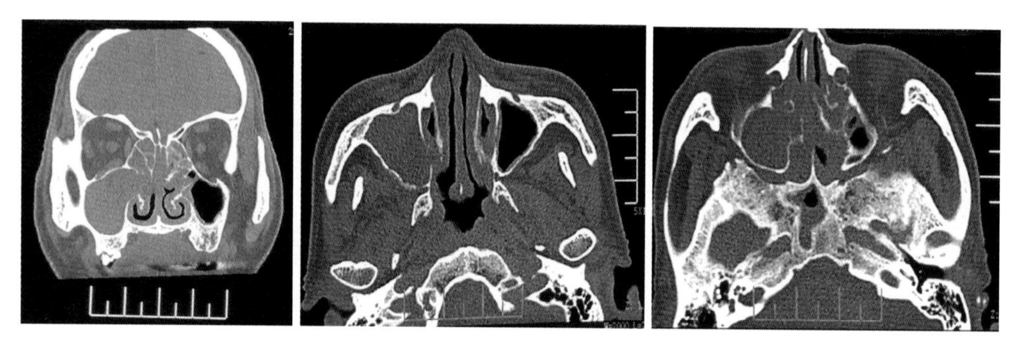

图3-13 IgG4-RD上颌窦和筛窦受累，伴鼻甲肥厚（CT表现）

呈鼻窦炎样改变，CT表现为均匀的软组织密度下降，MRI表现为T2WI低信号，邻近窦壁可见骨质增生及硬化，与普通慢性鼻窦炎相似。IgG4-RD鼻部受累常伴有双侧泪腺或眶周软组织影增厚。

病理检查对鉴别诊断至关重要。鼻部受累的病理表现与其他受累器官的相似，可见大量淋巴细胞及浆细胞浸润于鼻腔黏膜组织，部分形成淋巴滤泡；间质可见不同程度的纤维化，典型者表现为席纹状纤维化。部分患者可见嗜酸性粒细胞浸润，而闭塞性静脉炎较为罕见。

IgG4-RD鼻部受累常被误诊为慢性鼻炎-鼻窦炎或鼻息肉。有研究显示二者在鼻炎-鼻窦炎病程、鼻部症状、外周血嗜酸性粒细胞比例、鼻窦CT的Lund-Mackay评分无明显差异，但IgG4-RD患者炎症指标高于普通的慢性鼻炎-鼻窦炎。对于鼻黏膜组织免疫组化IgG^+和$IgG4^+$浆细胞数量在二者鉴别中的作用尚有争议，有研究认为IgG4-RD患者较普通鼻炎-鼻窦炎IgG^+和$IgG4^+$浆细胞数量明显增多，但也有观点认为二者无明显差异。典型病理在鼻黏膜腺体和上皮基底膜可见大量$IgG4^+$浆细胞，但其特异度

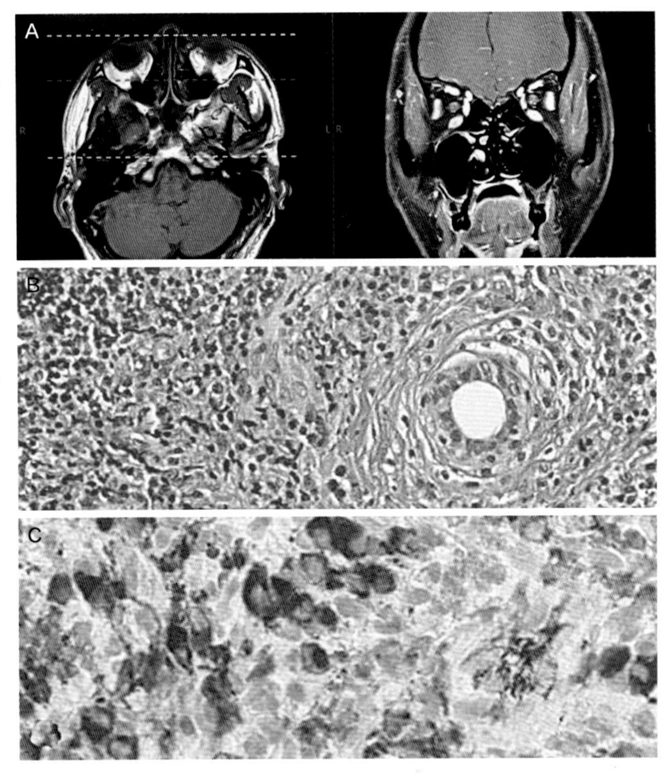

图3-14　41岁男性患者鼻窦MRI（A）及鼻黏膜病理（B、C）所示

A. 双侧上颌窦黏膜略增厚，增强后边缘黏膜可见强化；B. HE染色示黏膜组织内多量淋巴细胞、浆细胞浸润，伴明显嗜酸性粒细胞浸润，纤维组织增生伴纤维化及闭塞性血管炎；C. 免疫组化示IgG4$^+$浆细胞数约60/HPF。

不高，建议在排除感染、肿瘤、慢性鼻窦炎、鼻息肉、炎性假瘤、肉芽肿性多血管炎和Rosai-Dorfman病等疾病的基础上，结合临床症状、影像学检查、血清IgG4水平和病理学综合评估。

（三）咽喉部受累

IgG4-RD喉部受累较耳部受累更为罕见，2010年德国学者报道首例因喉部病变确诊IgG4-RD的患者。咽喉部受累患者临床表现包括声音嘶哑、发声障碍、咳嗽、咽痛、吞咽困难和呼吸困难等。咽喉部受累常伴有其他头颈部器官受累。喉镜下可见黏膜水肿、溃疡、增厚、颗粒状凸起、肿物及黏膜瘢痕化等（图3-15）。影像学表现为咽旁间隙占位性病变、咽后壁增厚和纤维包块等，甚至可侵及甲状软骨板、环状软骨、梨状窝及咽后壁，致喉腔变窄，也可导致声门及气管狭窄、出现典型的刀鞘样改变（图3-16、图3-17）。咽喉部受累病理HE染色可见大量淋巴细胞、浆细胞浸润，不同程度的纤维组织增生，免疫组化可见IgG4$^+$浆细胞浸润（图3-15）。

管状腺（tubular gland，TG）是一种新发现的位于鼻咽部咽鼓管圆枕附近的唾

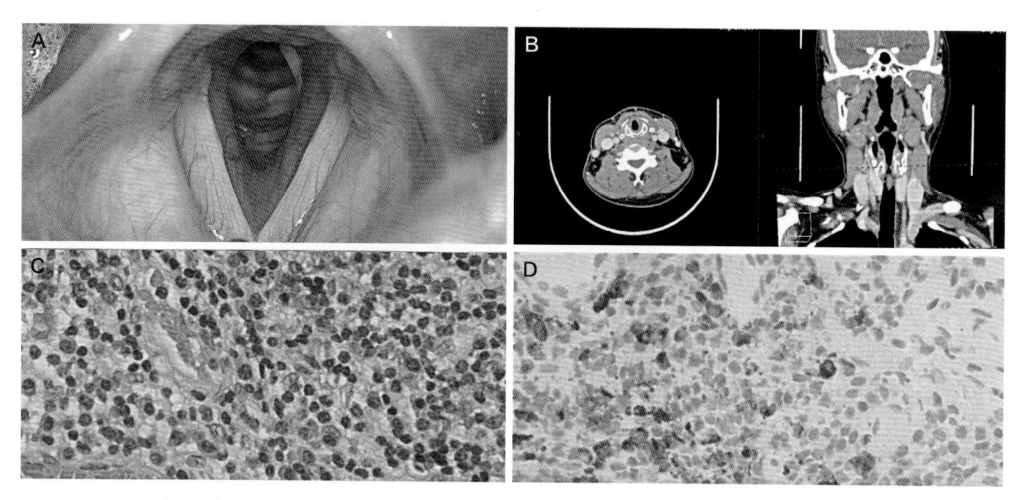

图3-15　34岁女性患者术前电子喉镜、喉CT及病理所示

A. 双声带下缘及声门下膨隆；B. 声门下及气管起始部炎症；C. HE染色示间质内纤维组织伴纤维化；D. 免疫组化示大量$IgG4^+$浆细胞浸润。

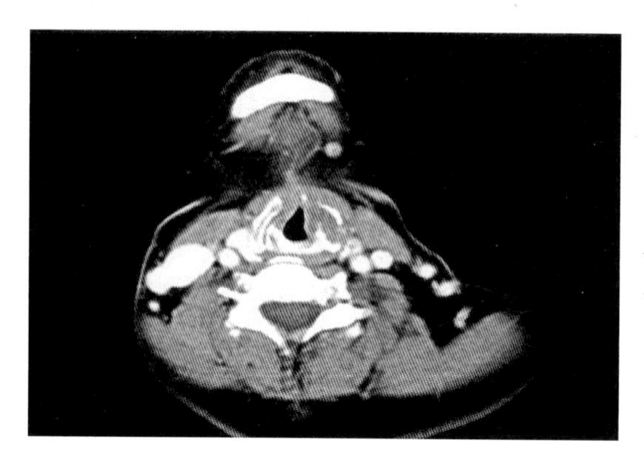

图3-16　左侧喉旁间隙软组织增厚

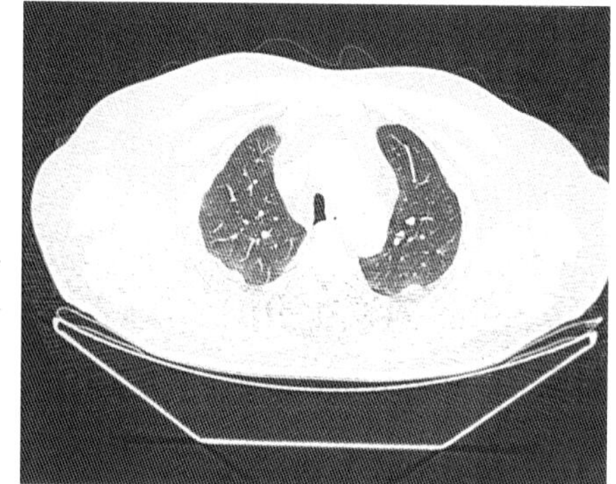

图3-17　主气管狭窄

液腺，由黏液腺组织和流入鼻咽部的导管构成。日本学者通过^{18}F-氟代脱氧葡萄糖（^{18}F-fluorodeoxyglucose，FDG）为示踪剂的正电子发射计算机体层显像（positron emission tomography and computed tomography，PET/CT）检查发现，在48例IgG4-RD患者中，15例（31.3%）患者可见咽鼓管圆枕区高代谢，且这些患者均有头颈部器官受累，影像学检查显示为咽鼓管圆枕区及周围鼻咽壁肿胀，病理学显示大量腺泡细胞和$IgG4^+$浆细胞浸润，表明IgG4-RD也可累及TG，同样多与头颈部受累同时出现。

由于咽喉部为罕见受累器官，患者主要表现为咽喉症状，且其他器官受累不明显时，与其他喉部病变类似，且因可侵及骨质，易误诊为恶性肿瘤。另外，咽喉部受累的IgG4-RD，外周血IgG4水平也可为正常，更增加了诊断难度。因此，当咽喉部症状为首诊症状时，除考虑喉部肿瘤外，同时应注意排查IgG4-RD的可能，外周血IgG4水平可作为初步筛查，结果正常亦不能排除该病，需依赖病理确定，疑难病例必要时可多次取病理。

二、诊断

病理学检查仍为诊断的金标准，2020年日本修订的IgG4-RD综合诊断标准使用更加便捷，且更适用于罕见脏器受累的IgG4-RD诊断：①一个或多个器官局灶性或弥漫性肿胀；②血清IgG4 > 1350mg/L；③病理学诊断（3项中符合两项即可），a. 密集的淋巴细胞及$IgG4^+$浆细胞浸润伴纤维化；b. $IgG4^+$浆细胞/IgG^+浆细胞 > 40%且$IgG4^+$浆细胞 > 10/HPF；c. 典型的纤维化，尤其是伴有席纹状纤维化或致密性静脉炎。确诊定义为①+②+③；很可能定义为①+③；可能定义为①+②。既往病例报道中病理学诊断多无法同时满足以上3个条件，而2020年综合诊断标准中病理学诊断标准中$IgG4^+$浆细胞数目和席纹状纤维化或致密性静脉炎均不再为必要条件，更加适用于IgG4相关性纤维化或硬化性疾病。据文献报道，IgG4-RD耳鼻喉受累的患者$IgG4^+$浆细胞数目有时难以达到诊断要求，尤其是病程较长、受累部位已出现严重纤维化的患者。因此，推荐使用2020年日本综合诊断标准诊断耳鼻喉受累的患者。

三、鉴别诊断

IgG4-RD耳鼻喉受累需与其他累及该器官的疾病进行鉴别，如恶性肿瘤、系统性血管炎、慢性感染、变应性疾病、Castleman病、Rosai-Dorfman病等。组织中$IgG4^+$浆细胞浸润也可见于恶性肿瘤、慢性感染或肉芽肿性血管炎等疾病，因此需要结合患者临床表现和病理学特征加以鉴别。

四、治疗与预后

IgG4-RD耳鼻喉受累的治疗原则与IgG4-RD基本一致，应依据患者年龄、病情、合并症等进行个体化治疗。治疗原则：无症状性淋巴结病或轻度浅表腺体肿大，如鼻窦受累且疾病进展很缓慢的患者，可暂不用药。病情活动进展的患者需要治疗，合并重要脏器受累需积极治疗，否则病变可能进展为慢性和不可逆的纤维化阶段，造成脏器功能损伤。对于IgG4-RD耳部受累的患者，由于延迟治疗可进展为不可逆的硬化性病变，或造成局部骨骼结构破坏，听力永久性丧失，应采取积极治疗的原则，避免器官功能永久损害。咽喉部受累影响呼吸功能的患者，一旦诊断应立即积极治疗，避免气管切开、呼吸衰竭甚至窒息等威胁生命情况的发生。

（一）糖皮质激素

糖皮质激素是IgG4-RD治疗的一线药物，常用起始剂量为中等剂量，即0.5～0.6mg/（kg·d），病情严重时可加大剂量。糖皮质激素初始剂量应维持2～4周，以后逐渐递减至小剂量维持数年。临床症状较轻的患者，可以使用小剂量糖皮质激素，单纯鼻窦受累的患者也可采用糖皮质激素吸入治疗或含糖皮质激素的洗鼻剂清洗，其对咽鼓管功能障碍导致的耳部受累同样有效。绝大多数患者治疗反应良好，然而糖皮质激素减至小剂量或停药后复发率较高。

（二）传统免疫抑制剂

免疫抑制剂能起到增加糖皮质激素疗效、辅助糖皮质激素减量及维持疾病稳定的作用。联用免疫抑制剂的患者复发较单用糖皮质激素者减少，特别是对于疾病活动度较高的患者。常用的免疫抑制剂包括硫唑嘌呤、吗替麦考酚酯、环磷酰胺、甲氨蝶呤、来氟米特、环孢素及他克莫司等。我国报道艾拉莫德对包括鼻窦受累在内的轻症患者有一定疗效。

（三）生物制剂

利妥昔单抗（rituximab）通过清除B细胞，在控制IgG4-RD疾病进展、降低血清IgG4水平及减轻受累器官损伤中均有显著疗效，可用于糖皮质激素有禁忌证或传统治疗失败者。文献报道的咽喉部受累患者使用利妥昔单抗治疗后取得了显著疗效。其他生物制剂，如其他抑制B细胞活化的药物也有望成为该病的治疗选择。

（四）手术治疗

单器官肿大的患者，很难与肿瘤性疾病区别，需尽早手术活检。若咽喉部、鼻部病灶肿物较大，致气管狭窄影响正常通气功能，需外科治疗缓解症状。耳部受累的患者，若糖皮质激素和免疫抑制剂治疗无法改善听力，可接受人工耳蜗植入术改善听力。

IgG4-RD耳鼻喉受累常伴其他器官受累，多合并头颈部器官如泪腺、下颌下腺、腮腺、甲状腺等受累，耳部受累还多合并硬脑膜受累。当常规治疗无效时，耳鼻喉科医生应警惕IgG4-RD的可能，联合风湿免疫科排查是否存在其他脏器受累，积极完善血清学和组织病理学检查。

（刘 铮 彭嘉婧 崔 莉 张 文）

第五节 胸部受累

胸部是IgG4-RD较常累及的部位，胸腔内器官包括胸膜、肺实质、气道、血管和纵隔等均可发生相应病变。文献报道IgG4-RD胸部受累的发生率为17.6%～23.4%。临床和影像学表现多种多样，影像学改变包括支气管血管征、肺间质病变、结节或肿块、小叶间隔增厚、胸膜增厚、心包增厚或胸腔积液等。IgG4-RD胸部受累应结合临床症状、体征、血清IgG4水平、影像学和病理学检查等综合诊断，且需要排除类似IgG4-RD的疾病。治疗包括糖皮质激素、免疫抑制剂和生物制剂等。

一、IgG4-RD胸部受累的基本特点

IgG4-RD可累及胸腔多个部位，包括肺实质、气道、血管、肺间质、胸膜和纵隔。胸部受累的基本特点：①受累部位、临床和影像学表现多种多样且缺乏特异性；②同一患者可能有上述多个部位多种病变并存；③胸部受累器官的病理改变符合IgG4-RD的组织病理学特征，相对较特异；④多数胸部受累的患者合并其他器官受累。胸部CT扫描和增强CT检查是评估IgG4-RD胸部受累的首选方法，^{18}F-FDG为示踪剂的PET/CT）对IgG4-RD的诊断、鉴别诊断、判断疾病活动性和治疗反应等具有较好的价值，也可用于该病的评估。

IgG4-RD的胸部受累机制与其他器官相似，主因大量淋巴细胞和浆细胞（$IgG4^+$浆细胞）在脏层胸膜、小叶间隔、肺泡间隔、支气管血管基质浸润而导致多种多样的临床和影像学改变。目前对于肺组织标本，用于诊断IgG4-RD肺受累的IgG4阳性浆细胞浸润的临界值为，手术获取标本$IgG4^+$浆细胞＞50/HPF；非手术（如经皮或经支气管镜）穿刺标本$IgG4^+$浆细胞＞20/HPF；$IgG4^+$浆细胞/IgG^+浆细胞比值＞40%。席纹状纤维化是IgG4-RD特征性的病理学表现之一，但在肺部活检组织中不常见，特别是非实性结节中少见。

二、IgG4-RD胸部受累的临床症状

IgG4-RD为异质性很强的疾病，不同患者胸部受累的部位和性质差异很大，临床表现也多种多样，临床症状与受累部位有关。部分患者无呼吸道症状，体检时发现肺部病变；气道受累的患者以干咳和喘息症状多见，肺间质受累的患者则以气促和呼吸困难常见，胸膜受累或胸腔积液的患者可出现胸痛、呼吸困难。而纵隔炎患者常表现为胸痛、呼吸困难或声音嘶哑。除乏力、体重下降等非特异表现外，偶有发热和咯血。发热在IgG4-RD患者中罕见，但报道在以肺部受累为主要的患者中发生率较高。

三、IgG4-RD胸部不同部位受累的病理和影像学特点

（一）气道受累

病变累及支气管和气管壁，可伴发与支气管伴行的血管炎或血管周围炎。肺部CT显示支气管血管束征，可见平滑的或结节样支气管壁增厚，支气管内肿块或管腔狭窄（图3-18A、B）。支气管受累是IgG4-RD胸部受累较为常见和特异的表现之一，为2019年ACR/EULAR制定的分类标准肺受累的计分项目之一。此型病变的患者主要症状为干咳和哮喘，临床上与过敏性哮喘难以区分，特别是合并变应性疾病者。主气管受累罕见，仅有个例报道，临床表现为呼吸困难。CT矢状位片见胸内段气管呈“剑鞘样”。病理改变为沿支气管及血管分布的病变，支气管壁及血管周围淋巴细胞、$IgG4^{+}$浆细胞浸润，伴纤维组织沉积。

（二）肺间质受累

表现为多种影像病理学类型的间质性肺炎，如机化性肺炎（organized pneumonia，OP）、非特异性间质性肺炎（nonspecific interstitial pneumonia，NSIP）、淋巴细胞性间质性肺炎（lymphocytic interstitial pneumonia，LIP）等，普通型间质性肺炎（usual interstitial pneumonia，UIP）临床上较罕见。肺间质受累的患者轻症无临床症状，病情进展时可出现干咳、气促等不适。肺部影像学检查显示间质炎症性改变、实变影、磨玻璃影或圆形磨玻璃影、不透明的网格影以及小叶间隔增厚等（图3-18C、D）。部分患者伴支气管血管束征及牵拉性改变可造成支气管扩张。小叶间隔增厚是IgG4-RD肺部受累较特异的表现之一，被列入2019年ACR/EULAR制定的分类标准肺受累的计分项目中。IgG4-RD导致的间质性肺炎病理学改变主要为肺泡壁增厚，肺泡间隔大量淋巴和

IgG4^{+}浆细胞浸润，偶见淋巴滤泡形成，间质纤维化，蜂窝状及支气管牵拉。

（三）胸膜和心包受累

IgG4-RD可累及心包和胸膜，主要表现为胸膜增厚或肿块，少数患者合并双侧或单侧胸腔积液，性质为渗出液。偶有患者心包受累，表现为心包积液、心包增厚，病程较长者可发生缩窄性心包炎。少量心包积液或胸腔积液者无临床症状，积液明显或心包缩窄的患者出现胸闷、呼吸困难、下肢水肿和其他体循环淤血表现。胸膜和心包受累的病理改变与其他部位受累的病理特征相似。

（四）肺实质受累

IgG4-RD的肺实质受累在CT上表现为肺内局灶致密影、结节或肿块样病变，肿块边缘光滑或不规则，部分肿块甚至可伴有毛刺，与原发性肺癌难以鉴别（图3-18E、F）。肺实质病变的病理学基础是肺泡腔内重度淋巴和浆细胞浸润伴纤维化。以肺内肿块或致密影起病的患者可无症状，或出现咳嗽，少数发生胸痛。

（五）纵隔受累

纵隔受累包括淋巴结肿大和硬化性纵隔炎两种类型。纵隔和肺门多发淋巴结肿大在IgG4-RD较常见，约占50%。硬化性纵隔炎是较少见的临床类型，表现为包绕胸椎或包绕升主动脉、主动脉弓及降主动脉的软组织占位病变（图3-19）。少数硬化性纵

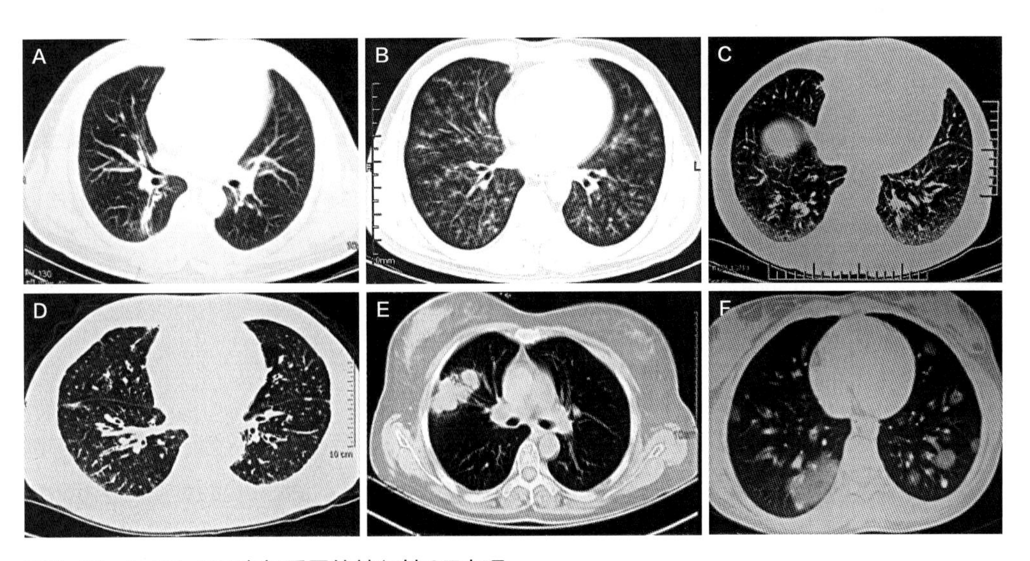

图3-18 IgG4-RD胸部受累的特征性CT表现

A. 支气管壁增厚和间隔增宽；B. 双肺弥漫性细支气管炎症，树芽征；C. 双下肺间质性病变；D. 小叶间隔增宽；E. 右上肺实性占位，呈肿块样改变；F. 双肺多发实性结节。

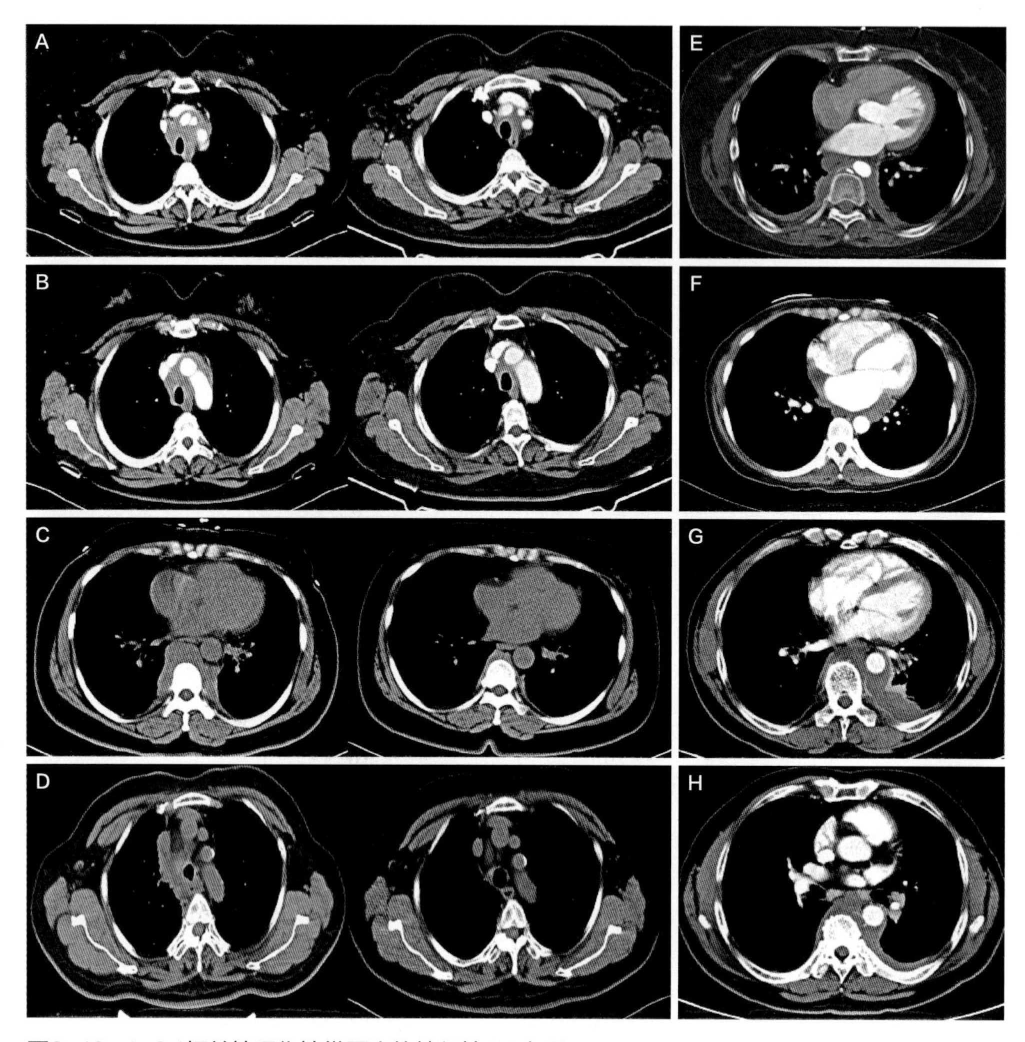

图3-19　IgG4相关性硬化性纵隔炎的特征性CT表现

A～D. 不同类型的纵隔受累（A～D分别为主动脉分支、主动脉弓、胸椎和食管周围的软组织）治疗前后；E～H. 显示软组织分别包绕主动脉、胸椎和食管；F. 显示降主动脉根部周围软组织包绕。

隔炎患者的纵隔内软组织可由胸腔向下延伸至腹主动脉。我国一个队列研究报道710例IgG4-RD患者中有20例合并IgG4相关性纵隔炎，占2.8%。硬化性纵隔炎最常见的临床表现为背痛（25%）、胸痛（25%）、声音嘶哑（20%）和咳嗽（20%）。典型病理学改变符合IgG4-RD的特征，但纤维化更突出，淋巴细胞和浆细胞浸润较腺体受累轻（图3-20）。

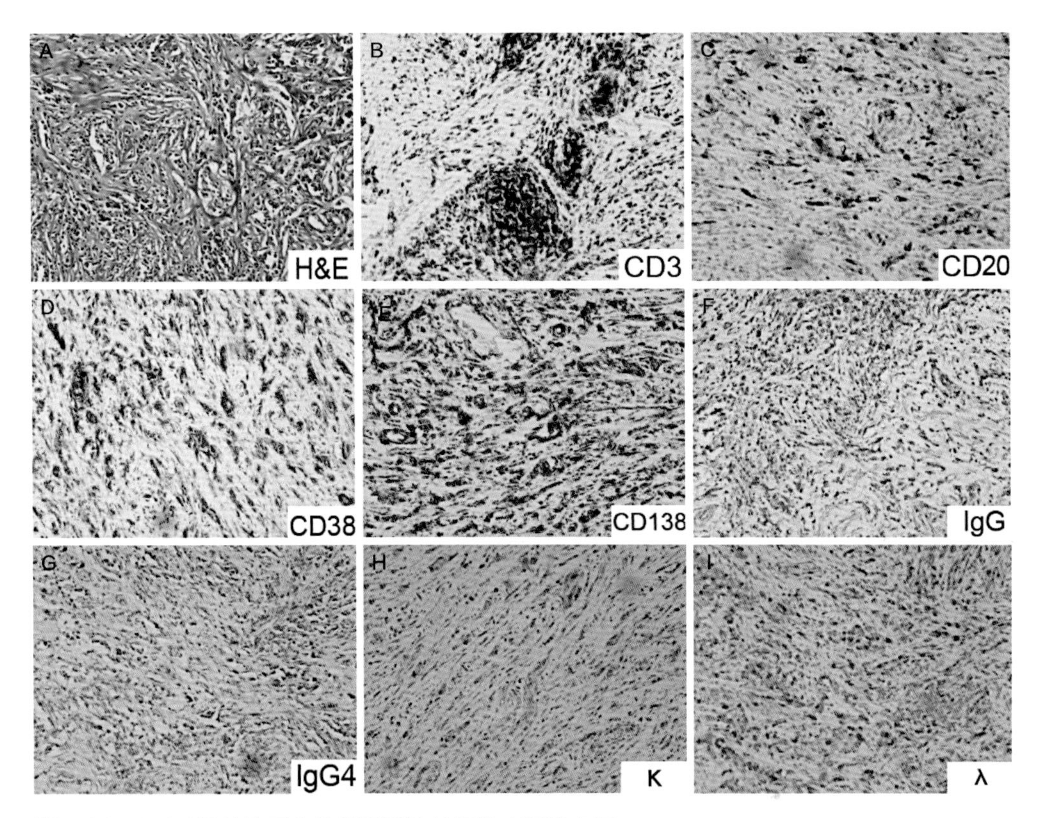

图3-20　IgG4相关性硬化性纵隔炎的特征性病理学表现

A. HE染色显示密集的淋巴细胞和浆细胞浸润以及席纹状纤维化；B. CD3⁺T细胞密集浸润；C. CD20⁺B细胞浸润；D. CD38⁺细胞；E. CD138⁺细胞；F. IgG染色示大量IgG⁺浆细胞密集浸润；G. IgG4⁺染色示大量IgG4⁺浆细胞浸润；H. κ链染色；I. λ链染色。

四、IgG4-RD胸部受累患者的其他辅助检查

与其他部位受累的IgG4-RD患者相似，绝大多数胸部受累患者的血清IgG4水平显著升高。血清IgG4升高是IgG4-RD的重要特征，也是该病诊断标准之一。

其他实验室检查异常包括外周血嗜酸性粒细胞增多，血清IgG水平升高，ESR增快，CRP水平升高，总IgE水平升高。

IgG4-RD患者的肺功能改变取决于胸部受累的类型、病变范围和病变程度。胸腔淋巴结肿大或单一体积较小的实性占位性病变患者肺功能多正常，而肺实质或胸膜受累可能导致限制性通气功能障碍。气道受累严重者可造成气流阻塞，而肺间质受累常伴发通气功能和弥散功能下降，肺血管受累则可能仅表现为弥散功能下降。

五、IgG4-RD胸部受累的诊断和鉴别诊断

（一）IgG4-RD胸部受累的诊断

IgG4-RD胸部受累需要结合临床病史、体征、血清学、影像学和组织病理学检查，同时结合其他受累器官的临床表现进行诊断。综合诊断标准见第八章。也可参考IgG4相关性疾病特异性器官受累的诊断标准（表3-5）。

表3-5　IgG4相关性呼吸系统疾病的诊断标准

诊断要素
（1）胸部影像学检查：影像学发现包括以下任何一个胸部病变，如肺门/纵隔淋巴结肿大、支气管壁/支气管血管影增厚、肺小叶间隔增厚、结节影、浸润性阴影、胸膜增厚和/或胸腔积液
（2）血清学：血清IgG4＞1350mg/L
（3）组织病理学检查：符合以下两项或两项以上（a：＞3条；b：2条）
1）肺间质支气管血管鞘周围、小叶间隔和/或胸膜内大量浆细胞浸润；
2）$IgG4^+$浆细胞/IgG^+浆细胞比值＞40%和/或$IgG4^+$浆细胞数＞10/HPF；
3）闭塞性静脉炎或闭塞性动脉炎；
4）席纹状纤维化或浸润的淋巴细胞周围有纺锤状细胞增生
（4）其他器官受累：胸腔外的器官病变，满足IgG4-RD的诊断标准，如硬化性泪腺炎/唾液腺炎、自身免疫性胰腺炎、IgG4相关性硬化性胆管炎、IgG4相关性肾病和腹膜后纤维化
（5）其他参考指标：低补体血症
诊断标准
确诊：满足（1）+（2）+（3）a或（1）+（2）+（3）b+（4）
组织学确诊：（1）+（3）的所有条目
拟诊：（1）+（2）+（4）或（1）+（2）+（3）b+（5）
疑诊：（1）+（2）+（3）b

（二）IgG4-RD胸部受累的鉴别诊断

临床中有许多疾病需要与IgG4-RD相鉴别，IgG4-RD胸部受累亦需要进行鉴别，常见模拟IgG4-RD肺部病变的疾病包括干燥综合征、结节病、ANCA相关性血管炎（antineutrophil cytoplasmic antibody-associated vasculitis，AAV）（肉芽肿性多血管炎、显微镜下多血管炎、嗜酸性肉芽肿性多血管炎）、肺癌、淋巴瘤、感染、

多中心型Castleman病（浆细胞型）、Erdheim-Chester病、炎性肌成纤维细胞瘤、Rosai-Dorfman病等。上述疾病的肺部和胸腔受累以及其他器官受累均与IgG4-RD有相似之处，且部分患者血清IgG4水平升高，组织病理学也可见淋巴细胞、浆细胞浸润等特点。因此需要进行鉴别，避免误诊。

六、IgG4-RD胸部受累的治疗

IgG4-RD患者胸部受累的治疗遵循该病总的治疗原则。糖皮质激素为诱导缓解的一线药物，可联合免疫抑制剂或生物制剂。但胸部受累较浅表器官受累对身体损害更大，故治疗的强度与其他内脏器官受累相似，常需高于单纯浅表器官受累者。

胸部受累的患者除上述免疫相关治疗外，还可给予对症治疗，如口服镇咳、平喘药物，或吸入性糖皮质激素和解痉平喘药物，如沙美特罗、丙卡特罗、异丙托溴铵等。合并变应性疾病的患者可联合抗过敏治疗。

（彭琳一　张　文）

第六节　消化系统受累

IgG4-RD是近来新被定义的一组自身免疫性疾病，具有多系统受累的临床表现，而消化系统是最早也是广泛被关注的受累部位。消化系统包括食管、胃、肠、肝胆、胰腺等器官，均可发生相应病变，其中以胰腺和胆管受累最常见，但是也有肝、胃肠道和肠系膜受累的报道。临床以及影像学根据受累的脏器不同表现多样，诊断主要根据临床症状、体征、实验室检查、影像学和病理学检查进行综合判断，同时需要注意鉴别诊断类似IgG4-RD的疾病。治疗主要包括糖皮质激素、免疫抑制剂和生物制剂等，部分需要胆道支架介入治疗。

一、IgG4-RD消化系统受累的基本特点

IgG4-RD的消化系统受累可能累及食管、胃、肠、肝胆、胰腺和肠系膜等多个部位，其中自身免疫性胰腺炎和硬化性胆管炎是最常见的临床表现，同时可能合并出现胃肠外器官受累，包括唾液腺、肾脏、肺和腹膜后等。受累部位的临床表现和影像学表现多样，缺乏特异性，需要与其他疾病（包括肿瘤等）进行鉴别诊断。血清IgG4水平可

以作为重要的实验室检查指标，但是诊断仍然需要结合临床、影像学和病理学检查来综合判断。

IgG4-RD消化系统受累与其他器官受累相似，其主要的特征性病变如下：①单个或多个组织和/或器官局限或弥漫性肿大；②血清IgG4水平升高；③典型的组织病理学表现为IgG4⁺浆细胞为主的淋巴细胞、浆细胞浸润，伴有席纹状纤维化、闭塞性静脉炎、嗜酸性粒细胞浸润；④对糖皮质激素治疗反应良好。根据受累器官的不同，临床表现和影像学表现又有差异。

二、IgG4-RD消化系统受累的临床症状

IgG4-RD中最常见受累的消化系统器官是胰腺和胆管。然而，也有肝脏、胆囊、胃、小肠、大肠和肠系膜的累及。IgG4相关性胰腺炎是IgG4-RD的“原型”，也是人们认识最深入的一种器官表现。患者通常表现为无痛性黄疸，也可表现为无黄疸性的局灶性胰腺肿块或肿大。受累人群以老年男性居多，平均发病年龄66岁。病程较长者可能发展为慢性胰腺炎，出现胰腺内分泌和外分泌功能不全，表现为新发或恶化的高血糖、乳糜泻、脂溶性维生素缺乏、骨质疏松等。IgG4相关性胆管炎患者主要表现为梗阻性黄疸或无症状肝酶增高，也可有腹痛或者上腹部不适等。IgG4相关性肝病可能表现为自身免疫性肝炎症状，或者肝脏内局限性肿块，相较于胰腺和胆管受累，原发于肝脏的病变报道较少。嗜酸性食管炎（eosinophilic esophagitis，EoE）、胃炎和肠炎比较少见，而硬化性肠系膜炎也属罕见的IgG4-RD临床表现。另外，患者可伴有乏力、体重下降、恶心、呕吐等非特异症状。

三、IgG4-RD消化系统不同部位受累的病理和影像学特点

（一）IgG4相关性胰腺炎

自身免疫性胰腺炎（AIP）分为1型和2型两种类型，其中1型具有典型的IgG4-RD的组织学特征，又称IgG4相关性胰腺炎。胰腺大体标本较坚硬，部分患者可见局限性肿块。1型AIP的病理学表现为不伴粒细胞性上皮损害（granulocyte epithelial lesion，GEL）的淋巴浆细胞性硬化性胰腺炎（lymphoplasmacytic sclerosing pancreatitis，LPSP）；2型AIP则表现为伴GEL的特发性导管中心性胰腺炎（idiopathic duct-centric pancreatitis，IDCP）。这两种类型AIP的组织病理学表现既有所不同也

有相同之处，如二者均有胰腺导管周围淋巴细胞、浆细胞浸润及纤维化，但严重程度或发生概率有差别。此外有研究称，1型AIP和2型AIP均可出现胰管基底膜和腺泡C3c和IgG的沉积，说明免疫复合物介导的胰管损伤在二者中均起作用。LPSP特征性表现包括以下4条：①胰管周围弥漫性淋巴细胞、浆细胞浸润，无粒细胞浸润，炎症细胞浸润于导管上皮下，因此导管上皮未受累及；②胰管及静脉周围弥漫性席纹状纤维化，尤其是胰周脂肪组织纤维化显著；③静脉周围大量淋巴细胞、浆细胞浸润导致闭塞性静脉炎；④免疫组化显示大量IgG4$^+$浆细胞（>10/HPF）。1型AIP在疾病后期胰腺实质显著纤维化，小叶结构破坏，腺泡萎缩，偶尔可见残存的腺泡；小叶间隔增厚，受累胰腺导管狭窄或闭塞。1型AIP常可累及胆管、泪腺、唾液腺、肺和肾等胰腺外器官。与LPSP相比，IDCP的席纹状纤维化和闭塞性静脉炎少见，IDCP的特征性表现包括以下两条：①中、小胰管的管腔及导管上皮内有大量粒细胞浸润，导致导管上皮毁损、管腔闭塞，有时可见小叶内导管有微脓肿形成，腺泡内也可有粒细胞浸润；②免疫组化显示没有或仅有少量IgG4$^+$浆细胞（≤10/HPF）；2型AIP部分合并炎症性肠病，一般不累及胰腺外器官。

超声可进行初步筛查，但是CT和MRI能更好地显示典型AIP影像学特征（图3-21）：腺体实质肿大，呈“腊肠样”改变，胰腺周围边缘水肿，主胰管狭窄而上游不扩张。这些特征可能是弥漫性的或局部性的，但也可能是高度可变的。MRI与CT对AIP胰腺形态改变的评估具有同等价值，但对早期灌注降低、胰周包膜样边缘、胰管不规则狭窄、胆管受累等征象，MRI优于CT。PET/CT也可作为影像学检查的选择，AIP胰腺的典型表现为胰腺弥漫性摄取增高，有助于与胰腺癌鉴别，并能对疗效进行评估。提示AIP的胰腺实质性影像学改变：①弥漫性或（多部位）局灶性增大或形成假瘤，失去正常的多分叶型（表现为腊肠样）。②未增强的T1WI或超声上的显示低信号或低回声，相应的T2WI上显示中等程度高信号，MRI上成弥散受限，PET/CT摄取^{18}F-FDG较正常实质增加。注射碘、钆或微泡对比剂后，在动脉/胰腺晚期出现点状/斑片状强化，并逐渐在血管晚期增强。③尾部呈矩形（“切尾征”）。④薄的胰周水肿边缘或进行性增强的真包膜。提示AIP的胰管影像学改变：①长节段（≥1/3全长）或者多部位主胰管出现狭窄或消失，并且狭窄胰管的上游无扩张，无其他阻塞性胰腺炎征象，从狭窄部分产生侧支；②跳跃征，≥2主胰管受累部位中间被正常胰管节段隔开；③在增大的胰腺实质内出现“管道穿凿征”（可见主胰管和胆总管形成的空腔）以及“冰锥征”（主胰管

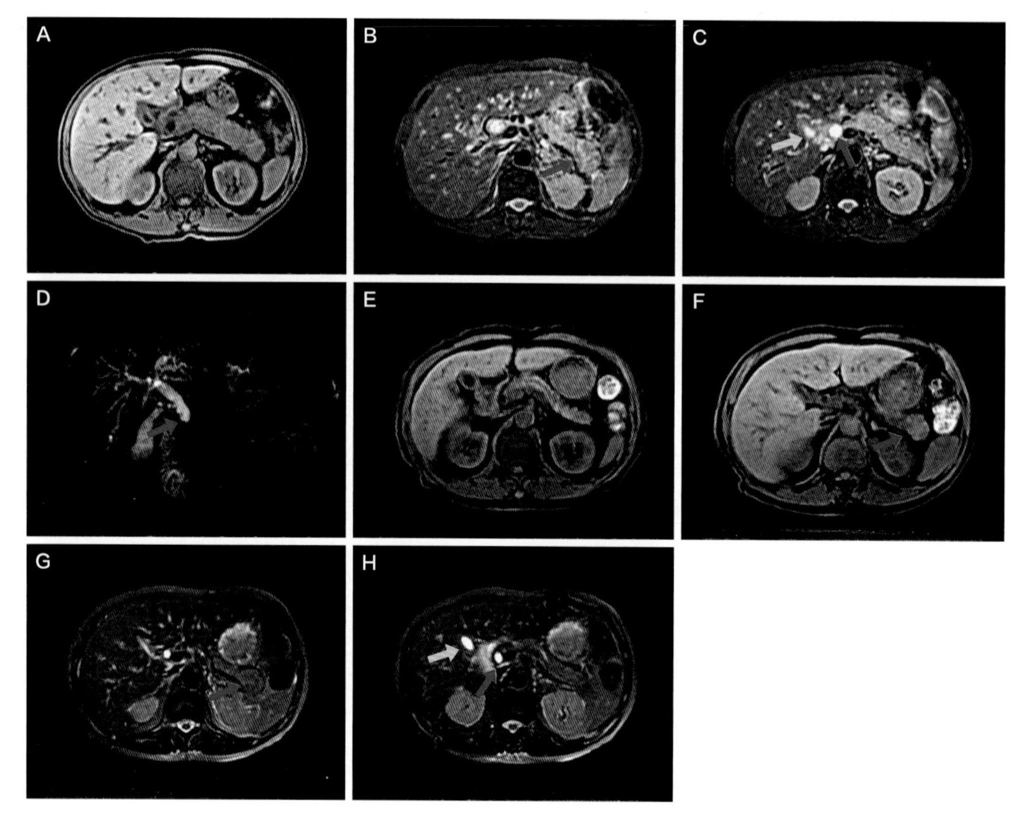

图3-21　IgG4-RD消化系统受累的治疗前后影像学对比

A.（T1WI）胰腺呈“腊肠样”改变；B.（T2WI）箭头所指处胰腺呈假性囊肿改变；C.（T2WI）红色箭头所指为扩张的胆管，橙色箭头所指处胆囊壁增厚；D.（MRCP）箭头所指处上端胆管扩张，下端呈截断性狭窄，胰管未见明显扩张；E.（T1WI）治疗后胰腺形态恢复正常，其内胰管清晰可见；F（T1WI）和G（T2WI）. 治疗后均可见胰尾部囊实性肿块，但较前明显缩小；H.（T2WI）红色箭头所指为胆管，未见明显扩张，橙色箭头所指为胆囊，胆囊壁水肿较前明显减轻。

逐渐狭窄）。影像学检查可以很好地判断病变部位和严重程度，亦可以对治疗效果做出评估。

超声内镜（endoscopic ultrasound，EUS）在诊断AIP中起重要作用。EUS可显示AIP患者弥漫性低回声胰腺肿大等特征，同时EUS下行针吸活检也有助于AIP与胰腺癌的鉴别诊断。磁共振胆胰管成像（magnetic resonance cholangiopancreatography，MRCP）对胰管成像的准确性虽然不及ERCP，但是由于其非侵入性特点，目前也被广泛使用。

（二）IgG4相关性胆管炎

受累的胆管壁病理学活检可见管壁周围炎症反应明显，以淋巴细胞和浆细胞居多，偶尔嗜酸性粒细胞占优势，但一般不伴胆管上皮损伤，多数患者胆管壁的病变部位可见席纹状纤维化和闭塞性静脉炎，这些炎症反应和纤维化主要位于胆管壁的黏膜下层，而其上皮细胞层一般较为完整。胆管标本经免疫组化染色，其特征性表现为IgG4$^+$浆细胞大量浸润（＞10/HPF）和严重纤维化。肝外、肝门和/或肝内胆管狭窄是IgG4相关性胆管炎的特征之一。评估可以通过不同的成像方式进行，包括CT、MRI、MRCP或内镜逆行性胰胆管造影（ERCP），特征是胆管缩窄和狭窄，类似于原发性硬化性胆管炎（primary sclerosing cholangitis，PSC）和胆管癌。狭窄呈长节段，形态光滑，导致近端胆管树扩张。胆管壁在横断面影像上明显增厚，强化增强。最常见的受累部位是胆总管胰内段，但肝内和肝外胆管均可受累。除胆管本身，IgG4$^+$浆细胞浸润和纤维化可使胆囊壁增厚，并在增强扫描中显示强化，提示胆囊炎，但大多数病例无症状。

（三）IgG4相关性肝病

有过IgG4相关性自身免疫性肝炎的病例报告，但数量有限。由于大多患者合并AIP或胆管炎，肝实质受累是原发性还是继发性尚不清楚。IgG4相关性肝病包括炎性假瘤、慢性活动性肝炎或IgG4相关性硬化性胆管炎延伸至肝门管区或胆管。IgG4相关性肝病值得注意的是不同的累及模式，如门静脉炎症、广泛的胆管损伤、门静脉硬化、小叶性肝炎和胆汁淤积。在影像学上，IgG4相关性肝病表现为炎性假瘤，具有肿瘤转移样形态，有时有靶征和环形强化。由于这种存在误导性的形态学特征，大多数情况下只有通过活检才能做出正确的诊断，组织病理学检查查见IgG4$^+$细胞。

（四）IgG4相关性胃肠道受累

食管、胃和肠道受累在IgG4-RD中非常少见。IgG4-RD在消化道主要累及腺体组织或胃肠道血管系统，导致溃疡、息肉样病变、黏膜下肿物、肠壁增厚。黏膜下受累或胃壁增厚是IgG4相关性胃病变的典型表现。固有层弥漫淋巴细胞浆细胞浸润和胃黏膜IgG4$^+$/IgG$^+$浆细胞比值升高（尤其是在固有层下部）可能是IgG4相关性胃病变的特征性表现。嗜酸性食管炎（EoE）和IgG4-RD之间的关联最近被发现，认为部分EoE是IgG4-RD的临床表现。

（五）IgG4相关性肠系膜炎

肠系膜炎主要有3种表现：肠系膜脂肪代谢障碍伴脂肪组织坏死；肠系膜脂膜炎伴

慢性炎症；回缩性肠系膜炎伴广泛纤维化。与IgG4-RD相关的肠系膜炎组织学上证实存在IgG4$^+$细胞，且常合并典型的AIP或者胆管炎及其他特征性器官受累。腹部CT和/或MRI是常用影像学检查方法，可在肠系膜底部发现假瘤，或其他硬化的迹象，如模糊的肠系膜。

四、IgG4-RD消化系统受累的其他辅助检查

血清IgG4水平显著增高在IgG4-RD消化系统受累患者中也与其他部位受累相似，是该病的诊断标准之一。此外，外周血嗜酸性粒细胞计数增高，血清IgG水平升高，ESR增快和CRP水平增高在疾病活动期也很明显。AIP和IgG4相关性胆管炎患者的类风湿因子和抗核抗体可以合并存在。

外周血中IgG4/IgG mRNA比值，目前研究认为有利于IgG4相关性胆管炎与胆管细胞癌和其他胆道炎症性疾病（如PSC等）的鉴别诊断，同时可以评价糖皮质激素治疗的疗效，是一个有前景的监测疾病的生物标志物。另外，外周血浆母细胞CD19^{low}CD38$^+$CD20$^-$CD27$^+$和CCL18水平作为诊断和监测IgG4相关性疾病活动的标志物，也具有较高价值。

根据消化系统受累部位，需要关注相应的临床辅助检查。胰腺肿大压迫胆管可致以直接胆红素为主的血清总胆红素升高，伴不同程度的转氨酶升高，有报道指出部分AIP患者可出现血清脂肪酶和/或淀粉酶水平异常。此外，胰腺损伤也可导致外分泌功能异常，如血糖升高等。IgG4相关性胆管炎血清学检查提示肝酶异常，谷丙转氨酶（ALT）、谷草转氨酶（AST）均升高，血清总胆红素和碱性磷酸酶水平在梗阻性黄疸的IgG4-SC患者中明显升高。CA19-9可以作为与胰腺癌进行鉴别的重要指标。

五、IgG4-RD消化系统受累的诊断和鉴别诊断

（一）IgG4-RD消化系统受累的诊断

IgG4-RD消化系统受累的诊断需要结合病史、体征、血清学、影像学和组织病理学检查，同时结合其他受累器官的临床表现。综合诊断标准见第七章。也可参考IgG4相关性疾病消化系统受累的特异性器官受累的诊断标准，如1型AIP（表3-6）和IgG4相关性硬化性胆管炎（表3-7）。

表3-6　国际共识诊断标准（international consensus diagnostic criteria, ICDC）中1型AIP诊断证据分级

标准	1级（高度提示）	2级（支持）
胰腺实质影像学表现（parenchymal，P）	典型表现：弥漫性肿大伴延迟强化（部分伴有包膜样边缘）	不确定表现（包括不典型☆表现）：节段性或局灶性肿大伴延迟强化
胰管影像学表现（ductal，D）	主胰管较长（>1/3全长）或多发狭窄，且上游无明显扩张	节段性或局灶性狭窄且上游无明显扩张（胰管直径<5mm）
血清学（serology，S）	IgG4水平>2倍正常值上限	IgG4水平在1～2倍正常值上限
其他脏器受累（orther organ involvement，OOI）	a或b a：胰腺外器官组织病理学表现包括以下任意3条：①淋巴细胞、浆细胞显著浸润，无粒细胞浸润；②席纹状纤维化；③闭塞性静脉炎；④大量IgG4^{+}细胞（>10/HPF） b：典型的影像学表现（至少1条）：①节段性/多发的肝门部/肝内胆管狭窄，或远近端胆管狭窄；②腹膜后纤维化	a或b a：胰腺外器官（包括内镜下胆管活检★）组织病理学表现包括以下2条：①淋巴细胞、浆细胞显著浸润，无粒细胞浸润；②大量IgG4^{+}细胞（>10/HPF） b：体格检查或影像学表现（至少1条）：①唾液腺/泪腺对称性肿大；②影像学提示与AIP相关的肾脏受累
胰腺组织学（histology，H）	穿刺或手术标本示淋巴浆细胞性硬化性胰腺炎（LPSP），至少包括以下3条：①导管周围淋巴细胞、浆细胞浸润，无粒细胞浸润；②席纹状纤维化；③闭塞性静脉炎；④大量IgG4^{+}细胞（>10/HPF）	穿刺标本示LPSP，包括以下任意2条：①导管周围淋巴细胞、浆细胞浸润，无粒细胞浸润；②席纹状纤维化；③闭塞性静脉炎；④大量IgG4^{+}细胞（>10/HPF）
糖皮质激素治疗效果*（response to therapy，Rt）	诊断性糖皮质激素治疗 胰腺/胰腺外受累的影像学表现迅速（<2周）缓解或改善	

注：*，诊断性糖皮质激素治疗必须在除外胰腺癌的前提下谨慎实施；☆，部分AIP患者表现有低密度占位、胰管扩张或胰腺远端萎缩，梗阻性黄疸和/或胰腺占位患者有上述不典型表现高度提示胰腺癌，应先按照胰腺癌处理，除非有强烈提示AIP的其他征象并完全排除胰腺癌；★，内镜下十二指肠乳头活检有一定诊断价值，壶腹常在AIP时受累。

表3-7 IgG4-SC的HISORt诊断标准

分类	特征
胆管组织学	淋巴浆细胞性硬化性胆管炎（胆管内和胆管周围IgG4$^+$浆细胞浸润＞10/HPF）伴有闭塞性静脉炎和席纹状纤维化[1]
胆管影像学	典型性表现：肝内胆管、近端肝外胆管或胰腺内胆管一处或多处狭窄，短暂/移行性胆管狭窄
血清学	血清IgG4水平升高
其他器官受累[2、3]	胰腺：典型的AIP影像学或组织病理学表现[4]；有提示作用的胰腺影像学改变：局部胰腺肿块/肿大但不伴有胰管扩张，多发性胰腺肿块，局部胰管狭窄但不伴有上游胰管扩张，胰腺萎缩 腹膜后纤维化 肾脏病变：单发或多发实质低密度病灶（圆形、楔形或弥漫性斑块） 唾液腺/泪腺肿大
对糖皮质激素治疗的反应	肝酶水平正常或狭窄消失[5]

注：[1] 胆管活检标本通常不能提供足够的组织以确定诊断，IgG4免疫染色显示IgG4$^+$细胞＞10/HPF提示IgG4-SC，但其特异度还不清楚。

[2] 受累器官的IgG4免疫染色显示IgG4$^+$细胞≥10/HPF。

[3] 炎症性肠病（IBD）的存在提示PSC而不是IgG4-SC，但是无IBD存在也无助于IgG4-SC的诊断。

[4] 弥漫肿大的胰腺伴有延迟增强和胰周包膜样结构，主胰管弥漫不规则扩张或多部位狭窄或长段狭窄无上游胰管扩张。

[5] 并非所有患者的狭窄完全消失，尤其是在治疗早期（<6周）或有明显的纤维化狭窄。

（二）IgG4-RD消化系统受累的鉴别诊断

AIP（尤其是局灶性AIP）与胰腺癌的临床表现相似，均可出现梗阻性黄疸、体重下降、轻度腹部不适等，且AIP发病率远低于胰腺癌，因此临床上AIP易被误诊为胰腺癌。血清IgG4和CA19-9联合检测可用于AIP与胰腺癌的鉴别诊断，影像学表现及其他检查仍难以鉴别时，应考虑组织病理学检查。另外，AIP需要与酒精性慢性胰腺炎进行鉴别，后者临床症状较重，主胰管不规则扩张、胰腺实质萎缩，常伴胰腺钙化、结石、假性囊肿，自身抗体多阴性，血清球蛋白、IgG4水平多正常。IgG4相关性胆管炎应注意与PSC和胆管癌进行鉴别。这3种疾病都与高水平的胆汁淤积有关，临床上很难进行区分。IgG4相关性胆管炎和胆管癌的典型临床症状都是黄疸、发热和腹痛。IgG4相关性胆管炎患者的平均年龄为61岁，多数出现显著的体重快速下降，而PSC的平均发病年龄仅为34岁。关于血清学标志物的数据存在争议：CA19-9不仅在胆管细胞癌和胰管腺癌中升高，而且在胆管炎中也可检测到。结合CA19-9、CEA和CA242

可能有助于鉴别诊断。最近的研究对IgG4相关性胆管炎和同时发生AIP患者IgG4⁺/IgG⁺浆细胞的mRNA比值进行了研究，对于这3种疾病的鉴别诊断方面取得了很好的结果。

六、IgG4-RD消化系统受累的治疗

IgG4-RD消化系统受累的治疗遵循IgG4-RD的总治疗原则，并在此基础上结合消化系统受累的临床表现予以辅助治疗。治疗的首要目的是达到并维持缓解，目前主要以口服糖皮质激素为主。糖皮质激素仍然是第一首选的治疗药物，一般来说，起始剂量是泼尼松0.6mg/（kg·d），或泼尼松30～40mg/d，持续4周，在3～6个月过程中缓慢减药直到5mg/d。日本学者推荐以2.5～5.0mg/d维持治疗3年，而梅奥诊所则建议诱导缓解后缓慢减药直至完全停药。在疾病复发的情况下，以及在疾病高复发风险的患者，特别是在多器官累及的情况下，应考虑增加免疫抑制剂作为缓解策略的维持治疗方案。治疗3个月期间（糖皮质激素减少或停用期间），如疾病活动性无改善或疾病复发，应加用免疫抑制剂。此外，为了避免糖皮质激素治疗的长期不良反应，必须考虑传统的糖皮质激素助减药物，包括硫唑嘌呤、6-巯基嘌呤、吗替麦考酚酯、环孢素、他克莫司、甲氨蝶呤、来氟米特、环磷酰胺或利妥昔单抗。截至目前，尚无对特定的糖皮质激素助减药物进行头对头的比较研究。而对AIP的研究表明，胃肠病学家使用硫唑嘌呤作为助减剂的第一选择。某些药物如环磷酰胺等存在肝损害不良反应，对于胆道受累或者肝病患者，考虑肝功能异常和容易复发的特点，建议使用肝损害小的免疫抑制剂减少复发。

对于部分无症状的AIP患者，目前无证据表明需要积极治疗以控制内分泌或者外分泌功能障碍。在文献中，10%～25%的IgG4-RD患者在没有药物（糖皮质激素或免疫抑制剂）、内镜介入或手术治疗的情况下出现症状的自发缓解。因此，观望态度也适合一部分特定患者。治疗的目的是抑制炎症，延缓纤维化进展，并通过维持疾病处于静止状态以预防疾病相关并发症的发生。

除免疫治疗外，对症支持治疗对于消化系统受累也不可或缺。例如，退黄降酶护肝药物、抑酸剂、胃肠黏膜保护剂等。若胆管梗阻严重不能及时缓解，可行ERCP引导下胆管内支架置入以快速解除胆管梗阻症状。

（沈桂芬　董凌莉）

第七节　主动脉周围炎和腹膜后纤维化

大动脉及其主要分支是IgG4-RD较常累及的部位之一，主要表现为血管壁的炎症及血管壁周围软组织浸润，称为IgG4相关性主动脉炎/主动脉周围炎。炎性软组织范围增大，呈现出非弥漫浸润性病变包绕腹主动脉周围、肾脏或输尿管，称为腹膜后纤维化。文献报道主动脉炎/主动脉周围炎和腹膜后纤维化发病率占总IgG4-RD患者的10%～30%，可作为IgG4-RD独立累及器官，也可合并其他器官受累。

一、IgG4相关性主动脉炎/主动脉周围炎和腹膜后纤维化的临床特点

IgG4相关性主动脉炎/主动脉周围炎和腹膜后纤维化多为中老年男性发病，中位发病年龄54～69岁，文献报道IgG4相关性主动脉炎/主动脉周围炎和腹膜后纤维化中男性患者比例占60%～85%。一项来自中国的前瞻性研究显示，男女比例为5.85：1。由此可见，老年男性是IgG4相关性主动脉炎/主动脉周围炎和腹膜后纤维化的主要好发人群。

患者临床表现多样，常见腹痛、腰背部疼痛、下肢凹陷性水肿、低热、食欲减退、体重下降等，胸痛、腹股沟区疼痛则相对少见。输尿管、肾盂梗阻导致肾积水、肌酐水平升高是IgG4相关性主动脉炎/主动脉周围炎和腹膜后纤维化最常见的首发表现。

二、IgG4相关性主动脉炎/主动脉周围炎和腹膜后纤维化的影像学特点

临床上，目前主要采用增强CT、增强MRI和PET/CT对主动脉炎/主动脉周围炎进行筛查。对于腹膜后纤维化的患者，泌尿系统超声检查、计算机断层摄影尿路造影（computed tomography urography，CTU）、磁共振尿路造影（magnetic resonance urography，MRU）等在筛查肾盂和输尿管梗阻部位及评估受累范围方面更有优势。治疗过程中，泌尿系统超声可作为评估肾积水缓解程度的方法。

IgG4相关性主动脉炎/主动脉周围炎最常见受累血管为肾动脉分支开口以下的降主动脉，其次是胸主动脉，髂总动脉、髂动脉也常累及。另外，肠系膜动脉、颈总动脉、锁骨下动脉、冠状动脉、肺动脉及主动脉等也可累及。影像学上可表现为血管壁炎症及血管周围软组织浸润，也可出现主动脉管壁扩张或动脉瘤形成，PET/CT可见血

管壁FDG摄取增加。一项来自中国的前瞻性研究探索性地将血管受累分为如下几型。1型：胸主动脉受累，包括升主动脉、主动脉弓及其分支、降主动脉；2型：腹主动脉受累，又分为2a型（肾动脉分支以下降主动脉受累）、2b型（降主动脉合并髂动脉受累）和2c型（髂动脉受累）；3型：胸主动脉合并腹主动脉受累；4型：其他血管累及（图3-22）。典型影像学改变见图3-23。其中，2型最为常见，尤其是2b型。

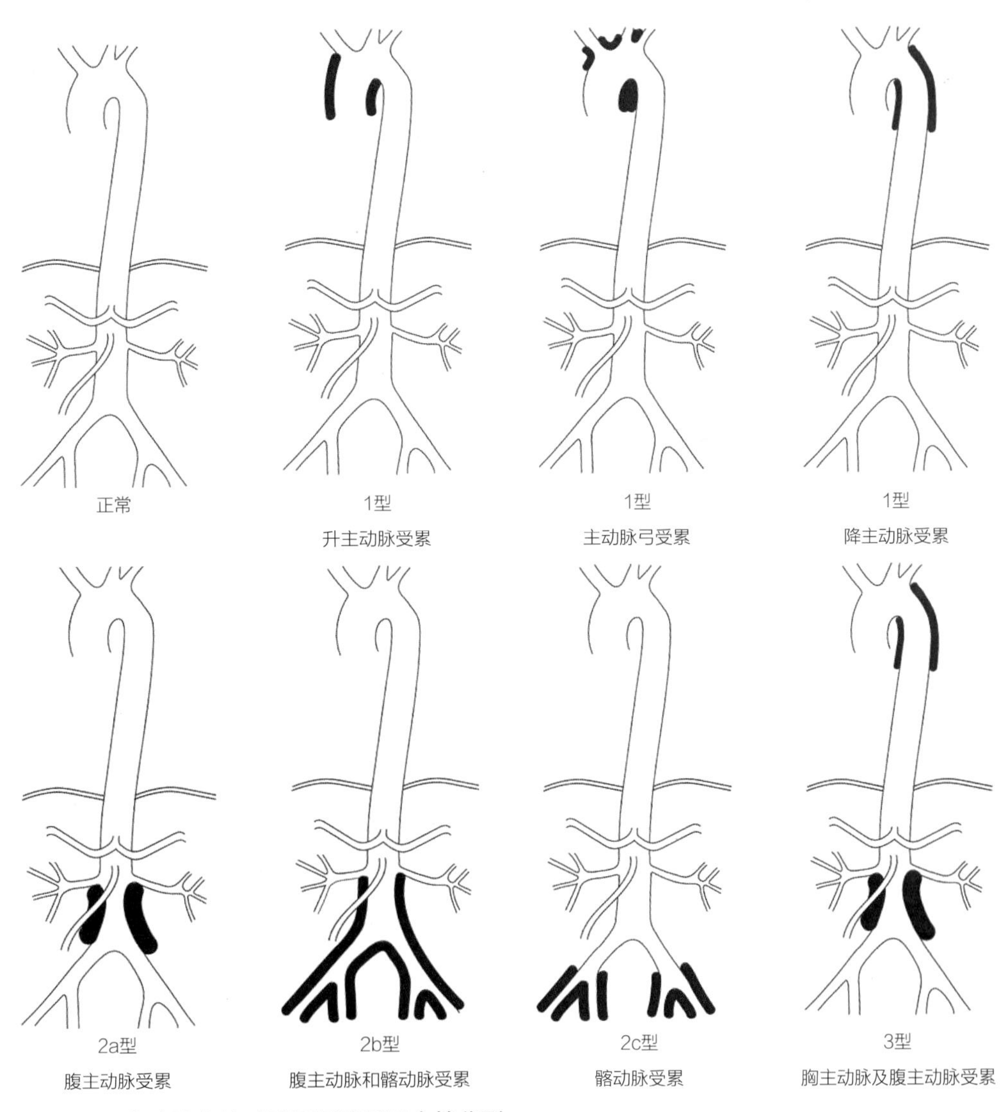

图3-22　主动脉炎/主动脉周围炎累及血管分型

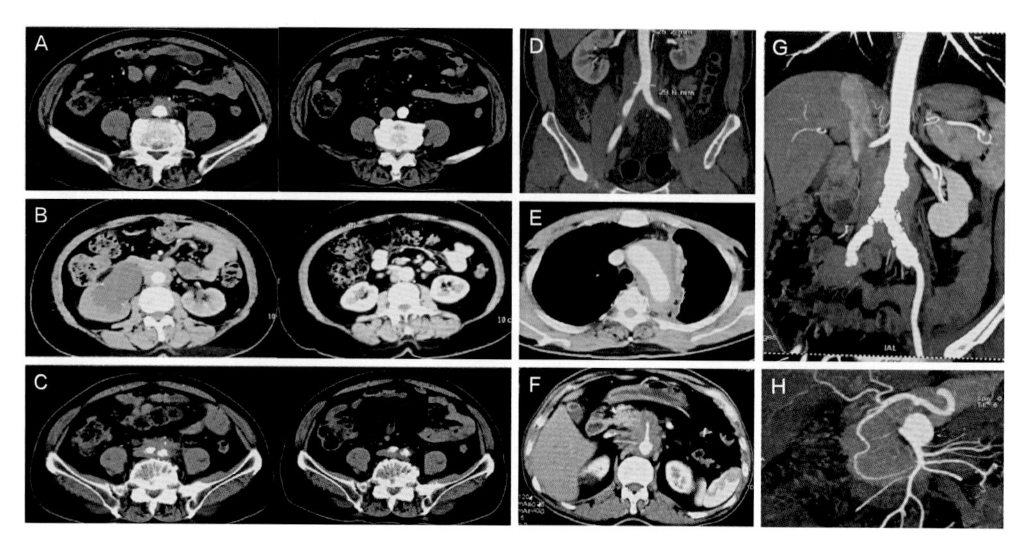

图3-23　主动脉炎/主动脉周围炎和腹膜后纤维化影像学表现

A. 治疗前后腹主动脉周围软组织改变；B. 治疗前后肾积水及腹主动脉周围软组织改变；C. 治疗前后髂动脉周围软组织改变；D. 腹主动脉至髂动脉周围软组织包饶；E. 主动脉弓受累；F. 肠系膜上动脉受累；G. 肾动脉分支开口以下腹主动脉瘤样改变；H. 肠系膜动脉瘤样改变。

三、IgG4相关性主动脉炎/主动脉周围炎和腹膜后纤维化辅助检查

与其他部位受累的IgG4-RD患者不同，大部分IgG4相关性主动脉炎/主动脉周围炎和腹膜后纤维化血清IgG4水平轻度升高，血清IgG、IgE水平正常或轻度升高，若合并多器官受累，血清IgG、IgG4及IgE水平也可明显升高。疾病活动时ESR、CRP、IL-6可明显升高。肾盂、输尿管受压也可表现为肾功能异常，如血肌酐、尿素氮升高等。

四、IgG4相关性主动脉炎/主动脉周围炎和腹膜后纤维化的诊断和鉴别诊断

（一）诊断

1. IgG4相关性主动脉炎/主动脉周围炎和腹膜后纤维化的诊断需结合病史、体征、血清学、影像学和病理学检查。综合诊断标准见第八章。也可参考IgG4相关性主动脉炎/主动脉周围炎和腹膜后纤维化的特异性器官受累的诊断标准（表3-8）。

（二）鉴别诊断

IgG4相关性主动脉炎/主动脉周围炎和腹膜后纤维化需与ANCA相关性血管炎、淋巴瘤、感染、特发性腹膜后纤维化等进行鉴别，避免误诊。

表3-8　IgG4相关性主动脉炎/主动脉周围炎和腹膜后纤维化的诊断标准

诊断要素
（1）影像学异常
a．主动脉及其主要分支周围低密度软组织肿物包绕[1-4]
b．软组织肿块包饶肾盂和/或输尿管[5]
c．肾盂内软组织肿块及椎体旁软组织包饶
（2）血清IgG4水平升高（≥1350mg/L）
（3）病理学表现
a．（Ⅰ）+（Ⅱ）+（Ⅲ）/（Ⅳ）
b．（Ⅰ）+（Ⅱ）
（Ⅰ）弥漫淋巴细胞及浆细胞浸润伴纤维化[6-8]
（Ⅱ）IgG4$^+$浆细胞浸润：
活检标本：IgG4$^+$浆细胞＞30/HPF，且IgG4$^+$/IgG$^+$浆细胞比值＞40%
穿刺样本：IgG4$^+$浆细胞＞10/HPF，且IgG4$^+$/IgG$^+$浆细胞比值＞40%
（Ⅲ）席纹状纤维化
（Ⅳ）闭塞性静脉炎
（4）其他器官受累
泪腺、唾液腺、胰腺、胆道、肾或肺部受累，符合CDC诊断或IgG4-RD器官特异性诊断标准
诊断标准
确诊：（1）（a/b/c）+（3）a或（1）（a/b/c）+（2）+（4）
可能性大：（1）（a/b/c）+（3）b或1（a/b/c）+（4）或（3）a
可能：（1）（a/b/c）+（2）或（3）b

注：[1] 主动脉不出现血管腔狭窄，但是中等大小的血管可出现管腔狭窄。
[2] 可伴血管腔扩张或动脉瘤形成。
[3] 除外动脉粥样硬化、动脉夹层、感染（结核、梅毒、细菌性等）、血管炎、恶性疾病（如淋巴瘤、癌症和Erdheim-Chester病）。
[4] 病变主要累及中等及大血管。
[5] 肾盂及上段输尿管较常受累。
[6] 动脉壁外膜层淋巴细胞、浆细胞浸润。胸主动脉受累可出现血管壁中膜炎症细胞浸润。
[7] 胶原纤维染色较HE染色更易识别受累组织闭塞性静脉炎改变。
[8] 通常无坏死、肉芽肿及中性粒细胞浸润，若出现上述改变，需进一步鉴别诊断。

五、IgG4相关性主动脉炎/主动脉周围炎和腹膜后纤维化的治疗

由于患者临床表现多为非特异性，主动脉炎/主动脉周围炎患者可出现主动脉扩张、动脉瘤样表现，严重者可出现动脉瘤破裂。对于继发性肾盂、输尿管受累患者，可出现肾功能不可逆性损伤，对于怀疑IgG4相关性主动脉炎/主动脉周围炎和腹膜后纤维化，行胸腹部增强CT或MRI对早期诊断、治疗后病情评估尤为重要。

对于无症状且无进行性内脏损伤表现的IgG4相关性主动脉/主动脉周围炎和腹膜后纤维化患者，糖皮质激素治疗需慎重，可定期随诊观察病灶变化。若患者出现症状持续、存在活动性病变则需加用药物治疗，尤其是进行性加重的动脉瘤，需采取紧急治疗。

IgG4相关性主动脉炎/主动脉周围炎和腹膜后纤维化治疗药物方面，糖皮质激素治疗建议以中等剂量为主[0.5mg/（kg・d）]，在诱导缓解阶段推荐联合使用免疫抑制剂，如环磷酰胺、吗替麦考酚酯、利妥昔单抗。目前托珠单抗在IgG4相关性主动脉炎/主动脉周围炎和腹膜后纤维化中的有效性也有个案及小规模病例报道。在我们中心的队列中，79.8%患者使用糖皮质激素及免疫抑制剂联合治疗，大部分患者可获得较好的治疗效果。起始治疗后需每3～6个月进行CT检查，一旦出现血管破裂风险，可行外科手术治疗。

IgG4相关性主动脉炎/主动脉周围炎和腹膜后纤维化患者出现肾积水的比例约为60%，约50%患者由于输尿管梗阻导致血肌酐水平升高。对于严重梗阻患者，缓解梗阻是治疗的首要策略，可行D-J管置入或肾盂造瘘；联合糖皮质激素，免疫抑制剂及他莫昔芬治疗。随访过程中行CT、MRI及PET/CT评估疗效，确定拔除D-J管的时机，拔管后应每2周进行超声检查肾积水情况，并检测血肌酐水平，评估拔管是否成功。疾病治疗时机对IgG4相关性腹膜后纤维化非常重要，早诊断、早治疗有利于肾功能恢复、腹膜后软组织消除及D-J管拔除。尽管积极治疗，仍有部分患者D-J管长期无法拔除。

（张盼盼　乔　琳　张　文）

第八节　泌尿系统受累

泌尿系统是IgG4-RD常见累及的系统之一，可出现肾实质、肾盂、输尿管、膀胱、前列腺等多个部位累及。目前相关研究多集中于肾实质病变，其他部位多见于个案报道。根据我院及国外IgG4-RD病例队列研究数据，肾脏受累所占比例为12%～44%，前列腺受累比例为1.1%～29.0%，上述占比区间差异巨大，一定程度上提示了依照目前的诊断标准临床实践中漏诊及误诊现象时有发生。泌尿系统受累的IgG4-RD患者临床表现多样而缺乏特异性，因此诊断应结合有无其他脏器受累、血清

IgG4水平、是否存在特征性影像学表现及活检病理等结果做出综合判断。治疗方面，糖皮质激素仍为治疗首选，免疫抑制剂亦得到广泛应用。

一、IgG4-RD泌尿系统受累的分类及基本特点

IgG4-RD泌尿系统受累根据解剖部位可分为肾实质受累、肾盂及输尿管受累、膀胱受累，男性患者可出现前列腺受累。由于各部位受累的临床表现多样且缺乏特异性，且不同部位的病变可共存，因此在IgG4-RD泌尿系统受累的诊断及评估中，影像学及组织病理学检查具有重要意义。其中IgG4相关性肾病（IgG4-related kidney disease，IgG4-RKD）经典表现为肾小管间质性肾炎（tubulointerstitial nephritis，TIN），患者多伴有低补体血症，典型影像学表现为双肾弥漫性肿大、多发异常低密度病灶。肾盂、输尿管及膀胱等受累临床表现相对隐匿，多表现为占位性病变。前列腺受累则多表现为腺体密度不均匀。但对于出现上述影像学表现的患者仍需要与IgG4-RD的模拟疾病进行鉴别。

病理学检查仍然是诊断的金标准。IgG4-RKD肾针刺活检病理学诊断标准：①$IgG4^+$浆细胞＞10/HPF，和/或IgG4/IgG^+浆细胞比值＞40%；②淋巴细胞或浆细胞巢周围席纹状纤维化。阻塞性静脉炎在肾脏病理学检查中相对少见。对于标本获取困难的IgG4-RKD患者，肾外器官病理学检查见$IgG4^+$浆细胞＞10/HPF，且IgG4/IgG^+浆细胞比值＞40%，同样可支持诊断。对于手术切除的泌尿系统组织，病理学检查中$IgG4^+$浆细胞数目需＞50/HPF才可支持诊断。

二、IgG4-RD泌尿系统受累的临床特点

IgG4-RKD患者临床表现多样，且病情严重程度差异巨大。IgG4-RKD典型病变为TIN，患者可因夜尿增多或单纯尿检、血肌酐（serum creatinine，SCr）或影像学异常就诊，而部分患者首诊时已出现肾功能不全，甚至需透析支持。肾小球受累的患者相较TIN相对少见，其中膜性肾病（membranous nephropathy，MN）患者多以尿中泡沫增多、水肿等症状就诊。

肾盂、输尿管受累的患者通常临床症状并不突出，多于体检发现相关部位异常占位就诊，部分因严重肾后性梗阻表现为腰部不适、尿量减少等。IgG4相关性膀胱受累可表现为尿急、尿频、尿潴留，肉眼血尿少见，或单纯影像学检测发现膀胱壁局部增厚或

异常占位。前列腺受累的患者则多出现尿频、排尿不尽、排尿等待等症状。

值得关注的是，泌尿系统受累通常并非IgG4-RD的单一表现，患者就诊时往往合并多个脏器受累，其中淋巴结、唾液腺、腹膜后、胰腺、泪腺等均为常见合并受累器官。

三、IgG4-RD泌尿系统受累的实验室检查

尿检与SCr水平对于IgG4-RKD的诊断具有重要意义。IgG4-TIN患者多表现为少至中量尿蛋白，而随机尿肾小管损伤指标如N-乙酰-β-D-氨基葡萄糖苷酶等均显著升高；患者SCr水平差异较大，就诊时既可在正常范围内，亦可出现肾功能不全甚至肾衰竭。IgG4-RKD患者较少出现肾小管性酸中毒或范科尼综合征（Fanconi syndrome）表现。目前，对于IgG4-MN究竟为原发性损害还是IgG4-TIN的伴随表现仍存在争议，IgG4-MN患者就诊时多表现为肾病水平尿蛋白及低白蛋白血症，但SCr多在正常范围内。需要注意的是，部分肾实质或肾盂占位患者，尿常规及24小时尿蛋白定量及SCr可能均无异常提示，对于此类患者，结合其他血清学检查结果与恶性肿瘤进行鉴别，对于后续诊疗至关重要。

其他血清学评估方面，IgG4-RKD患者血清IgG4水平多显著高于目前诊断界值，且常合并有血清总IgE、IgG、ESR等升高。血清补体水平下降对于IgG4-TIN具有一定提示价值，但在肾小球受累的患者中不突出。IgG4-MN患者中血清抗磷脂酶A2受体（phospholipase A2 receptor，PLA2R）抗体阴性。

对于输尿管、膀胱及前列腺受累的IgG4-RD患者，同样血清IgG4水平显著升高，并可伴有血清总IgE、IgG、ESR等升高。

四、IgG4-RD泌尿系统受累的影像学表现

（一）IgG4-RKD

特征性影像学异常是IgG4-RKD的诊断标准之一，甚至是部分患者肾内科就诊的唯一原因。超声或腹盆CT平扫通常难以及时发现病灶，目前不适用于疾病的诊断、评估。对于尚未出现肾功能不全的患者，增强CT检查对于IgG4-RKD的诊断具有重要价值。IgG4-RKD在增强CT上的典型表现为双肾弥漫性增大，伴肾皮质区域单个或多个低密度损伤灶：病灶可表现为小结节、圆形、楔形或补丁状病灶；肾盂壁增厚同样为常

见表现（图3-24）；增强磁共振成像（MRI）肾损伤病灶强化程度同样低于肾实质。对于已经出现肾功能异常的患者，肾MRI则不受肌酐清除率限制，在未来IgG4-RKD的诊断中具有更广泛的应用价值。典型MRI表现为双侧肾实质多发T2WI低信号、弥散加权成像（diffusion-weighted imaging，DWI）高信号病变，其中DWI对于病灶具有较高灵敏度。

PET/CT对于IgG4-RKD的诊断具有一定价值，IgG4-RKD在^{18}F-FDG PET/CT上表现为双肾弥漫性或多发性结节状高摄取病灶（图3-24）。

（二）肾盂、输尿管、膀胱

如怀疑患者存在IgG4相关性肾盂、输尿管或膀胱受累，CT或MR尿路造影检查可作为有效的影像学评估手段。IgG4-RD中肾盂、输尿管受累多表现为CT相应部位的软组织密度占位或管壁局灶性增厚，继发上游肾积水；其中输尿管病变常见于单侧。IgG4相关性膀胱受累在CT及MRI上均表现为膀胱壁局限性不均匀增厚病灶，PET/CT检查膀胱病变部位为高摄取（图3-24）。

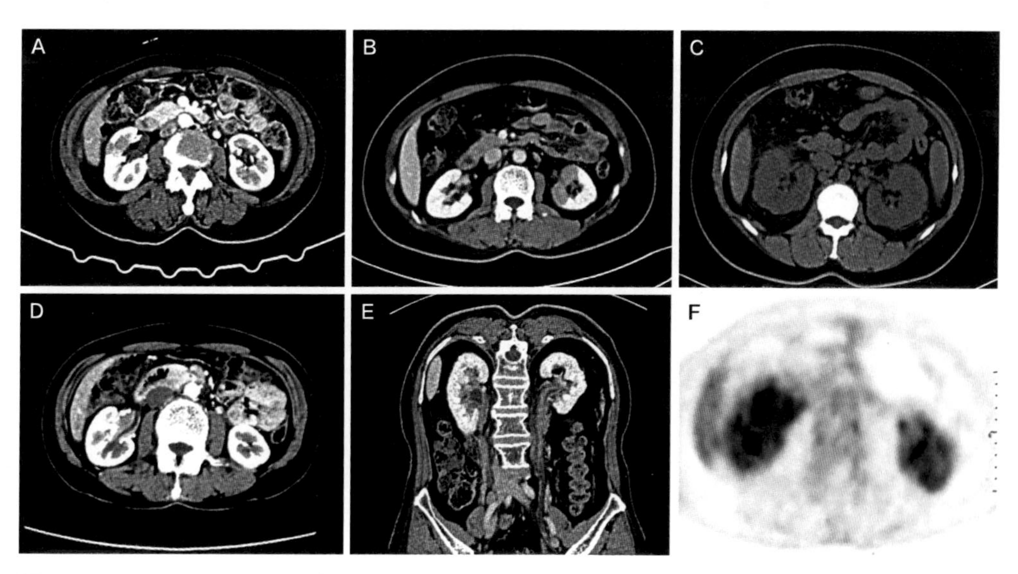

图3-24　IgG4-RD泌尿系统受累的影像学表现

A、B. 增强CT可见肾低密度病灶；C. CT平扫见双肾弥漫性增大；D. 增强CT见肾盂增厚；E. 增强CT见输尿管壁异常增厚；F. PET/CT见双肾多发高摄取病灶。

（三）前列腺

IgG4相关性前列腺受累在增强CT上表现为腺体内部密度不均，MRI中T2WI相则表现为低信号病灶。单侧或双侧腺体均可受累。PET/CT检查可见前列腺内局灶高摄取。

五、IgG4-RD泌尿系统受累的病理学表现

IgG4-RD泌尿系统受累的病理学诊断标准与IgG4-RD的病理学诊断一致（详见第六章）。由于肾病理组织多取材于针刺活检，因而组织中IgG4⁺浆细胞数需＞10/HPF，和/或IgG4/IgG⁺浆细胞＞40%（图3-25）；而其他泌尿系统受累器官病理组织多为手术切除标本，需要IgG4⁺浆细胞数＞50/HPF才能诊断。此外，IgG4-RKD肾脏病理学检查中阻塞性静脉炎相对罕见，而肾盂、输尿管、膀胱及前列腺受累的IgG4-RD相关病理组织中常见阻塞性静脉炎表现（图3-25）。

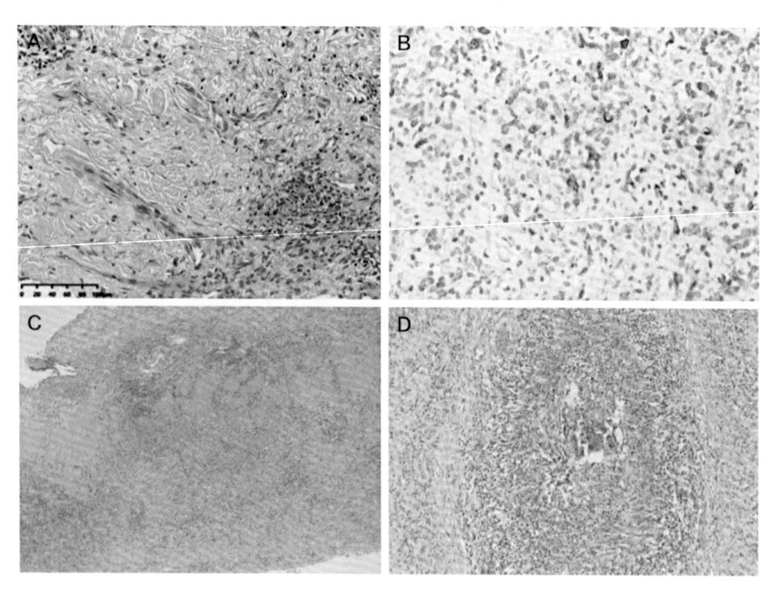

A. 肾小管间质性肾炎肾活检病理组织中可见大量淋巴细胞、浆细胞浸润及席纹状纤维化（×20）；B. 膀胱活检组织中IgG4染色（×20）；C. 输尿管管壁增厚并可见大量淋巴细胞、浆细胞浸润（×10）；D. 阻塞性静脉炎（×20）。

图3-25　IgG4-RD泌尿系统损害病理学表现

除光镜表现外，IgG4-RKD肾穿刺活检组织的免疫荧光及电镜具有一定特殊表现。IgG4-TIN肾组织免疫荧光可在肾小管基底膜附近观察到免疫复合物沉积，免疫复合物主要由IgG、C1q、C3及轻链等构成。IgG4-MN则可在肾小球基底膜观察到以

IgG4、IgG、C3、C4及轻链为主的沉积物。同时合并TIN的IgG4相关性肾小球损伤的肾组织中，通过电镜可观察到肾小管基底膜及间质、肾小球系膜区及肾小囊囊壁上颗粒状电子致密物沉积。

六、IgG4-RD泌尿系统受累的诊断及鉴别诊断

（一）IgG4-RD泌尿系统受累的诊断标准

IgG4-RD泌尿系统受累同样需要结合临床表现、血清学、影像学和组织病理学检查，同时结合其他器官累及的情况做出诊断。综合诊断标准见第八章。日本学者针对IgG4-RKD提出了器官特异性诊断标准（表3-9）。

表3-9　IgG4相关性肾病的诊断标准（2021年）

诊断要素：出现肾脏受损表现，如异常尿检或尿标志物异常；或肾功能受损，同时伴有血IgG水平升高，低补体血症或血IgE水平升高
（1）异常肾脏影像学表现
a．增强CT显示多个低密度病灶
b．肾脏弥漫性肿大
c．肾孤立性少血供占位
d．肾盂壁肥厚性损伤，且无肾盂表面的不规则病变
（2）血清IgG4水平升高（1350mg/L）
（3）肾脏组织病理学表现
a．显著淋巴细胞、浆细胞浸润，$IgG4^{+}$浆细胞＞10/HPF，和/或$IgG4^{+}$/IgG^{+}浆细胞＞40%
b．淋巴细胞巢或浆细胞巢周围有特征性纤维化
（4）肾外组织的组织病理学表现
肾外组织中显著淋巴细胞、浆细胞浸润，$IgG4^{+}$浆细胞＞10/HPF，且$IgG4^{+}$/IgG^{+}浆细胞＞40%
（5）肾外组织特征性临床或影像学改变：出现如下表现
a．双侧泪腺肿大
b．双侧下颌下腺或腮腺肿大
c．影像学符合1型自身免疫性胰腺炎
d．影像学符合腹膜后纤维化
诊断标准
明确诊断：
（1）+（3）+（4）a+（4）b
或（2）+（3）+（4）a+（4）b

续表

或（2）+（3）+（5）a
或（1）+（3）+（4）a+（5）a或（5）b
或（2）+（3）+（4）a+（5）b
很可能诊断：
（1）+（4）a+（4）b
或（2）+（4）a+（4）b
或（2）+（5）a
或（2）+（3）+（5）b
可能诊断：
（1）+（3）
或（2）+（3）
或（1）+（4）a
或（2）+（4）a
或（2）+（5）b

注：[1] 临床表现和组织病理学应除外以下疾病：ANCA相关性血管炎、多中心型Castleman病、淋巴瘤及髓外浆细胞瘤。

[2] 影像学应除外以下疾病：淋巴瘤、泌尿系统恶性肿瘤、肾梗死和肾盂肾炎；罕见情况下肉芽肿性血管炎、结节病和恶性肿瘤转移灶也可能有类似影像学表现。

（二）IgG4-RD泌尿系统受累的鉴别诊断

IgG4-RKD的影像学及病理学诊断均需要临床医生与有经验的放射科及病理科医生合作进行。影像学方面，IgG4-RKD与肾梗死、肾脓肿、恶性肿瘤、淋巴瘤影像学表现类似，鉴别困难。其中肾梗死CT亦可表现为边缘清晰的楔形病灶，肾脓肿可表现为边界不清的圆形甚至补丁状病灶，增强扫描可协助鉴别。但肾原发性肿瘤、肾淋巴瘤或恶性肿瘤肾转移在CT、MRI上均难以与IgG4-RKD区分，此时需结合患者临床表现、血清学检查等共同判断。部分疾病肾脏受累可模拟IgG4-RKD的肾脏病理学表现：ANCA相关性血管炎的肾组织亦可出现大量IgG4$^+$浆细胞浸润，但可同时出现坏死性血管炎、肉芽肿形成及中性粒细胞浸润，可结合其他临床表现与IgG4-RKD进行鉴别；Castleman病的临床表现亦与IgG4-RD类似，肾受累亦可表现为伴有IgG4$^+$浆细胞浸润的间质性肾炎，但纤维化程度相对较轻，需临床医生与有经验的病理科医生共同协作作出诊断。除上述疾病外，干燥综合征肾损害、淋巴瘤、恶性肿瘤等在肾病理学检查上亦可出现淋巴细胞、浆细胞浸润的间质性肾炎，但多无IgG4/IgG$^+$浆细胞比值升高及特征性席纹状纤维化，结合临床表现不难做出鉴别。

泌尿系统其他部位受累的患者则主要需与原发性恶性肿瘤及转移瘤进行鉴别。

七、IgG4-RD泌尿系统受累的治疗

IgG4相关性疾病泌尿系统受累，特别是肾脏受累，如未得到及时干预，可能导致不可逆性损伤，因此，一旦诊断需尽快开始治疗。

糖皮质激素目前是IgG4-RD泌尿系统受累的一线治疗用药。但不同于经典IgG4-RD对于糖皮质激素的治疗反应，单纯糖皮质激素治疗IgG4-RKD所需疗程更长，且患者肾功能仅能得到部分改善：患者治疗后SCr可能难以恢复正常，且出现不可逆性肾萎缩；20.0%～61.5%患者出现病情反复。结合IgG4-RKD肾脏大量免疫复合物沉积的病理学特点，早期强化免疫抑制治疗可能对于患者远期肾功能的保存、减少疾病反复具有重要价值。近年文献报道，利妥昔单抗（美罗华）联合糖皮质激素治疗（快速减停）在初治或糖皮质激素治疗后复发的IgG4-RKD患者中同样取得了良好效果。

除上述免疫抑制治疗及靶向治疗外，对于急性肾功能不全的患者，可能需要短期的血液净化支持，肾盂输尿管占位导致肾后性梗阻的患者可行D-J管置入。

（滕　菲　李雪梅）

第九节　内分泌系统受累

IgG4相关性疾病（IgG4-RD）是一种免疫介导的多器官受累慢性炎症性疾病，好发于胰腺、胆道、唾液腺、泪腺、腹膜后组织及淋巴结，可伴有淋巴细胞和浆细胞浸润、纤维化及深静脉血栓形成。IgG4-RD在内分泌系统中的表现多见，尤其是甲状腺受累比例可高达4%～6%，其主要组织病理学表现包括淋巴细胞和浆细胞浸润、席纹状纤维化和闭塞性静脉炎。

一、IgG4-RD内分泌学概述

内分泌系统由体内分泌不同激素的组织和器官组成，调节机体从出生到成年到衰老的整个生物过程，包括大脑和神经系统的发育，生殖系统的成熟和功能，以及新陈代谢和血糖水平。女性卵巢、男性睾丸、垂体、甲状腺和肾上腺是体内主要的内分泌器官。

下丘脑分泌的激素作用于垂体，将内分泌和神经系统连接起来。下丘脑产生的激素包括促肾上腺皮质激素释放激素（corticotropin releasing hormone，CRH）、多巴胺、生长激素释放激素（growth hormone releasing hormone，GHRH）、生长抑素、促性腺激素释放激素（gonadotropin-releasing hormone，GNRH）和促甲状腺素释放激素（thyrotropin releasing hormone，TRH）。垂体有前、后两叶，接收来自下丘脑的信号。垂体后叶由室旁核（paraventricular nucleus，PVN）和视上核（supraoptic nucleus，SON）组成，两个核细胞均不产生激素，而是储存和分泌由下丘脑产生的激素（表3-10）。其中PVN位于下丘脑内侧区，由核发出室旁垂体束达垂体后叶产生催产素（oxytocin，OXT）。SON是下丘脑的灰质核团，位于视交叉正上方，下丘脑内侧区，由神经分泌细胞组成视上垂体束，经垂体柄达垂体后叶，分泌的血管升压素（antidiuretic hormone，ADH）为胶状颗粒，沿视上垂体束纤维的轴浆运送至垂体后叶贮存或释放入毛细血管。这些激素沿着轴突移动，进入垂体后叶轴突末端的储存部位。为了响应来自同一下丘脑神经元的信号，激素从轴突末梢释放到血液中。垂体前叶产生的激素，其中一些作用于其他内分泌腺。IgG4相关性垂体炎通常表现为垂体前叶激素紊乱，垂体后叶激素紊乱主要表现为ADH分泌缺乏，较少出现OXT缺乏。

表3-10　垂体分泌的激素种类和作用

垂体	相关激素	化学类别	生理作用
前叶	生长激素（GH）	蛋白质	促进身体发育和生长
前叶	催乳素（PRL）	肽	促进泌乳
前叶	促甲状腺激素（TSH）	糖蛋白	促进甲状腺激释放
前叶	促肾上腺皮质激素（ACTH）	肽	促进肾上腺皮质激素释放
前叶	卵泡刺激素（FSH）	糖蛋白	促进卵泡发育成熟和睾丸生精小管精子生成
前叶	黄体生成素（LH）	糖蛋白	促进卵泡成熟排卵和睾丸间质细胞释放睾酮
后叶	血管升压素（ADH）	肽	刺激肾脏对水的重吸收
后叶	催产素（OXT）	肽	刺激分娩期的子宫收缩

二、IgG4相关性甲状腺疾病

甲状腺对脊椎动物的健康发育、成熟和代谢至关重要。2011年Watanabe首次提出IgG4相关性甲状腺疾病的概念，并观察到IgG4-RD患者甲状腺功能异常比例高达19%。常见IgG4相关性甲状腺疾病包括木样甲状腺炎（Riedel thyroiditis，RT）和桥本甲状腺炎（Hashimoto thyroiditis，HT）。

RT较罕见，人群发病率为1.06/10万，又称慢性纤维性甲状腺炎和慢性浸润性甲状腺炎。RT发病率女性高于男性（3：1），发病高峰年龄在30～60岁。遗传易感性相关因素包括HLA-DRB1*0405和HLA-DQB1*0401单倍型，这些单倍型可能在抗原提呈和诱导自身免疫反应中发挥功能性作用。RT病理表现为甲状腺实质及周围组织被大量致密的纤维组织所取代，临床表现为甲状腺肿大（但无痛），硬度增加，可侵犯颈部毗邻重要结构。患者可表现气管和食管压迫症状，如发声困难、声音嘶哑和吞咽困难，严重者可导致呼吸困难、单侧或双侧喉返神经麻痹、甲状旁腺功能减退、Horner综合征或上腔静脉综合征。Schwaegerle等观察到67%患者的抗甲状腺抗体水平升高。在临床检查和手术中有时很难区分RT、甲状腺间变性癌或淋巴瘤。约1/3的RT患者出现甲状腺功能减退。2010年，Dahlgren等报告了3例RT患者，应用免疫组化证明甲状腺中存在$IgG4^{+}$细胞浸润。RT治疗除应补充甲状腺素改善甲状腺功能外，还应补充糖皮质激素。起始剂量为15～100mg/d，并在数周到数月内逐渐减量。他莫昔芬可用于糖皮质激素治疗后复发患者的二线治疗。有报道使用10～20mg/d他莫昔芬联合持续糖皮质激素治疗或单一治疗，能有效控制症状。在糖皮质激素应答不佳患者中，吗替麦考酚酯和利妥昔单抗对治疗具有重要意义。

HT是最常见的自身免疫性甲状腺疾病，同时也是碘充足地区甲状腺功能减退最常见的原因。HT特殊类型就是IgG4相关性桥本甲状腺炎（IgG4-RHT），这种疾病的发病率随着年龄的增长而增加（60岁以上者超过17%），女性发病率远高于男性（7：1）。最典型的临床表现是无痛性、弥漫性甲状腺肿伴密度增加，抗甲状腺抗体水平升高和甲状腺功能减退（特别是在疾病晚期）。中国学者Zhang研究报道，HT患者中IgG4-RHT发生率为22.64%。与IgG4-RD类似，IgG4-RHT病理学表现为纤维化伴淋巴细胞、浆细胞浸润以及滤泡细胞变性，高效价过氧化物酶抗体和甲状腺球蛋白抗体阳性。

甲状腺超声是最常用的影像学检测手段。在IgG4相关性甲状腺疾病中通常表现为甲状腺弥漫性低回声，而非IgG4相关性甲状腺炎表现为弥漫性高回声。这可能源于甲状腺的间质纤维化和滤泡细胞变性。MRI显示T1和T2图像的低信号。CT/MRI与PET扫描可用于排除其他IgG4相关性恶性肿瘤，也可用于治疗后的疾病监测。若怀疑有甲状腺外疾病，还可以帮助确定疾病的范围和活动性。

三、IgG4-RD和垂体疾病

疑似垂体功能异常的IgG4-RD患者均应进行垂体功能检查，包括但不限于ACTH、皮质醇、TSH、游离四碘甲状腺原氨酸（free tetraiodothyronine，FT_4）、生长激素（growth hormone，GH）、胰岛素样生长因子1（insulin-like growth factor 1，IGF-1）、FSH/LH、睾酮（testosterone，T）、雌二醇（estradiol，E2）、24小时尿量、尿液和血浆渗透压、ADH（中枢性尿崩症）等。

垂体前叶功能减退包括4种：①生长激素缺乏，即年龄校正后的IGF-1水平减低伴有其他3种垂体激素缺乏；②继发性肾上腺皮质功能减退，清晨血清皮质醇<5μg/dl且ACTH<15pg/ml；③继发性性腺功能减退，闭经/少经的女性血清FSH/LH浓度未相应升高，或成年男性血清睾酮水平低下；④继发性甲状腺功能减退，甲状腺功能水平低于正常范围，血清TSH水平低下。

垂体后叶功能减退导致中枢性尿崩症的诊断是基于多尿、尿渗透压低[在禁水试验中<300mOsm/（kg·H_2O）]，以及去氨升压素试验后尿渗透压增加或尿量减少。

IgG4相关性垂体炎（IgG4-related hypophysitis，IgG4-RH）较罕见。垂体疾病的常见临床表现头痛和视力缺陷（包括视野缺损和复视）在IgG4-RH中并不常见，可能是由于IgG4-RH病程较长。垂体激素功能缺乏最突出的内分泌症状是ADH缺乏（80%），其次是FSH/LH缺乏（50%）、ACTH缺乏（30%）、TSH缺乏（20%）和GH/IGF-1缺乏（10%）。垂体肿块活检的组织病理学分析，可表现为典型炎性假瘤（inflammatory pseudotumor，IPT）的特征，通常涉及多个器官。颅内IgG4相关性IPT类似于多发性脑膜瘤。组织病理学证实的IgG4-RH病例中，切除的垂体肿瘤被证实为IPT，有丰富的$IgG4^+$浆细胞浸润和淋巴细胞聚集，病变对糖皮质激素反应迅速。然而，在多例垂体活检报告的IgG4-RH病例中，不少病例缺乏丰富的$IgG4^+$细胞，而其临床表现支持诊断，分析其缘由可能是使用糖皮质激素治疗掩盖了典型的浆细胞浸润。此外，还可能由于IgG4-RD的准确发病过程不明确，这些患者可能正处于IgG4-RD的初始阶段（IgG4分子尚未合成）。

迄今为止，最大一项IgG4-RH临床研究包含了7例年长患者（男性3例、女性4例），均出现垂体功能减退且合并尿崩症。IgG4相关性垂体炎的男性和女性中位发病年龄分别为58岁和64岁。垂体以外其他器官受累按照发生率由高到低依次为：腹膜后纤维化、米库利奇病、自身免疫性胰腺炎、淋巴结肿大。在大多数情况下，其他器官受累发生在垂体炎之前。然而，有2例患者垂体炎发生早于腹膜后纤维化。还有许多病例描述了IgG4-RD影响脑垂体的表现，几乎所有病例表现为不同程度的垂体功能减退和尿崩症，垂体柄增厚和/或垂体肿块（图3-26）。即使较低剂量的糖皮质激素治疗后，垂体肿胀和肿块在会显著改善。在糖皮质激素治疗前，血清IgG4水平升高是正确诊断IgG4-RH的主要线索。

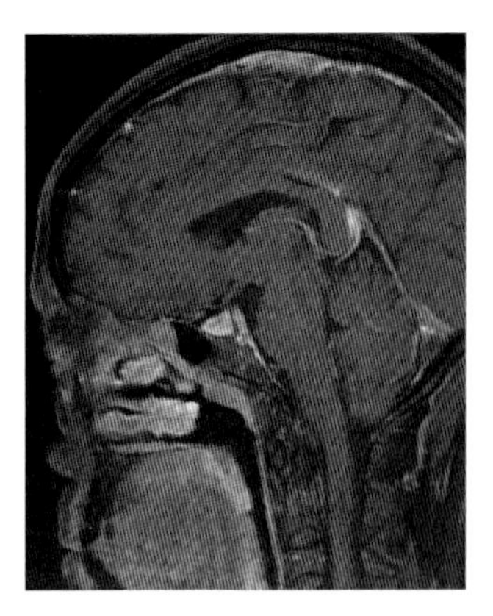

图3-26　肿大垂体

2014~2018年，北京协和医院一项研究纳入确诊IgG4-RD的10例患者（男性6例、女性4例），中位年龄为55岁。5例单器官受累（1例累及垂体，4例累及甲状腺），另外5例有2个及以上器官受累。8例患者CRP水平升高或ESR增快，7例患者抗核抗体阳性，6例患者血清总IgE水平升高。9例患者接受口服糖皮质激素治疗，其中3例患者接受免疫抑制剂或利妥昔单抗联合治疗。所有患者治疗后临床症状均得到缓解，影像学表现也有所改善；所有患者血清IgG4水平均显著降低，有5例恢复正常。有研究还表明，IgG4-RH患病率可能被低估，究其原因可能是生理剂量的类固醇治疗后血清IgG4浓度可趋于正常。大多数IgG4-RH患者的MRI表现与一般垂体炎的病例相似，如垂体前叶和/或茎柄增大、垂体前叶囊性形成、空蝶鞍等。研究表明，通过检查垂体或其他受累组织的活检标本，有助于确诊血清IgG4浓度正常患者。考虑到IgG4-RD潜在病例数量，通过测定垂体功能，有助于发现潜在IgG4-RH病例。

IgG4相关性垂体炎目前尚无确切诊断标准，但Leporati提出了诊断IgG4相关性垂体炎的5个标准：①垂体单核细胞浸润，富含淋巴细胞和浆细胞，$IgG4^{+}$细胞＞10/HPF；②当垂体组织病理学无法获取时，垂体MRI显示鞍区肿块和/或垂体柄增厚；③活检证实其他器官IgG4阳性病变；④血清IgG4＞1400mg/L；⑤垂体体积缩小，而糖皮质激素治疗可改善。若满足以下任何一项，即可确立诊断：单独标准①或标准②③或标准②④和⑤。

当血清IgG4水平高时，应考虑使用Ga闪烁显影或PET进行全身检查来检测其他器官。有许多疾病与血清高IgG4相关，包括肉芽肿性血管炎、Castleman病和特发性浆细胞淋巴结病。

四、IgG4-RD和肾上腺疾病

肾上腺由髓质和皮质两个腺体组成。髓质产生儿茶酚胺，包括肾上腺素、去甲肾上腺素和少量多巴胺，这些激素负责“应激反应”的所有生理特征，即所谓的“战斗或逃跑”反应。肾上腺皮质产生的激素使机体能够应对压力，调节血压、葡萄糖代谢以及机体盐和水的平衡。肾上腺皮质产生3种皮质激素，其中最重要的是醛固酮，有助于维持机体的盐和水平衡，进而调节血压。其次是皮质醇，参与了对疾病的反应，也有助于调节机体代谢；皮质醇还可刺激葡萄糖的产生，帮助机体从储存的成分（脂肪和肌肉）中产生葡萄糖；皮质醇也有显著的抗炎作用。第三是肾上腺雄激素，在男性主要是脱氢表雄酮（dehydroepiandrosterone，DHEA）和睾酮。

IgG4相关性局灶性肾上腺病变极为罕见。Samji报道了一例77岁的非裔美国女性因无痛性血尿，通过腹部和骨盆CT扫描检测到肾上腺肿块。通过PET进一步评估显示，左肾上区和右髂区有高代谢肿块。右侧髂骨肿块活检显示：CD134染色显示浆细胞计数增加，IgG4染色阳性；IgG4染色显示浆细胞比例超过40%，最终组织活检诊断为IgG4-RD。

五、IgG4-RD和睾丸受累

男性生殖性腺睾丸和女性生殖性腺卵巢均可产生类固醇，影响生长和发育，也调节生殖周期和行为。性腺类固醇主要包括是雄激素、雌激素和孕激素，这些激素在男性和女性中都存在，但水平不同。

Li总结了共18例IgG4-RD睾丸受累的患者，中位年龄46岁，平均年龄47.5岁，年龄段集中在20～50岁及70岁以上。Inoue等队列研究纳入了235例IgG4-RD患者，中位年龄为67岁。Wallce等纳入125例患者，平均年龄50.3岁。以上数据表明，睾丸受累患者的平均年龄较年轻。Hui的一项纳入737例IgG4-RD患者的回顾性研究显示，浅表器官（如睾丸）受累比例随年龄的增长而降低，而内脏器官受累比例随年龄的增加而增加，在男性患者中更为明显。临床表现阴囊肿块最常见（72.22%），其次为睾丸肿胀（44.44%）和疼痛（27.77%），睾丸无痛症比疼痛更常见，可能是疾病诊治延误的原因。Li的研究表明6例患者（33.33%）既往无基础疾病，随后发展为IgG4-RD，而4例患者（22.22%）在IgG4-RD累及睾丸前发生腹膜后纤维化。腹膜后纤维化与睾丸受累之间的关系尚不清楚，究其机制可能是当腹膜后纤维化发展时，患者的免疫系统受到攻击，血睾屏障被破坏。16例患者（88.88%）接受手术治疗，包括部分和根治性切除；只有7例患者接受激素治疗（38.88%）；1例患者接受甲氨蝶呤治疗，病情均有所改善。

六、IgG4-RD和卵巢受累

IgG4-RD具有多器官受累的特性以及与恶性肿瘤相似的临床特征，常导致临床医生通常先考虑卵巢恶性肿瘤，经多次手术后病理学活检均未发现恶性肿瘤的证据，才被怀疑和确诊IgG4-RD卵巢受累。迄今为止仅有不足5例涉及卵巢的报道，其中3例IgG4-RD病例中观察到淋巴细胞、浆细胞浸润卵巢。在Sevda和Maruyama报道的病例中，双侧卵巢肿大伴有腹膜和大网膜植入物。在Sekulic报道的病例中，卵巢受累是单侧且富含嗜酸性粒细胞。在Akyol报道的病例中，有明显纤维化，而其他两个病例报道中只有Maruyama强调纤维化。Sevda病例报道中未发现静脉炎，但其他2例均发现静脉炎。诊断IgG4-RD所需的IgG4阳性细胞数量因相关器官的不同而异：在Maruyama报道的病例中，高倍镜视野中有90%以上的浆细胞显示IgG4免疫组化染色阳性。在Sekulic和Sevda报道病例中，免疫组化检测发现IgG4$^+$细胞40～50/HPF。

七、IgG4相关性自身免疫性胰腺炎和糖尿病

自身免疫性胰腺炎（AIP）常表现为梗阻性黄疸和经常发作的血糖水平异常。AIP有两种类型：在日本、韩国更为普遍的1型AIP（IgG4相关性胰腺炎）；在欧美国家更为常见的2型AIP，常伴有粒细胞性上皮病变。与AIP相关的糖尿病可发生在疾病每个阶段。超过50%的患者在AIP诊断时被报道发现血糖增高。值得注意的是，糖皮质激素治疗AIP后，高血糖症状可能完全消失。约60%与AIP相关的糖尿病在短期和长期内对糖皮质激素有反应。Yamada描述了1例79岁女性病例，其糖尿病是AIP唯一表现，在糖皮质治疗的第1个月后没有使用降血糖药物而血糖维持正常，他指出“IgG4相关性糖

尿病”采用胰岛素治疗，其病程取决于胰腺萎缩的进展程度。

1型AIP与糖尿病关系密切。血糖增高可早于AIP之前出现，也可与AIP同时发现，亦可在糖皮质激素治疗过程中出现。胰腺胰岛细胞负责产生胰高血糖素（α细胞）和胰岛素（β细胞）。这两种激素都有助于调节血糖水平。Takeshima等研究发现1型AIP患者胰岛中α、β细胞功能均下降。糖皮质激素治疗后α细胞较β细胞功能恢复明显，而α和β细胞间功能的平衡被打破，可能是血糖升高的原因。

（余毅恺　董凌莉）

第十节　神经系统受累

与胰腺、胆管、唾液腺相比，IgG4-RD较少累及神经系统。文献报道IgG4-RD可累及硬脑（脊）膜、垂体、颅神经及脑实质等部位，可同时累及相邻或不相邻的多个部位，也可仅累及单一病灶。病理学检查见IgG4^{+}淋巴细胞浆细胞浸润、组织硬化和纤维化，伴或不伴血清IgG4水平升高。IgG4-RD神经系统受累不仅罕见而且病理活检取材困难，因此误诊、漏诊率较高。疾病早期对糖皮质激素治疗反应良好，而晚期通常会造成不可逆性神经损伤。

一、IgG4-RD神经系统受累的流行病学

目前，IgG4-RD神经系统受累流行病学特点与IgG4-RD的普遍流行病学特点相符，男性发病率高于女性，发病年龄也明显大于女性。IgG4-RD神经系统受累相较其他器官系统发病率较低，以IgG4相关性垂体炎（IgG4-RH）为例，文献报告发病率为（0.28～1.08）/100 000例，占所有垂体炎的30%，占所有垂体功能减退患者的4%。在2011年1月至2013年12月，北京协和医院收治的118例IgG4-RD中，IgG4-RH患病率仅为1.7%。在2012年12月至2017年1月的另一项前瞻性研究中，262例患者被诊断为IgG4-RD，其中仅10例（3.8%）患者存在垂体受累。由于某些诊断为淋巴细胞性垂体炎的患者可能没有进行IgG4染色，目前的文献报告可能低估了IgG4-RH的发病率。Bando等的一项研究共统计了170例日本垂体功能减退患者，其中23例为垂体炎，7例诊断为IgG4-RH，占所有垂体炎的30.4%，占所有垂体功能减退患者的7%。德国的一项研究对29例最初诊断为原发性垂体炎患者的病理标本进行了重新评估，结

果显示40%的病例可诊断为IgG4-RH。法国的一项类似的研究中，对8例垂体炎患者的病理标本进行了重新评估，发现其中2例为IgG4-RH。

二、IgG4-RD神经系统受累的临床症状

（一）IgG4相关性肥厚性硬脑（脊）膜炎

肥厚性硬脑（脊）膜炎是一组以硬脑膜、硬脊膜异常纤维性肥厚为特征的异质性疾病，涉及结核、真菌感染、脑膜瘤、ANCA相关性血管炎、结节病、类风湿关节炎、干燥综合征等多种疾病。IgG4相关性肥厚性硬脑膜炎（IgG4-related hypertrophic pachymeningitis，IgG4-RHP）于2009年首次被提出，曾被认为是特发性肥厚性硬脑（脊）膜炎，多见于老年男性。IgG4-RHP可累及大脑凸面、颅中窝、颅后窝、大脑镰、小脑幕、鞍旁等部位的硬脑膜及临近脑组织。因为硬脑（脊）膜局灶性或弥漫性增厚，压迫邻近神经或血管等组织，导致头痛、颅神经损害、癫痫、视力改变、听力下降、小脑性共济失调、神经根病变、肢体感觉异常、无力等临床表现。

（二）IgG4相关性垂体炎

垂体炎是一组病因不同的脑垂体慢性炎症性疾病，按组织学分类可分为淋巴细胞性、肉芽肿性、黄色瘤样及坏死性垂体炎等。其中部分以大量IgG4^{+}浆细胞浸润为特点的淋巴细胞性垂体炎被认为属于IgG4-RD。IgG4-RD好发于中老年男性，垂体前叶、后叶以及垂体柄均可受累，可以造成促肾上腺皮质激素（ACTH）、促甲状腺激素（TSH）、生长激素（GH）、黄体生成素（LH）、卵泡刺激素（FSH）、催乳素（PRL）等激素单一或多种分泌障碍，故临床表现多种多样。当出现促肾上腺皮质激素缺乏时，可表现为全身不适、食欲不振、体重减轻、闭经、性欲下降等症状。若垂体和/或垂体柄肿胀，可引起头痛、视力障碍、眼球运动障碍等占位效应。在IgG4-RD的诸多临床表现中，以垂体功能减退相关临床表现最为常见。部分患者表现为垂体单独受累，部分患者还可出现腹膜后纤维化、间质性肺炎、米库利奇病等垂体外症状。IgG4-RH可作为IgG4-RD唯一的受累器官，51%的IgG4-RH女性患者无其他器官受累，而近60%的IgG4-RH男性至少有2个其他器官受累，约64%的IgG4-RH患者伴有唾液腺、肺、胰腺及腹膜后等脏器受累。

（三）IgG4相关性炎性假瘤

炎性假瘤（IPT）并非真的肿瘤，而是一种非特异性慢性增殖性炎症，组织学上

由肉芽组织、炎症细胞（淋巴细胞、浆细胞、嗜酸性粒细胞）、增生的实质细胞及纤维组织构成，其发病机制尚未明确。IgG4相关性炎性假瘤可累及胰腺、胆道、泪腺、肾脏、淋巴结、肺、甲状腺、肝脏、乳腺和腹膜后组织等器官系统，颅内受累较罕见。文献报告眼眶及垂体部位的炎性假瘤相对常见，脑膜、脑室、颅神经、斜坡、枕骨大孔等部位受累罕见。IgG4相关性炎性假瘤可为IgG-RD系统受累的一部分，亦可于颅内单独发病。IgG4相关性炎性假瘤可单发，也可多发，颅内多部位的IgG4相关性炎性假瘤需与颅内多发脑膜瘤相鉴别。IgG4相关性炎性假瘤的临床表现取决于受累部位。例如，累及眼眶，临床可表现为眼痛、眼睑和结膜红肿、眼球突出、眼球运动障碍及视力下降等。

（四）IgG4相关性周围神经病变

IgG4相关性周围神经病变报道较少，常发生于眼眶及椎旁区域，主要见于视神经及三叉神经受累，临床表现与受累神经相关。在Inoue等回顾性研究的106例IgG4-RD患者中，仅发现7例患者有IgG4相关性周围神经病变。曾经报告过1例55岁男性患者，组织病理学证实患有IgG4相关性多发性单神经炎，电生理检查提示轴索神经病变，腓肠神经外膜存在大量IgG4阳性浆细胞浸润及胶原纤维增生，经糖皮质激素治疗后症状很快改善。

（五）脑实质受累

IgG4相关性疾病脑实质受累极为罕见，常伴肥厚性硬脑（脊）膜炎。2014年Regev等报道了1例经脑组织及脑膜活检证实的脑实质受累患者，该患者存在胰腺、胆管及唾液腺等多系统受累，颅脑MRI提示存在三处脑白质病变及右侧额叶一处皮质病变，T2WI及FLAIR呈高信号，增强及弥散加权成像未见异常，脑组织及邻近脑膜活检提示皮质和皮质下可见大量淋巴细胞浸润伴纤维组织增生，淋巴细胞主要浸润于血管周围，浆细胞占免疫细胞群的10%以上，且大部分为$IgG4^+$浆细胞（＞10/HPF），在接受糖皮质激素和利妥昔单抗治疗后病情得到缓解。因IgG4-RD脑实质受累的病例极为罕见，目前具体发病机制无法明确，有待进一步研究。颅脑MRI、脑电图及脑脊液常规检查结果通常无特异性，因此对疑似脑实质受累的IgG4-RD患者，脑组织及脑膜活检仍是最佳的确诊手段。

三、IgG4-RD神经系统受累的病理和影像学特点

（一）IgG4相关性肥厚性硬脑（脊）膜炎

颅脑MRI是IgG4-RHP的首选影像学检查，可见硬脑膜呈条带样或结节样增厚，受累部位可局限于幕上半球、颅底或脊髓的硬脑膜，也可同时发生于上述组织，T1WI上表现为等信号或稍低信号，T2WI上呈相对低信号，增强扫描可见均匀强化。若大脑镰或小脑幕受累，可表现为病变硬脑膜两侧强化、中心无强化的“双轨征”或“奔驰征”（图3-27）。与颅脑MRI相比，颅脑CT主要用于评估IgG4-RHP伴随的颅骨受累，而颅脑MRI在视交叉、神经根、脑干和颅底的精细解剖评估方面比CT更具优势。

硬脑膜活检是诊断IgG4-RHP的金标准。大体病理可见硬脑膜增厚，部分可呈结节样增厚，质地较韧，血运丰富。镜下可见里大量淋巴细胞浆细胞浸润，少量巨噬细胞、嗜酸性粒细胞浸润，纤维组织增生，玻璃样变性，可伴有IgG4-RD典型的席纹状纤维化及闭塞性静脉炎改变。免疫组化染色$IgG4^{+}/IgG^{+}$浆细胞＞40%，$IgG4^{+}$浆细胞＞10/HPF。

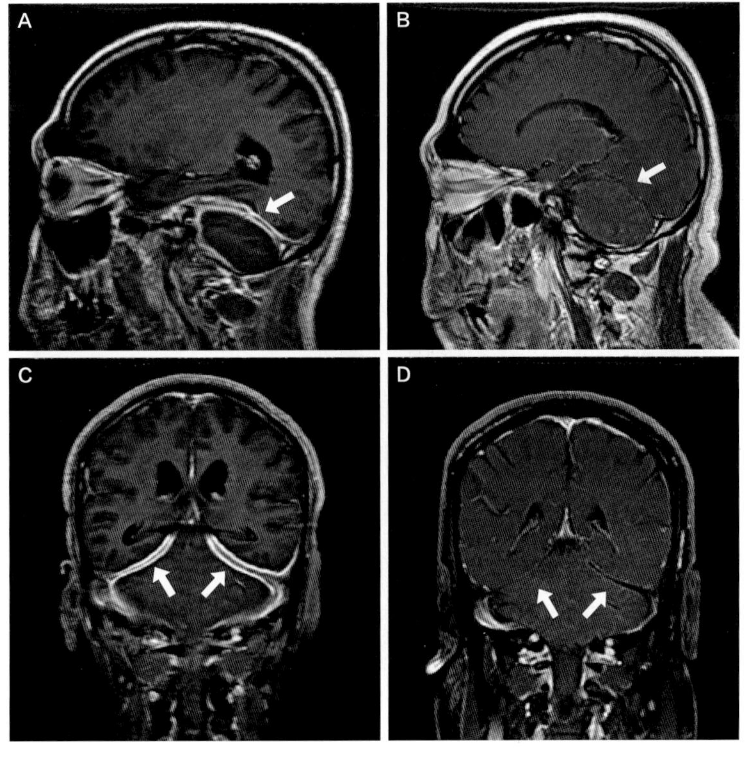

A、C. MRI显示治疗前硬脑膜增厚（箭头）；B、D. 治疗后硬脑膜增厚消失。

图3-27　IgG4相关性肥厚性硬脑（脊）膜炎影像学表现

（二）IgG4相关性垂体炎

IgG4-RH颅脑MRI常表现为垂体或垂体柄体积增大、鞍区占位，病灶在T1WI上表现为等信号或低信号，在T2WI呈高信号，增强扫描可见明显均匀强化（图3-28）。有时需与垂体腺瘤相鉴别，脑垂体瘤MRI多表现为非对称性垂体柄移位，增强未见明显强化。IgG4-RH组织活检具有IgG4-RD的典型病理改变，但在IgG4-RH中，闭塞性静脉炎尚未被报道过。

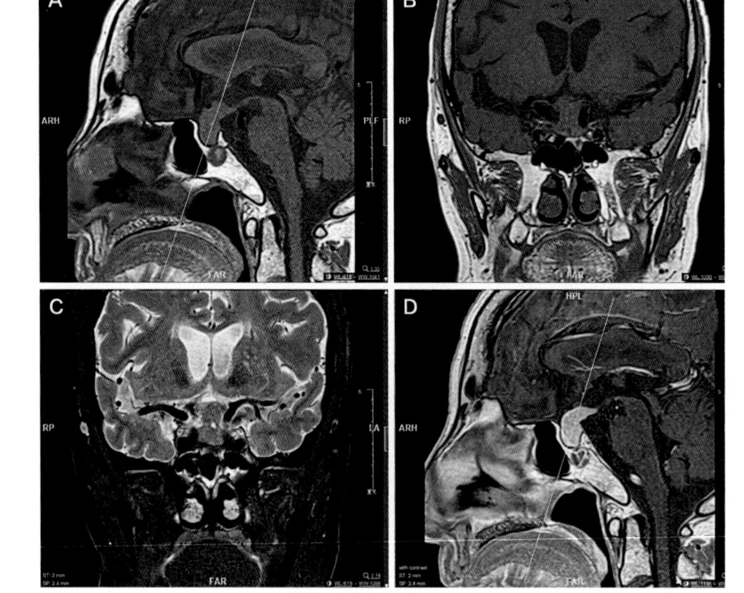

A. T1WI矢状面扫描显示蝶鞍扩大，鞍底下陷，垂体增大，垂体柄增粗，呈等T1信号；B. T1WI冠状面扫描；C. T2WI冠状面扫描呈混杂稍长T2信号；D. T1WI矢状面增强扫描显示垂体及垂体柄轻度欠均匀强化。

图3-28　IgG4-RH影像学表现

（三）IgG4相关性炎性假瘤

颅内IgG4相关性炎性假瘤最常用的影像学检查手段是颅脑MRI，在T1WI呈等信号，T2WI呈低或等信号，T1WI增强明显强化，有时很难与颅内恶性肿瘤及感染性疾病相鉴别。可以伴有高IgG4血症，但约半数患者血清IgG4正常，且影像学上有时很难与颅内恶性肿瘤相鉴别，因此组织活检仍是颅内IgG4相关性炎性假瘤诊断的金标准。其他部位的组织活检如具有IgG4-RD的典型病理改变时，其诊断可能性较大。

四、IgG4-RD神经系统受累的其他辅助检查

70%～90%的IgG4-RD神经系统受累患者血清IgG4水平升高，男性的血清IgG4

水平明显高于女性，近25%的IgG4-RH患者血清IgG4水平正常，特别是一些仅存在脑膜受累的患者。IgG4-RHP患者的血清IgG4水平升高通常意味着存在脑膜外受累。腰椎穿刺检查的主要价值是排除中枢神经系统感染和恶性肿瘤。IgG4-RD神经系统受累患者的脑脊液常规检查可见蛋白及不同程度的淋巴细胞计数升高，糖、氯化物水平正常。

其他实验室检查还包括外周血嗜酸性粒细胞增多，血清IgG水平升高，总IgE水平升高，ESR增快和CRP升高。

五、IgG4-RD神经系统受累的诊断和鉴别诊断

IgG4-RD神经系统受累的诊断需要结合患者病史、体征、血清学、影像学和组织病理学检查，同时结合其他受累器官的临床表现，依据2011年日本制定的IgG4-RD综合诊断标准或2019年ACR/EULAR制定的IgG4-RD分类标准进行诊断。目前，IgG4-RD神经系统受累尚无公认的器官特异性诊断标准。

2011年，Leporati等曾提出IgG4-RH诊断标准。①组织病理学：垂体组织大量淋巴和浆细胞的单核细胞浸润，$IgG4^{+}$浆细胞＞10/HPF；②MRI：蝶鞍占位和/或垂体柄增粗；③其他器官活检证实IgG4-RD；④血清学：血清IgG4水平升高（＞1400mg/L）；⑤对糖皮质激素的反应：糖皮质激素治疗后垂体占位迅速消退、症状好转。Leporati建议单独标准①或标准②+③或标准②+④+⑤均可作为IgG4相关性垂体炎的诊断依据，而组织病理学检查并非必需。IgG4-RH诊断也可以参考2020年日本内分泌学会推荐的IgG4-RH诊断标准（表3-11）。

IgG4-RH需要与淋巴细胞性垂体炎、神经结节病、肉芽肿性多血管炎、朗格汉斯细胞组织细胞增生症所致的继发性垂体炎鉴别。淋巴细胞性垂体炎又称自身免疫性垂体炎，常见于成年女性，尤其是妊娠晚期及分娩后早期，可有多种抗垂体抗体阳性，垂体激素紊乱在IgG4相关性垂体炎中比在淋巴细胞性垂体炎中更为常见。肥厚性硬脑（脊）膜炎是许多不同疾病的潜在表现，因此IgG4-RHP需要与传染病（如神经梅毒、结核病、细菌性脑膜炎和真菌性脑膜炎）、炎症性疾病（如肉芽肿性多血管炎、巨细胞动脉炎、类风湿关节炎和神经结节病）、Rosai-Dorfman病、Castleman病和各种实体肿瘤及血液系统疾病（如硬膜癌、邻近颅骨或脑扩散的转移、脑膜瘤、炎性肌成纤维细胞瘤、淋巴瘤和中枢神经系统白血病）相鉴别。

表3-11 IgG4相关性垂体炎诊断标准

诊断要素

Ⅰ. 主要症状

1. 由垂体肿块病变或垂体功能减退引起的症状

2. 由中枢性尿崩症引起的症状

Ⅱ. 实验室检查和病理学检查

1. 一种或多种垂体前叶激素和来自目标器官的激素水平降低

2. 刺激试验中垂体前叶激素反应性降低

3. 实验室检查符合中枢性尿崩症的诊断

4. 影像学检查提示脑垂体和/或垂体柄的弥漫性肿大

5. 血清IgG4水平升高

6. 垂体活检样本中$IgG4^+$浆细胞浸润

7. 其他器官中$IgG4^+$浆细胞浸润

Ⅲ. 其他发现

1. IgG4相关性垂体炎更常见于老年男性

2. 垂体肿胀和垂体柄增厚通常对糖皮质激素治疗有反应。随访期间应监测在糖皮质激素减量时垂体病变的复发或其他器官的新发病变

诊断标准

确诊：Ⅰ项的任意一条+Ⅱ项第1、2、4、6条，或Ⅰ项的任意一条+Ⅱ项第3、4、6条

拟诊：Ⅰ项的任意一条+Ⅱ项第1、2、4、7条，或Ⅰ项的任意一条+Ⅱ项第3、4、7条

疑诊：Ⅰ项的任意一条+Ⅱ项第1、2、4、5条，或Ⅰ项的任意一条+Ⅱ项第3、4、5条

六、IgG4-RD神经系统受累的治疗

糖皮质激素是治疗IgG4-RD神经系统受累的一线药物。具体治疗方案可参考2015年IgG4-RD国际专家共识，初始治疗首选30～40mg/d剂量的泼尼松，维持2～4周后逐渐减量。对于快速进展的病例，可尝试糖皮质激素冲击治疗，可迅速抑制炎症避免不可逆性神经损伤。大部分IgG4-RD神经系统受累患者对糖皮质激素反应良好，IgG4水平可迅速降至正常，增厚的脑膜、垂体占位、增粗的垂体柄及颅内炎性假瘤迅速缩小，垂体功能减退及神经压迫症状可得到一定缓解。为了避免疾病复发，推荐以2.5～5.0mg/d泼尼松维持治疗1～3年，也有学者建议糖皮质激素维持治疗至少3年。

为了更有效地控制病情，减少复发，可选用硫唑嘌呤、吗替麦考酚酯、甲氨蝶呤、6-巯基嘌呤、他克莫司和环磷酰胺等免疫抑制剂联合糖皮质激素治疗。对于难治性或复发性病例，可选用抗CD20单克隆抗体利妥昔单抗治疗。有文献报告，IgG4-RHP

患者单独使用甲氨蝶呤治疗2年病情持续缓解无复发。对于联合使用糖皮质激素及甲氨蝶呤无效或复发的病例，改用利妥昔单抗单药治疗后效果确切。也有研究主张对于血清IgG4水平明显增加的IgG4-RHP患者，应尽早选用利妥昔单抗联合糖皮质激素治疗。部分患者因垂体功能减退不能恢复，需长期激素替代治疗。

对于药物治疗缓解不理想、出现脑实质或脑神经受压明显者，应尽快手术，切除部分肥厚的硬脑膜及受侵犯的脑实质，对脑神经功能障碍及癫痫等症状的缓解有积极作用。若垂体占位效应明显，严重压迫视交叉时可通过手术对占位组织进行切除。对于IgG4相关性颅内炎性假瘤，部分单发病灶可通过手术切除以明确诊断及彻底治愈。但大部分患者不能通过手术完全切除，或同时伴有其他系统症状的患者，可通过脑组织病理活检或局部切除术中冰冻切片病理学检查提示炎症细胞浸润，进而行IgG4染色明确诊断。通常IgG4相关性颅内炎性假瘤预后良好，通过糖皮质激素治疗，大多数病灶可以缩小，达到临床缓解，复发病例报道较少。

（王嘉凯　杨娉婷）

第十一节　血管受累

血管为IgG4-RD的常见受累部位，主动脉炎及主动脉周围炎是IgG4-RD侵犯血管时最常见的受累形式，表现为主动脉壁广泛增厚，伴或不伴有主动脉扩张和主动脉瘤。其他血管如髂动脉、冠状动脉、颈动脉、肺血管及皮肤等处小血管的受累容易被忽视，进而延误疾病的诊断。IgG4-RD血管受累的临床表现主要与受累部位相关，影像学及组织学改变多种多样，其诊断应综合临床表现、实验室检查、影像学检查及组织病理学活检综合判断。由于IgG4-RD血管受累可导致危及生命的并发症，如主动脉瘤破裂和夹层形成，因此在临床上需要更加重视。

一、IgG4-RD常见血管受累的流行病学特点

与IgG4-RD流行病学特征一致，IgG4-RD血管受累常见于男性患者。15%～25%的IgG4-RD患者存在血管受累，其中主动脉为最常受累的血管。其他中、大型动脉受累在IgG4-RD中也较常见。据估计，4%～10%的IgG4-RD患者存在除主动脉外的血管受累。髂动脉和冠状动脉是除主动脉外最常受累的血管，腹主动脉和髂动脉同时受

累是IgG4-RD患者最常见的血管受累模式，颈动脉、锁骨下动脉、肺血管、肠系膜动脉、椎动脉、肾动脉、股动脉及其他血管受累情况则较少见。IgG4-RD常见中、大型血管受累频率见表3-12。IgG4相关性皮肤小血管受累仅被零星报道。

表3-12　IgG4-RD常见受累血管及受累频率

受累血管	受累频率（%）
主动脉	15.2～36.3
髂动脉	10.7～21.1
冠状动脉	1.3～5.0
颈动脉	0.5～1.9
肺动脉	1.3
肠系膜动脉	1.0
锁骨下动脉	0.3

二、IgG4-RD血管受累的病理生理学机制

由于血管受累病例较少且组织标本获取困难，目前关于IgG4-RD血管受累的发病机制仍不清楚。据推测，IgG4-RD主动脉炎可能与慢性主动脉周围炎存在类似的发病机制。动脉粥样硬化被认为在慢性主动脉炎发病过程起主要作用，氧化型低密度脂蛋白作为抗原活化B细胞和T细胞，促进炎症反应并导致动脉粥样硬化形成。此外，慢性主动脉周围炎患者外膜还观察到生发中心的形成。

然而，IgG4-RD血管受累的影像学表现与动脉粥样硬化差别很大。IgG4-RD血管受累表现为血管壁增厚、CT及MRI均匀增强、PET-FDG摄取明显增加，而动脉粥样硬化表现为可伴钙化的血管内壁斑块、弥漫性或多灶性动脉受累、PET-FDG摄取仅轻度升高，因此，其他因素如自身免疫机制也可能在血管受累发病机制中起作用。

约50%的IgG4-RD血管受累患者抗核抗体阳性。IgG4-RD炎性腹主动脉瘤和/或主动脉周围炎患者通常存在与其他免疫因素介导的疾病如类风湿关节炎和系统性红斑狼疮强关联的特定HLA单体型，如HLA-DRB1*404和HLA-DRB1*03。这些证据都提示自身免疫机制在IgG4-RD血管受累发病过程中起作用，但自身免疫机制在多大程度上导致IgG4-RD血管受累仍待进一步探索。

三、IgG4-RD血管受累的临床表现及相关检查

（一）IgG4-RD血管受累的临床表现

IgG4-RD血管受累患者根据其受累血管部位而有不同的临床表现，首发症状常不特异，主要表现为背部或腹部疼痛、淋巴结肿大、呼吸困难和下肢水肿等。IgG4-RD血管受累患者下颌下腺、泪腺、腮腺肿大以及鼻塞发生率均明显低于无血管受累患者。约半数IgG4-RD血管受累患者由于输尿管梗阻导致肾功能不全，血清肌酐升高。性别对IgG4-RD血管受累模式和临床表现有很大影响，男性患者腹部血管受累程度更高，而女性患者膈上血管受累更为常见。IgG4-RD皮肤小血管受累患者可以皮下出血如紫癜为首发症状。

（二）IgG4-RD血管受累的实验室检查

伴血管受累的IgG4-RD患者与无血管受累的患者相比，炎症指标水平通常更高，如主动脉炎/腹膜后纤维化的IgG4-RD患者CRP水平常高于以其他临床表现为主的IgG4-RD患者。值得注意的是，IgG4-RD不同疾病表型间差异研究结果显示，伴血管受累的IgG4-RD患者与其他类型患者相比，血清IgG4水平常较低，血清IgG4水平可能不能作为IgG4-RD血管受累患者疾病活动的标志物。

（三）IgG4-RD血管受累的影像学特征

虽然组织病理学改变是IgG4-RD血管受累诊断的金标准，但影像学检查在诊断IgG4-RD血管炎中同样重要，能够帮助准确定位病变部位并找到更多活检难以发现的受累器官。

血管超声、CT和MRI血管成像以及PET-FDG扫描能够用于诊断IgG4-RD血管受累。CT常可见动脉壁增厚、强化均匀，是最常用的检查方法之一，但CT用于疾病活动度的评估及发现较小血管病变的有效性仍不确定。

心血管磁共振（cardiovascular magnetic resonance，CMR）联合磁共振血管成像（magnetic resonance angiography，MRA）用于诊断IgG4-RD血管受累前景广阔，虽然仍缺乏用于IgG4-RD血管炎诊断的研究，但这种技术用于诊断其他类型的血管炎（如特发性大动脉炎）已显示较高的诊断价值，有助于评估疾病活动度和发现心血管系统的微小损伤。

IgG4-RD冠状动脉炎常使用CT血管造影和MRA来协助诊断，两者能够较好地发

现冠状动脉病变，如冠状动脉瘤。当IgG4-RD患者出现冠状动脉受累，且血管造影未发现异常时，可使用血管内超声来判断是否存在冠状动脉周围炎。

IgG4-RD受累血管部位在PET显像中表现为FDG积聚水平异常升高。由于PET成像能同时发现多个受累部位，可指导活检，因此尽管其价格高昂，仍越来越多地用于IgG4-RD的诊断。

对于可能存在IgG4相关性肺血管受累，尤其是出现肾功能严重受损而不能使用增强CT的患者，经食管超声心动图可能是有效的辅助诊断手段。

四、IgG4-RD血管受累的组织病理学特点

中、大型血管受累主要表现为动脉壁增厚、动脉瘤样扩张及较罕见的狭窄。应注意，尽管髂动脉与主动脉直接相连，但存在约10%的IgG4-RD血管受累患者仅表现为孤立髂动脉炎。冠状动脉受累时约65%患者表现为冠状动脉周围纤维化增厚导致的冠状动脉狭窄，约40%患者表现为冠状动脉瘤伴或不伴血栓形成，部分冠状动脉受累IgG4-RD患者常因缺乏临床症状，且伴有主动脉受累而未被诊断。IgG4-RD肺血管受累如肺动脉瘤、肺动脉狭窄、闭塞性肺静脉炎及肺动脉栓塞等均有报道，其中多数病例出现肺动脉高压表现。

与其他类型的大动脉炎主要侵犯动脉中层不同，IgG4-RD最常侵犯外层，常伴有血管周围组织增生，中层及内层受累少见。镜下可见IgG4-RD典型病理改变，如席纹状纤维化、闭塞性静脉炎。但应注意，除表现为IgG4-RD典型病理特点外，与无血管受累患者相比，IgG4-RD血管受累患者病变部位纤维化程度更高，淋巴细胞、浆细胞浸润更稀疏，淋巴结外生发中心较少，且常累及身体某一区域，而非特定器官。

虽然血管受累的组织病理学证据由于血管活检的局限性而很难获得，但70%～80%的IgG4-RD伴血管受累患者同时具有其他组织/器官的受累，对于诊断很有帮助。

有学者认为，白细胞破碎性血管炎可能为IgG4相关性皮肤小血管受累的典型组织病理学特征，表现为纤维素样坏死、间质中性粒细胞浸润及真皮浅层核破碎。

五、IgG4-RD血管受累的诊断与鉴别诊断

（一）IgG4-RD血管受累的诊断

IgG4-RD血管受累的诊断应综合临床表现、实验室检查、影像学检查及组织病

理学活检，同时综合其他受累器官的临床表现进行。IgG4-RD主动脉及其主要分支（如髂动脉、肾动脉）受累诊断可参考血管受累特异性标准（表3-13）。其他血管，如冠状动脉、皮肤小血管等的受累还应依据2020年修订的IgG4-RD综合诊断标准来诊断。

表3-13 IgG4-RD主动脉及其主要分支受累的诊断标准

诊断要素

（1）影像学表现

a．主动脉及其主要分支周围低密度肥大增厚或软组织肿块[1-4]

b．肾盂壁和/或输尿管周围软组织肿块[5]

c．骨盆和椎旁区域软组织肿块

（2）血清学：血清IgG4≥1350mg/L

（3）主动脉/动脉周围及腹膜后区域组织病理学表现

a．Ⅰ+Ⅱ+Ⅲ+Ⅳ

b．Ⅰ+Ⅱ

Ⅰ．显著淋巴细胞浆细胞浸润和纤维化[6-8]

Ⅱ．$IgG4^+$浆细胞浸润

手术标本：$IgG4^+$浆细胞＞30/HPF，且IgG4/IgG^+浆细胞比值＞40%

活检标本：$IgG4^+$浆细胞＞10/HPF，且IgG4/IgG^+浆细胞比值＞40%

Ⅲ．席纹状纤维化

Ⅳ．闭塞性静脉炎

（4）其他器官受累：眼、唾液腺、胰腺、胆管、肾及肺经IgG4-RD诊断标准明确诊断

诊断标准

确诊：（1）（a/b/c）+（3）a或（1）（a/b/c）+（2）+（4）

拟诊：（1）（a/b/c）+（3）b或（1）（a/b/c）+（4）或（3）a

疑诊：（1）（a/b/c）+（2）或（3）b

注：[1] 主动脉无血管狭窄，中等动脉可能存在管腔狭窄。

[2] 偶有管腔扩张或动脉瘤形成。

[3] 必需排除动脉粥样硬化、动脉夹层、感染性疾病（如细菌、结核、梅毒等）、其他形式的血管炎、Erdheim-Chester病、恶性疾病。

[4] 病变一般侵犯中至大血管。

[5] 常见于肾盂和上输尿管。

[6] 动脉周围可见淋巴细胞、浆细胞浸润，胸主动脉中层可能存在血管炎。

[7] 利用EVG法染色比HE染色更容易发现闭塞性静脉炎。

[8] 坏死、肉芽肿及中性粒细胞浸润少见，若出现上述表现，应仔细进行鉴别诊断。

（二）IgG4-RD血管受累的鉴别诊断

IgG4-RD血管受累需要与多种疾病鉴别，主要有巨细胞性动脉炎、大动脉炎、感染（如梅毒螺旋体、金黄色葡萄球菌、肺炎链球菌、沙门菌等）、ANCA相关性小血管炎、结节病、Erdheim-Chester病、类风湿关节炎、脊柱关节炎、系统性红斑狼疮、复发性多软骨炎、贝赫切特综合征、Cogan综合征。对于存在冠状动脉病变的年轻患者，应除外川崎病。

六、IgG4-RD血管受累的治疗

糖皮质激素是IgG4-RD血管受累的一线治疗药物，能够减少动脉壁厚度及血管与周围组织的粘连，糖皮质推荐起始剂量为0.6mg/（kg·d）泼尼松（或等量糖皮质激素），持续2～4周，随病情缓解逐步减少至5mg/d泼尼松（或等量糖皮质激素）。但对于存在血管炎导致的动脉扩张或动脉瘤患者，研究显示糖皮质激素能使外膜变薄，使其发生动脉瘤破裂风险增加。因此，较低剂量糖皮质激素联合传统免疫抑制剂如甲氨蝶呤、硫唑嘌呤或吗替麦考酚酯是一个可选的方案。

生物靶向治疗，如抗CD20的单克隆抗体利妥昔单抗，对于IgG4-RD血管受累患者也有较好疗效，能够更快减少IgG4-RD主动脉炎/主动脉周围炎患者糖皮质激素用量，加快疾病缓解。对于传统治疗失败，糖皮质激素减量过程中复发，存在糖皮质激素抵抗或不耐受的患者可考虑使用利妥昔单抗，但需警惕感染。

由于IgG4-RD血管受累形成的动脉瘤存在破裂可能，对于直径较大或生长速度快的动脉瘤，应进行外科手术治疗，如动脉移植物置换和支架植入术。支架植入术不需要将血管与其周围黏连的组织进行剥离，目前应用较为广泛。但支架植入术预防动脉瘤破裂和改善炎症的疗效仍不明确。

（张立藩　刘燕鹰）

第十二节　其他部位受累

IgG4-RD是一种可累及全身多器官系统的疾病，部分患者可能会累及不常见的部位，如乳腺、关节、皮肤、生殖系统等，本节将分别介绍。

一、IgG4相关性硬化性乳腺炎

（一）基本特点

IgG4相关性硬化性乳腺炎（IgG4-related sclerosing mastitis，IgG4-RM）是IgG4-RD相对罕见的临床表现，主要见于中年女性，可表现为无痛性肿块，报道不多，发病率不详。

最近，Erivwo等总结了22例已发表的IgG4-RM病例，发病年龄中位数为51岁（24～84岁），其中有两名男性患者。16例患者（77%）表现为单发无痛性肿块，18%（4/22例）至少有两个单侧或双侧乳房肿块伴或不伴皮肤硬结。23%（5/22例）接受临床检查时偶然发现IgG4-RM。10例患者（45%）有乳腺外受累。头颈部是最常见的乳腺外受累部位（70%，7/10例）。

（二）病理学特点

大体标本通常是界限不清、坚实、黄棕色至棕褐色的肿块，不伴出血、坏死。虽然弥漫性受累可能发生在胰腺等器官，但在乳腺中未见报道。显微镜下，病变通常是边界清楚的纤维炎性结节，由杂乱排列的成纤维细胞短束组成，有不同程度的透明化，席纹状纤维化、闭塞性静脉炎常轻微或不显著。常见大量淋巴细胞、浆细胞浸润，淋巴滤泡伴生发中心形成，淋巴细胞、浆细胞浸润可包围末端导管小叶。弥漫性IgG4$^+$浆细胞浸润是IgG4-RM突出特点。可存在不同数量的嗜酸性粒细胞和巨噬细胞浸润。

（三）影像学特点

影像学检查常表现为边界不清的不对称肿块，需与恶性肿瘤等鉴别。尽管穿刺活检可以诊断IgG4-RM，大多数（55%，12/22例）已发表病例仍是手术切除标本进行诊断的。

（四）鉴别诊断

1. 乳腺癌　由于缺乏恶性上皮细胞，IgG4-RM很容易与之区分开来。活检中识别富含浆细胞的纤维炎性病变可诊断IgG4-RM，良性终末小叶导管可被包饶在炎性病变中，不应被误认为是肿瘤细胞。

2. 淋巴增殖性疾病　密集淋巴细胞、浆细胞浸润的组织学标本，需要排除淋巴增殖性疾病，尤其是黏膜相关淋巴组织淋巴瘤。多形性炎症细胞（T细胞、B细胞、嗜酸性粒细胞和巨噬细胞）的存在降低了淋巴瘤的可能性。组织切片中IgG4$^+$浆细胞定量分析、淋巴瘤相关标志物免疫组化分析、单克隆性鉴定通常可以鉴别IgG4-RM和淋巴增殖性疾病。

3．乳腺炎性病变

（1）浆细胞性乳腺炎：通常在临床上起病较急，伴有疼痛或皮温升高的乳房病变，病理学检查可见大量中性粒细胞、淋巴细胞和浆细胞性炎症，可见巨细胞或上皮样细胞肉芽肿，与IgG4-RM不一致。

（2）特发性肉芽肿性乳腺炎：与IgG4-RM的区别在于存在非坏死性肉芽肿。有研究发现在具有IgG4-RM特征的炎性假瘤中存在几个非坏死性上皮样肉芽肿，因此还要结合其他脏器受累情况、血清IgG4水平等综合鉴别。

（3）囊性中性粒细胞肉芽肿性乳腺炎：是一种罕见的肉芽肿性乳腺炎亚型，通常与棒状杆菌有关，其特征是存在由中性粒细胞和上皮样组织细胞包围的中央脂质空泡，脂质空泡中存在革兰阳性杆菌，与IgG4-RM不同。

（4）淋巴细胞性乳腺病：发生在长期糖尿病患者中，它与IgG4-RM的区别在于存在小叶内、小叶周围和/或血管周围密集淋巴细胞浸润，背景为致密（瘢痕疙瘩）间质纤维化，在某些情况下，上皮样成纤维细胞突出，可被误认为是恶性细胞。

（5）放疗后乳腺炎（纤维化综合征）：患者通常有放疗史，组织学特征包括透明化少细胞间质纤维化伴血管和神经周围浸润，不典型或形态不规则的间质细胞，血管改变包括成纤维细胞内膜增厚，弹性层碎裂，毛细血管内皮细胞突出，细胞核深染，偶见淋巴细胞浸润，浆细胞增多不明显。

4．其他　包括透明血管型Castleman病、Rosai-Dorfman病、炎性肌成纤维细胞瘤等，主要依靠病理学检查鉴别。

（五）治疗和预后

本病治疗经验较少，在已经报道的22例患者中，100%的患者在手术切除或糖皮质激素治疗后完全缓解，平均随访12个月（2～144个月）无复发。1例检查发现IgG4-RM的患者未用药观察6个月仍无症状，1例患者在针吸活检后肿块自发消退。

二、IgG4-RD骨关节受累

Masaki等报道约10%的IgG4-RD患者有关节痛，大小关节均可累及，需与类风湿关节炎、晶体性关节炎等鉴别，病变滑膜大量纤维化、IgG4^{+}浆细胞浸润是其特点。

多数患者表现为非侵蚀性关节炎，但亦有侵蚀性骨病变的报道，如颞骨侵蚀、上颌窦骨破坏，且可能缺乏全身其他部位受累的表现，病理学表现为纤维化和IgG4⁺浆细胞浸润而提示IgG4-RD，但诊断常需要在排除感染（如细菌、真菌、寄生虫等）或恶性疾病之后才能明确。

有研究报道了1例硬化性、FDG高摄取的骨髓病变和胸椎硬膜外肿块为特征的椎体病变，实验室检查结果和组织病理学检查结果与之前在其他器官中描述的IgG4-RD一致。

IgG4-RD的骨髓受累极为罕见，常常是PET/CT检查或骨髓活检才能发现，但这两项检查在IgG4-RD患者中不常规进行，因此IgG4-RD患者骨髓受累的实际发生率仍然未知。曾有报道125例病理学检查证实为IgG4-RD的患者中只有2例骨髓受累。Kamisawa等在2例自身免疫性胰腺炎患者的骨髓中发现IgG4⁺浆细胞浸润。Ichiki等报道1例IgG4-RD患者骨髓受累和严重贫血，激素治疗后情况改善。

IgG4-RD骨关节受累治疗方面，糖皮质激素仍是一线用药，免疫抑制剂可选择硫唑嘌呤、甲氨蝶呤等。

三、IgG4-RD皮肤受累

（一）基本特点

IgG4-RD皮肤受累的发生率为4.2%～6.3%。IgG4相关性皮肤受累定义为IgG4⁺浆细胞浸润性皮肤病变，Tokura等曾将IgG4-RD相关性皮肤受累分为以下7个亚型。①皮肤浆细胞增多症：躯干和四肢近端多发丘疹结节或硬结；②假性淋巴瘤和血管淋巴样增生伴嗜酸性粒细胞增多：斑块和丘疹结节主要在耳周、脸颊和下颌区域；③米库利奇病（Mikulicz disease）：眼睑肿胀、口干、眼干、眼球突出、下颌下腺增大；④银屑病样皮疹：类似于寻常银屑病；⑤未特指的斑丘疹或红斑皮疹；⑥高丙种球蛋白血症性紫癜：双下肢紫癜和荨麻疹性血管炎（长期荨麻疹性病变偶尔伴有紫癜）；⑦手指缺血：雷诺现象和指坏疽。①～③亚型由IgG4⁺浆细胞直接浸润引起，表现为斑块、结节或肿块，而④～⑦亚型由继发机制引起。近期一项纳入53例皮肤病变的IgG4-RD患者的系统回顾研究发现，大多数皮肤病变表现为结节（40.4%）、丘疹（36.5%）和斑块（32.7%）。皮肤病变主要位于头颈部（73.1%），躯干（38.5%）和四肢（28.9%）较少。大多数患者同时伴有瘙痒（61.1%）。92.5%患者在皮肤病变之前、之后和/或同时出现其他全身IgG4-RD的表现。

（二）病理学特点

病理学检查示多数IgG4-RD患者真皮浸润（86.7%）、纤维化（43.5%）。浆细胞浸润和席纹状纤维化在IgG4相关性皮肤病中较为突出，但闭塞性静脉炎不如自身免疫性胰腺炎常见。

（三）鉴别诊断

木村病（Kimura disease），又称淋巴结嗜酸性肉芽肿，表现为淋巴结病和头颈部皮下结节，也可能有大量$IgG4^{+}$浆细胞浸润。在组织学上可通过淋巴结的反应性血管增生和嗜酸性粒细胞性微脓肿与IgG4-RD区分。临床上，与IgG4-RD相比，木村病通常影响较年轻的患者，且很少出现胰腺等其他器官受累。

寻常型天疱疮也可能有$IgG4^{+}$浆细胞/IgG^{+}浆细胞比值＞40%的皮肤病变，但不会有其他IgG4-RD器官受累的表现。

（四）治疗和预后

在Shenoy等的研究中，大多数IgG4-RD病例（74.4%）使用全身性糖皮质激素治疗，81.5%皮损减轻。在全身性糖皮质激素减量或停用后，93.3%的IgG4-RD病例皮损复发，85.6%全身症状复发。其他免疫抑制剂的选择方面，10.2%的患者应用硫唑嘌呤，皮损治疗有效率25.0%。10.2%的患者应用利妥昔单抗，皮损治疗有效率为100.0%。5.12%的患者应用沙利度胺，皮损治疗有效率为100.0%。7.69%的患者选择局部皮损手术切除，有效率为100%。

四、IgG4-RD生殖系统受累

IgG4-RD睾丸受累罕见，以病例报告为主，发病率不详。近期一项研究回顾性总结了18例睾丸受累的IgG4-RD患者，中位年龄为46岁，年龄分布呈20～50岁和70岁以上人群双峰分布。阴囊内肿块最常见（13/18例，72.22%），其次是肿胀（8/18例，44.44%）和疼痛（5/18例，27.77%）。相比睾丸疼痛，无痛患者更多见。右侧睾丸受累比左侧更多（15例 *vs* 4例），只有1例双侧睾丸受累的患者。4例患者（22.22%）在睾丸受累之前出现腹膜后纤维化。在治疗方面，16例（88.88%）患者接受部分切除和根治性切除的手术治疗，仅7例患者接受糖皮质激素治疗（38.88%），1例患者接受甲氨蝶呤治疗。随访12例患者均得到改善。与IgG4-RD相关的睾丸肿胀和疼痛应与睾丸结核、睾丸肿瘤和继发于IgG4-RD的腹膜后纤维化引起的鞘膜积液相鉴别。

睾丸是重要的生殖器官，在调节生长发育和维持男性第二性征方面起着重要作用。应进行彻底的评估，尤其是对有生育要求的年轻患者。在诊断困难的情况下，有必要寻求风湿病学专家和病理学专家的帮助。早期诊断和管理可以防止不必要的睾丸切除术。

卵巢受累的IgG4-RD病例报道较少。有研究报道了2例双侧卵巢增大伴有腹膜和网膜浸润的IgG4-RD。Sekulic等报道了1例左侧卵巢受累的IgG4-RD。以上3例患者组织病理学检查均见大量淋巴细胞浆细胞浸润、组织纤维化。其中1例见大量嗜酸性粒细胞浸润，2例见静脉炎。3例患者均手术切除病变组织，其中1例随访9个月病情稳定。

总之，乳腺、骨关节、皮肤、生殖系统受累在IgG4-RD患者中相对少见，可查阅的文献资料较少，有待更多的临床病例总结报道，以探索更多罕见器官受累的临床特点。

（张　霞　刘燕鹰）

参考文献

[1] UMEHARA H, OKAZAKI K, MASAKI Y, et al. A novel clinical entity, IgG4-related disease (IgG4-RD): general concept and details[J]. Mod Rheumatol, 2012, 22(1): 1-14.

[2] WALLACE Z S, NADEN R P, CHARI S, et al. The 2019 American College of Rheumatology/European League Against Rheumatism classification criteria for IgG4-related disease[J]. Ann Rheum Dis, 2020, 79(1): 77-87.

[3] WALLACE Z S, DESHPANDE V, MATTOO H, et al. IgG4-Related Disease: Clinical and Laboratory Features in One Hundred Twenty-Five Patients[J]. Arthritis Rheumatol, 2015, 67(9): 2466-2475.

[4] MIZUSHIMA I, KONISHI M, SANADA H, et al. Serum IgG4 levels at diagnosis can predict unfavorable outcomes of untreated patients with IgG4-related disease[J]. Sci Rep, 2021, 11(1): 13341.

[5] SAEKI T, KOBAYASHI D, ITO T, et al. Comparison of clinical and laboratory features of patients with and without allergic conditions in IgG4-related disease: A single-center experience in Japan[J]. Mod Rheumatol, 2018, 28(5): 845-848.

[6] 张盼盼，彭琳一，张文．IgG4相关性疾病的临床病理分型[J]．中华临床免疫和变

态反应杂志，2019，13（6）：458-460.

[7] LI J, LIU Z, ZHANG P, et al. Peripheral B-cell immunophenotyping identifies heterogeneity in IgG4-related disease[J]. Front Immunol, 2021, 12: 747076.

[8] LI J, PENG Y, ZHANG Y, et al. Identifying clinical subgroups in IgG4-related disease patients using cluster analysis and IgG4-RD composite score[J]. Arthritis Res Ther, 2020, 22(1): 7.

[9] 张盼盼，赵继志，王木，等. IgG4相关性疾病346例临床特征分析[J]. 中华内科杂志，2017，56（9）：644-649.

[10] WANG M, ZHANG P, LIN W, et al. Differences and similarities between IgG4-related disease with and without dacryoadenitis and sialoadenitis: clinical manifestations and treatment efficacy[J]. Arthritis Res Ther, 2019, 21(1): 44.

[11] MAEHARA T, PILLAI S, STONE J H, et al. Clinical features and mechanistic insights regarding IgG4-related dacryoadenitis and sialoadenitis: a review[J]. Int J Oral Maxillofac Surg, 2019, 48(7): 908-916.

[12] BEHZADI F, SUH C H, JO V Y, et al. Imaging of IgG4-Related Disease in the Head and Neck: A Systematic Review, Case Series, and Pathophysiology Update[J]. J Neuroradiol, 2021, 48(5): 369-378.

[13] WICK M R, O'Malley D P. Lymphadenopathy associated with IgG4-related disease: Diagnosis & differential diagnosis[J]. Semin Diagn Pathol, 2018, 35(1): 61-66.

[14] KUBOTA T, KATAYAMA M, NISHIMURA R, et al. Long-term outcomes of ocular adnexal lesions in IgG4-related ophthalmic disease[J]. Br J Ophthalmol, 2020, 104(3): 345-349.

[15] LI J, ZHANG Y, ZHOU H, et al. Magnetic resonance imaging indicator of the causes of optic neuropathy in IgG4-related ophthalmic disease[J]. BMC Medical Imaging, 2019, 19(1): 49.

[16] DETIGER S E, KARIM A F, VERDIJK R M, et al. The treatment outcomes in IgG4-related orbital disease: a systematic review of the literature[J]. Acta Ophthalmol, 2019, 97(5): 451-459.

[17] PARK J, LEE M J, KIM N, et al. Risk factors for extraophthalmic involvement and treatment outcomes in patients with IgG4-related ophthalmic disease[J]. Br J Ophthalmol, 2018, 102(6): 736-741.

[18] GOTO H, TAKAHIRA M, TAKAHIRA M, et al. Diagnostic criteria for IgG4-related ophthalmic disease[J]. Jpn J Ophthalmol, 2015, 59(1): 1-7.

[19] DERZKO-DZULYNSKY L. IgG4-related disease in the eye and ocular adnexa[J]. Curr

Opin Ophthalmol, 2017, 28(6): 617-622.

[20] ANDREW N H, GAJDATSY A, Selva D. Intraorbital corticosteroid injection for the treatment of IgG4-related ophthalmic disease[J]. Br J Ophthalmol, 2016, 100(5): 644-647.

[21] ZHANG W, STONE J H. Management of IgG4-related disease[J]. Lancet Rheumatol, 2019, 1 (1): e55-e65.

[22] LANZILLOTTA M, MANCUSO G, Della-Torre E. Advances in the diagnosis and management of IgG4-related disease[J]. BMJ, 2020, 369: m1067.

[23] MASTERSON L, DEL PERO M M, DONNELLY N, et al. Immunoglobulin G4 related systemic sclerosing disease involving the temporal bone[J]. J Laryngol Otol, 2010, 124 (10): 1106-1110.

[24] TAKAGI D, NAKAMARU Y, FUKUDA S. Otologic manifestations of immunoglobulin G4-related disease[J]. Ann Otol Rhinol Laryngol, 2014, 123 (6): 420-424.

[25] 牛晓敏，张欣璐，高儒真，等. 以耳部症状为主的IgG4相关性疾病（1例报告并文献综述）[J]. 临床耳鼻咽喉头颈外科杂志，2019，33（9）：814-819.

[26] 陶晓峰，宋波，白艳，等. IgG4相关性疾病耳鼻咽喉病变的研究进展[J]. 临床耳鼻咽喉头颈外科杂志，2015，29（22）：2015-2018.

[27] FUJIMOTO S, KIM C H, GREEN T, et al. Otologic Manifestations of Immunoglobulin G4-Related Disease[J]. Ear Nose Throat J, 2019, 98 (10): 630-631.

[28] DRAGAN A D, WELLER A, LINGAM R K. Imaging of IgG4-related disease in the extracranial head and neck[J]. Eur J Radiol, 2021, 136: 109560.

[29] THOMPSON A, WHYTE A. Imaging of IgG4-related disease of the head and neck[J]. Clin Radiol, 2018, 73 (1): 106-120.

[30] 高圆，郑铭，何小金，等. 合并慢性鼻-鼻窦炎的免疫球蛋白G4相关性疾病18例临床分析[J]. 中华风湿病学杂志，2018，22（1）：24-28.

[31] 卜春艳，薛金梅，赵长青，等. 累及鼻腔鼻窦IgG4相关性疾病的研究进展[J]. 临床耳鼻咽喉头颈外科杂志，2021，35（11）：1042-1047.

[32] 张媛，朴颖实，张罗. IgG4相关性鼻腔鼻窦疾病的研究进展[J]. 中华耳鼻咽喉头颈外科杂志，2019，54（3）：227-231.

[33] PIAO Y, WANG C, YU W, et al. Concomitant occurrence of Mikulicz's disease and immunoglobulin G4-related chronic rhinosinusitis: a clinicopathological study of 12 cases[J]. Histopathology, 2016, 68 (4): 502-512.

[34] REDER L, DELLA-TORRE E, STONE J H, et al. Clinical Manifestations of IgG4-

Related Disease in the Pharynx: Case Series and Review of the Literature[J]. Ann Otol Rhinol Laryngol, 2015, 124 (3): 173-178.

[35] VALSTAR M H, DE BAKKER B S, STEENBAKKERS R, et al. The tubarial salivary glands: A potential new organ at risk for radiotherapy[J]. Radiother Oncol, 2021, 154: 292-298.

[36] NAGAHATA K, KANDA M, KAMEKURA R, et al. Abnormal[(18)F] fluorodeoxyglucose accumulation to tori tubarius in IgG4-related disease[J]. Ann Nucl Med, 2022, 36 (2): 200-207.

[37] UMEHARA H, OKAZAKI K, KAWA S, et al. The 2020 revised comprehensive diagnostic (RCD) criteria for IgG4-RD[J]. Mod Rheumatol, 2021, 31 (3): 529-533.

[38] ZHANG P, GONG Y, LIU Z, et al. Efficacy and safety of iguratimod plus corticosteroid as bridge therapy in treating mild IgG4-related diseases: A prospective clinical trial[J]. Int J Rheum Dis, 2019, 22 (8): 1479-1488.

[39] MATSUI S, YAMAMOTO H, MINAMOTO S, et al. Proposed diagnostic criteria for IgG4-related respiratory disease[J]. Respir Investig, 2016, 54(2): 130-132.

[40] KAMISAWA T, ZEN Y, PILLAI S, et al. IgG4-related disease[J]. Lancet, 2015, 385(9976): 1460-1471.

[41] PERUGINO C, STONE J. IgG4-related disease: an update on pathophysiology and implications for clinical care[J]. Nat Rev Rheumatol, 2020, 16(12): 702-714.

[42] 张盼盼，赵继志，王木，等．我国IgG4相关性患者疾病的临床特征分析：前瞻性队列研究346例报道[J]．中华内科杂志，2017，56（9）：644-649.

[43] RYU J H, YI E S. Immunoglobulin G4-Related Disease and the Lung[J]. Clin Chest Med, 2016, 37(3): 569-578.

[44] MATSUI S. IgG4-related respiratory disease[J]. Mod Rheumatol, 2019, 29(2): 251-256.

[45] FEI Y, SHI J, LIN W, et al. Intrathoracicinvolvements of immunoglobulin G4-related sclerosing disease[J]. Medicine (Baltimore), 2015, 94(50): e2150.

[46] MORALESA A T, CIGNARELLAA A G, JABEENA I S, et al. An update on IgG4-related lung disease[J]. Eur J Int Med, 2019, 66: 18-24.

[47] MOURA M C, GRIPALDO M R, BAQIR M, et al. Thoracic Involvement in IgG4-Related Disease[J]. Semin Respir Crit Care Med, 2020, 41(2): 202-213.

[48] SEKIGUCHI H, HORIE R, UTZ JP, et al. IgG4-related systemic disease presenting with lung entrapment and constrictive pericarditis[J]. Chest, 2012, 142(3): 781-783.

[49] INOUE D, ZEN Y, ABO H, et al. Immunoglobulin G4-related lung disease: CT findings

with pathologic correlations[J]. Radiology, 2009, 251(1): 260-270.

[50] MATSUI S, TAKI H, SHINODA K, et al. Respiratory involvement in IgG4-related Mikulicz's disease[J]. Mod Rheumatol, 2012, 22(1): 31-39.

[51] PEIKERT T, SHRESTHA B, AUBRY MC, et al. Histopathologic overlap between fibrosing mediastinitis and IgG4-related disease[J]. Int J Rheumatol, 2012, 2012: 207056.

[52] ZHANG P, HAN X, LI J, et al. IgG4-related fibrosing mediastinitis: clinical presentation, treatment efficacy and comparison with IgG4-RD without fibrosing mediastinitis[J]. Clin Exp Rheumatol, 2020, 38(6): 1206-1214.

[53] YI E S, SEKIGUCHI H, PEIKERT T, et al. Pathologic manifestations of immunoglobulin (Ig)G4-related lung disease[J]. Semin Diagn Pathol, 2012, 29(4): 219-225.

[54] CAO L, CHEN YB, ZHAO DH, et al. Pulmonary function tests findings and their diagnostic value in patients with IgG4-related disease[J]. J Thorac Dis, 2017, 9(3): 547-554.

[55] SARAYA T, OHKUMA K, FUJIWARA M, et al. Clinical characterization of 52 patients with immunoglobulin G4-related disease in a single tertiary center in Japan: special reference to lung disease in thoracic high-resolution computed tomography[J]. Respir Med, 2017, 132: 62-67.

[56] RYU JH, YI ES. Immunoglobulin G4-related disease and the lung[J]. Clin Chest Med, 2016, 37(3): 569-578.

[57] WALLACE Z, PERUGINO C, MATZA M, et al. Immunoglobulin G4-related Disease[J]. Clin Chest Med, 2019, 40(3): 583-597.

[58] VASHI B, KHOSROSHAHI A. IgG4-Related Disease with Emphasis on Its Gastrointestinal Manifestation[J]. Gastroenterol Clin North Am, 2019, 48(2): 291-305.

[59] LOHR JM, BEUERS U, VUJASINOVIC M, et al. European Guideline on IgG4-related digestive disease-UEG and SGF evidence-based recommendations[J]. United European Gastroenterol J, 2020, 8(6): 637-666.

[60] NOTOHARA K, KAMISAWA T, UCHIDA K, et al. Gastrointestinal manifestation of immunoglobulin G4-related disease: clarification through a multicenter survey[J]. J Gastroenterol, 2018, 53(7): 845-853.

[61] BACKHUS J, SEUFFERLEIN T, PERKHOFER L, et al. IgG4-Related Diseases in the Gastrointestinal Tract: Clinical Presentation, Diagnosis and Treatment Challenges[J]. Digestion, 2019, 100(1): 1-14.

[62] MIYABE K, ZEN Y, CORNELL LD, et al. Gastrointestinal and Extra-Intestinal

Manifestations of IgG4-Related Disease[J]. Gastroenterology, 2018, 155(4): 990-1003, e1.

[63] SHIMOSEGAWA T, CHARI ST, FRULLONI L, et al. International consensus diagnostic criteria for autoimmune pancreatitis: guidelines of the International Association of Pancreatology[J]. Pancreas, 2011, 40(3): 352-358.

[64] GHAZALE A, CHARI ST, ZHANG L, et al. Immunoglobulin G4-associated cholangitis: clinical profile and response to therapy[J]. Gastroenterology, 2008, 134(3): 706-715.

[65] STONE J R. Aortitis, periaortitis, and retroperitoneal fibrosis, as manifestations of IgG4-related systemic disease[J]. Curr Opin Rheumatol, 2011, 23(1): 88-94.

[66] PERUGINO CA, WALLACE ZS, MEYERSOHN N, et al. Large vessel involvement by IgG4-related disease[J]. Medicine (Baltimore), 2016, 95(28): e3344.

[67] MIZUSHIMA I, KASASHIMA S, FUJINAGA Y, et al. IgG4-related periaortitis/periarteritis: An under-recognized condition that is potentially life-threatening[J]. Mod Rheumatol, 2019, 29(2): 240-250.

[68] KASASHIMA S, KAWASHIMA A, KASASHIMA F, et al. Inflammatory features, including symptoms, increased serum interleukin-6, and C-reactive protein, in IgG4-related vascular diseases[J]. Heart Vessels, 2018, 33(12): 1471-1481.

[69] LIU Y, ZHU L, WANG Z, et al. Clinical features of IgG4-related retroperitoneal fibrosis among 407 patients with IgG4-related disease: a retrospective study[J]. Rheumatology (Oxford), 2021, 60(2): 767-772.

[70] PENG L, ZHANG P, LI J, et al. IgG4-related aortitis/periaortitis and periarteritis: a distinct spectrum of IgG4-related disease[J]. Arthritis Res Ther, 2020, 22(1): 103.

[71] KAWANO M, SAEKI T, NAKASHIMA H. IgG4-related kidney disease and retroperitoneal fibrosis: An update[J]. Mod Rheumatol, 2019, 29(2): 231-239.

[72] MATSUDA J, TAKANO H, SHIMIZU W. IgG4-related periarteritis in the coronary artery and subclinical pericarditis assessed the presence and monitoring of therapy response by PET and CT scan[J]. BMJ Case Rep, 2018: bcr2018225172.

[73] INOUE D, ZEN Y, ABO H, et al. Immunoglobulin G4-related periaortitis and periarteritis: CT findings in 17 patients[J]. Radiology, 2011, 261(2): 625-633.

[74] OZAWA M, FUJINAGA Y, ASANO J, et al. Clinical features of IgG4-related periaortitis/periarteritis based on the analysis of 179 patients with IgG4-related disease: a case-control study[J]. Arthritis Res Ther, 2017, 19(1): 223.

[75] KIM IY, EUN YH, JEONG H, et al. Clinical characteristics and outcomes of 61 patients with chronic periaortitis including IgG4-related and non-IgG4-related cases[J]. Int J

Rheum Dis, 2017, 20(11): 1751-1762.

[76] MIZUSHIMA I, INOUE D, YAMAMOTO M, et al. Clinical course after corticosteroid therapy in IgG4-related aortitis/periaortitis and periarteritis: a retrospective multicenter study[J]. Arthritis Res Ther, 2014, 16(4): R156.

[77] BINDER M, UHL M, WIECH T, et al. Cyclophosphamide is a highly effective and safe induction therapy in chronic periaortitis: a long-term follow-up of 35 patients with chronic periaortitis[J]. Ann Rheum Dis, 2012, 71(2): 311-312.

[78] TENG F, LU H, ZHENG K, et al. Urinary System Manifestation of IgG4-Related Disease: Clinical, Laboratory, Radiological, and Pathological Spectra of a Chinese Single-Centre Study[J]. J Immunol Res, 2020, 2020: 5851842.

[79] 郑可，李雪梅，蔡建芳，等. IgG4相关性疾病泌尿系统损害分析[J]. 中华肾脏病杂志，2012，28（12）：937-942.

[80] 陈罡，郑可，叶文玲，等. IgG4相关性疾病泌尿系统损害的临床特点分析[J]. 中华肾脏病杂志，2015，31（1）：7-12.

[81] ZHENG K, TENG F, LI X M. Immunoglobulin G4-related kidney disease: Pathogenesis, diagnosis, and treatment[J]. Chronic Dis Transl Med, 2017, 3(3): 138-147.

[82] 张盼盼，赵继志，王木，等. 我国IgG4相关性患者疾病的临床特征分析：前瞻性队列研究346例报道[J]. 中华内科杂志，2017，56（9）：644-649.

[83] SAEKI T, KAWANO M, NAGASAWA T, et al. Validation of the diagnostic criteria for IgG4-related kidney disease (IgG4-RKD) 2011, and proposal of a new 2020 version[J]. Clin Exp Nephrol, 2021, 25(2): 99-109.

[84] RAISSIAN Y, NASR S H, LARSEN C P, et al. Diagnosis of IgG4-related tubulointerstitial nephritis[J]. JASN, 2011, 22(7): 1343-1352.

[85] KAWANO M, SAEKI T, NAKASHIMA H, et al. Proposal for diagnostic criteria for IgG4-related kidney disease[J]. Clin Exp Nephrol, 2011, 15(5): 615-626.

[86] KIM B, KIM J H, BYUN J H, et al. IgG4-related kidney disease: MRI findings with emphasis on the usefulness of diffusion-weighted imaging[J]. Eur J Radiol, 2014, 83(7): 1057-1062.

[87] ZHANG J, CHEN H, MA Y, et al. Characterizing IgG4-related disease with (1)(8)F-FDG PET/CT: a prospective cohort study[J]. Eur J Nucl Med Mol Imaging, 2014, 41(8): 1624-1634.

[88] YOSHITA K, KAWANO M, MIZUSHIMA I, et al. Light-microscopic characteristics of IgG4-related tubulointerstitial nephritis: distinction from non-IgG4-related tubulointerstitial nephritis[J]. Nephrol Dial Transplant, 2012, 27(7): 2755-2761.

[89] NISHI S, IMAI N, YOSHITA K, et al. Ultrastructural studies of IgG4-related kidney disease[J]. Intern Med, 2015, 54(2): 147-153.

[90] MARANDO A, D'AMBROSIO G, CATANZARO F, et al. IgG4-related disease of the ureter: report of two cases and review of the literature[J]. Virchows Arch, 2013, 462(6): 673-678.

[91] GEHRING C, STARKEBAUM G A, VOELZKE B B, et al. Immunoglobulin G4-related disease of the urinary bladder[J]. Rheumatology (Oxford), 2020, 59(4): 907-908.

[92] LIU H, WALLACE Z S, HARVEY L, et al. Prostate and pancreas involvement are linked in IgG4-related disease[J]. Semin Arthritis Rheum, 2020, 50(6): 1245-1251.

[93] SAEKI T, KAWANO M, MIZUSHIMA I, et al. The clinical course of patients with IgG4-related kidney disease[J]. Kidney Int Rep, 2013, 84(4): 826-833.

[94] EVANS R D R, CARGILL T, GOODCHILD G, et al. Clinical Manifestations and Long-term Outcomes of IgG4-Related Kidney and Retroperitoneal Involvement in a United Kingdom IgG4-Related Disease Cohort[J]. Kidney Int Rep, 2019, 4(1): 48-58.

[95] QUATTROCCHIO G, BARRECA A, DEMARCHI A, et al. IgG4-related kidney disease: the effects of a Rituximab-based immunosuppressive therapy[J]. Oncotarget, 2018, 9(30): 21337-21347.

[96] AKYOL S, ATALAY F O, HASDEMIR S, et al. IgG4-Related Disease of the Ovary[J]. Turk patoloji dergisi, 2021, 37(1): 63-66.

[97] ALORJANI M S, OBEIDAT N A, ABABNEH E I, et al. A 47-Year-Old Woman with Immunoglobulin G4 (IgG4)-Related Disease Involving the Right Ovary[J]. The American journal of case reports, 2020, 21: e926803.

[98] LI Y, GAO H, LI Z, et al. Clinical Characteristics of 76 Patients with IgG4-Related Hypophysitis: A Systematic Literature Review[J]. International journal of endocrinology, 2019, 2019: 5382640.

[99] SAMJI V, HAYKAL T, DANISH R, et al. A Case of an IgG4-Related Disease Mimicking Malignancy and Resolving With Steroids[J]. Cureus, 2020, 12(7): e9476.

[100] SEKULIC M, PICHLER SEKULIC S, MOVAHEDI-LANKARANI S. IgG4-related Disease of the Ovary: A First Description[J]. International journal of gynecological pathology: official journal of the International Society of Gynecological Pathologists, 2017, 36(2): 190-194.

[101] TAKESHIMA K, ARIYASU H, IWAKURA H, et al. Predominant Improvement of Alpha Cell Function after Steroid Therapy in a Patient with Autoimmune Pancreatitis: Case Report[J]. Diabetes therapy : research, treatment and education of diabetes and

related disorders, 2018, 9(3): 1385-1395.

[102] WU T, ZHU P, DUAN X, et al. Calcifying fibrous pseudotumor of the adrenal gland: A rare case report[J]. Molecular and clinical oncology, 2016, 5(3): 252-254.

[103] YAMADA T, HIRAOKA E, MIYAZAKI T, et al. Diabetes as First Manifestation of Autoimmune Pancreatitis[J]. The American journal of the medical sciences, 2017, 353(5): 498-499.

[104] AMIRBAIGLOO A, ESFAHANIAN F, MOUODI M, et al. IgG4-related hypophysitis[J]. Endocrine, 2021, 73(2): 270-291.

[105] LIN W, LU S, CHEN H, et al. Clinical characteristics of immunoglobulin G4-related disease: a prospective study of 118 Chinese patients[J]. Rheumatology, 2015, 54(11): 1982-1990.

[106] BERNREUTHER C, ILLIES C, FLITSCH J, et al. IgG4-related hypophysitis is highly prevalent among cases of histologically confifirmed hypophysitis[J]. Brain Pathol, 2017, 27(6): 839-845.

[107] TAUZIEDE-ESPARIAT A, POLIVKA M, BOUAZZA S, et al. The prevalence of IgG4-positive plasma cells in hypophysitis: a possible relationship to IgG4-related disease[J]. Clin Neuropathol, 2015, 34(4): 181-192.

[108] ZHAO Y L, XU J F. Imaging features, clinicopathological analysis and diagnostic strategy of IgG4-related hypertrophic pachymeningitis[J]. Ann Palliat Med, 2020, 9(5): 2551-2558.

[109] DE VIRGILIO A, DE VINCENTIIS M, INGHILLERI M, et al. Idiopathic hypertrophic pachymeningitis: an autoimmune IgG4-related disease[J]. Immunol Res, 2017, 65(1): 386-394.

[110] BAPTISTA B, CASIAN A, GUNAWARDENA H, et al. Neurological manifestations of IgG4-related disease[J]. Curr Treat Options Neurol, 2017, 19(4): 14.

[111] LEVRAUT M, COHEN M, BRESCH S, et al. Immunoglobulin G4-related hypertrophic pachymeningitis: a case-oriented review[J]. Neurol Neuroimmunol Neuroinflamm, 2019, 6(4): e568.

[112] CARRUTHERS M N, TOPAZIAN M D, KHOSROSHAHI A, et al. Rituximab for IgG4-related disease: a prospective, open-label trial[J]. Ann Rheum Dis, 2015, 74(6): 1171-1177.

[113] 黄海威，郭俊杰．IgG4相关性疾病的神经系统损害[J]. 内科理论与实践，2019，14（5）：271-275.

[114] LEPORATI P, LANDEK-SALGADO M A, LUPI I, et al. IgG4-related hypophysitis:

a new addition to the hypophysitis spectrum[J]. J Clin Endocrinol Metab, 2011, 96(7): 1971-1980.

[115] 吴佳芸，黄力. IgG4相关性疾病神经系统损害研究进展[J]. 中国神经免疫学和神经病学杂志，2018，25（1）：62-66.

[116] BAPTISTA B, CASIAN A, GUNAWARDENA H, et al. Neurologic Manifestations of Systemic Disease[J]. Curr Treat Options Neurol, 2017, 19: 14.

[117] INOUE D, ZEN Y, SATO Y, et al. IgG4-Related perineural disease[J]. Int J Rheumatol, 2012, 2012: 401890-401898.

[118] OHYAMA K, KOIKE H, IIJIMA M, et al. IgG4-related neuropathy：a case report[J]. JAMA Neurol, 2013, 70(4): 502-505.

[119] REGEV K, NUSSBAUM T, CAGNANO E, et al. Central Nervous System Manifestation of IgG4-Related Disease[J]. JAMA Neurol, 2014, 71(6): 767-770.

[120] ANGELOUSI A, ALEXANDRAKI K, TSOLI M, et al. Hypophysitis (Including IgG4 and Immunotherapy)[J]. Neuroendocrinology, 2020, 110(9-10): 822-835.

[121] LU LX, DELLA-TORRE E, STONE J H, et al. IgG4-related hypertrophic pachymeningitis: clinical features, diagnostic criteria, and treatment[J]. JAMA Neurol, 2014, 71(6): 785-793.

[122] TAKAGI H, IWAMA S, SUGIMURA Y, et al. Diagnosis and treatment of autoimmune and IgG4-related hypophysitis: clinical guidelines of the Japan Endocrine Society[J]. Endocr J, 2020, 67 (4): 373-378.

[123] KHOSROSHAHI A, WALLACE Z S, CROWE J L, et al. International consensus guidance statement on the management and treatment of IgG4-related disease[J]. Arthritis Rheumatol, 2015, 67: 1688-1699.

[124] FRAGOULIS G E, EVANGELATOS G, TEKTONIDOU M G. Vasculitis beyond aortitis in IgG4-related disease (IgG4-RD): case report and review of the literature[J]. Clin Rheumatol, 2021, 40(3): 1167-1173.

[125] PENG L, ZHANG P, LI J, et al. IgG4-related aortitis/periaortitis and periarteritis: a distinct spectrum of IgG4-related disease[J]. Arthritis Res Ther, 2020, 22(1): 103.

[126] ZHOU Y, SHAO L Y, RUAN W, et al. Pulmonary vascular involvement of IgG4-related disease: Case series with a PRISMA-compliant systemic review[J]. Medicine (Baltimore), 2019, 98(6): e14437.

[127] TRAN T A. Does a Subset of Localized Chronic Fibrosing Vasculitis Represent Cutaneous Manifestation of IgG4-Related Disease/a Histologic Pattern of IgG4-Related Skin Disease? A Reappraisal of an Enigmatic Pathologic Entity[J]. Am J Dermatopathol,

2020, 42(9): 683-688.

[128] MIZUSHIMA I, INOUE D, YAMAMOTO M, et al. Clinical course after corticosteroid therapy in IgG4-related aortitis/periaortitis and periarteritis: a retrospective multicenter study[J]. Arthritis Res Ther, 2014, 16(4): R156.

[129] PERUGINO C A, WALLACE Z S, MEYERSOHN N, et al. Large vessel involvement by IgG4-related disease[J]. Medicine (Baltimore), 2016, 95(28): e3344.

[130] MIZUSHIMA I, KASASHIMA S, FUJINAGA Y, et al. Clinical and Pathological Characteristics of IgG4-Related Periaortitis/Periarteritis and Retroperitoneal Fibrosis Diagnosed Based on Experts' Diagnosis[J]. Ann Vasc Dis, 2019, 12(4): 460-472.

[131] ERIVWO P, TURASHVILI G. Pathology of IgG4-related sclerosing mastitis[J]. J Clin Pathol, 2021, 74(8): 475-482.

[132] ZEN Y, KASAHARA Y, HORITA K, et al. Inflammatory pseudotumor of the breast in a patient with a high serum IgG4 level: histologic similarity to sclerosing pancreatitis[J]. Am J Surg Pathol, 2005, 29(2): 8.

[133] MASAKI Y, DONG L, KUROSE N, et al. Proposal for a new clinical entity, IgG4-positive multiorgan lymphoproliferative syndrome: analysis of 64 cases of IgG4-related disorders[J]. Ann Rheum Dis, 2009, 68(8): 1310-1305.

[134] SHENOY A, MOHANDAS N, GOTTLIEB A. Cutaneous and systemic IgG4-related disease: a review for dermatologists[J]. Dermatol Online J, 2019, 25(6): 13030/qt9w91m8dz.

[135] WANG G, ZHUO N, LUO X, et al. IgG4-Related Disease With Testicular Involvement: A Case Report and Review of Literature[J]. Front Immunol, 2021, 12: 717902.

[136] AKYOL S, ATALAY FÖ, HASDEMIR S, et al. IgG4-Related Disease of the Ovary[J]. Turk Patoloji Derg, 2021, 37(1): 63-66.

第四章

IgG4相关性疾病的影像学表现

第一节 IgG4相关性疾病影像学检查的合理选择

影像学检查方法多样，包括CT、MRI、^{18}F-FDG PET/CT、超声等多种方法。其中，CT、MRI、超声均为临床常用检查方法。CT的优势在于检查速度快、扫描覆盖范围大，能够较为迅速、全面地发现受累部位并判断累及范围，但需考虑射线对晶体、甲状腺等辐射敏感器官的影响，且CT的软组织分辨率欠佳。MRI的软组织分辨率高、无辐射，多参数成像可较好地显示病变的组织特征和累及范围，但费用相对高，对检查技术要求较高。超声检查便捷、费用低、无辐射，能够较好地发现并评估大部分器官受累情况，但难以评价鼻腔鼻窦、耳部等部位受累情况，也无法观察海绵窦、翼腭窝等深部组织，且具有操作者依赖特点。^{18}F-FDG PET/CT也可判断全身各部位受累情况，但需考虑可及性、费用等因素。

通常情况下，CT或MRI的增强检查可获得更多诊断信息，有利于病变的诊断和鉴别诊断。而平扫、超声等检查在大多数情况下可满足发现病变及评估范围的需求。因此，影像学检查的选择需综合考虑检查目的、可及性、便捷性等因素。另外，根据临床经验，IgG4-RD患者相对易发生CT对比剂过敏，应在满足临床需求的前提下，尽量减少CT对比剂的使用。

正是由于IgG4-RD可能涉及的受累部位多、影像学检查选择多，且不同检查方法在不同部位发挥的价值不同，因此，临床医生需要根据检查目的，合理选择检查方法，以提高诊疗效率和效果，提高临床决策能力，促进医疗资源的合理使用，充分体现基于循证医学证据的影像学检查临床适用性评价（Evidence-Based Medical Imaging Clinical Appropriateness，EB-MICA）理念的内涵。

根据《IgG4相关性疾病影像学检查临床适用性评价共识（2022年版）》，检查目的可分为两大类：①以发现病变为主要目标的全身受累部位筛查（表4-1）；②以病变随访为主要目标的受累部位针对性评估。

全身受累部位筛查的检查方法建议详见表4-1，应在实际临床工作中，优先选择通常适用、也可选择可能适用的影像学检查方法。

表4-1　全身受累部位筛查的检查方法建议

影像学检查方法	适用性评价	备注
颌面部CT平扫+胸部CT平扫联合腹盆部CT平扫+增强	通常适用	怀疑颈部病变时可加做颈部超声检查
颌面部CT平扫+胸部CT平扫+腹盆部CT平扫	可能适用	腹盆部CT平扫判断肝、肾脏病变存在局限；怀疑颈部病变时可加做颈部超声检查
胸部CT平扫+眼眶+颌面部+颈部超声+腹部超声	可能适用	腹部超声判断肾实质病变存在局限
^{18}F-FDG PET/CT	可能适用	可能发现更多病灶
全身多个部位MRI	通常不适用	—

注：颌面部CT平扫检查、颌面部MRI平扫检查和唾液腺、浅表淋巴结超声检查三者可互为替换，应用超声、MRI无辐射；如应用颌面部MRI检查，需扩大扫描范围（包括唾液腺、颌面部及颈部淋巴结、泪腺、眶周组织、鼻腔鼻窦等）。节选自《IgG4相关性疾病影像学检查临床适用性评价共识（2022年版）》。

通常在检出病变的基础上开展受累部位针对性评估。对于头颈部病变（包括唾液腺、颌面部及颈部淋巴结、泪腺、眶周组织、鼻腔、鼻旁窦、甲状腺）以及胰腺、胆道系统病变的针对性评估方法，详见本章表4-2、表4-3。对于神经系统病变（垂体、硬脑膜、硬脊膜）、胸部病变（肺、气管、胸膜、肺门、纵隔、椎旁软组织、心血管）、肝脏病变、肾脏病变、腹膜后病变（腹膜后纤维化、主动脉周围炎）、肠系膜病变针对性评估方法，详见《IgG4相关性疾病影像学检查临床适用性评价共识（2022年版）》相应部分。

（刘燕鹰　吕　晗）

第二节　IgG4相关性疾病常见部位放射影像学表现

IgG4相关性疾病（IgG4-RD）临床表现复杂多样，影像学检查是IgG4-RD诊疗的重要手段之一，尤其在全身不同器官和系统受累范围及病变活动性评估中具有重要价值。本章将重点阐述IgG4-RD常见部位头颈部及胰胆部位的影像学特点。其他部位的影像学表现详见其他各章节。

一、IgG4相关性疾病头颈部受累的影像学表现

IgG4-RD常累及头颈部一个或多个部位，包括唾液腺（下颌下腺、舌下腺、腮腺）、颌面部及颈部淋巴结、泪腺、眶周组织、甲状腺、鼻腔鼻窦、耳部等。由于累及的部位大多浅表，容易触及，且头颈部多个器官与视觉、听觉等感官密切相关，因此IgG4-RD的头颈部受累常作为患者就诊的首发症状。影像学检查可用于发现病变、显示受累范围、分析病变特征、评估病变活动性等，为IgG4-RD的临床诊断提供客观证据。

（一）临床症状

根据疾病累及部位的不同，临床表现多样。累及唾液腺（下颌下腺、舌下腺、腮腺）、颌面部及颈部淋巴结、泪腺、眶周组织、甲状腺等头颈部器官时，主要表现为受累部位无痛性肿大；唾液腺、淋巴结受累时可无明显症状，病灶可通过触诊发现，其中淋巴结常沿颈静脉链分布，通常较小（直径<2cm）；如肿大的泪腺、眶周组织压迫眼球，可引起眶周肿胀、突眼，伴或不伴复视、斜视等，少见疼痛、视力受损；甲状腺受累可有组织肿胀或肿块样改变，可表现为木样甲状腺炎或桥本甲状腺炎（纤维化亚型），可伴气管压迫或声带麻痹；累及鼻腔鼻窦可引起鼻塞等鼻窦炎相关症状（如鼻塞、嗅觉缺失、疼痛等）或局部肿胀或肿块；主要累及外中耳时常表现为中耳炎相关症状（耳闷、耳堵、传导性听力损失），累及内耳或神经时还可伴有感音神经性听力损失。IgG4-RD头颈部受累也常合并全身其他部位受累。

（二）检查方法

包括影像学检查、血清学检查、组织病理学检查等。

对于影像学检查，根据《IgG4相关性疾病影像学检查临床适用性评价共识（2022年版）》，头颈部器官的针对性分析涉及多部位、多种检查方法（表4-2）。一方面，MRI的软组织分辨率高，增强检查可带来的更多影像学信息，因此对于唾液腺（下颌下腺、舌下腺、腮腺）、颌面部及颈部淋巴结、泪腺、眶周组织、鼻腔鼻窦，更推荐基于MRI平扫+增强扫描进行针对性评估。同时，考虑到临床工作中的实际情况，也可选用MRI平扫、CT平扫或超声等检查。对于甲状腺，超声依然可作为首选评估手段。中耳乳突区病变的相关研究较少，目前认为CT、MRI的针对性评估结果相近，均可选用。

表4-2　头颈部病变针对性评估的检查方法建议

影像学检查方法	适用性评价	备注
唾液腺（下颌下腺、舌下腺、腮腺）、颌面部及颈部淋巴结		
颌面部MRI平扫+增强[1]	通常适用[2]	对于单侧下颌下腺受累患者，有利于鉴别诊断肿瘤性病变
超声	通常适用[2]	
颌面部MRI平扫[a]	可能适用	大多情况下可满足发现病变及评估范围的需求
颌面部CT平扫+增强[a]	可能适用	大多情况下可满足发现病变及评估范围的需求
颌面部CT平扫[a]	可能适用	大多情况下可满足发现病变及评估范围的需求
^{18}F-FDG PET/CT	可能适用	可同时观察全身受累情况
泪腺、眶周组织		
眼部MRI平扫+增强	通常适用	
眼部MRI平扫	可能适用	大多情况下可满足发现病变及评估范围的需求
眼部CT平扫	可能适用	大多情况下可满足发现病变及评估范围的需求
超声	可能适用	无法观察眼肌、翼腭窝、海绵窦等深部结构，余大多情况下可满足发现病变及评估范围的需求
眼部CT平扫+增强	通常不适用	
^{18}F-FDG PET/CT	通常不适用	
鼻腔、鼻旁窦		
鼻旁窦MRI平扫+增强	通常适用	
鼻旁窦MRI平扫	可能适用	大多情况下可满足发现病变及评估范围的需求
鼻旁窦CT平扫	可能适用	大多情况下可满足发现病变及评估范围的需求
鼻旁窦CT平扫+增强	可能适用	
超声	通常不适用	

续表

影像学检查方法	适用性评价	备注
^{18}F-FDG PET/CT	通常不适用	
甲状腺		
超声	通常适用	
颈部MRI平扫+增强	可能适用	
颈部MRI平扫	可能适用	
颈部CT平扫	通常不适用	
颈部CT平扫+增强	通常不适用	
^{18}F-FDG PET/CT	通常不适用	

注：[1] 如需同时评估头颈部多个器官受累情况，可应用颌面部CT或MRI检查并扩大扫描范围（可备注包括眼眶、颈部淋巴结）。
[2] 多次复查中，推荐选用同一检查方法，易于对比。节选自《IgG4相关性疾病影像学检查临床适用性评价共识（2022年版）》。

血清学检查、组织病理学检查与其他部位受累的检查方法、评价标准一致。综合诊断标准见本书相应章节。

（三）影像学特点与鉴别诊断

1. 唾液腺（下颌下腺、舌下腺、腮腺）受累　24.0%～52.6%的患者可发现唾液腺受累，主要分为两类：常见类型为米库利奇病（Mikulicz disease），为多个腺体受累，少见类型为Küttner瘤（慢性硬化性唾液腺炎），为单个腺体病变。几乎所有唾液腺受累的患者均可见下颌下腺受累征象。

对于米库利奇病，多数情况下为多个受累腺体同时发生病变，少数间隔数年先后发病。常为双侧受累，部分患者也可为单侧。影像学表现为受累腺体肿大，可伴周围淋巴结增大。超声是临床常用检查手段，灵敏度、特异度高，可见受累腺体内多个大小相近的低回声结节影，结节内血流丰富，结节将腺体边缘衬托得更清晰，同时可见结节之间高回声分隔和周围正常腺体实质，不伴有腺体导管增粗。CT见受累腺体呈软组织密度影，密度较均匀，增强后均匀、明显强化。MRI可见受累腺体信号较均匀，T1WI呈等信号，T2WI为稍高信号，病变扩散受限程度加重，MRI-DWI序列呈高信号、表观弥散系数（apparent diffusion coeffecient，ADC）减低，增强后均匀、明显强化

（图4-1）。CT、MRI的特异度欠佳，但优势在于可在同一次检查中观察到头颈部其他部位病灶情况（如泪腺、颈部淋巴结、鼻腔鼻窦、耳部等）。

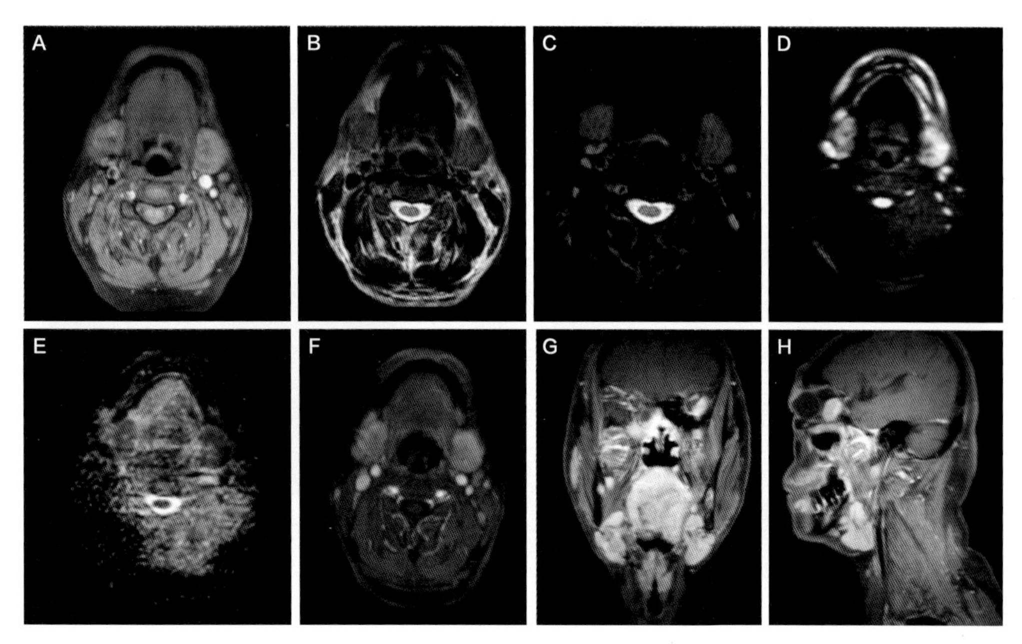

图4-1 下颌下腺受累的颌面部MRI平扫+增强检查

A~F. 分别为横断面T1WI、T2WI、T2WI脂肪抑制、DWI、ADC、增强序列；G. 冠状面增强扫描；H. 矢状面增强扫描。冠状面增强扫描还可见鼻腔受累，矢状面增强扫描还可见眼外肌（外直肌）受累。

主要与干燥综合征、黏膜相关淋巴组织（mucosal-associated lymphoid tissue，MALT）淋巴瘤、感染性病变鉴别诊断。干燥综合征伴有腺体萎缩、腺体导管增粗，超声检查可用于两者鉴别。^{18}F-FDG PET/CT检查可较好地区分MALT淋巴瘤和IgG4-RD，前者最大标准化摄取值（SUV_{max}）相对更高。

对于Küttner瘤，绝大多数发生于下颌下腺，常表现为单个腺体肿胀、质硬，可发展为双侧病变。超声是临床常用检查手段，可见受累腺体内边界清晰、呈地图样低回声区，病灶局部可突出于腺体轮廓，周围可见正常腺体实质及血管。由于形变和纤维化，病灶内导管显示可相对清晰。CT见受累腺体呈软组织密度，密度较均匀，增强后均匀、中等高强化。MRI可见受累腺体信号较均匀，T1WI呈等信号，T2WI为中等低信号，增强后均匀、中等高强化。

需与肿瘤性病变鉴别，颌面部MRI平扫+增强检查所见可较好地进行鉴别诊断。其他鉴别方法还包括病史、组织病理学检查等。还需要与淋巴瘤、慢性梗阻性唾液腺炎鉴别，可应用组织病理学检查。

2. 颌面部及颈部淋巴结受累　超声检查是发现淋巴结受累、鉴别诊断良恶性淋巴结最为简便、有效的方式。受累淋巴结呈椭圆形，可见淋巴结门结构及其内脂肪影、中央血管影。CT、MRI也可有效发现病变，但影像学表现特异度欠佳，常表现为沿颈静脉链分布的肿大淋巴结（图4-2），常呈椭圆形，直径通常<2cm，MRI各序列信号均匀，与肌肉相比，T1WI呈等信号，T2WI呈等或稍高信号，病变扩散受限程度加重，MRI-DWI序列呈高信号、ADC值减低，增强后病变均匀、明显强化，无淋巴结中央坏死区，不伴钙化。

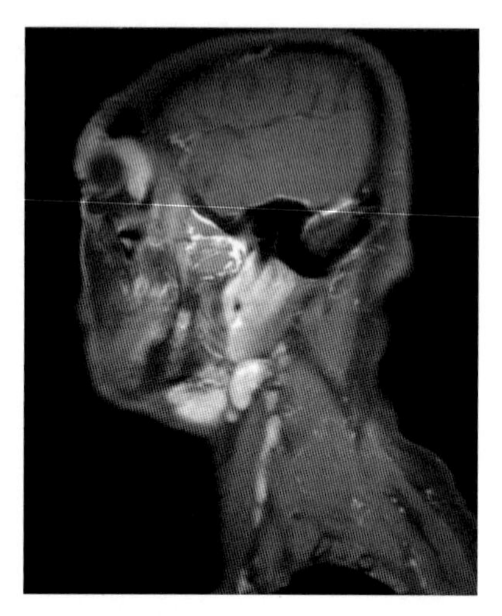

图4-2　颌面部MRI增强扫描（矢状面）

可见肿大淋巴结沿颈静脉链分布。病变均匀、明显强化，无淋巴结中央坏死区。

鉴别诊断包括炎性病变引起的良性淋巴结肿大、恶性病变转移淋巴结、淋巴瘤、Rosai-Dorfman病、高白介素-6综合征（包括多中心型Castleman病和类风湿关节炎）等。上述疾病的影像学表现多有重叠，还可应用血清学、免疫组织病理学检查。

3. 泪腺、眶周组织受累　约21.6%的患者表现为泪腺、眼外肌、三叉神经分支（眶上神经、眶下神经）等结构受累，且可累及翼腭窝、海绵窦等深部结构。泪腺、眼外肌群、肌锥内或肌锥外间隙脂肪、眶下神经、眼睑依次是最常见受累的眶内及眶周结构。

泪腺常为双侧受累，部分患者也可为单侧。受累泪腺形态肿大，超声检查可见肿大泪腺弥漫性低回声，血管增多。CT见受累泪腺呈软组织密度影，密度较均匀，增强后均匀、明显强化。MRI可见受累泪腺信号较均匀，T1WI、T2WI均为低信号，病变扩散受限程度加重，MRI-DWI序列呈高信号、ADC值减低，增强后均匀、明显强化（图4-3）。主要与淋巴瘤鉴别，淋巴瘤的ADC值相对更低[（0.44～0.92）$\times 10^{-3}$ mm^2/s]，低于IgG4-RD（平均ADC值为1.67×10^{-3} mm^2/s）。

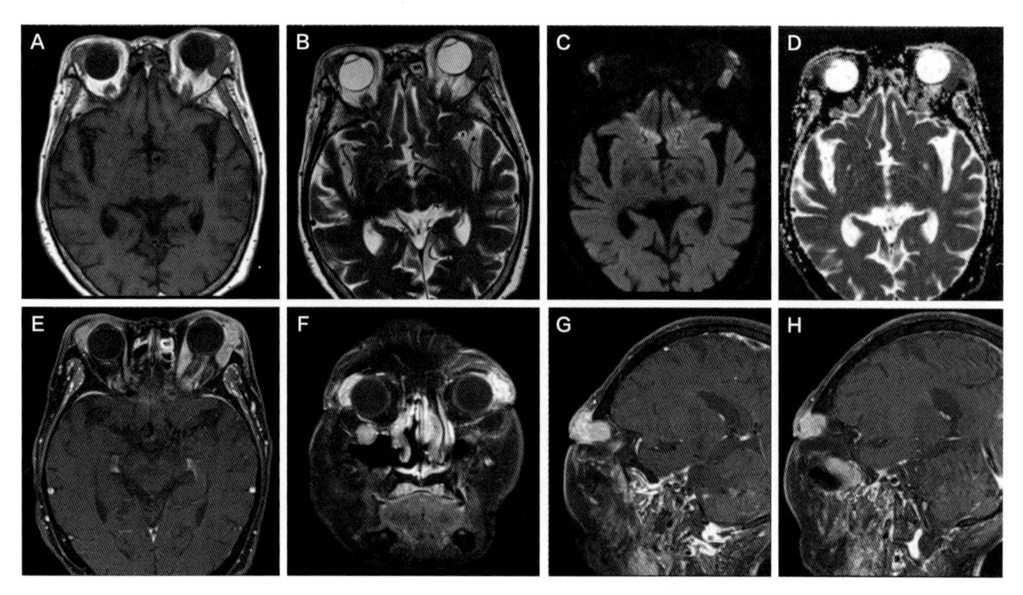

图4-3　泪腺受累的眼部MRI平扫+增强检查

A~E. 分别为横断面T1WI、T2WI、DWI、ADC、增强序列；F. 冠状面增强扫描；G、H. 矢状面增强扫描，分别显示左侧、右侧泪腺。横断面还可见鼻窦（筛窦）受累，横断面增强扫描可见双侧硬脑膜受累（增厚、均匀强化），冠状面增强扫描还可见鼻腔、右侧眶下神经受累。

外直肌是最常见受累的眼外肌群，常表现为肌肉肿大，肌腹为著，绝大多数患者（96%）肌腱不受累。CT见受累眼外肌群呈软组织密度影，密度较均匀，增强后均匀、明显强化。MRI可见受累泪腺信号较均匀，T1WI、T2WI均为低信号，病变扩散受限程度无明显加重，MRI-DWI序列呈等信号，增强后均匀、明显强化（图4-4）。主要需与甲状腺相关性眼病的眼外肌群受累、眶内炎性假瘤鉴别。甲状腺相关性眼病受累肌肉T2WI呈高信号，且发病顺序依次为下直肌、内直肌、上直肌、外直肌、斜肌，外直肌常较晚受累，内分泌相关检查可辅助鉴别。眶内炎性假瘤的临床症状可包括眼痛、红肿、眼球运动受限，肌腹、肌腱均可受累，和IgG4-RD病变显著不同。

三叉神经分支（眶上神经、眶下神经）大多为双侧受累，部分患者可见病灶向颅内延伸。眶下神经受累最为常见，表现为神经增粗，CT呈软组织密度影，均匀、明显强化。MRI可见与周围肌肉信号比较，受累神经T1WI呈等信号、T2WI呈等-稍高信号，信号较均匀，增强后均匀、明显强化（图4-5）。需要与恶性病变的神经受累鉴别。

眼睑受累可表现为软组织弥漫肿胀或多个散在分布的结节状病灶，位于眶隔前，上、下睑均可受累，可为单侧或双侧。CT呈软组织密度影，均匀、明显强化。MRI-

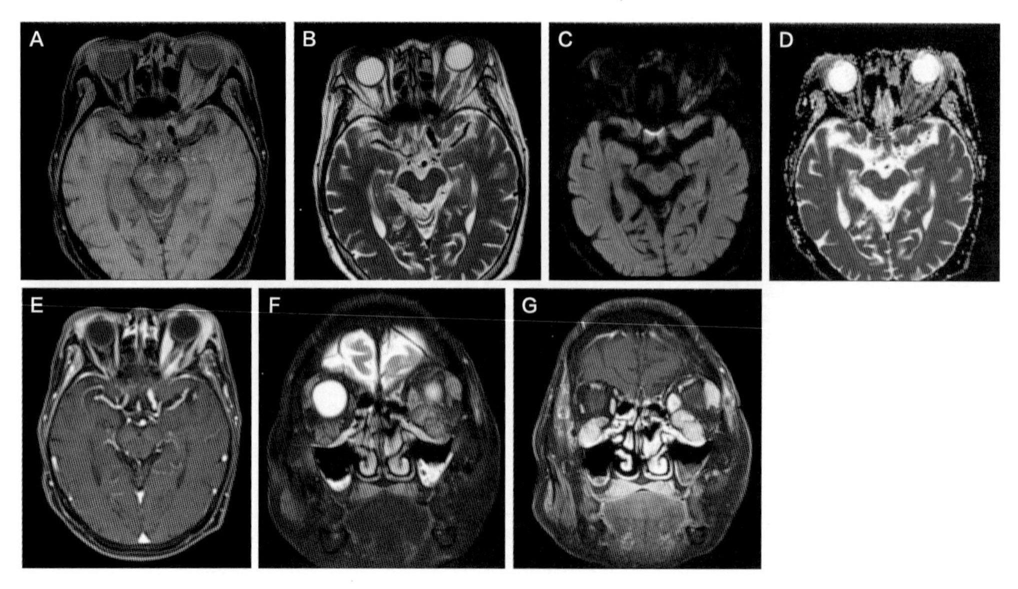

图4-4 眼外肌受累的眼部MRI平扫+增强检查

A~E. 分别为横断面T1WI、T2WI、DWI、ADC、增强序列；F. 冠状面T2WI序列；G. 冠状面增强扫描。冠状面还可见受累的双侧眶下神经、左侧眶上神经。

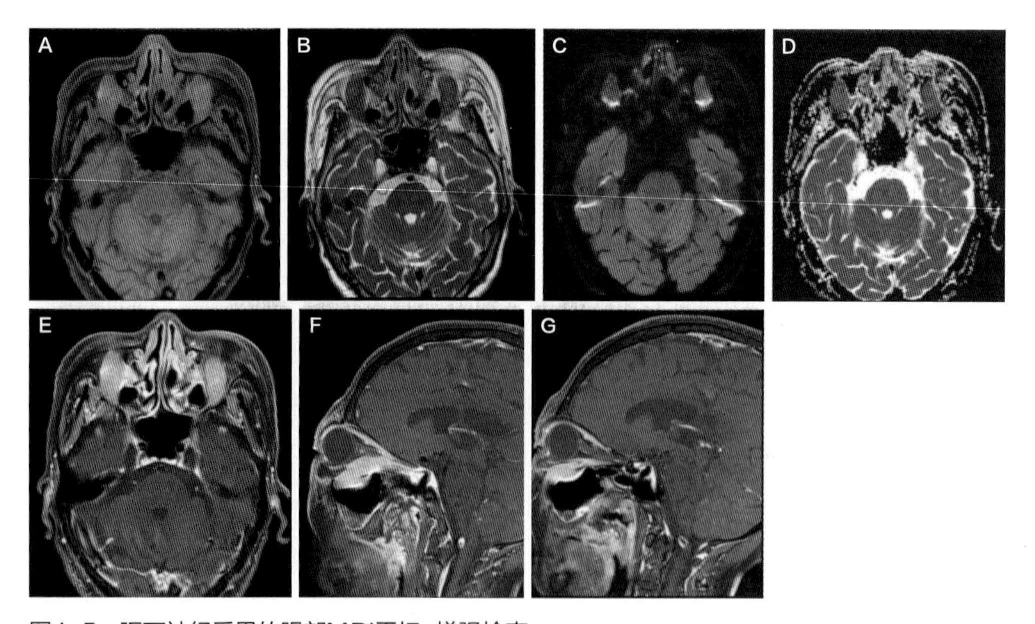

图4-5 眶下神经受累的眼部MRI平扫+增强检查

A~E. 分别为横断面T1WI、T2WI、DWI、ADC、增强序列；F、G. 矢状面增强扫描，分别显示左侧、右侧眶下神经。

T1WI呈等信号、T2WI呈等-稍高信号，信号较均匀，增强后均匀、明显强化。主要与淋巴瘤、甲状腺相关性眼病、感染性病变鉴别。其中，感染性病变可呈不均匀强化。其他鉴别方法还包括病史、血清学检测、免疫组织病理学检查及全身其他部位检查等。

4. 甲状腺受累 临床相对少见，发病率为4.0%～5.6%。主要分为木样甲状腺炎和桥本甲状腺炎（纤维化亚型）两类。

对于木样甲状腺炎，以甲状腺及周围软组织肿大伴弥漫纤维化为主要特征，质硬。CT见甲状腺密度均匀减低，周围脂肪间隙消失。需要与淋巴瘤、甲状腺癌鉴别，可应用免疫组织病理学检查予以鉴别。

对于桥本甲状腺炎（纤维化亚型），超声可见甲状腺弥漫增大伴回声减低、血流减低。与木样甲状腺炎不同，此类型无甲状腺周围改变。少数患者可发展为淋巴瘤。

5. 鼻腔鼻窦受累 约51.9%的患者表现为鼻腔鼻窦受累，眼部受累患者90%可见鼻腔鼻窦受累。影像学表现为两种类型：黏膜弥漫性增厚或局部破坏性肿块样病变。

表现为黏膜弥漫性增厚的IgG4-RD，鼻腔鼻窦受累的影像学表现特异度不佳，与慢性鼻窦炎影像学表现近似，常为双侧鼻腔、鼻窦黏膜弥漫增厚伴鼻腔通气道狭窄/阻塞，有时可见窦腔积液、骨质硬化，不伴有骨质破坏（图4-6）。

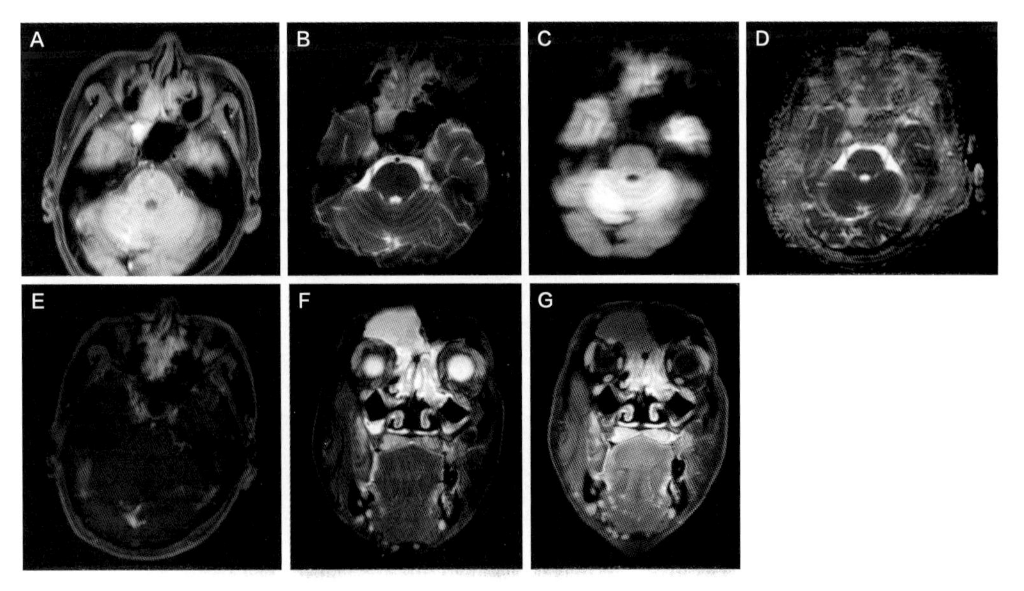

图4-6 鼻腔鼻窦受累的颌面部MRI平扫+增强检查

A～E. 分别为横断面T1WI、T2WI、DWI、ADC、增强序列；F. 冠状面T2WI序列；G. 冠状面增强扫描。

此类型需要与常见的慢性鼻窦炎鉴别。二者影像学表现近似，免疫组织病理学表现介于二者之间，基于血清学检查可有效鉴别。

表现为局部破坏性肿块样病变的IgG4-RD，鼻腔鼻窦受累的影像学表现具有一定特点，可见鼻腔鼻窦软组织肿块影，上颌窦受累最常见，其次是筛窦，蝶窦受累的报道最少，也可累及鼻前庭等鼻部软组织。可伴骨质破坏，有侵及周围结构的倾向，可累及鼻腔、鼻泪管、眼眶、翼腭窝、海绵窦、面部软组织、颞下窝等。CT检查可见结节或肿块样软组织影，MRI检查可见与鼻腔鼻窦黏膜比较，病灶呈T1WI等信号、T2WI低信号，信号较均匀，病变扩散受限程度加重，MRI-DWI序列呈高信号、ADC值减低，增强后病变均匀、明显强化。

此类型需要与侵袭性真菌性鼻窦炎鉴别。二者病变在影像学表现上有较多重叠，需结合临床症状与病史（特别是免疫缺陷或抑制状态、糖尿病等）、头颈部或全身其他部位的影像学表现、真菌培养等手段。其中，急性侵袭性真菌性鼻窦炎致死率高，鉴别诊断需尽早、尽快。还需与肿瘤性病变进行鉴别，临床症状与病史、影像学检查、病理学检查等多种手段可提供帮助。

6. 耳部受累　IgG4-RD累及耳部较少见。影像学表现特异度不佳，CT、MRI所见与中耳乳突炎近似，常见征象为单侧或双侧中耳乳突区（鼓室、乳突蜂房和鼓窦内）软组织影，可伴或不伴周围骨质破坏（图4-7）。病变扩散受限程度无明显加重，MRI-DWI序列呈等信号，增强扫描可见病变较为均匀地明显强化。多种自身免疫性疾病（如结节病、朗格汉斯细胞组织细胞增生症、坏死性肉芽肿性血管炎等）也可见中耳乳突炎改变。由于部分头颈部影像学检查也可同时扫及眼部、鼻腔鼻窦、唾液腺等结构，故检查结果还可见泪腺、额神经及眶下神经、鼻腔鼻窦、唾液腺等IgG4-RD头颈部其他部位受累表现，有助于耳部病变病因的判断。

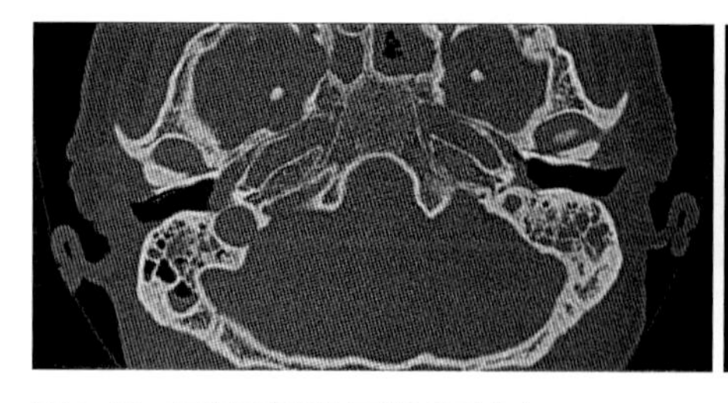
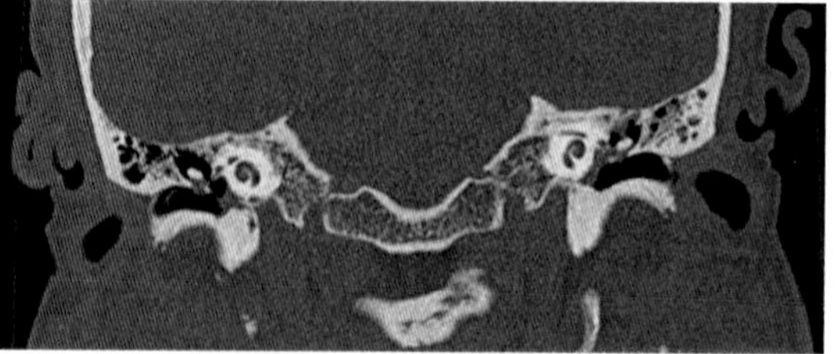

图4-7　耳部受累的耳部CT检查

基于影像学的鉴别诊断较为困难。由于IgG4-RD耳部受累少见，且影像学表现无显著特异性，需要与常见的中耳乳突炎鉴别，并鉴别多种自身免疫性疾病所致中耳乳突炎样改变。受限于耳部病变组织取样量，免疫组织病理学检查常难以作为鉴别诊断的可靠性依据。常需结合头颈部或全身其他部位的影像学表现、血清学检查而综合判断。

二、IgG4相关性疾病胰胆受累的影像学表现

IgG4-RD可累及全身多个系统和脏器。CT常用于颈部、胸部、腹部、盆腔的脏器和腹膜后受累的评估。一项关于159例IgG4-RD患者的多排螺旋CT（multi-detector spiral computed tomography，MDCT）表现的回顾性研究显示，常见的受累脏器包括胰腺、胆道、肾、输尿管、胰腺周围血管、肠系膜、淋巴结，以及主动脉周围炎和腹膜后纤维化。本节主要描述IgG4-RD胰胆受累的影像学特点。

（一）IgG4相关性自身免疫性胰腺炎

1. 概述　IgG4相关性自身免疫性胰腺炎（IgG4-related autoimmune pancreatitis，IgG4-related AIP）又称1型AIP，在亚洲人群中相对2型AIP明显更为多见。尽管1型和2型AIP在临床特点和病理血特征上有差异，但影像学上胰腺受累的表现基本一致，无法从影像学上有效区分这两种类型。根据2012年发布的《自身免疫性胰腺炎国际共识诊断标准》（International consensus diagnostic criteria for autoimmune pancreatitis），影像学从以下几个方面为1型AIP的诊断提供关键证据，分别是胰腺实质及主胰管的特征性表现、其他器官受累（other organ involvement，OOI）的影像学表现，以及影像学所观察到的典型糖皮质激素治疗反应（response to steroid，Rt）。除诊断与鉴别诊断外，影像学检查方法还在1型AIP治疗和长期随诊监测的过程中发挥作用，评估疗效并及时地发现胰腺或胰外脏器的复发表现，指导临床针对性地加强或重新开始治疗。CT和MRI均可用于1型AIP的诊断和评估。CT评估应尽可能地采用多排螺旋CT胰腺扫描方案（multi-detector CT pancreas protocol），即扫描方案包含平扫，注射对比剂后的动脉期/胰腺实质期，门脉期和延迟期扫描，重建3mm或更薄的层厚，有条件时行冠状面重建和沿主胰管方向的曲面重建（curved projection reformation，CPR）（图4-8）。MRI评估应当在1.5T或3T磁共振进行，基本序列包含T1及T2加权成像，弥散加权成像（diffusion-weighted imaging，DWI），注射对比剂后的动态增强扫描（dynamic

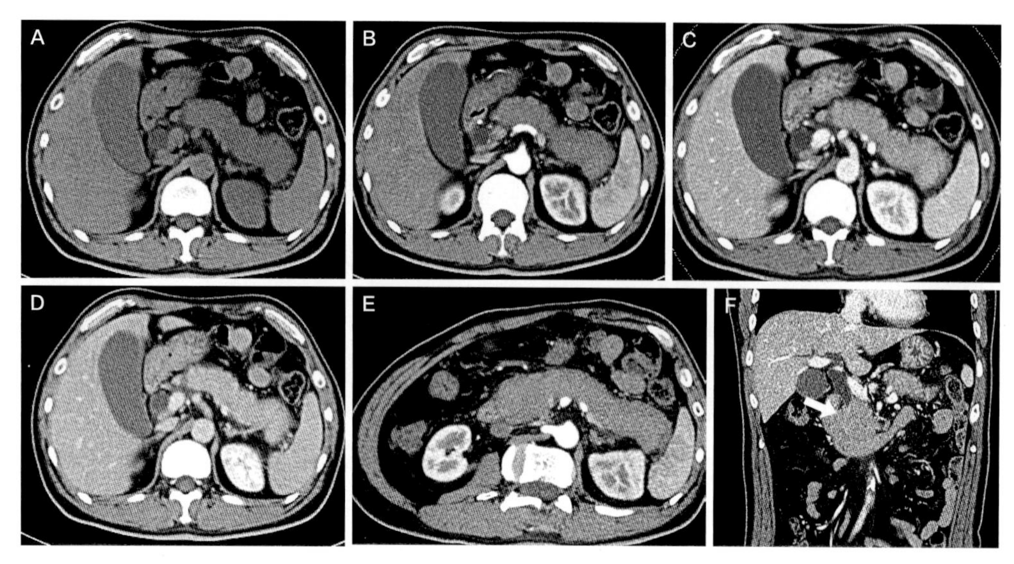

图4-8 多排螺旋CT增强扫描

A. 平扫，示胰体尾弥漫性肿胀；B. 胰腺实质期，可见肿胀的胰腺体尾部弥漫性强化减低；C、D. 门脉期和延迟期，可见胰腺实质渐进性强化增高；E. 基于胰腺实质期薄层图像的曲面重建（沿主胰管方向），示主胰管全程狭窄，显示不清；F. 基于门脉期薄层图像的曲面重建，示胆总管以内段壁环周增厚伴强化，胆总管下段狭窄（白箭头）。

contrast-enhanced scan，DCE scan）和磁共振胰胆管成像（magnetic resonance cholangiopancreatography，MRCP）。

2. 影像学检查方法 根据《IgG4相关性疾病影像学检查临床适用性评价共识（2022年版）》，腹部MRI平扫+增强可全面检查胰腺、胆道受累情况，有利于诊断、鉴别诊断与疗效评估，联合MR胰胆管成像（magnetic resonance cholangiopancreatography，MRCP）可更好地观察胆道情况。同时，应用腹部MRI平扫、腹盆部CT平扫+增强、腹盆部CT平扫也可在大多数情况下满足发现病变及评估范围的要求，尽管上述检查的效果不及腹部MRI平扫+增强，但也可能适用于复查等临床场景（表4-3）。需要关注的是，腹盆部CT平扫通常难以有效发现与评估可能伴发的肾脏受累情况；由于CT软组织分辨率低于MRI，因此CT常难以准确判断脏器局部病变或微小改变（如胰腺小叶样结构消失等），对胆胰管壁增厚及管腔狭窄的判断也不如MRI直观、敏感。

表4-3　胰腺、胆道系统病变针对性评估的检查方法建议

影像学检查方法	适用性评价	备注
腹部MRI平扫+增强	通常适用	联合MRCP可更好地观察胆道系统受累情况
腹部MRI平扫	可能适用	大多情况下可满足发现病变及评估范围的需求
腹盆部CT平扫+增强	可能适用	大多情况下可满足发现病变及评估范围的需求
腹盆部CT平扫	可能适用	大多情况下可满足发现病变及评估范围的需求
超声、内镜超声	可能适用	—
^{18}F-FDG PET/CT	可能适用	—

注：节选自《IgG4相关性疾病影像学检查临床适用性评价共识（2022年版）》。

3. 胰腺实质的特征性影像学表现　1型AIP的胰腺实质受累可以是弥漫性的，也可以是局灶性或节段性，部分患者可以表现为多灶受累。我们在临床工作中观察到，起初表现为多灶型AIP的患者未及时接受治疗，炎症范围可扩大，直至累及整条胰腺，因此这几种不同的影像学表现可能并非对应截然不同的疾病类型，有些可能是病程的不同阶段。

《自身免疫性胰腺炎国际共识诊断标准》将影像学观察到的胰腺实质受累征象区分为两个证据等级。典型的胰腺实质弥漫性受累，影像学可观察到胰腺弥漫肿大呈腊肠样（sausage-like），伴有延迟强化（delayed enhancement），有时可见胰周包鞘样强化（rim-like enhancement）（图4-9）。这些表现可作为1级证据。节段性或局灶性的胰腺肿大（segmental/focal pancreatic enlargement）伴延迟强化则被视为AIP的不典型表现，作为影像学2级证据，需要结合更多的血清学、组织学等其他依据方可做出诊断。

局灶性AIP又常被称为肿块型AIP（mass-forming autoimmune pancreatitis），由于这一类病变的影像学表现与胰腺恶性肿瘤，尤其是胰腺癌较类似，鉴别诊断较困难，因此诊断应格外慎重。近年来，国内外学者针对局灶性AIP进行了一系列影像学研究，提出局灶性AIP与胰腺癌进行鉴别的一些关键影像学征象。

Furuhashi等探索了多期增强CT对局灶性AIP与胰腺癌的区分能力。其团队对22例局灶性AIP与61例胰腺癌进行回顾性分析，发现以下征象在局灶性AIP中更为多见，差异有统计学意义：①门脉期胰腺实质均匀强化；②胰腺实质期胰腺实质雪花点样强

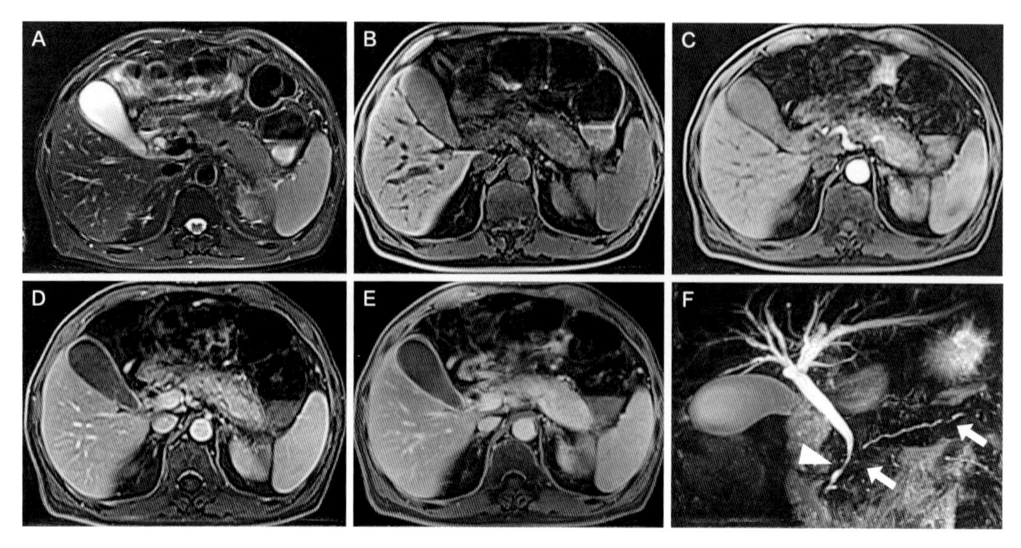

图4-9 增强MRI+MRCP

A. T2WI压脂序列示胰体尾弥漫肿胀，呈腊肠样，T2信号稍增高；B. T1WI压脂序列，肿胀的胰体尾T1信号不均匀减低，胰腺小叶间隔消失，胰周见低信号“包壳”；C~E. T1WI动态增强序列，显示分别为动脉期、门脉期和延迟期，可见胰腺实质渐进性强化增高，延迟期为高强化，胰周包壳同样呈现轻度延迟强化；F. MRCP示主胰管形态不规则，多节段狭窄（白箭头），狭窄段上游管腔无明显扩张，胆总管下端管腔狭窄。

化；③胰管穿通征（ductal-penetrating sign）；④胰管强化征；⑤胰周包鞘。而以下征象更常见于胰腺癌：①延迟期肿块周边强化；②胰周长索条影（长度>10mm）。若上述7个征象中满足4个，鉴别诊断的灵敏度和特异度分别达到82%和98%。

笔者团队曾对增强CT表现为多发胰腺实性占位的病例进行回顾性分析，发现AIP是其中最常见的良性和非肿瘤性病变。而其他常见的病理学类型则包括胰腺神经内分泌肿瘤、胰腺导管腺癌、转移瘤和淋巴瘤等。多灶性AIP与恶性病变相鉴别的关键CT征象是动脉期低强化、延迟期高强化以及同时累及胰头和胰体尾部。

Choi等探索了增强MRI联合DWI对局灶性AIP与胰腺癌的区分能力。其团队对15例局灶性AIP与79例胰腺癌进行回顾性分析，发现以下征象在局灶性AIP中更为多见，差异有统计学意义：①多灶病变；②门脉期和延迟期病灶强化均匀，且近似/高于周围胰腺实质；③无胰周脂肪浸润表现；④无病灶内部囊变/坏死；⑤胰周包鞘；⑥无病灶上游梗阻性炎症；⑦无血管侵犯；⑧无胰管穿通征表现。此外，局灶性AIP的表观弥散系数（ADC）显著低于胰腺癌。多参数分析显示以下3个征象对于两种疾病的区分有显著意义：①门脉期和延迟期均匀强化；②胰管穿通征；③ADC值低于0.9407×$10^{-3}mm^2/s$。若上述3个征象中满足2个，鉴别诊断的灵敏度和特异度分别达到80%和98.7%。

Kim等和Negrelli等的研究则发现MRI/MRCP显示的胰管特征性表现有助于区分局灶性AIP和胰腺癌，此部分将在后面“主胰管的特征性影像学表现”中详述。

关于局灶性AIP和胰腺癌的鉴别诊断效能，CT和MRI的表现谁更优异？头对头的回顾性研究和荟萃分析均认为MRI的效能略胜于CT，尤其是诊断灵敏度更高。这主要是因为MRI更有助于识别胰腺实质多灶受累、受累胰腺实质的延迟期均匀高强化和主胰管多节段狭窄的AIP特异性征象。

一些先进的CT和MRI技术手段也被用于探索局灶性AIP与胰腺癌的影像学鉴别诊断。如双能CT能谱成像（dual-energery CT spectral imaging）和磁共振弹性成像（magnetic resonance elastography，MRE）等。Yin等对15例肿块型胰腺炎和20例胰腺癌进行双能CT能谱成像评估，发现两种疾病的动脉期和门脉期的标化碘浓度（normalized iodine concentrations）以及能谱曲线参数均有差别。Shi等对14例AIP、26例胰腺癌和14例健康志愿者进行磁共振弹性成像评估，发现AIP的胰腺硬度（stiffness）显著高于正常人，而显著低于胰腺癌。弥漫和多灶性的病变更多见于AIP，而单发局灶病变更多见于胰腺癌。MRE鉴别AIP和胰腺癌的灵敏度达到92.9%，特异度达到84.6%。笔者团队对AIP和胰腺癌进行了磁共振断层弹性成像（tomoelastography）的评估，该技术比常规的MRE技术算法更为先进，对在体软组织器官的生物物理特性参数解析更为精细。研究纳入40例胰腺癌和33例未经治疗的AIP，发现AIP的胰腺硬度和液化指数（fluidity）均显著高于正常人，而显著低于胰腺癌。当胰头癌合并梗阻性炎症时，二者均导致胰腺硬度增高，在硬度图上常表现为假性的“弥漫性病变”。单独凭借硬度特征，此类胰腺癌易与AIP混淆，而液化指数不受梗阻性炎症影响，因此硬度和液化指数这两个参数相结合更有助于AIP和胰腺癌的鉴别诊断。

4．主胰管的特征性影像学表现　“胰管穿通征”的描述最早见于Ichikawa等关于胰腺炎性肿块和胰腺癌MRCP表现差异的研究。胰腺癌肿块所在区域通常合并主胰管的阻塞、中断，而胰腺炎性肿块所在区域常能看到胰管正常穿行，管腔不狭窄或只存在轻微狭窄。这个征象对胰腺炎性肿块和胰腺癌的鉴别准确性可达87%～94%。

在2011年发布的《自身免疫性胰腺炎国际共识诊断标准》中指明对主胰管的

评估方法应为内镜逆行性胰管造影（endoscopic retrograde pancreatography，ERP）。一项国际多中心ERP研究提出了AIP的4个胰管特征性表现：①长节段的主胰管狭窄（超过主胰管全长的1/3）；②狭窄段的上游主胰管不扩张（宽度＜5mm）；③主胰管多节段狭窄；④主胰管狭窄的节段伴发分支胰管扩张。同时期，Park等评价了MRCP对AIP的诊断效能。研究纳入38例AIP、40例胰腺癌和40例无胰腺疾病的患者。结果显示MRCP对AIP的主胰管形态评估准确性不令人满意，与ERP相比，有时会出现高估主胰管狭窄程度的情况。因此建议MRCP仅作为ERP操作失败或不被患者接受时的补充评价手段。随着MRCP技术的进步和影像科医生对AIP的熟悉程度增加，这一观念逐渐受到挑战。Negrelli等对26例局灶性AIP的MRI-MRCP图像进行回顾性分析，发现病变通常表现为T1低信号、T2高信号，动脉期低强化和延迟期高强化。MRCP显示胰管单节段（46.1%）或多节段（53.8%）狭窄，并且上游主胰管通常不扩张。因此增强MRI联合MRCP对局灶性AIP有很高的诊断价值。Kim等对表现为胰头占位病变的23例局灶性AIP和61例胰腺癌的MRI-MRCP图像进行回顾性分析，并提出主胰管“冰棱征”（icicle sign），即胰腺病灶的边缘处上游主胰管逐渐变窄，边缘光滑、末端锐利，呈冰棱或冰锥状。其研究发现利用门脉期和延迟期病灶强化不弱于周围胰腺实质和病灶上游主胰管“冰棱征”这两个征象，对于胰头部的局灶性AIP诊断灵敏度可达到100%；而利用T1加权像病灶信号减低不显著，近似脾脏信号，以及病灶上游主胰管“冰棱征”这两个征象，除外胰头癌的诊断特异度可达到100%。笔者团队评估了不同的新型MRCP序列对于包括AIP在内的多种胰腺疾病胰管受累表现的显示能力，发现经过优化的MRCP序列比传统序列更好地显示长节段胰管狭窄、分支胰管异常扩张等AIP特异征象。因此，随着技术层面的改进，无创的MRCP有望取代ERCP，为AIP的定性诊断提供有效、准确的影像学证据支持。

5. 伴发其他脏器受累的影像学表现　《自身免疫性胰腺炎国际共识诊断标准》将其他脏器受累（OOI）的组织学或影像学证据作为诊断的重要依据。从影像学的角度，其他脏器受累的影像学证据同样划分为两个等级。1级证据：①肝门部和/或肝内胆管的节段性狭窄或多发狭窄，或是同时存在近端胆管（肝门部和/或肝内胆管）和远端胆管（胰内段胆管）狭窄；②腹膜后纤维化。2级证据：①唾液腺/泪腺的对称性肿大；②除胰腺呈AIP表现外，同时伴有肾受累表现。胆管以及其他脏器受累的具体影像学表现将在后续章节中详述。

6. 治疗后改变　病变对短期糖皮质激素治疗的反应也被《自身免疫性胰腺炎国际共识诊断标准》列为重要的诊断依据。诊断性糖皮质激素治疗的应用需慎重，通常是经过一系列的实验室和影像学检查，高度疑诊AIP的情况下，先行超声内镜引导下细针穿刺活检（endoscopic ultrasound-guided fine needle aspiration）除外恶性肿瘤，再进行试验性糖皮质激素治疗。典型的治疗反应是在开始糖皮质激素治疗后2周即可观察到影像学上胰腺和胰外脏器受累明显好转的迹象（图4-10）。

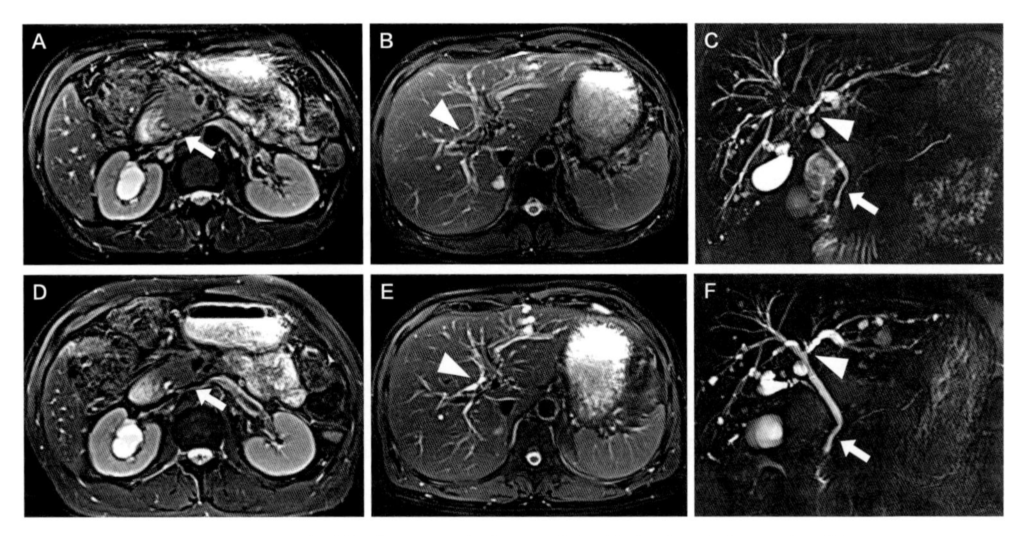

图4-10　MRI+MRCP，治疗前（A~C）与糖皮质激素治疗2周后（D~F）对比

A. T2WI压脂序列示胰头肿胀，T2信号增高（白箭头）；B. T2WI压脂序列，肝门部胆管壁环周显著增厚，伴管腔狭窄（白箭头）；C. MRCP示肝门部胆管狭窄（白箭头）合并胆总管胰内段狭窄（白箭头）；D. T2WI压脂序列示治疗后胰头明显缩小，T2信号趋向正常（白箭头）；E. T2WI压脂序列示治疗后肝门部胆管狭窄明显好转（白箭头）；F. MRCP示肝门部胆管狭窄（白箭头）及胆总管胰内段狭窄（白箭头）均明显减轻。

AIP对于糖皮质激素治疗反应迅速，治疗早期即可发生显著的胰腺体积缩小，胰管受累缓解，胰腺实质的强化异常和磁共振的信号异常也迅速好转。而在继续治疗的过程中，尽管临床指标仍在改善，常规影像学观察到的变化却趋于轻微，对于影像学监测疗效提出挑战。尽管血清IgG4的动态变化在大多数患者中可以起到生物学标志物（biomarker）的作用，但对于血清IgG4阴性的患者则不适用。笔者团队探索了磁共振指标作为监测AIP疗效的标志物的有效性，发现与胰腺的体积以及DWI相关参数相比，基于T1mapping技术的胰腺实质T1弛豫时间测定更能够准确地反映治疗过程中胰腺实质炎症逐渐好转的动态过程。

7. 复发表现 1型AIP复发率较高，在亚洲人群中长期随诊监测的研究提示其复发率可高达40%以上。长期糖皮质激素维持治疗在一定程度上可降低复发率。而复发时的影像学表现与初次发病存在一定的差异性。笔者团队通过对103例1型AIP的长期影像学随诊，发现AIP复发时不总是以胰腺受累为主要表现，而即便胰腺受累，其肿大程度也通常不及初次发病时严重，更多地表现为局灶受累，类似肿瘤样的表现。而近端胆管（肝内或肝门部胆管）受累则比初发时更为广泛和严重。在同一患者中，复发的表现并不一定与其初次发病的征象相仿，可以出现新的器官受累或同一器官的不同节段受累，即“病灶迁移”征象。早期的影像学研究认为弥散加权成像及其相关的定量参数可能对AIP的炎症活跃程度有很好的预测价值。Kamisawa等报道AIP的ADC值显著低于胰腺癌和正常胰腺，而在6名AIP患者中，糖皮质激素治疗2个月后胰腺实质的ADC值均出现显著升高，回复到近似正常胰腺的数值，因此作者推论ADC值能够反映胰腺的炎症是否活跃，很可能对于预测复发也有很好的效果。笔者团队在更大样本量、更长随访时间的队列研究中发现，尽管随着糖皮质激素治疗的进程，胰腺的ADC值逐步增加，炎症复发时伴随ADC值下降，但复发的AIP与初发时相比，ADC值较高，且与治疗后稳定状态的ADC值存在较大重叠，单独应用ADC值预测AIP复发的准确性不尽如人意，有待于进一步探索新的影像学标志物。

（二）IgG4相关性硬化性胆管炎

1991年，日本学者发表了首例关于“淋巴浆细胞浸润的硬化性胰腺炎伴发硬化性胆管炎”的个案报道，当时认为这是原发性硬化性胆管炎（primary sclerosing cholangitis，PSC）累及胰腺的一种特殊形式。以目前的观点来看，这是IgG4-RD同时累及胰腺和胆道的典型表现，后者被称为IgG4相关性硬化性胆管炎（IgG4-related sclerosing cholangitis，IgG4-SC），不再归为PSC的特殊亚型。2012年，日本学者发布IgG4-SC的临床诊断标准（Clinical diagnostic criteria of IgG4-related sclerosing cholangitis），形式与《自身免疫性胰腺炎国际共识诊断标准》相似。诊断依据主要包括：①胆道受累的特征性影像学表现；②血清IgG4水平升高；③胆道之外的其他脏器受累表现；④组织病理学的特征性表现。

影像学检查方法方面，详见本章表4-3。

影像学表现方面，IgG4-SC胆道受累的典型表现是弥漫性或节段性的肝内和/或肝外胆管管壁增厚伴管腔狭窄。IgG4-SC的胆道受累常能观察到连续性胆管狭窄后方伴有管腔明显扩张（dilation after the confluent stricture）。这与PSC的胆道受累特征有明显的区别，后者更多地表现为短节段的条带状狭窄，狭窄-扩张相交替的串珠样改变，枯树枝征（pruned-tree appearance）和胆管憩室样的外凸。根据ERCP或MRCP所显示的胆管受累部位，IgG4-SC可分为4种类型。Ⅰ型仅累及胆总管下段（胰内段），需鉴别的疾病主要是慢性胰腺炎、胰腺癌和低位胆管癌。Ⅱ型广泛累及肝内和肝外胆管，受累节段管腔狭窄，需要与原发性硬化性胆管炎鉴别。Ⅲ型同时累及肝门部胆管和胆总管下段。Ⅳ型则只累及肝门部胆管。Ⅲ型和Ⅳ型主要与胆管癌鉴别。

除胆管本身的形态学改变外，其他器官受累也是IgG4-SC诊断的重要依据，包括自身免疫性胰腺炎、腹膜后纤维化以及IgG4相关性唾液腺/泪腺炎。前两者均在腹部/腹盆部CT和MRI能观察到的范围内，因此阅片时应一并进行全面评价。

（吕 晗 管文敏 朱 亮）

第三节 IgG4相关性疾病的超声表现

影像学检查是IgG4-RD诊断、鉴别诊断和治疗随访中的重要手段之一，其中超声检查因其安全无创、无辐射、便捷、经济、可重复等独特优势，在IgG4-RD的诊疗中有重要意义。

IgG4-RD是一种由免疫介导的慢性炎症伴纤维化疾病，可累及全身多个器官和系统，常累及胰腺、唾液腺、泪腺、胆道、腹膜后和淋巴结等，超声可进行浅表器官和腹部脏器等多部位扫查，是IgG4-RD器官受累的重要筛查和诊断工具。

一、超声表现

（一）唾液腺

大唾液腺是IgG4-RD的常见累及部位，包括腮腺、下颌下腺和舌下腺。超声可以清楚地显示腺体的大小、形态、边界、内部回声和彩色血流信号分布情况，是诊断唾液腺疾病的首选影像学检查方法。正常唾液腺的超声表现为均匀的等回声腺体结构，彩色血流信号通常较少。

下颌下腺是IgG4-RD最常见的累及部位之一，称为IgG4相关性下颌下腺炎，文献报道约占52%。近年研究发现，既往报道的Kuttner瘤（又称为慢性硬化性下颌下腺炎）、Mikulicz病（又称良性淋巴上皮病变）都认为是IgG4-RD的一种。甚至提出，几乎所有的下颌下腺的慢性硬化性改变均与IgG4相关。临床上，IgG4相关性下颌下腺炎常表现为双侧下颌下腺对称性、无痛性肿大，因此典型的下颌下腺超声表现为双侧腺体肿大，弥漫性病变。IgG4相关性下颌下腺炎的超声表现多种多样，部分声像图有一定的特征性。

IgG4相关性下颌下腺炎的超声表现：①腺体内多发较大的低回声区（图4-11A），低回声的长径常＞10mm，更多分布在被膜下或腺体浅侧，腺体内彩色血流信号较多，尤其低回声区血流丰富，这种声像图特点对于IgG4-RD的诊断有一定的特异度；②腺体内多发较小的低回声区，呈网格样表现，彩色血流信号较多（图4-11B），这种弥漫性病变的声像图也可见于干燥综合征、慢性阻塞性下颌下腺炎、放射性下颌下腺炎等疾病，需要结合患者的临床表现、实验室检查等进行鉴别诊断；③腺体内局灶性低回声（图4-11C），多位于被膜下或腺体浅侧，余腺体回声均匀或不均匀，低回声区彩色血流信号较多，血管无受压或移位表现，这种局灶性低回声需要与下颌下腺内的肿瘤鉴别，需要观察病灶的边缘、与周围腺体的关系及血管走行等以判断是否有占位效应，超声造影对于鉴别炎性疾病和肿瘤有很大价值；④整个下颌下腺呈低回声，较均匀，失去原有的腺体结构（图4-11D），需与颌下区的肿大淋巴结或肿瘤鉴别，此时要仔细扫查周围有无其他的下颌下腺样结构；⑤腺体回声不均（图4-11E），这种超声表现无特征性，可见于以累及胰腺、胆道、肾脏等其他部位为主的IgG4-RD患者，或为疾病治疗后的恢复期表现。

IgG4-RD累及腮腺的比例低于下颌下腺，约占27%。而且IgG4相关性腮腺病变通常比下颌下腺轻微，超声多表现为腺体回声不均，或多发的小片状低回声，彩色血流信号稍多，低回声主要分布于腮腺被膜下或腺体浅侧可能是其特有的声像图特点（图4-12）。IgG4-RD也可累及舌下腺，常见于下颌下腺病变较明显的患者，舌下腺也有相似的超声表现，腺体增大，回声不均，多发片状低回声等弥漫性病变（图4-13）。

（二）泪腺

泪腺位于眼球外上方的泪腺窝内，分为睑部和眶部。正常的泪腺超声表现为类似三角形或椭圆形，均匀等回声，可见少量彩色血流信号。IgG4-RD的泪腺病变约占33%，是常见累及部位之一。对于较轻的IgG4相关性泪腺炎和治疗恢复期，泪腺超声

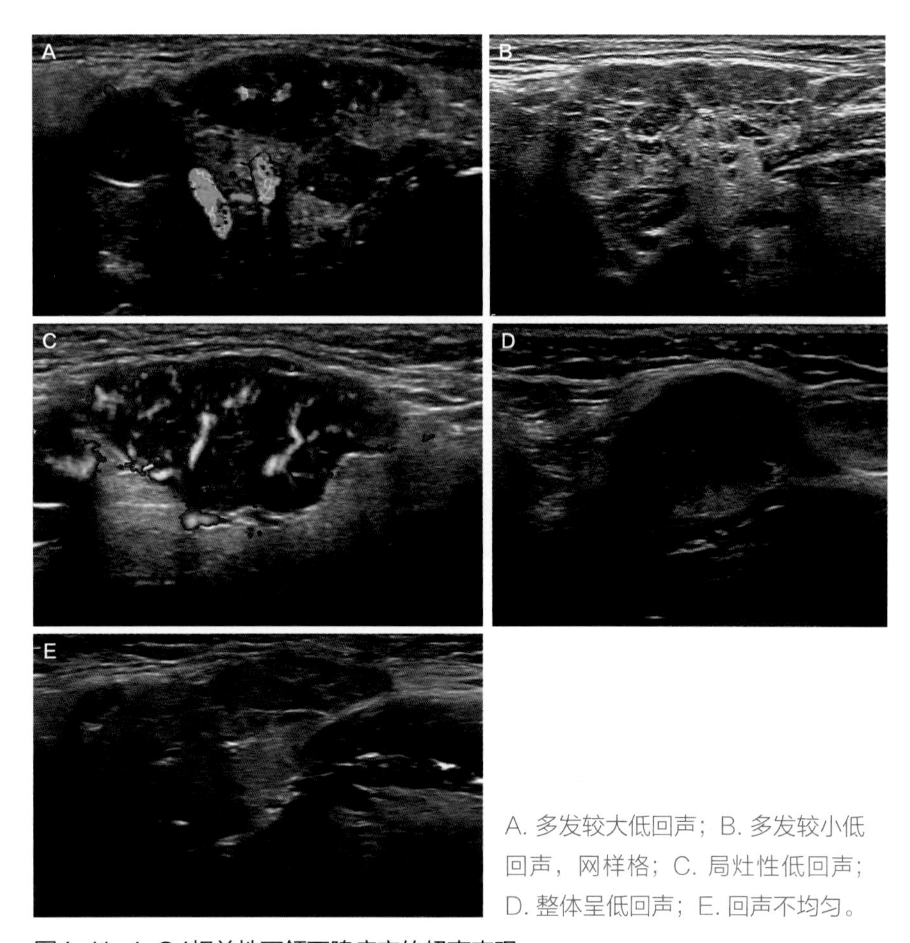

A. 多发较大低回声；B. 多发较小低回声，网样格；C. 局灶性低回声；D. 整体呈低回声；E. 回声不均匀。

图4-11 IgG4相关性下颌下腺病变的超声表现

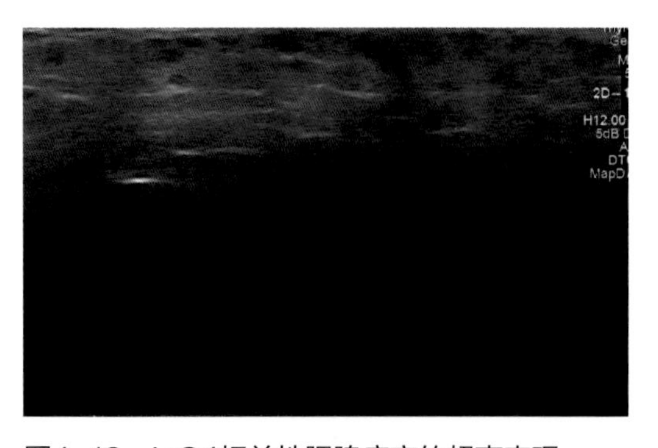

图4-12 IgG4相关性腮腺病变的超声表现

腮腺内多发较小低回声，多分布于被膜下及腺体浅侧。

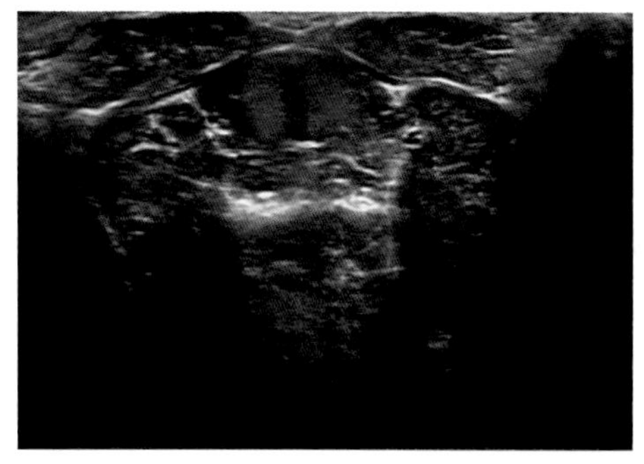

图4-13 IgG4相关性舌下腺病变的超声表现

腺体增大，回声不均，多发片状低回声。

表现为泪腺大小、形态尚可，回声不均，多发的微小低回声，彩色血流信号稍多；而病变较重者，超声可见双侧泪腺对称性增大，尤其要观察眶部泪腺，腺体回声减低不均，多发片状低回声或呈网格样表现，彩色血流信号较丰富（图4-14）。

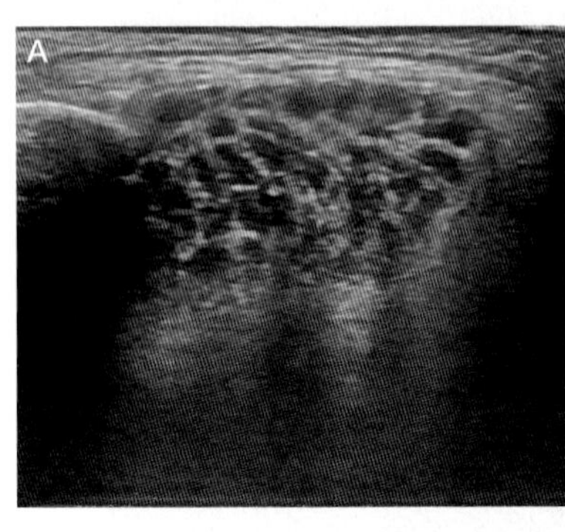

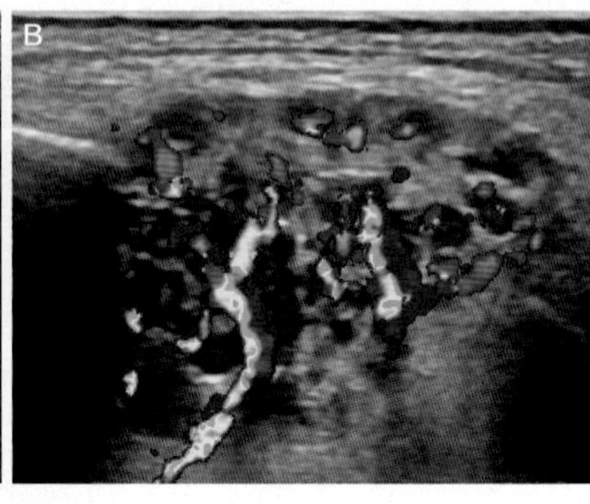

A. 泪腺增大，多发片状低回声，网格样；B. 腺体彩色血流信号较丰富。

图4-14 IgG4相关性泪腺病变的超声表现

（三）淋巴结

淋巴结肿大也是IgG4-RD的常见表现，超声可以显示颈部、腋窝、腹股沟等浅表淋巴结，以及腹腔和腹膜后的淋巴结情况。超声可见淋巴结的形态饱满，纵横比增大，皮质、髓质分界不清，彩色血流信号增多、分布紊乱，但这些声像图表现对于IgG4-RD的诊断特异度不高，无法鉴别感染性炎症、肿瘤转移等其他原因引起的淋巴结肿大。

（四）胰腺、胆道

IgG4相关性自身免疫性胰腺炎，是IgG4-RD最常见的累及部位之一，也是最早被关注和研究的领域。IgG4相关性自身免疫性胰腺炎的典型超声表现为胰腺弥漫性增大，"腊肠样"表现，回声减低不均匀，而胰管扩张、胰腺钙化、假性囊肿少见，胰腺后方血管显示清楚（图4-15）。也有部分IgG4相关性自身免疫性胰腺炎超声表现为局灶性低回声，这种声像图与胰腺肿瘤鉴别困难。

超声新技术的应用有助于IgG4相关性自身免疫性胰腺炎与胰腺癌的鉴别。文献报道，超声内镜引导下胆管造影提示IgG4相关性胰腺炎的特征性表现为主胰管节段性不规则狭窄，而上段主胰管无明显扩张。超声造影是通过静脉注射超声对比剂增强人体的血流散射信号，实时动态地观察组织的微血管灌注信息的影像学检查方法。超声造影对于胰腺局灶性病变的鉴别诊断有很大价值。相关研究表明，局灶性胰腺炎的超声造影特点是病灶呈等增强或等增强为主伴边缘小片状低增强（图4-16），而胰腺癌的超声造

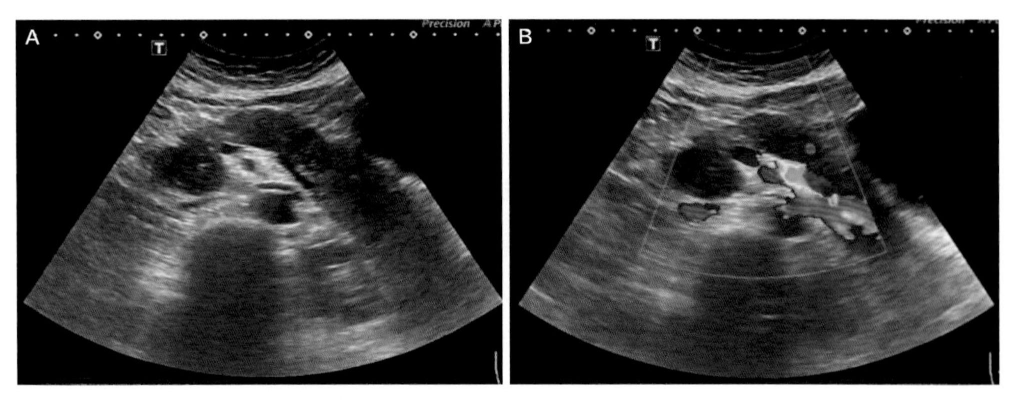

图4-15 IgG4相关性胰腺病变的超声表现

A. 胰腺弥漫性增大，"腊肠样"表现，回声减低不均匀；B. 胰腺后方血管显示清。

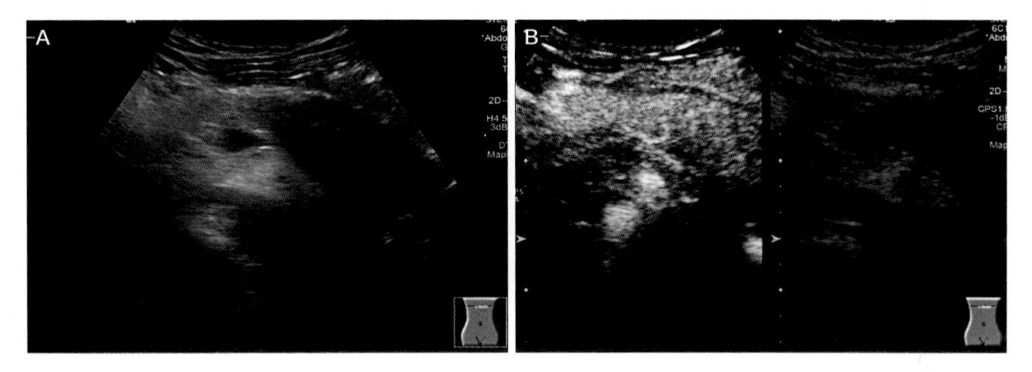

图4-16 IgG4相关性胰腺炎的超声造影表现

A. 胰尾局限性增大，回声减低；B. 超声造影局部呈等增强为主。

影特点是病灶呈向心性增强、不均匀低增强。

IgG4相关性自身免疫性胰腺炎和胆道受累常同时存在。IgG4相关性胆道异常主要为胆管扩张，胆管壁局限性或弥漫性增厚是其典型的超声表现，而远端胆总管、肝外胆管胰腺段狭窄较肝内胆管明显，也是该病的超声特点之一。

（五）腹膜后纤维化

腹膜后纤维化是指腹膜后组织的炎症和纤维化性病变，累及腹主动脉、髂动脉及周围组织，约2/3的患者病因不明，即为特发性腹膜后纤维化，而IgG4-RD是腹膜后纤维化的第二大病因。腹膜后纤维化的超声表现为包绕腹主动脉、髂血管周围的低回声，边界清楚，血管通常无受压狭窄或移位，但可引起输尿管受压导致肾积水。超声检查能够更灵敏地发现腹膜后纤维化导致的肾积水，并可动态观察，提示治疗效果和病情变化。腹膜后纤维化的声像图特征需要与腹主动脉瘤合并血栓、腹膜后恶性肿瘤、淋巴结肿大转移、多发性大动脉炎等鉴别。

（六）肾脏

IgG4-RD肾脏受累近年来报道逐渐增多，其影像学研究多集中在CT和MRI领域。IgG4相关性肾脏病变主要累及肾实质，影像学表现为肾外周皮质的小结节状改变、圆形或楔形损害、肾实质弥漫斑片状受累等，少数累及肾窦、肾盂及肾周组织。根据我们的总结，IgG4相关性肾脏病变超声可表现为肾脏增大，多为双侧对称性增大，部分患者肾盂扩张，透声差，前述肾实质的各种表现在常规超声中未见明确显示，可能超声造影会有一定的帮助。

二、超声引导下穿刺活检

组织病理学检查是IgG4-RD诊断和鉴别诊断的重要依据，IgG4-RD的组织病理学特征包括IgG4^{+}淋巴细胞浆细胞浸润、纤维化（特征性的形态为席纹状纤维化）和闭塞性静脉炎等。《IgG4相关性疾病诊治中国专家共识》建议有条件者应行组织活检，其中超声引导下的穿刺活检具有安全、有效的优点，是临床常用的诊断方法。

对于IgG4-RD的诊断，建议行超声引导下的针穿活检（core needle biopsy，CNB），而常规不推荐细针抽吸活检（fine-needle aspiration biopsy，FNAB）。关于穿刺部位选择，在安全性和有效性评估的基础上，穿刺点应定位于病变明显且易于穿刺操作处。

下颌下腺是IgG4-RD最常见累及器官之一，而且下颌下腺位置表浅，是比较推荐的超声引导下穿刺活检部位。下颌下腺穿刺活检建议首选腺体浅侧，因为IgG4-RD下颌下腺病变超声特点为低回声区多位于腺体浅侧，而超声图像上的低回声与病理学特征中淋巴细胞、浆细胞浸润有一定关联，穿刺低回声区可提高诊断准确性，另一方面穿刺腺体浅侧更为安全，引起疼痛等不良反应少。对于IgG4-RD相关性胰腺病变，超声内镜引导下FNAB对于排除胰腺癌非常有价值，但要确诊IgG4-RD则还需要更多的组织病理学诊断。部分深部器官的受累，穿刺活检难度大，必要时进行手术活检。

三、疗效评估和随访

糖皮质激素是治疗IgG4-RD的一线药物，大部分患者对糖皮质激素治疗的反应较好且起效迅速，治疗2～4周后应评估病情是否改善，超声是首选的影像学检查方法之一。以IgG4-RD下颌下腺病变为例，治疗有效的患者可以通过超声明确显示出病变缓解的过程，且部分患者下颌下腺超声表现可以完全恢复正常（图4-17）。IgG4-RD下颌下腺萎缩少见，可以解释为何IgG4-RD患者口干的症状并不常见。这与干燥综合征的病程截然不同，干燥综合征患者的下颌下腺超声常是渐进性和不可逆性表现，下颌下腺萎缩、纤维化、脂肪化常见，因此患者口干症状明显。另外，IgG4-RD的复发较为常见，病程存在“复发-缓解”模式，尤其在糖皮质激素减量的过程中，定期超声复查能够动态反映疾病的活动状态，指导临床调整治疗方案和评估预后。

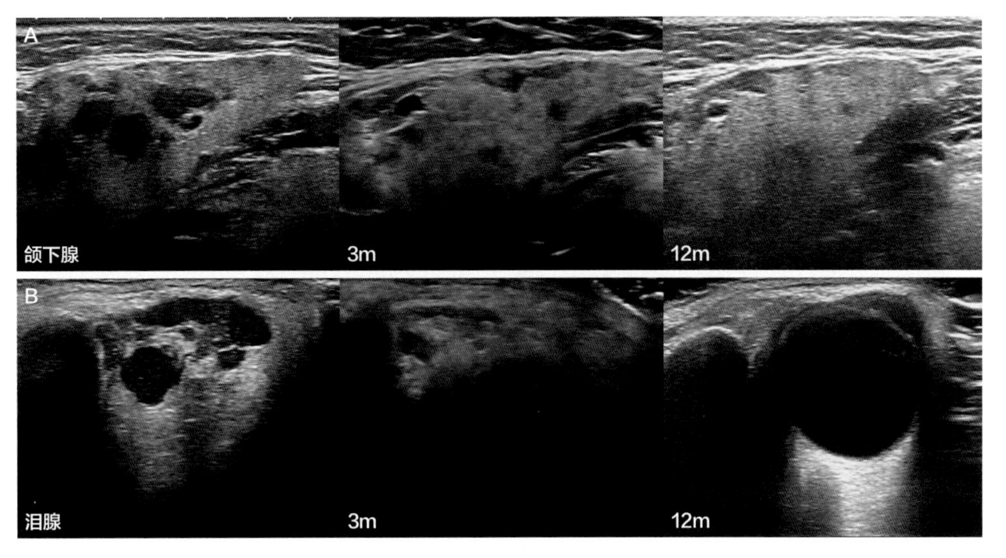

图4-17　IgG4-RD超声随访

A. 发病时下颌下腺多发较大低回声；B. 发病时泪腺多发较大低回声。治疗3个月后下颌下腺和泪腺病变减轻，低回声区减少、缩小，治疗12个月后下颌下腺和泪腺基本恢复正常。

总之，IgG4-RD是可累及全身多个组织器官的系统性疾病，患者临床表现复杂多样，就诊于不同专科，而超声检查是很多科室的首选影像学检查，通过多部位、多模态的超声检查，能够提供全面的诊断信息，帮助临床把握诊断和鉴别诊断的方向。在IgG4-RD的治疗过程中，超声可以动态监测和评估病情变化，是指导临床治疗和评估预后的重要依据。然而，超声检查也有局限性，包括部分深部病变显示受限，具有操作者依赖性等，需结合临床症状、血清学检查及其他影像学检查综合分析判断。

（张珊珊）

第四节　IgG4相关性疾病的核医学表现

IgG4-RD是一个多系统受累的疾病，容易累及唾液腺、泪腺及眼眶周围、胰腺、胆道系统、主动脉周围炎/腹膜后纤维化、肺、肾、淋巴结，前列腺、甲状腺、胸膜、中枢神经系统等也容易受累。IgG4-RD的诊断是一个包括病理学特征、血清学指标、受累脏器表现的临床综合诊断过程，其中影像学检查对受累脏器的检出、受累特征的评价至关重要。

PET/CT是核医学影像最重要的检查方法，其优点之一是一次扫描可全身成像，可以系统地评价全身的病变，有利于多系统受累的疾病的影像学评估。PET/CT作为一种融合了解剖信息的功能影像，它最常用的示踪剂是^{18}F-FDG，是一种葡萄糖类似物，反映病变的葡萄糖代谢特点，常用于恶性肿瘤的显像。由于肿瘤的Warburg效应，恶性肿瘤的能量代谢优先以糖酵解的形式供能，这种方式产能速度快、效率高，会消耗大量的葡萄糖用于生产腺苷三磷酸（adenosine triphosphate，ATP），以满足肿瘤生长需求，所以PET/CT图像上恶性肿瘤总是具有高代谢的特点。

除恶性肿瘤外，活动性的炎症也常有葡萄糖高代谢的特点，这与活动性炎症中淋巴细胞、浆细胞、中性粒细胞、多核巨细胞等葡萄糖代谢活跃有关。IgG4-RD是一种自身免疫性炎性疾病，由于炎症细胞的存在，IgG4-RD在^{18}F-FDG PET上也有代谢增高的特点。所以^{18}F-FDG PET/CT常常也用于辅助诊断、评价IgG4-RD受累脏器的代谢情况。下文主要介绍IgG4-RD在^{18}F-FDG PET/CT中的表现、PET/CT如何诊断IgG4-RD，以及用于IgG4-RD评估的PET新示踪剂进展。

一、IgG4相关性疾病的^{18}F-FDG PET/CT表现

（一）胰腺受累

胰腺是IgG4-RD常见的受累脏器，表现为自身免疫性胰腺炎。自身免疫性胰腺炎典型的表现是胰腺肿胀呈腊肠样，胰腺边缘羽毛状结构消失，胰腺周边因胰周脂肪组织纤维化形成薄且规则的包膜样环状影，因此胰腺边界清晰，若增强扫描可见胰周包膜。^{18}F-FDG PET/CT可见胰腺代谢不同程度增高，病变可弥漫累及整个胰腺，也可为局灶性、节段性受累，其中胰腺弥漫均匀的代谢增高、胰腺弥漫增粗是比较有特征性的自身免疫性胰腺炎的表现（图4-18、图4-19）。若胰腺为局灶性受累，则需要综合胰腺外表现、其他影像学特点与胰腺肿瘤进行鉴别（图4-20）。

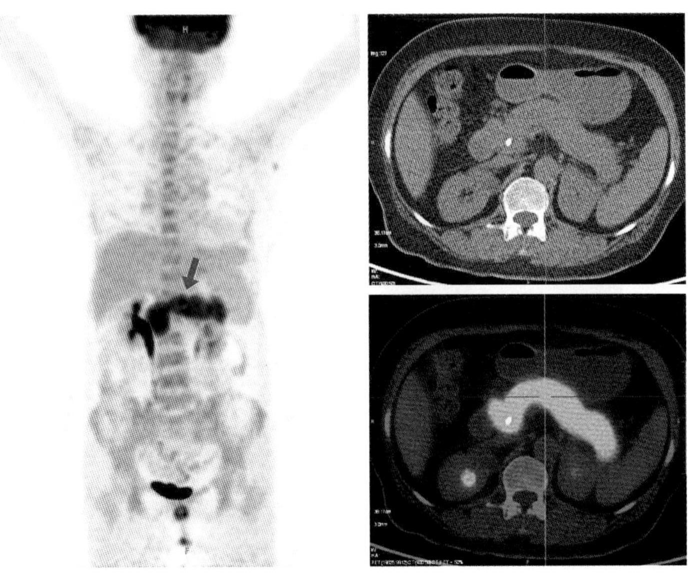

患者，女性，63岁。可见胰腺弥漫增粗、肿胀，呈腊肠样，胰腺^{18}F-FDG代谢弥漫异常增高（箭头）。胆总管胰内段见支架影。

图4-18　IgG4相关性自身免疫性胰腺炎^{18}F-FDG PET/CT图像

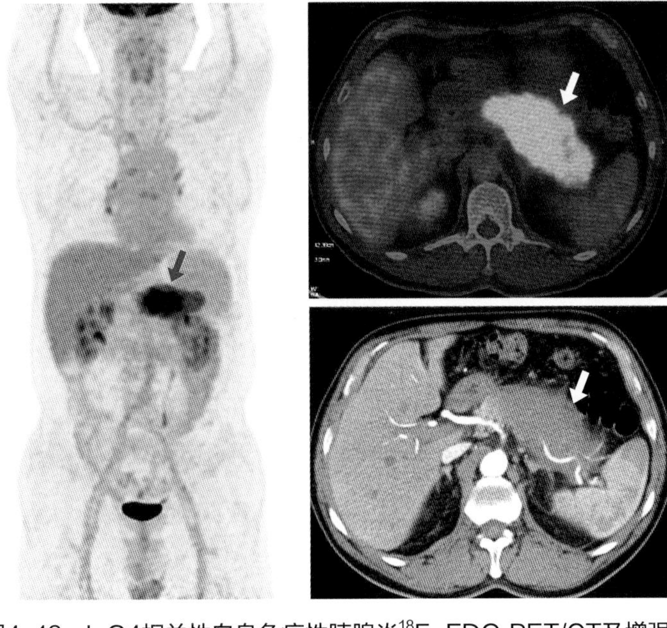

患者，男性，63岁。可见胰腺体尾部增粗、肿胀，^{18}F-FDG代谢弥漫异常增高，增强CT动脉期见胰腺体尾部肿胀且强化明显减低（箭头），其内可见血管影穿行。

图4-19　IgG4相关性自身免疫性胰腺炎^{18}F-FDG PET/CT及增强CT图像

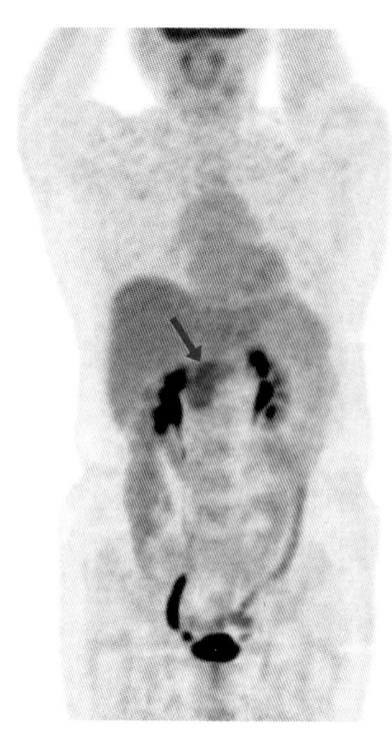
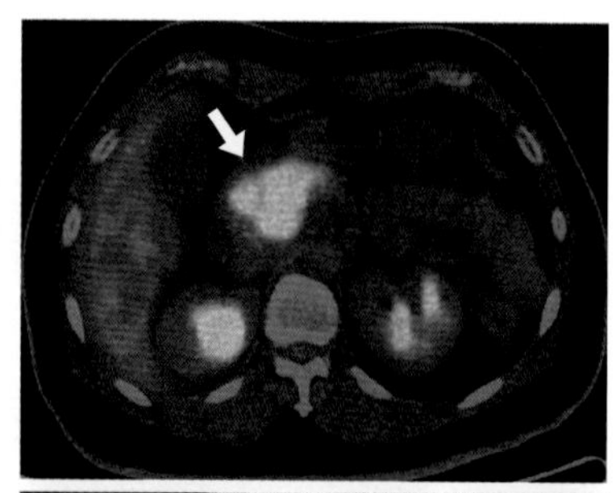
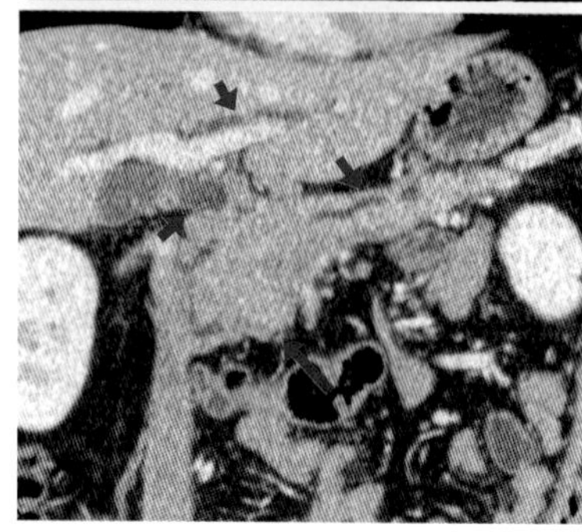

患者，男性，41岁。胰头颈部可见一肿物，^{18}F- FDG代谢明显增高（长箭头）；增强CT见胰管、胆总管及肝内胆管扩张（短箭头）。

图4-20　IgG4相关性自身免疫性胰腺炎^{18}F-FDG PET/CT及增强CT图像

（二）胆道系统受累

IgG4-RD累及胆道系统时表现为IgG4相关性胆管炎，在IgG4-RD中较常见，可表现为肝内、肝外胆管狭窄，PET/CT可见受累胆道代谢增高（图4-21）。在^{18}F-FDG PET/CT中，由于肝脏有较高的本底代谢活性，所以有时不易检出肝内胆管的病变，需结合MRCP等综合判断。

（三）泪腺、唾液腺受累

泪腺、唾液腺也是IgG4-RD常见的受累部位，表现为泪腺、唾液腺肿胀，^{18}F-FDG代谢弥漫性增高，摄取程度不一。唾液腺中，腮腺、下颌下腺均可受累，有时可见舌下腺受累（图4-22）。在眼眶中，除泪腺受累外，还可出现眼眶炎性假瘤，有时可累及眼外肌。

除^{18}F-FDG PET/CT外，有时可应用唾液腺显像评价唾液腺的功能。唾液腺显像是用$^{99m}TcO_4^-$为示踪剂，这种示踪剂可以吸附在腮腺、下颌下腺、甲状腺中，其中唾液腺摄取的$^{99m}TcO_4^-$可随唾液逐渐排出到口腔，通过连续、动态的显像可观察示踪剂在唾液腺中的浓聚、排泄过程，以此判断唾液腺功能是否正常（图4-23）。当发生IgG4相关性唾液腺炎时，唾液腺功能可受损（图4-24）。

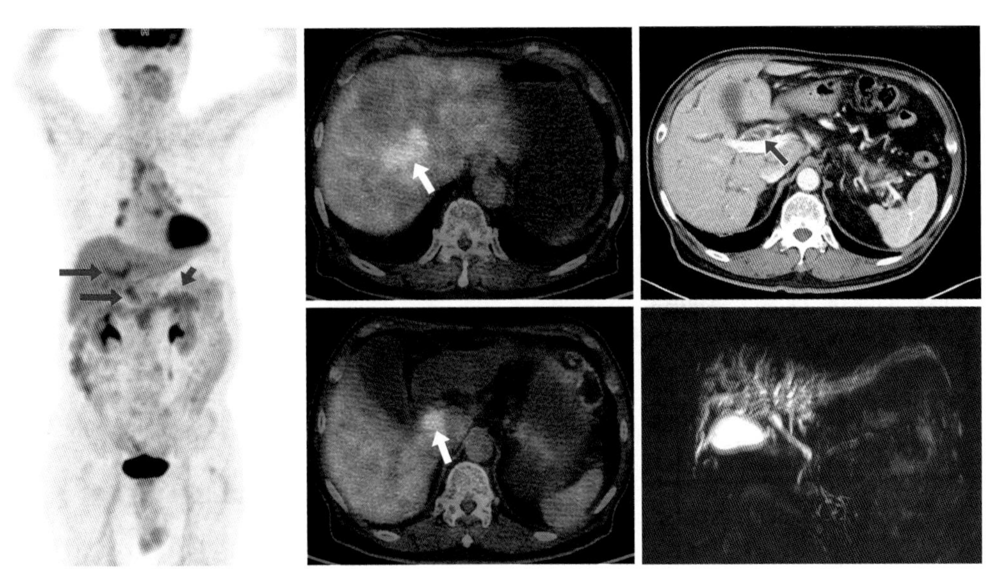

图4-21 IgG4相关性疾病^{18}F-FDG PET/CT、增强CT及MRCP图像

患者，男性，80岁。^{18}F-FDG PET/CT可见肝内胆管、胆总管代谢明显增高（长箭头），另可见胰腺弥漫性代谢增高（短箭头）；增强CT见肝内胆管明显扩张，胆总管壁增厚伴异常强化（长箭头）；MRCP见肝内外胆道系统显著扩张，肝内胆管呈串珠样改变。

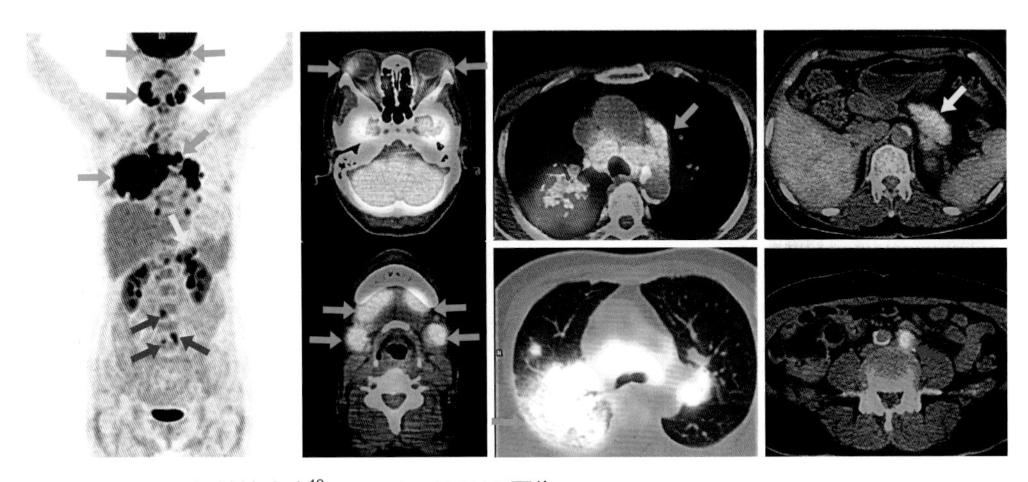

图4-22 IgG4相关性疾病^{18}F-FDG PET/CT图像

患者，女性，65岁。可见双侧泪腺、下颌下腺、舌下腺明显肿胀，代谢异常增高（绿箭头）；纵隔及双肺门多发代谢异常增高淋巴结，肺内大片代谢异常增高实变影、结节（蓝箭头）；胰腺体尾部增粗且代谢增高（黄箭头）；腹主动脉及髂总动脉周围炎（红箭头）。

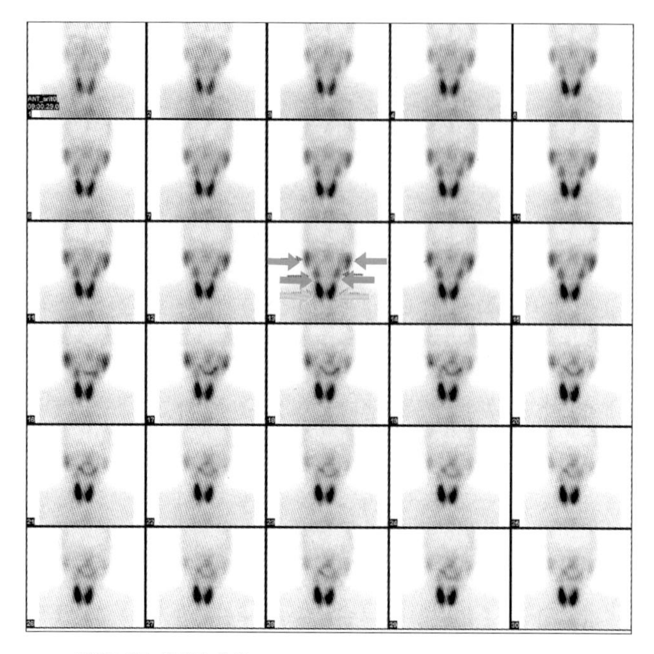

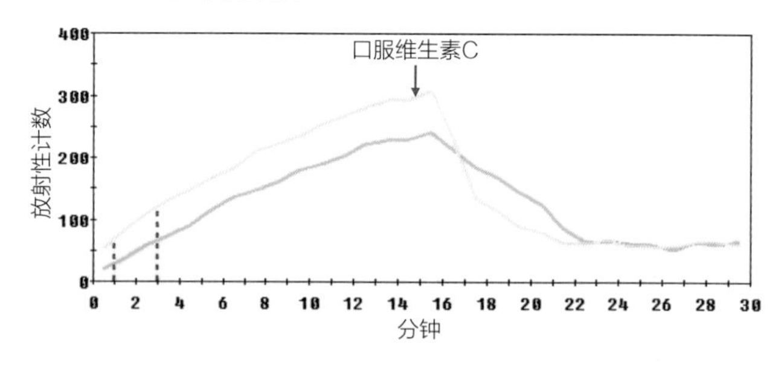

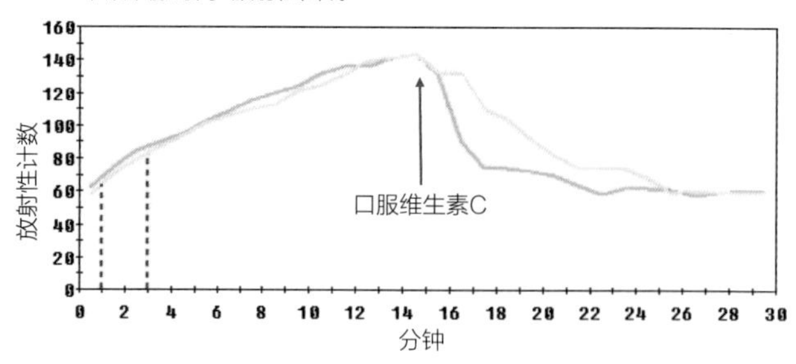

图4-23　正常$^{99m}TcO_4^-$唾液腺显像

静脉注射$^{99m}TcO_4^-$后连续、动态采集图像，1分钟/帧，共采集30分钟，15分钟时予维生素C舌下含服，以促进唾液排泌。唾液腺显像可见双侧腮腺（蓝箭头）、下颌下腺（绿箭头）显影，逐渐变浓、清晰；给予维生素C后，双侧腮腺及下颌下腺显影逐渐变淡，放射性逐渐随唾液排入口腔。另可见双侧正常甲状腺放射性浓聚（黄箭头）。时间-放射性曲线见腮腺、下颌下腺放射性逐渐浓聚，予维生素C含服后，放射性迅速下降。

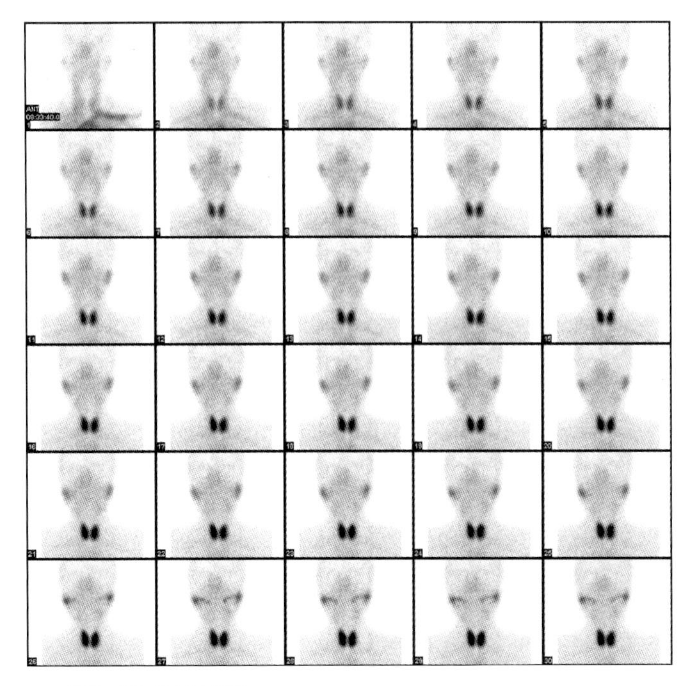

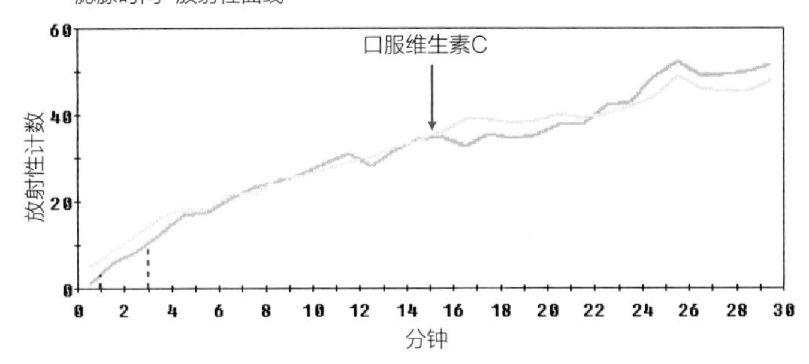

患者，女性，32岁。双侧腮腺显影较淡，予维生素C含服后，腮腺内放射性未见明显排出，提示腮腺摄取、排泌功能受损。双侧下颌下腺始终未见明显显影，提示下颌下腺功能严重受损。

图4-24　IgG4相关性唾液腺炎$^{99m}TcO_4^-$唾液腺显像

（四）主动脉周围炎/腹膜后纤维化

主动脉周围炎/腹膜后纤维化可以是IgG4-RD的表现之一，有时也可独立存在。腹膜后纤维化一般位于腹主动脉周围，多位于腹主动脉前方及侧方，可累及髂血管、肠系膜上动脉、肾动脉等，向外侧可累及输尿管和腰大肌，向上可跨越膈肌，形成纵隔纤维化。腹膜后纤维化非常容易浸润、牵拉输尿管，使其向中线移位，发生单侧或双侧不同程度的肾积水。若肾血管受累可出现肾血管性高血压，肠系膜血管受累可引起肠道症状，若纤维化压迫淋巴管、下腔静脉还可能导致下肢水肿、深静脉血栓形成等。

不同病变时期的腹膜后纤维化可有不同程度的葡萄糖代谢活性，在早期/活动期，病变组织的炎症反应明显，有较多炎症细胞浸润，代谢较活跃；慢性期则纤维结缔组织增加而毛细血管、炎症细胞成分减少；而到晚期为成熟的纤维性病变，炎症细胞和成纤维细胞消失，病变为大量致密的纤维硬化组织，此时代谢程度低。由于腹膜后纤维化具有缓解期、进展期交替发生的特点，因此可以同时存在不同病变阶段的组织成分，可表现为^{18}F-FDG代谢弥漫性增高或不均匀的结节状或小片状^{18}F-FDG摄取（图4-25、图4-26）。

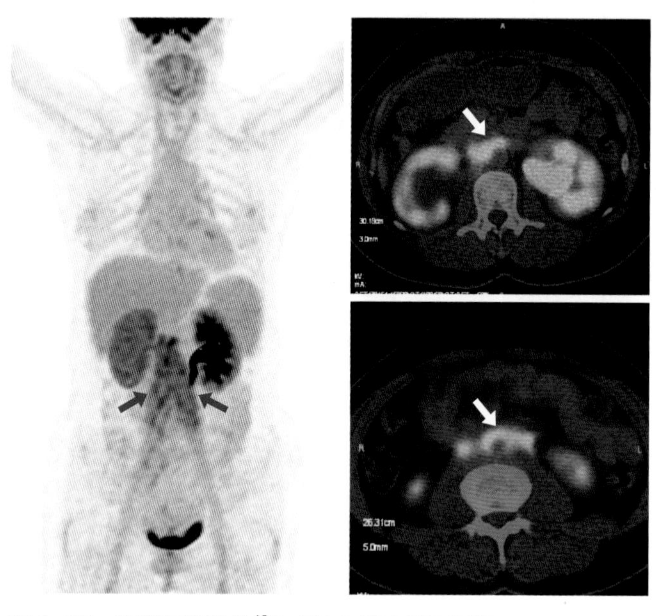

患者，女性，50岁。可见腹主动脉前方及两侧代谢异常增高的软组织影（箭头），双肾积水。

图4-25　腹膜后纤维化^{18}F-FDG PET/CT图像

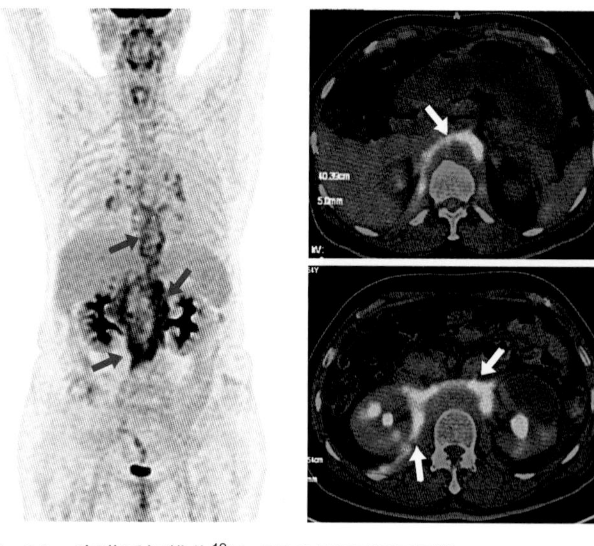

患者，男性，64岁。可见腹主动脉周围代谢异常增高的软组织密度影，双侧膈肌脚、肾周筋膜受累，病变向上延伸至后纵隔（箭头）。

图4-26　腹膜后纤维化^{18}F-FDG PET/CT图像

（五）肺及胸膜受累

IgG4-RD的肺部表现形式多样，可为实性结节、支气管血管型、肺泡间质型、弥漫性磨玻璃样不透光区几种类型，PET/CT可见病变代谢增高（图4-22、图4-27、图4-28）。当胸膜受累时，表现为胸膜增厚、代谢增高（图4-28、图4-29）。

（六）肾脏受累

IgG4-RD可累及肾脏，常见表现是肾小管间质性肾炎、膜性肾病，这种病变在PET/CT中常无特异表现。IgG4-RD肾脏受累还可表现为类结节、肿物的病变，PET/CT可见肾脏单发或多发的代谢增高的斑片（图4-30）、结节或肿物形成（图4-31），可累及肾实质，也可累及肾窦、肾周筋膜间隙（图4-32）。

（七）淋巴结受累

IgG4-RD患者常见淋巴结肿大，淋巴结常见大量$IgG4^+$浆细胞浸润，但很少存在特征性的席纹状纤维化。由于非IgG4相关性疾病中也可有大量$IgG4^+$浆细胞，而闭塞性静脉炎、席纹状纤维化的病理学特征对诊断IgG4-RD更加重要，因此，若要诊断IgG4-RD，应尽可能行脏器活检，而不推荐行淋巴结活检。

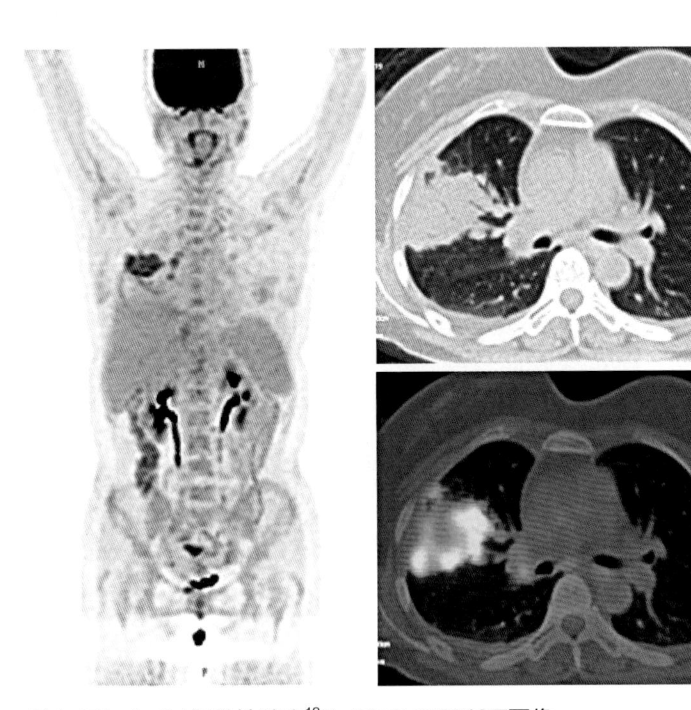

患者，女性，37岁。可见右肺中叶代谢不均匀增高的实变影，伴支气管充气征。

图4-27　IgG4相关性肺炎^{18}F-FDG PET/CT图像

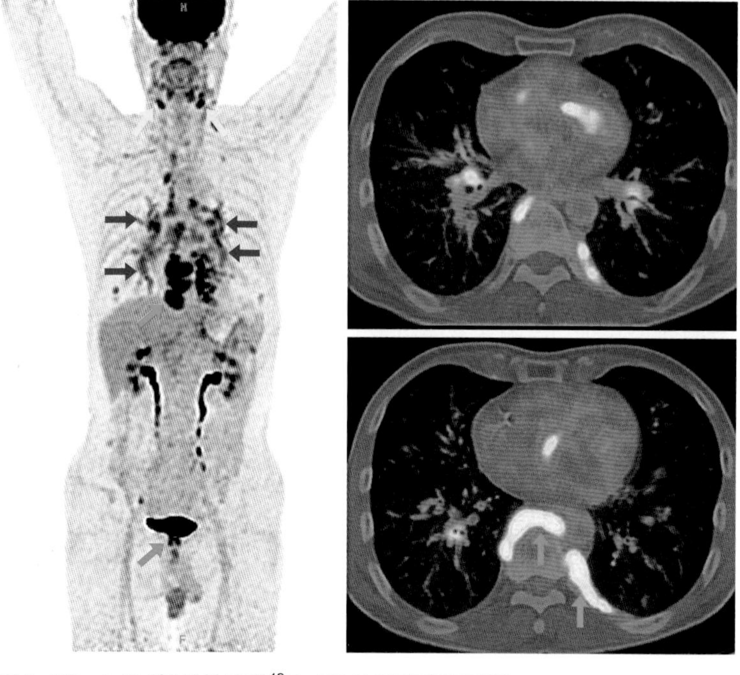

患者，男性，57岁。可见双肺门影代谢明显增高（红箭头），双肺支气管血管间质增厚，代谢增高；部分胸膜明显增厚，代谢增高（蓝箭头）；另可见双侧下颌下腺（黄箭头）、前列腺（绿箭头）受累。

图4-28 IgG4相关性疾病^{18}F-FDG PET/CT图像

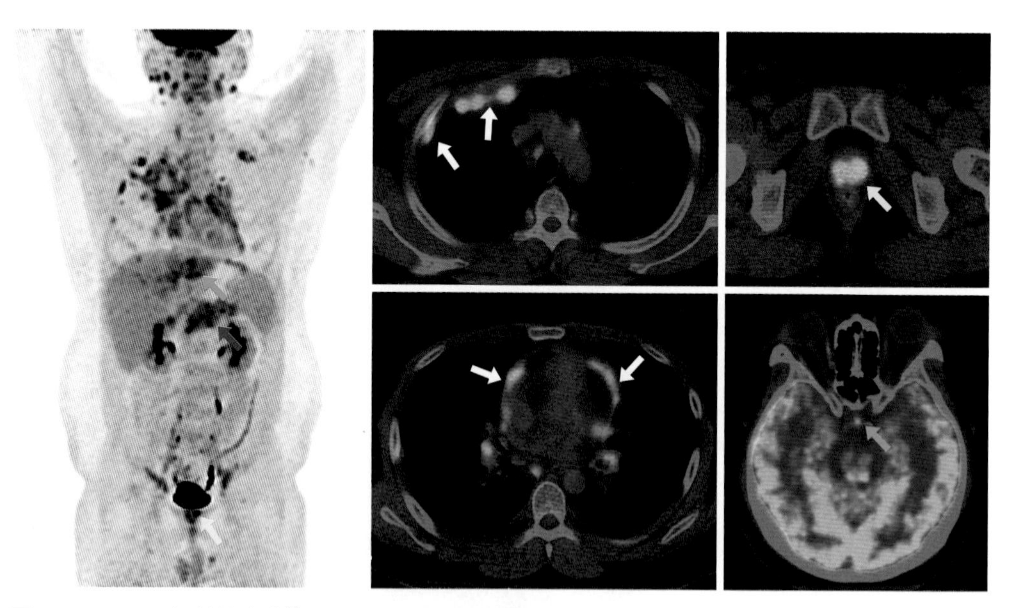

图4-29 IgG4相关性疾病^{18}F-FDG PET/CT图像

患者，男性，21岁。可见胸膜、心包明显增厚、代谢异常增高（白箭头）；前列腺代谢异常增高（黄箭头）；垂体代谢异常增高（绿箭头，患者有中枢性尿崩症）；另见胰腺（红箭头）、肝左叶（蓝箭头）、下颌下腺及多发淋巴结受累。

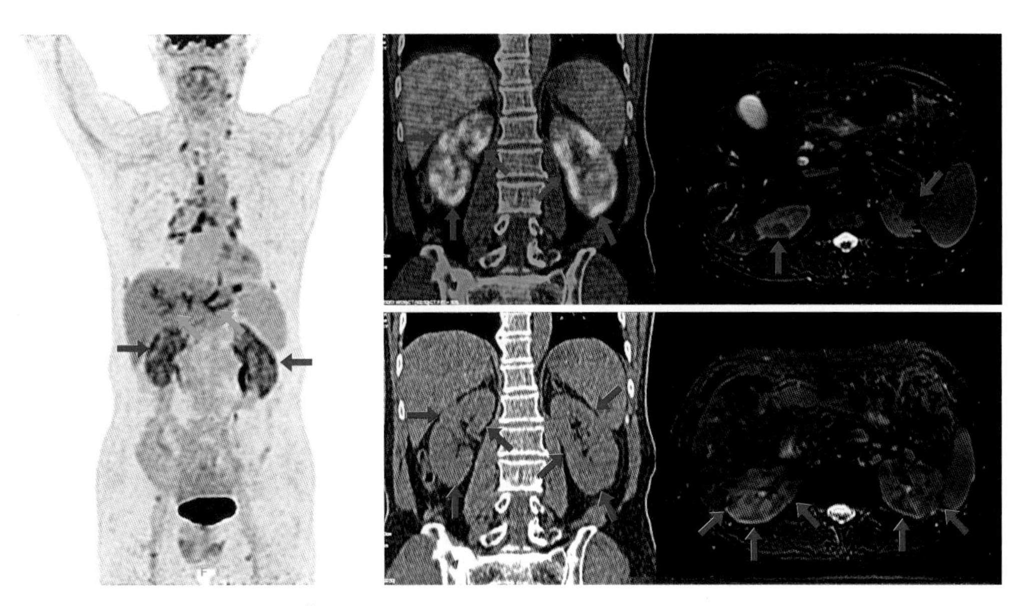

图4-30　IgG4相关性疾病^{18}F-FDG PET/CT及MRI图像

患者，男性，61岁。可见双肾实质多发条片状摄取异常增高区（红箭头），CT平扫密度未见异常；MRI T2WI见双肾实质多发片状T2低信号影。另见肝内胆管广泛受累（蓝箭头），全身多发淋巴结受累。

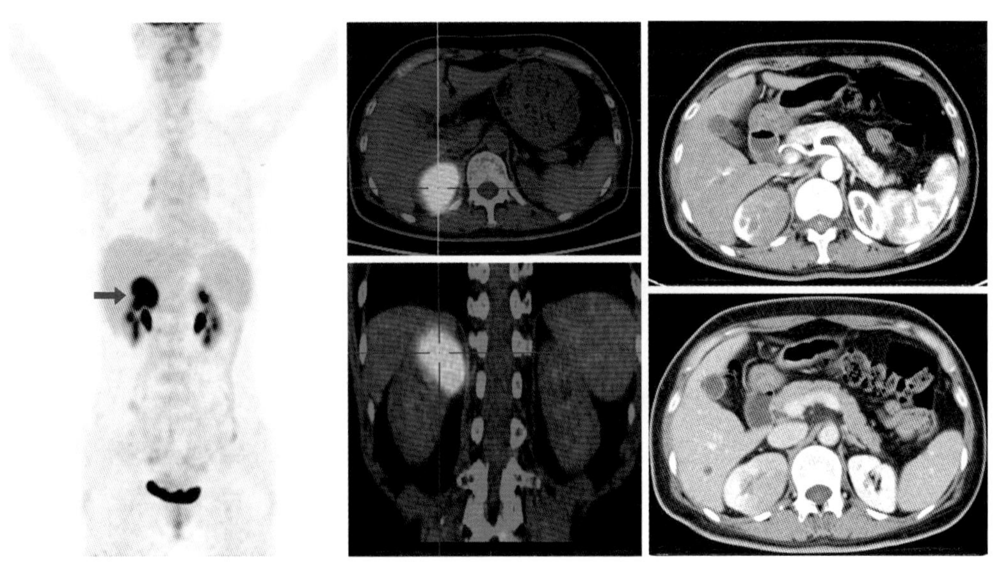

图4-31　IgG4相关性疾病^{18}F-FDG PET/CT及增强CT图像

患者，女性，62岁。主诉发热4个月，发现肾占位病变1个月。PET/CT可见右肾上极代谢异常增高的孤立性肿物（箭头），增强CT动脉期及门脉期见病变轻度强化，无明显占位效应。后行穿刺活检确诊为IgG4相关性疾病，泼尼松及环磷酰胺治疗后病变消失。患者另有垂体、鼻旁窦受累。

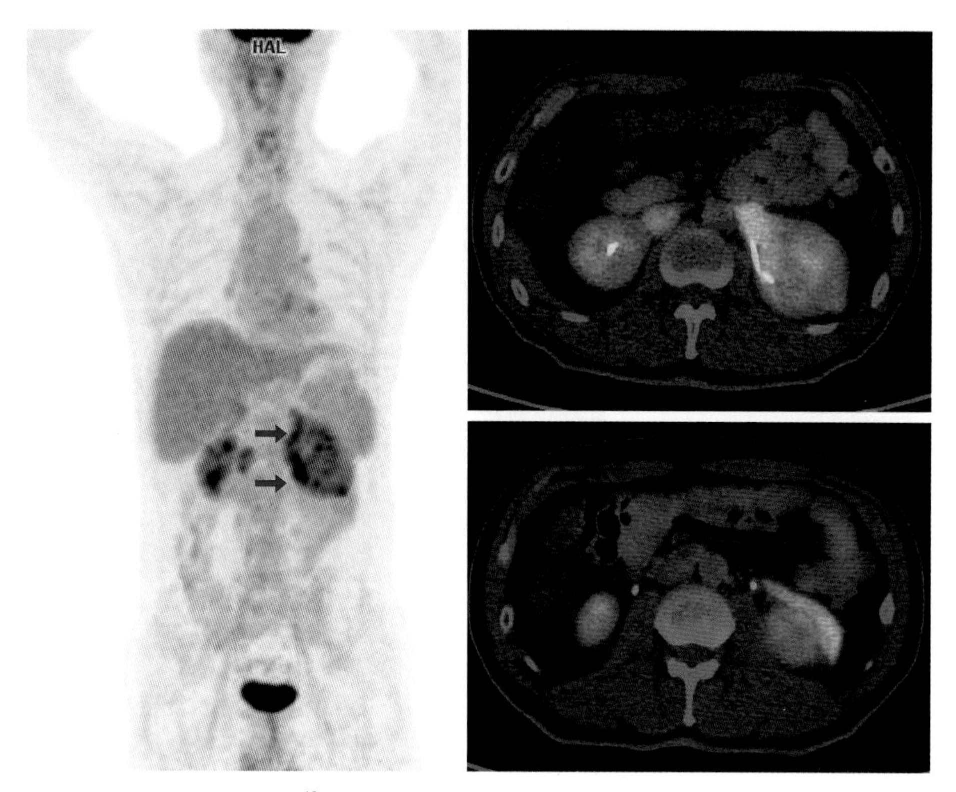

图4-32 IgG4相关性疾病^{18}F-FDG PET/CT图像

患者，男性，51岁。可见左肾周结节及条片状代谢增高软组织影（箭头），双肾D-J管置入。

IgG4-RD累及淋巴结时，表现为受累淋巴结代谢不同程度增高，淋巴结可增大，但很少会超过3cm。受累淋巴结分布一般无规律，可局灶性累及某个淋巴结区（图4-33），也可全身淋巴结区域受累（图4-34）。当IgG4-RD以淋巴结受累为主要表现时，应与淋巴瘤等疾病鉴别。

（八）前列腺受累

IgG4-RD累及前列腺时表现为前列腺炎，通常以中央腺体受累为主，外周病变较轻。IgG4相关性前列腺炎有时仅在PET/CT上发现（图4-29、图4-33），患者可无相关主诉，若患者为老年人，还需结合既往病史、血前列腺特异性抗原（prostate specific antigen，PSA）水平等与前列腺癌鉴别。

（九）其他病变

IgG4-RD还可以累及垂体或垂体柄（图4-29）、硬脑膜、鼻窦（图4-35）、甲状腺（图4-36）、肝实质、胃（图4-35）等脏器，表现为受累部位代谢增高。

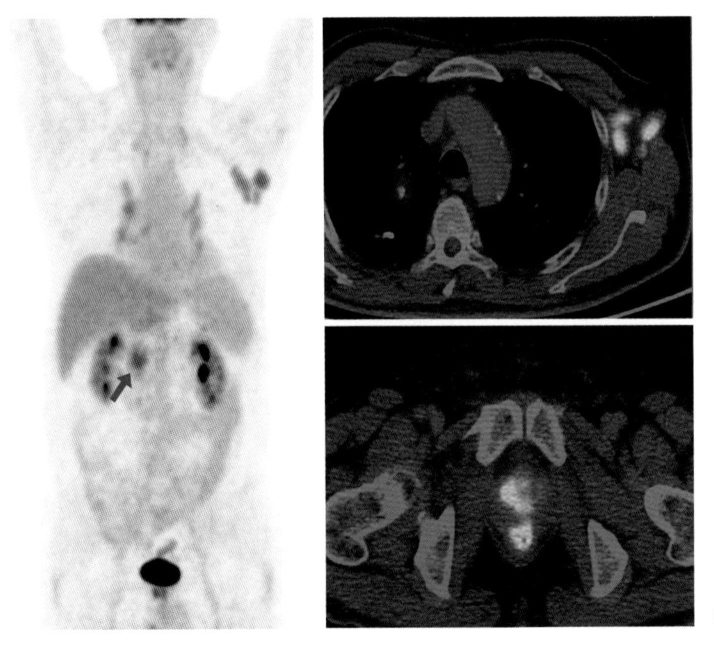

患者，男性，72岁。可见左腋窝多发淋巴结肿大、代谢增高；前列腺右叶代谢异常增高；另见胰头部受累（箭头）。

图4-33 IgG4相关性疾病^{18}F-FDG PET/CT图像

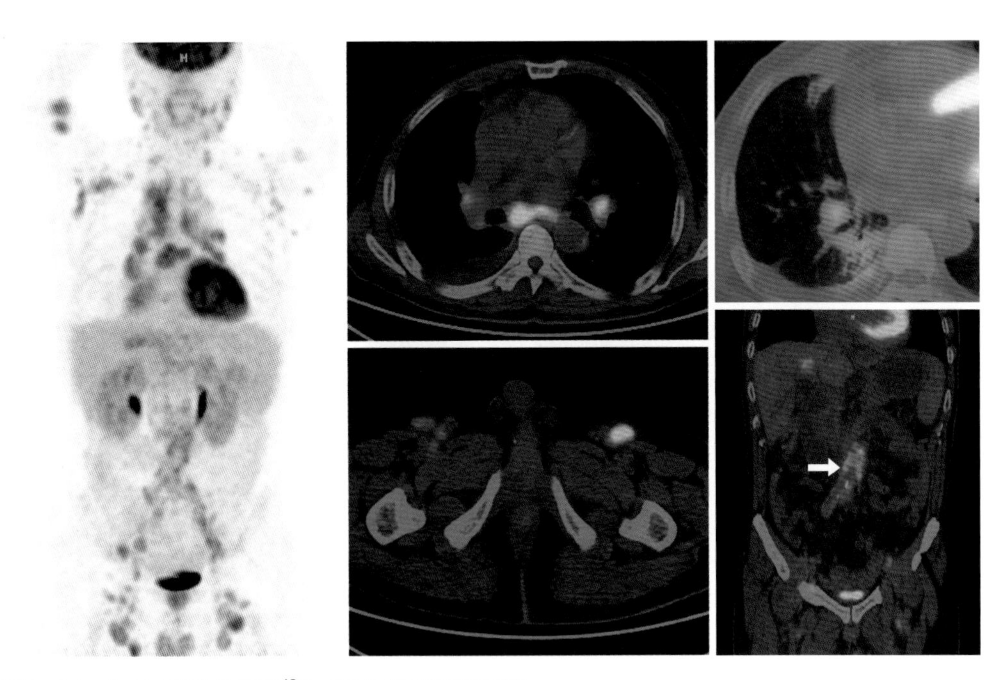

图4-34 IgG4相关性疾病^{18}F-FDG PET/CT图像

患者，男性，64岁。可见颈部、纵隔及肺门、腹膜后、腹股沟、右滑车上多发淋巴结肿大、代谢增高；右肺内多发代谢增高的斑片影，伴支气管充气征；另见腹主动脉周围炎（箭头）；患者另有胰腺、肝内胆管、前列腺、胸膜受累。

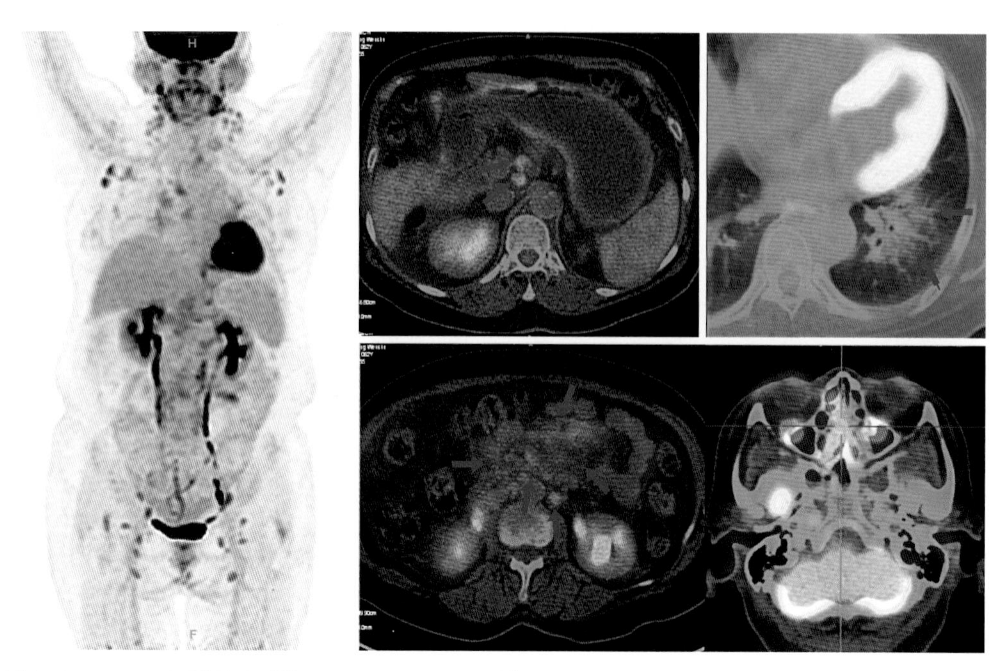

图4-35　IgG4相关性疾病^{18}F-FDG PET/CT图像

患者，女性，62岁。可见胃壁代谢弥漫增高，肝胃间淋巴结代谢增高（箭头）；小肠系膜密度增高伴絮状影，代谢增高，考虑脂膜炎（箭头）；左肺下叶基底段支气管血管束周围磨玻璃影，血管束间质增厚，代谢轻度增高（箭头）；筛窦内代谢异常增高软组织影；另有鼻咽部、双侧腮腺、下颌下腺、全身淋巴结受累。

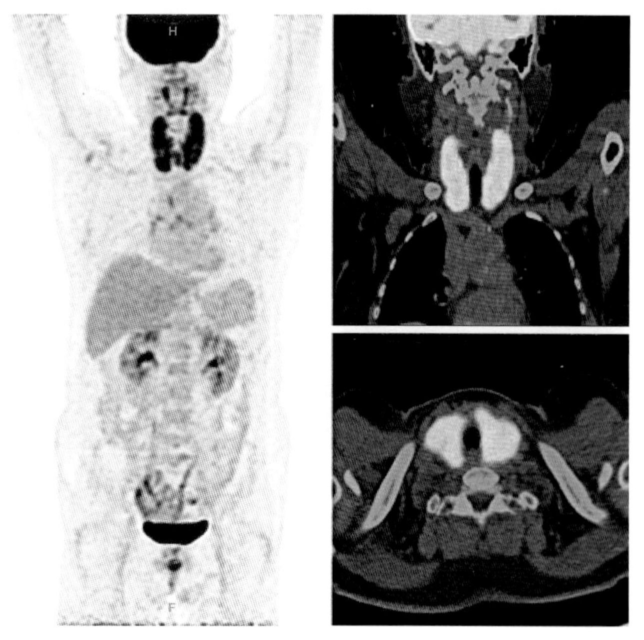

图4-36　IgG4相关性甲状腺炎^{18}F-FDG PET/CT图像

患者，女性，61岁。可见甲状腺双叶弥漫性肿大，代谢异常增高。

二、^{18}F-FDG PET/CT如何诊断IgG4相关性疾病

IgG4-RD是一个可累及全身多器官的疾病，其中一些脏器是IgG4-RD比较典型的受累部位，如胰腺、胆道、泪腺、唾液腺、腹膜后、肺、肾等。部分受累脏器或部位可有典型的PET/CT表现：如IgG4相关性胰腺炎，其典型表现是胰腺弥漫肿胀、代谢均匀增高（图4-18、图4-19）；腹膜后纤维化，为腹主动脉周围（主要是前方和侧方）代谢不同程度增高的条片状软组织影，常伴肾积水（图4-25、图4-26）；再如泪腺及唾液腺炎，表现为受累的泪腺、腮腺、下颌下腺、舌下腺肿胀、代谢增高（图4-22）。

值得注意的是，^{18}F-FDG代谢增高并不是疾病特异性的，其他类型的炎症、感染、肿瘤都可为代谢增高的表现。因此，若只考虑某一个脏器或某个部位的病灶征象，PET/CT常难以与其他疾病鉴别，此时PET/CT能够探测和评价全身疾病的优势则尤为重要。

^{18}F-FDG PET/CT诊断IgG4-RD有几个要点。①发现典型的主要受累脏器和部位：如胰腺（弥漫或节段性受累）、胆道系统、泪腺及眼眶周围、唾液腺、主动脉周围炎/腹膜后纤维化/纵隔纤维化，同时存在多个典型脏器受累具有较强的诊断意义。②IgG4-RD可解释的其他次要病变：有些脏器/部位的IgG4-RD影像诊断特异度不强，或者需要与其他更常见的疾病鉴别。例如，前列腺病变虽可为IgG4-RD的表现，但在老年男性患者中需先鉴别前列腺癌；肺部、肾、淋巴结病变影像特点不强，在其他疾病如淋巴瘤中也容易出现。这些次要病变的表现需与IgG4-RD的总体特点相符。若出现IgG4-RD罕见的受累脏器或部位（如睾丸、骨骼、脑实质、肾上腺等），或表现为罕见的影像学表现，则需要先考虑其他诊断。③临床表现与IgG4-RD符合，如起病隐匿或亚急性起病，病灶进展慢，血清IgG4水平升高，病理学表现吻合，糖皮质激素治疗有效等（图4-37）。

三、PET/CT评估IgG4相关性疾病的新进展

除^{18}F-FDG PET/CT外，近年来涌现一批新型的靶向示踪剂在临床转化、应用。例如，靶向生长抑素受体的^{68}Ga-DOTATATE用于诊断神经内分泌肿瘤，靶向前列腺特异性膜抗原的^{68}Ga-PSMA用于诊断前列腺癌，靶向趋化因子受体4的^{68}Ga-

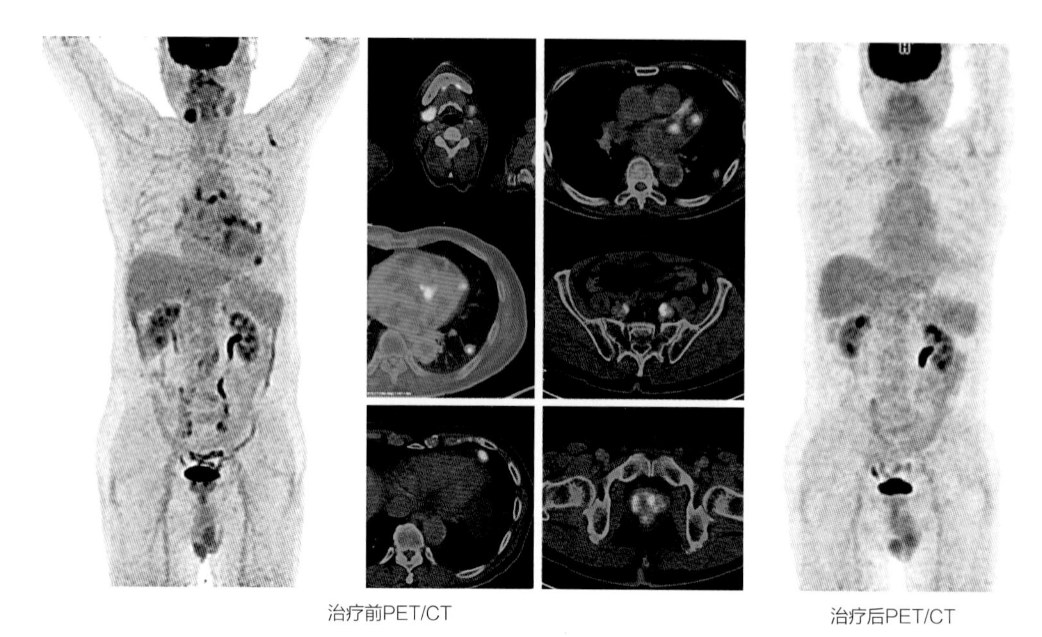

图4-37　IgG4相关性疾病^{18}F-FDG PET/CT图像

患者，男性，73岁。治疗前PET/CT可见下颌下腺、肺、心包、腹主动脉及髂动脉周围、前列腺受累。泼尼松及环磷酰胺治疗后，PET/CT可见病变完全缓解。

pentixafor用于多发性骨髓瘤的评估等。在IgG4-RD的研究中，靶向成纤维细胞活化蛋白的^{68}Ga-FAPI初步显示了其诊断、评估IgG4-RD的潜力。

IgG4-RD的病理学特点是有IgG4$^+$浆细胞浸润、闭塞性静脉炎和不同程度的席纹状纤维化，席纹状纤维化的存在提示IgG4-RD与激活的成纤维细胞密不可分，而^{68}Ga-FAPI正是能够靶向这种激活的成纤维细胞，达到检出IgG4-RD受累脏器的目的。在一项前瞻性的研究中，与^{18}F-FDG PET/CT相比，^{68}Ga-FAPI PET/CT在50%的患者中都额外探测到^{18}F-FDG摄取阴性的病灶，说明^{68}Ga-FAPI PET/CT比^{18}F-FDG PET/CT检出IgG4-RD的灵敏度更高，尤其是在胰腺、胆道、泪腺等病变中（图4-38）。有趣的是，在淋巴结受累中，^{68}Ga-FAPI都是低摄取的情况，这与IgG4-RD的淋巴结在病理上无纤维化的特点相吻合，淋巴结在病理上表现为多中心型Castleman病、滤泡增生、滤泡间扩张、类似生发中心进行性转化或结节性炎性假瘤样几种病理类型。

PET/CT作为一种能够系统性评估全身病变的功能影像，对IgG4-RD这种全身多

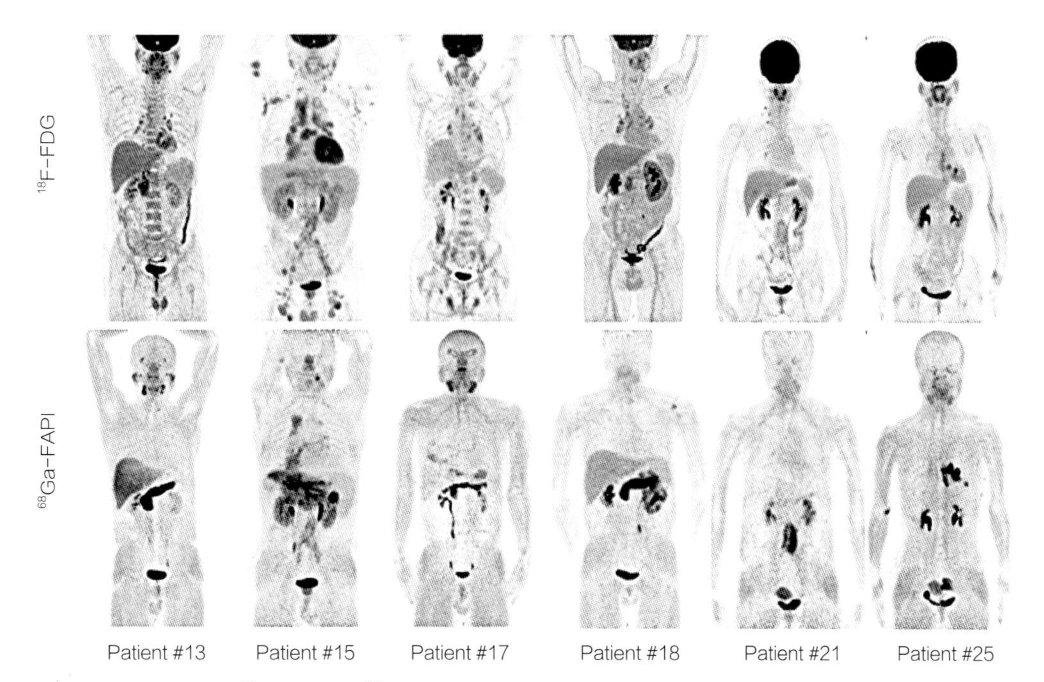

图4-38　同一患者^{18}F-FDG与^{68}Ga-FAPI PET/CT的对比

^{68}Ga-FAPI PET/CT在胰腺受累（13、15、17、18号患者）、胆道受累（13、15、17号患者）、唾液腺受累（13、17号患者）、腹膜后纤维化（21号患者）、胸膜受累（25号患者）中的摄取比^{18}F-FDG更高，探测灵敏度更高；受累淋巴结^{18}F-FDG代谢明显增高，而^{68}Ga-FAPI摄取阴性（15、17号患者）。

系统受累疾病的诊断、评估有重要意义。PET/CT在IgG4-RD的疗效评价、预后评估、治疗选择，以及新型靶向示踪剂应用的探索，还有待更深入的研究。

（罗亚平）

参考文献

[1] 中国医学影像技术研究会放射学分会，北京市医学影像质量控制和改进中心，海峡两岸医药卫生交流协会风湿免疫病学专委会IgG4相关疾病学组．IgG4相关性疾病影像学检查临床适用性评价共识（2022版）[J]．中华医学杂志，2022，102（31）：2411-2420.

[2] 牛延涛，鲜军舫，王振常．头颈部多层螺旋CT扫描辐射剂量系统性优化的研究现状与展望[J]．中华放射学杂志，2013，47（11）：1051-1053.

[3] 宁晓然，王子乔，张珊珊，等．超声评分系统在IgG4相关涎腺炎评估中的应用

[J]. 北京大学学报（医学版），2019，51（6）：1032-1035.

[4] LIU Y, WANG Z, REN L, et al. Sonographic findings of immunoglobulin G4-related sialadenitis and differences from Sjögren's syndrome[J]. Scand J Rheumatol, 2021, 51(2): 1-7.

[5] 李静，唐欣薇，吴晓华，等. 自身免疫性疾病相关中耳乳突炎的影像学分析[J]. 医学影像学杂志，2021，31（7）：1107-1110.

[6] 张盼盼，赵继志，王木，等. IgG4相关性疾病346例临床特征分析[J]. 中华内科杂志，2017，56（9）：644-649.

[7] VLACHOU P A, KHALILI K, JANG H J, et al. IgG4-related sclerosing disease: autoimmune pancreatitis and extrapancreatic manifestations[J]. Radiographics, 2011, 31(5): 1379-1402.

[8] FUJITA A, SAKAI O, CHAPMAN M N, et al. IgG4-related disease of the head and neck: CT and MR imaging manifestations[J]. Radiographics, 2012, 32(7): 1945-1958.

[9] MARTÍNEZ-DE-ALEGRÍA A, BALEATO-GONZÁLEZ S, GARCÍA-FIGUEIRAS R, et al. IgG4-related Disease from Head to Toe[J]. Radiographics, 2015, 35(7): 2007-2025.

[10] DRAGAN A D, WELLER A, LINGAM R K. Imaging of IgG4-related disease in the extracranial head and neck[J]. Eur J Radiol, 2021, 136: 109560.

[11] JAPANESE STUDY GROUP OF IGG4-RELATED OPHTHALMIC DISEASE. A prevalence study of IgG4-related ophthalmic disease in Japan[J]. Jpn J Ophthalmol, 2013, 57(6): 573-579.

[12] MCNAB A A, MCKELVIE P. IgG4-Related Ophthalmic Disease. Part Ⅱ: Clinical Aspects[J]. Ophthalmic Plast Reconstr Surg, 2015, 31(3): 167-178.

[13] PUROHIT B S, VARGAS M I, AILIANOU A, et al. Orbital tumours and tumour-like lesions: exploring the armamentarium of multiparametric imaging[J]. Insights Imaging, 2016, 7(1): 43-68.

[14] TIEGS-HEIDEN C A, ECKEL L J, HUNT C H, et al. Immunoglobulin G4-related disease of the orbit: imaging features in 27 patients[J]. AJNR Am J Neuroradiol, 2014, 35(7): 1393-1397.

[15] TAKAGI D, NAKAMARU Y, FUKUDA S. Otologic manifestations of immunoglobulin G4-related disease[J]. Ann Otol Rhinol Laryngol, 2014, 123(6): 420-424.

[16] SHIMOSEGAWA T, CHARI S T, FRULLONI L, et al. International consensus diagnostic criteria for autoimmune pancreatitis: guidelines of the International Association of Pancreatology[J]. Pancreas, 2011, 40(3): 352-358.

[17] CHOI S Y, KIM S H, KANG T W, et al. Differentiating Mass-Forming Autoimmune Pancreatitis From Pancreatic Ductal Adenocarcinoma on the Basis of Contrast-Enhanced MRI and DWI Findings[J]. AJR Am J Roentgenol, 2016, 206(2): 291-300.

[18] NEGRELLI R, MANFREDI R, PEDRINOLLA B, et al. Pancreatic duct abnormalities in focal autoimmune pancreatitis: MR/MRCP imaging findings[J]. Eur Radiol, 2015, 25(2): 359-367.

[19] KIM H J, KIM Y K, JEONG W K, et al. Pancreatic duct "Icicle sign" on MRI for distinguishing autoimmune pancreatitis from pancreatic ductal adenocarcinoma in the proximal pancreas[J]. Eur Radiol, 2015, 25(6): 1551-1560.

[20] FURUHASHI N, SUZUKI K, SAKURAI Y, et al. Differentiation of focal-type autoimmune pancreatitis from pancreatic carcinoma: assessment by multiphase contrast-enhanced CT[J]. Eur Radiol, 2015, 25(5): 1366-1374.

[21] ZHU L, DAI M H, WANG S T, et al. Multiple solid pancreatic lesions: Prevalence and features of non-malignancies on dynamic enhanced CT[J]. Eur J Radiol, 2018, 105: 8-14.

[22] LEE S, KIM J H, KIM S Y, et al. Comparison of diagnostic performance between CT and MRI in differentiating non-diffuse-type autoimmune pancreatitis from pancreatic ductal adenocarcinoma[J]. Eur Radiol, 2018, 28(12): 5267-2574.

[23] HA J, CHOI S H, BYUN J H, et al. Meta-analysis of CT and MRI for differentiation of autoimmune pancreatitis from pancreatic adenocarcinoma[J]. Eur Radiol, 2021, 31(5): 3427-3438.

[24] YIN Q, ZOU X, ZAI X, et al. Pancreatic ductal adenocarcinoma and chronic mass-forming pancreatitis: Differentiation with dual-energy MDCT in spectral imaging mode[J]. Eur J Radiol, 2015, 84(12): 2470-2476.

[25] ZHU L, GUO J, JIN Z, et al. Distinguishing pancreatic cancer and autoimmune pancreatitis with in vivo tomoelastography[J]. Eur Radiol, 2021, 31(5): 3366-3374.

[26] SHI Y, CANG L, ZHANG X, et al. The use of magnetic resonance elastography in differentiating autoimmune pancreatitis from pancreatic ductal adenocarcinoma: A preliminary study[J]. Eur J Radiol, 2018, 108: 13-20.

[27] ICHIKAWA T, SOU H, ARAKI T, et al. Duct-penetrating sign at MRCP: usefulness for differentiating inflammatory pancreatic mass from pancreatic carcinomas[J]. Radiol, 2001, 221(1): 107-116.

[28] SUGUMAR A, LEVY M J, KAMISAWA T, et al. Endoscopic retrograde pancreatography criteria to diagnose autoimmune pancreatitis: an international multicentre study[J]. Gut, 2011, 60(5): 666-670.

[29] PARK S H, KIM M H, KIM S Y, et al. Magnetic resonance cholangiopancreatography for the diagnostic evaluation of autoimmune pancreatitis[J]. Pancreas, 2010, 39(8): 1191-1198.

[30] ZHU L, WU X, SUN Z, et al. Compressed-Sensing Accelerated 3-Dimensional Magnetic Resonance Cholangiopancreatography: Application in Suspected Pancreatic Diseases[J]. Invest Radiol, 2018, 53(3): 150-157.

[31] ZHU L, LAI Y, MAKOWSKI M, et al. Native T1 mapping of autoimmune pancreatitis as a quantitative outcome surrogate[J]. Eur Radiol, 2019, 29(8): 4436-4446.

[32] LEE H W, MOON S H, KIM M H, et al. Relapse rate and predictors of relapse in a large single center cohort of type 1 autoimmune pancreatitis: long-term follow-up results after steroid therapy with short-duration maintenance treatment[J]. J Gastroenterol, 2018, 53(8): 967-977.

[33] ZHU L, XUE H D, ZHANG W, et al. Pancreaticobiliary involvement in treated type 1 autoimmune pancreatitis: Imaging pattern and risk factors for disease relapse[J]. Eur J Radiol, 2019, 120: 108673.

[34] KAMISAWA T, TAKUMA K, ANJIKI H, et al. Differentiation of autoimmune pancreatitis from pancreatic cancer by diffusion-weighted MRI[J]. Am J Gastroenterol, 2010, 105(8): 1870-1875.

[35] ZHU L, ZHANG W, JIN Z, et al. DWI of Autoimmune Pancreatitis: Is It an Imaging Biomarker for Disease Activity?[J]. AJR Am Journal of Roentgenol, 2021, 216(5): 1240-1246.

[36] KAWAGUCHI K, KOIKE M, TSURUTA K, et al. Lymphoplasmacytic sclerosing pancreatitis with cholangitis: a variant of primary sclerosing cholangitis extensively involving pancreas[J]. Hum Pathol, 1991, 22(4): 387-395.

[37] OHARA H, OKAZAKI K, TSUBOUCHI H, et al. Clinical diagnostic criteria of IgG4-related sclerosing cholangitis 2012[J]. J Hepatobiliary Pancreat Sci, 2012, 19(5): 536-342.

[38] HE Y, DU X, DING N, et al. Spectrum of IgG4-related disease on multi-detector CT: a 5-year study of a single medical center data[J]. Abdom Imaging, 2015, 40(8): 3104-3116.

[39] KAMISAWA T, ZEN Y, PILLAI S, et al. IgG4-related disease[J]. Lancet, 2015, 385(9976): 1460-1471.

[40] 张文，董凌莉，朱剑，等. IgG4相关性疾病诊治中国专家共识[J]. 中华内科杂志，2021，3（60）：192-206.

[41] INOUE D, YOSHIDA K, YONEDA N, et al. IgG4-related disease: dataset of 235 consecutive patients[J]. Medicine (Baltimore), 2015, 94(15): e680.

[42] PILAR B Z, MANUEL R C, XAVIER B, et al. The clinical spectrum of IgG4-related disease[J]. Autoimmunity reviews, 2014, 13(12): 1203-1210.

[43] GEYER J T, FERRY J A, HARRIS N L, et al. Chronic sclerosing sialadenitis (Küttner tumor) is an IgG4-associated disease[J]. Am J Surg Pathol, 2010, 34(2): 202-210.

[44] HIMI T, TAKANO K, YAMAMOTO M, et al. A novel concept of Mikulicz's disease as IgG4-related disease[J]. Auris Nasus Larynx, 2012, 39(1): 9-17.

[45] LI W, XIE X Y, SU J S, et al. Ultrasonographic Features of Immunoglobulin G4-Related Sialadenitis[J]. Ultrasound Med Biol, 2016, 42(1): 167-175.

[46] LIU Y, WANG Z, REN L, et al. Sonographic findings of immunoglobulin G4-related sialadenitis and differences from Sjögren's syndrome[J]. Scand J Rheumatol, 2021, 20: 1-7.

[47] SATO Y, OHSHIMA K, IEHIMURA K, et al. IgG4-related disease has uniform clinicopathology[J]. Pathol Int, 2008, 58: 465-470.

[48] SAHANI D V, KALVA S P, FARRELL J, et al. Autoimmune pancreatitis: imaging features[J]. Radiology, 2004, 233(2): 345-352.

[49] FARRELL J J, GARBER J, SAHANI D, et al. EUS findings in patients with autoimmune pancreatitis[J]. Gastrointest Endosc, 2004, 60(6): 927-936.

[50] WANG Y, YAN K, FAN Z, et al. Clinical Value of Contrast-Enhanced Ultrasound Enhancement Patterns for Differentiating Focal Pancreatitis From Pancreatic Carcinoma: A Comparison Study With Conventional Ultrasound[J]. J Ultrasound Med, 2018, 37(3): 551-559.

[51] NEILD GH, RODRIGUEZ-JUSTO M, WALL C, et al. Hyper-IgG4 disease: report and characterisation of a new disease[J]. BMC Med, 2006, 4(23): 1-8.

[52] WANG K K, WANG Z F, ZENG Q Z, et al. Clinical characteristics of IgG4-related retroperitoneal fibrosis versus idiopathic retroperitoneal fibrosis[J]. PLoS One, 2021, 16(2): e0245601.

[53] TAN T J, NG Y L, TAN D, et a1. Extrapancreatic findings of IgG4-related disease[J]. Clin Radiol, 2014, 69(2): 209-218.

[54] RAISSIAN Y, NASR S H, LARSEN C P, et a1. Diagnosis of IgG4-related tubulointerstitial nephritis[J]. J Am Soc Nephrol, 2011, 22(7): 1343-1352.

[55] EBBO M, DANIEL L, PAVIC M, et al. IgG4-related systemic disease: features and treatment response in a French cohort: results of a multicenter registry[J]. Medicine

(Baltimore), 2012, 91(1): 49-56.

[56] KAMISAWA T, ZEN Y, PILLAI S, et al. IgG4-related disease[J]. Lancet, 2015, 385(9976): 1460-1471.

[57] WALLACE Z S, NADEN R P, CHARI S, et al. The 2019 American College of Rheumatology/European League Against Rheumatism classification criteria for IgG4-related disease[J]. Ann Rheum Dis, 2020, 79(1): 77-87.

[58] ZHANG J, CHEN H, MA Y R, et al. Characterizing IgG4-related disease with (1)(8) F-FDG PET/CT: a prospective cohort study[J]. Eur J Nucl Med Mol Imaging, 2014, 41(8): 1624-1634.

[59] LEE J, HYUP S, SEOKHWI H, et al. Utility of FDG PET/CT for Differential Diagnosis of Patients Clinically Suspected of IgG4-Related Disease[J]. Clin Nucl Med, 2016, 41(5): e237-e243.

[60] ZEN Y, INOUE D, KITAO A, et al. IgG4-related lung and pleural disease: a clinicopathologic study of 21 cases[J]. Am J Surg Pathol, 2009, 33(12): 1886-1893.

[61] LUO Y, PAN Q, YANG H, et al. Fibroblast Activation Protein-Targeted PET/CT with ^{68}Ga-FAPI for Imaging IgG4-Related Disease: Comparison to ^{18}F-FDG PET/CT[J]. J Nucl Med, 2021, 62(2): 266-271.

第五章

IgG4相关性疾病的病理学表现

IgG4相关性疾病（IgG4-RD）是一种以免疫系统慢性激活和组织纤维化为主要特征的系统性疾病，患者的临床表现差异很大，很大一部分患者在临床中出现漏诊或误诊。尽管目前人们对此病的认识尚处于起步阶段，但他们的组织病理学改变具有一些共同特征，也是确诊此病的重要手段。

尽管研究者们近20年来对该病不断深入认识，但随着IgG4-RD疾病谱的扩大，关于该病发病机制的研究仍处于起步阶段，了解IgG4-RD的病理生理学有助于对发病机制进一步深入探索。2011年，波士顿举行的IgG4-RD国际性研讨会上，除疾病命名外，还建立了IgG4-RD的病理学诊断指南。该指南提出IgG4-RD的病理学诊断取决于特征性的组织病理学表现和$IgG4^+$浆细胞浸润。特征性的病理学改变是诊断IgG4-RD的最可靠证据，主要包括大量淋巴细胞浆细胞浸润、席纹状纤维化和闭塞性静脉炎。而$IgG4^+$浆细胞数目及$IgG4^+$/IgG^+浆细胞的比值则是诊断的次要但必备条件。因受器官质地、结构等的影响，不同器官组织病理学表现存在差异，器官特异性诊断标准对于组织病理学有更精准的定义。此外，由于许多其他疾病的组织中也可能会出现$IgG4^+$细胞增多，鉴别诊断在IgG4-RD的诊断中显得尤为重要。

一、IgG4相关性疾病的病理生理学

目前为止，IgG4相关性疾病的具体病理生理机制仍不清楚，B细胞系和$CD4^+$T细胞谱系均参与了该病的病理生理过程。

（一）B细胞和自身免疫应答

在IgG4-RD首次被提出作为一种独立的疾病以来，由于该病的血清和受累组织以高清蛋白血症和血清IgG4类别转换异常为主要特征，体液免疫被认为在该病致病过程中发挥了重要作用而得到了研究者们的广泛关注。B细胞和浆母细胞已被证实在患者的血清和受累组织中均呈寡克隆扩增，并随着疾病活动度的下降而减低，提示这些寡克隆扩增的B细胞和浆母细胞在IgG4-RD中具有直接致病作用。随后的一项研究证实，外周血中寡克隆扩增的浆细胞分泌抗体为自反应性，可使Hep-2细胞的胞质染色呈阳性，提示IgG4-RD中的体液免疫反应主要针对自身抗原。

自身抗原参与了IgG4-RD的自身免疫应答过程，IgG4-RD中B细胞的靶抗原具有多样性。目前已知的自身抗原包括碳酸酐酶、纤溶酶原结合蛋白、乳铁蛋白、胰蛋白酶抑制剂、淀粉酶α-2A、胰蛋白酶原、膜联蛋白（annexin）A11、层粘连蛋白（laminin）-511-E8，但很多都缺乏外部验证。例如，纤溶酶原结合蛋白，最初被报道对于鉴别IgG4相关性自身免疫性胰腺炎和其他胰腺疾病具有很高的特异度，但后续被发现在另外两个IgG4相关性胰腺疾病的队列研究中并没有诊断价值。目前只有两项研究报道了临床中多器官受累的IgG4-RD患者中自身抗原的检测和鉴定。一项来自中国IgG4-RD患者的队列研究发现在89例患者中有65例（73%）存在针对核蛋白抗增殖蛋白（nuclear protein prohibitin）的抗体反应，而在另一项来自美国的队列研究中，该蛋白的免疫应答频率却很低。两项研究结果差距较大的可能解释是，不同种族的基因背景差异，如HLA等位基因的分布相对不同。在一项全基因组关联研究中，HLA-DRB1*04:05基因在日本IgG4-RD患者队列中被报道为危险等位基因，但在非亚裔患者中尚未进行此类分析。不同人群间HLA等位基因的差异决定了自身抗原通过生发中心B细胞向滤泡辅助性T细胞（Tfh）提呈抗原的能力。关于寡克隆扩增的浆母细胞的抗原免疫反应，有研究通过单细胞测序、成对免疫球蛋白重链和轻链的克隆以及显性免疫球蛋白的重组表达确定了半糖凝素-3是其自身抗原，且主要针对IgG4和IgE亚型，与临床中IgG4-RD患者血清中IgG4和IgE水平升高一致。研究显示，对多种自身抗原均存在免疫反应的IgG4-RD患者比对这些抗原几乎没有反应的患者有更严重的临床表现，这也进一步支持了IgG4-RD中的一些自身抗体存在致病性的观点。慢性组织损伤和病变组织中多种自身抗原的过度表达可导致非致病性B细胞的自我应答的不断累积。

外周血浆细胞分泌IgG4水平的升高对疾病诊断的特异度较差，血清IgG4水平与患者的器官纤维化程度无相关性，经治疗缓解后部分患者其水平也不能降至正常。目前的研究提示IgG4分子具有抗炎作用，和其他IgG亚型对比，这种抗炎作用是由它自身的3个特有的分子特征决定的：Fab-arm交换、补体蛋白C1q固定不良及与激活的Fc受体结合的能力降低。血清IgG4水平越高，机体抑制炎症（但不成功）的免疫反应越强，提示机体自身反调节能力下降。一项过继转移动物模型研究对IgG亚型的致病能力进行了深入探讨，该研究分别将IgG4相关性自身免疫性胰腺炎患者和健康人的纯化的IgG亚型皮下注射给新生Balb/c小鼠，随后对小鼠病变的器官进行组织病理学分析以了解其致病机制。研究结果显示，IgG4-RD患者中纯化的IgG1和IgG4可诱导小鼠出现胰腺和唾液腺受损，而健康人中的IgG亚型没有这种作用。该模型支持了IgG4分子直接参与IgG4-RD的病理生理学过程的假说，但具有争议性。因为小鼠不表达IgG4分子，小鼠IgG1与人IgG4具有相似的功能，与小鼠IgG1相比，人IgG4与小鼠唯一的抑制性Fcγ受体（FcγRIIB）的亲和力明显下降，而与小鼠的激活性Fcγ受体（FcγR）的结合力显著增强，因此不能模拟人体的真实环境。

（二）T细胞免疫应答

$CD4^+$T细胞中起主要作用的两种细胞亚型为$CD4^+$细胞毒性T细胞（$CD4^+$CTL）和滤泡辅助性T细胞（Tfh）。其中，$CD4^+$CTL与B细胞相互作用，在抗原提呈及分泌抗体过程中对驱动疾病的发生发展及纤维化过程起着关键作用。研究者们发现，$CD4^+$CTL在IgG4-RD患者的组织$CD4^+$T细胞中的比例高达80%，且关于疾病病理生理学的一个中心假说是，与器官受累数目呈正相关。这些$CD4^+$CTL表达一种称为SLAMF-7的表面跨膜分子，这个分子参与了细胞毒性、体液免疫、自身免疫、细胞存活、细胞黏附和淋巴细胞发育的全过程。组织中的$CD4^+$CTL具有高度稳定的克隆性，可通过诱导靶细胞凋亡及分泌多种促纤维化因子（如IL-1β、TNF-γ和TGF-β等）参与疾病的炎症和纤维化过程。在IgG4相关性疾病患者的受累组织中，活化的B细胞或浆细胞通过MHC Ⅱ类分子向$CD4^+$CTL提呈抗原，上调其表面跨膜分子SLAMF-7，促使其活化并分泌细胞毒性分子（如穿孔素、颗粒酶等）等诱导靶细胞凋亡。而B细胞经活化后可分化为浆细胞，并产生以IgG4为主的抗体，该过程又受Tfh调节，后者通过分泌IL-4、IL-10、IL-21等参与生发中心的形成和IgG4的类别转换。

Tfh在抗体亲和力成熟、B细胞寡克隆扩增分泌IgG4的类别转换过程中起着重要的调控作用。体外实验显示，cTfh细胞亚群，主要是PD-1阳性的cTfh2细胞亚群，可通过与B细胞相互作用，促进B细胞分化为浆细胞及分泌IgG4抗体。$IL-4^+$ Tfh和$IL-10^+$ Tfr（滤泡调节性T细胞）亚群均被证实在IgG4-RD受累组织中富集。有研究显示，在IgG4-RD受累组织的次级或三级淋巴器官中，$IL-4^+$ Tfh占组织中Tfh的比例高达50%。$IL-4^+$ Tfh在受累组织中的表达水平与组织内$IgG4^+$ B细胞的数量及血清IgG4水平均呈正相关。其中，又以$IL-4^+BATF^+$ Tfh表达升高为主，这种现象在干燥综合征或健康人的唇腺组织中很少见，提示这一细胞亚群与IgG4的类别转换相关。

$IL-10^+$ Tfr亚群在IgG4-RD淋巴滤泡生发中心中起负性调节作用，有研究者提出可能存在专门通过分泌IL-4和IL-10的Tfh亚群来调节IgG4和IgE类别转换的假设：

B细胞产生IgG4和IgE抗体的水平由Tfh分泌IL-4、IL-10或同时分泌IL-4和IL-10来调控。体外研究证实，在IL-4存在的情况下，额外添加IL-10可促进IgG4而不是IgE的类别转换。而在人类扁桃体组织中，$FOXP3^{-}CXCR5^{+}$ $IL\text{-}10^{+}$ Tfh亚群能够抑制IgE的产生。这些研究均支持上述假设。

二、IgG4-RD的特征性组织病理学表现

IgG4-RD特征性组织病理学表现主要有3个（图5-1）：①致密淋巴细胞、浆细胞浸润：淋巴细胞弥漫分布于病损部位，其间散在浆细胞浸润；②席纹状纤维化：成纤维细胞或肌成纤维细胞由中心向四周呈放射状（即席纹状）排列；③闭塞性静脉炎：由于大量淋巴细胞和浆细胞浸润致静脉管腔闭塞。当组织病理学具备≥上述2个主要标

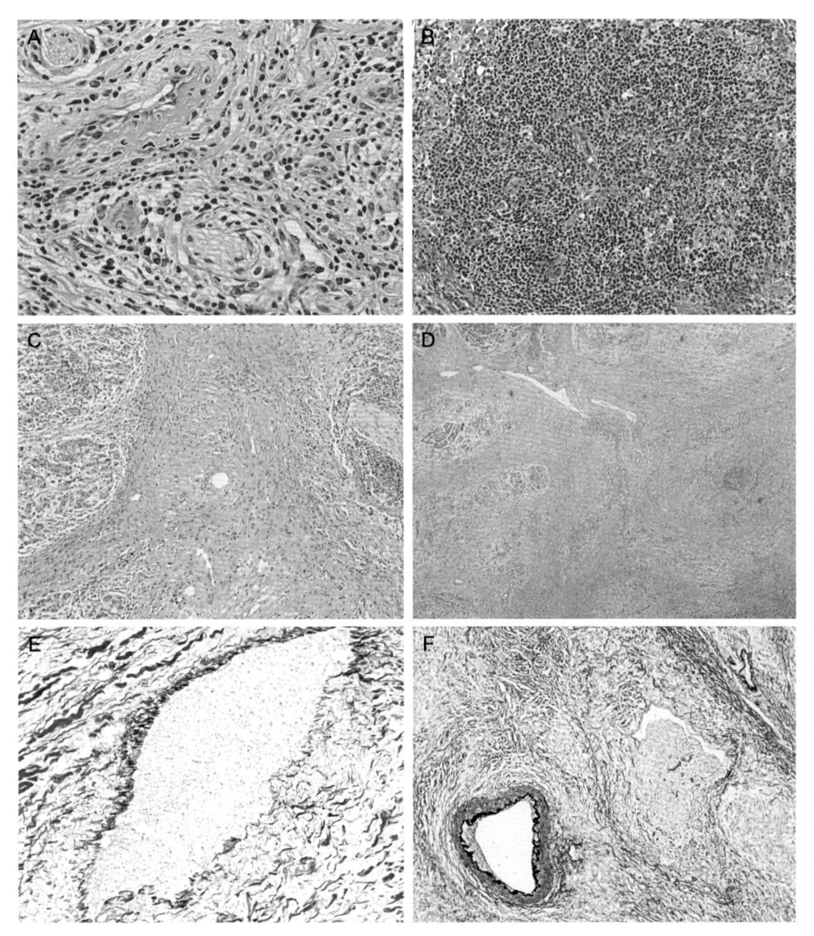

A. HE染色受累组织中广泛的淋巴细胞、浆细胞浸润；B. HE染色，受累组织中可见嗜酸性粒细胞浸润；C. HE染色，席纹状纤维化；D. 闭塞性静脉炎；E. 弹力纤维染色。闭塞的静脉在HE染色中有时不容易观察到，但弹性纤维染色可清晰地显示静脉管壁的弹力纤维；F. 静脉可见炎症细胞透壁性浸润，但不伴有堵塞。以上均为100倍镜。

图5-1　IgG4-RD的特征性组织病理学表现

准，且组织中浸润的IgG4$^+$浆细胞与IgG$^+$浆细胞比值＞40%，每高倍镜视野下IgG4$^+$浆细胞＞10个时，则可高度提示IgG4-RD。其他常见组织病理学特征还包括组织中一定程度的嗜酸性粒细胞浸润和管腔未完全闭塞的静脉炎。

（一）致密淋巴细胞、浆细胞浸润

IgG4-RD患者病变组织中可见大量淋巴细胞和浆细胞浸润。浸润的淋巴细胞以T细胞为主，也有B细胞聚集，偶尔可以观察到滤泡生发中心。浆细胞浸润是必不可少的组成部分，甚至可能是主要的浸润细胞。少数病例可见轻度到中度的嗜酸性粒细胞浸润，有时也可见散在巨噬细胞。

（二）席纹状纤维化

席纹状纤维化又称漩涡状纤维化，是指梭形细胞，包括成纤维细胞或肌成纤维细胞，类似于车轮辐条由中心向四周呈放射状排列，纤维化结构中混杂有淋巴细胞和浆细胞的浸润。穿刺活检标本因组织量少不易观察到典型的席纹状纤维化。

（三）闭塞性静脉炎

IgG4-RD患者病变组织中静脉血管壁及管腔内可见淋巴细胞和浆细胞浸润，可导致静脉管腔部分或完全闭塞。对于完全闭塞性静脉炎，弹力纤维染色有助于识别因炎症细胞浸润致形态模糊的静脉管壁结构。中型静脉往往有动脉伴行，且动脉很少发生炎症，因此可作为镜下寻找闭塞性静脉炎的标志。非炎症导致的静脉阻塞不能作为诊断IgG4-RD的证据。此外，存在动脉炎不是IgG4-RD的排除依据，在IgG4-RD受累的胰腺和肺组织中亦偶可见动脉炎，与静脉炎相似，但IgG4-RD的动脉炎主要表现为非坏死性淋巴细胞浆细胞浸润，伴或不伴管腔堵塞。

（四）IgG4$^+$浆细胞免疫组织化学染色

作为一种简单、高度可重复的测试，IgG4$^+$浆细胞免疫组织化学染色是IgG4-RD的重要诊断手段，尤其是对于血清IgG4水平正常的患者。推荐使用石蜡包埋组织，该方法常规用于病理学诊断且有较强的阳性率。多数实验室采用鼠抗人IgG4单抗对IgG4$^+$浆细胞进行染色，该抗体可与IgG4分子的Fc结合。和多克隆IgG4抗体相比，单克隆抗体的浆细胞染色会相对清晰，用蛋白酶或加热的方法进行抗原修复有益于提高染色的对比度。组织中IgG4$^+$浆细胞分布一般不均匀，随机选取视野计数可能会低估IgG4$^+$细胞数目，推荐选择有大量IgG4$^+$细胞浸润的区域来计数。考虑到临床实际情况，可选择3个IgG4$^+$细胞最多的区域，在40倍物镜下观察，然后计算这些区域里

IgG4⁺浆细胞数量的平均值，并同时计数相同区域内IgG⁺浆细胞数目的平均值，然后计算二者的比值。一般来说，当组织中浸润的IgG4⁺浆细胞与IgG⁺浆细胞比值＞40%，且每高倍镜视野下IgG4⁺浆细胞＞10个时即具有诊断意义（图5-2）。

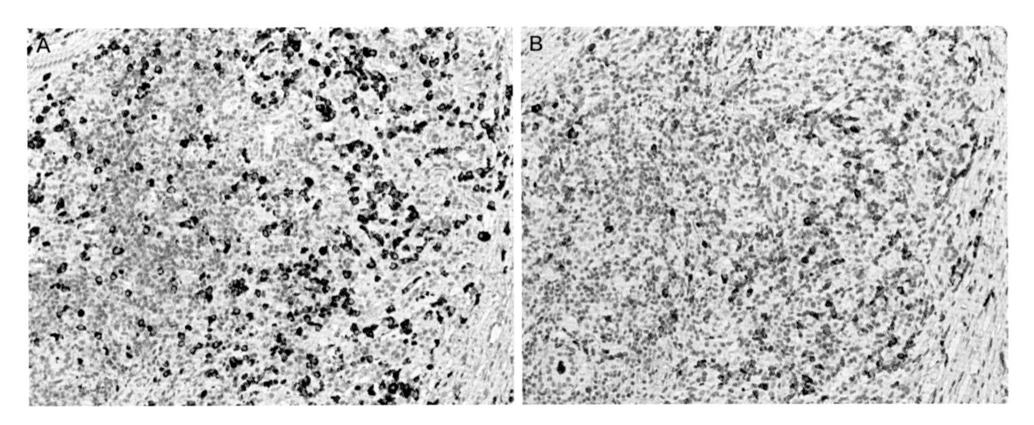

图5-2　IgG4相关性泪腺炎的IgG和IgG4阳性细胞免疫染色

A. IgG染色；B. IgG4染色。可见IgG⁺细胞中绝大多数为IgG4⁺浆细胞。以上均为100倍镜。

三、IgG4相关性疾病的器官特异性组织病理学表现

根据不同的临床病理学特征，IgG4-RD可以分为2种有重叠的亚型——增殖型和纤维型，不同器官的组织病理学表现存在差异。在患有IgG4-RD的增殖型患者中，病变主要累及腺体、上皮或淋巴组织。该亚组的常见表现包括淋巴结病、泪腺炎、唾液腺炎、自身免疫性胰腺炎、IgG4相关性硬化性胆管炎、肺炎、肾小管间质性肾炎、鼻窦炎和垂体炎。增殖型IgG4-RD患者血清IgG4、IgG1和IgE水平往往较高，低补体血症，外周嗜酸性粒细胞增多。病理学表现为淋巴细胞、浆细胞浸润，常伴有生发中心形成，席纹状纤维化常见，闭塞性静脉炎偶见。相比之下，该疾病的纤维型通常累及腺体以外的区域，而不是特定器官。该亚组患者常见的表现包括腹膜后纤维化、硬化性肠系膜炎、纤维化纵隔炎和动脉炎，但也可能涉及甲状腺（木样甲状腺炎）和脑膜（肥厚性硬脑膜炎）等器官。纤维型IgG4-RD患者血清IgG4、IgG1和IgE水平通常正常或仅轻度增高，低补体血症、外周血嗜酸性粒细胞增多少见。病理学表现则主要以席纹状纤维化和闭塞性静脉炎为主，浸润的淋巴浆细胞数量常较增殖型少，生发中心少见。IgG4⁺浆细胞在高倍镜下的临界值在不同类型的IgG4-RD中有差异，在增殖型中，IgG4⁺细

胞多大于50/HPF，IgG4$^+$/IgG$^+$浆细胞比值＞40%；而在纤维型中，IgG4$^+$细胞一般在10～50/HPF，但IgG4$^+$/IgG$^+$浆细胞比值依然＞40%。当判断一个新的组织或器官是否属于IgG4-RD累及时，至少需要满足以下标准：①有IgG4-RD特征性组织病理学特点，且IgG4$^+$浆细胞数量增加，IgG4$^+$浆细胞/IgG$^+$浆细胞比值升高；②血清IgG4水平升高；③糖皮质激素治疗有效；④有与IgG4-RD一致的其他器官的损伤。需要注意的是，特征性的组织病理学表现虽然重要，但不足以判断某个新的组织/器官的病变是否是IgG4-RD谱中一部分，仍然需要结合患者的临床表现及影像学检查等综合判断。

（一）唾液腺和泪腺

IgG4相关性唾液腺炎也称为慢性硬化性唾液腺炎或Küttner瘤，最常累及下颌下腺，很少累及腮腺，通常双侧受累。从形态学上看，受累腺体HE染色可见小叶结构相对保留，小叶间隔膜内大量炎症细胞弥漫性浸润和纤维结缔组织增生，常伴有淋巴滤泡形成，由此产生的低倍外观被描述为“拼图式”，闭塞性静脉炎和席纹状纤维化可见，部分病例还可见嗜酸性粒细胞。免疫组化染色示大量IgG4$^+$浆细胞浸润。尽管一部分结石相关的唾液腺炎可能显示IgG4$^+$浆细胞数量增加，但非IgG4相关性唾液腺炎缺乏达到阈值的IgG4$^+$浆细胞数量和特征性的结构。

（二）泪腺及眼眶

IgG4相关性眼眶疾病经常累及泪腺，即IgG4相关性泪腺炎，眼眶软组织的受累——IgG4相关性硬化性眼眶炎症也偶有报道。IgG4相关性眼眶疾病约占IgG4-RD病例的1/4，多数为双侧眼眶受累。临床可表现为眼球突出、眼周肿胀或肿块。组织病理学上，病变特点从大量淋巴细胞、浆细胞浸润到大量纤维化和相对稀疏的淋巴细胞、浆细胞浸润均可出现，淋巴滤泡多见，席纹状纤维化和闭塞性静脉炎少见。

（三）胰腺

IgG4相关性胰腺炎又称1型自身免疫性胰腺炎淋巴细胞浆细胞性硬化性胰腺炎或小叶中心性胰腺炎。常见于老年男性，通常表现为胰腺局限性或弥漫性增大，伴或不伴梗阻性黄疸，临床中很容易误判为胰腺癌。IgG4相关性胰腺炎具有IgG4-RD经典的组织病理学特征，HE染色显示胰腺实质纤维化明显，伴有小叶结构破坏，小叶间隔增厚，疾病后期腺泡萎缩，偶尔可见残存的腺泡，受累的胰管狭窄或闭塞。胰管及静脉周围可见席纹状纤维化，闭塞性静脉炎多见。浸润的炎症细胞以淋巴细胞和浆细胞为主，主要分布于导管上皮下，而导管上皮往往未累及，无中性粒细胞浸润。相比之下，2型自身免疫性胰腺炎，也称为“特发性导管中心性胰腺炎”，发病年龄相对年轻并且缺乏性别偏好。1/3的2型自身免疫性胰腺炎患者合并有炎性肠病史。其病理学特征是胰腺腺泡和导管的中性粒细胞浸润及胰管上皮受损，形成导管中心性微脓肿。虽然导管周围淋巴细胞、浆细胞浸润亦很常见，但一般无血清IgG4水平升高以及组织席纹状纤维化和IgG4⁺浆细胞浸润。

（四）淋巴结

淋巴结肿大在IgG4-RD中很常见，有1/4～1/2的患者有淋巴结肿大的报道。由IgG4-RD引起的淋巴结病，可能是IgG4-RD的初始表现或最早表现之一。IgG4相关性淋巴结病有5种组织病理学模式：Castleman病样模式、滤泡增生模式、滤泡间扩张模式、进行性转化生发中心样模式和炎性假瘤样模式。除了炎性假瘤样模式外，其他模式在区分反应性淋巴结炎与IgG4相关性淋巴结病方面缺乏特异性。在没有已知的淋巴结以外的器官受累的情况下，淋巴结中IgG4⁺浆细胞的增加并不是IgG4-RD特有的（可能炎性假瘤样模式除外），也存在于其他疾病（详见鉴别诊断部分）。

（五）肝及胆管

IgG4相关性肝胆疾病包括IgG4相关性硬化性胆管炎（IgG4-related sclerosing cholangitis，IgG4-SC）和IgG4相关性肝病。约90%的IgG4-SC患者可同时合并自身免疫性胰腺炎（AIP），IgG4相关性肝病只有少量个案报道，患病率不明。IgG4相关性肝胆疾病临床上常表现为腹痛、梗阻性黄疸和体重减轻，伴有AIP的患者可出现胰腺外分泌和内分泌功能不全。IgG4-SC可累及肝外、肝门和肝门周围胆管，也可累及肝内小管和胆囊。IgG4相关性肝胆疾病具有几乎所有IgG4-RD的病理特征，包括淋巴细胞浆细胞浸润、席纹状纤维化、嗜酸性粒细胞浸润及闭塞性静脉炎，炎症可扩展到局部静脉、神经，但胆管上皮完好。IgG4相关性肝病包括IgG4相关性自身免疫性肝炎以及肝和胆道炎性假瘤，主要组织学表现包括明显的门脉炎症（伴或不伴界面性肝炎）、大胆管阻塞、门静脉硬化、小叶性肝炎以及微管区胆汁淤积，免疫组化染色示IgG4⁺浆细胞浸润。肝门区受累时通常表现为肝内导管、周围组织及血管区域的炎性纤维化扩张，形成局部肿块或炎性假瘤，通常没有自身免疫性肝炎的典型病理学特征。

（六）肾脏

IgG4-RD肾受累主要表现为肾小管间质性肾炎（tubulointerstitial nephritis，TIN）和膜性肾小球肾炎（membranous glomerulonephritis，MGN）两种病理形式，

以前者为主。

IgG4相关性TIN早期表现为肾间质水肿，肾小管上皮细胞灶状刷毛缘脱落，肾小球无明显病变，中晚期肾小管呈多灶状和片状萎缩，肾小球呈轻重不等的缺血性病变。病变部位肾间质内可见弥漫性或多灶性淋巴细胞、浆细胞浸润，以$IgG4^{+}$浆细胞浸润为主，伴有席纹状或鸟眼样纤维化，可见嗜酸性粒细胞浸润，偶见Mott细胞，即细胞质中含有球形免疫球蛋白包涵体的浆细胞，但闭塞性静脉炎少见。免疫荧光检查显示弥漫性或局灶性肾小管基底膜免疫复合物颗粒状沉积，以IgG4为主，部分患者伴有κ链、λ链及C3的沉积。电镜下可见与免疫荧光检查一致的局灶性电子致密物沉积。Raissian等根据疾病的不同阶段将肾病理改变分为3类：①急性间质性肾炎。肾间质水肿，而纤维化组织较少。②纤维化与炎症细胞浸润并存。纤维化区域扩大，但仍以炎症细胞浸润增多为主。③慢性纤维化。纤维化病变明显，细胞成分少。

MGN是最常见的肾小球受累形式，约7%的患者发生，IgG4相关性MGN通常与TIN共存，但也可在没有肾小管受累的情况下发生。免疫荧光检查显示肾小球中的IgG沉积，少见C3及C1q沉积物。

值得注意的是，$IgG4^{+}$浆细胞增加不是IgG4相关性肾病的特异性病理改变，也可能见于多种其他肾脏疾病，包括ANCA相关性血管炎肾损伤、糖尿病肾病、狼疮性肾炎和膜性肾病等。因此，应结合IgG4-RD的其他组织病理学特征（如席纹状纤维化和嗜酸性粒细胞的存在），筛查有无除肾脏以外部位受累和评估血清IgG4水平来综合判断。

（七）肺及胸膜

IgG4-RD累及肺和胸膜最常见于老年男性。近一半的患者合并其他部位受累。患者可能出现咳嗽等症状，部分患者病变是偶然或是在检查肺外IgG4-RD时发现。组织学上，肺部病变有3种形态学模式，分别是实性结节模式、支气管血管模式和肺泡间质模式，不同模式镜下均表现为密集的淋巴细胞浆细胞浸润，尤其是$IgG4^{+}$浆细胞浸润，席纹状纤维化和闭塞性静脉炎。嗜酸性粒细胞通常存在，偶尔也很突出。纤维化及炎症在淋巴结周围区域（支气管血管树和小叶间隔）蔓延是在其他类似疾病中未观察到的特征。胸膜受累通常表现为结节性增厚并延伸至下方结缔组织或肺实质。

（八）腹膜后

约60%的IgG4相关性腹膜后纤维化（retroperitoneal fibrosis，RF）患者经腹膜后活检显示大量$IgG4^+$浆细胞浸润，伴或不伴血清IgG4水平升高。腹膜后组织发生慢性非特异性炎症并纤维化，进而导致周围组织器官（包括输尿管、腹主动脉及其分支、下腔静脉、神经、十二指肠、胰腺、脾等）被包绕、受压。组织病理学特征符合典型IgG4-RD改变，即大量淋巴细胞和浆细胞浸润伴席纹状/旋涡状纤维化和闭塞性静脉炎，可见多中心淋巴滤泡形成，免疫组化$IgG4^+$浆细胞＞10/HPF，$IgG4^+$/IgG^+浆细胞＞40%。

（九）主动脉

IgG4-RD是非感染性主动脉炎的病因之一，对已行主动脉切除术的患者的多项回顾性病理学研究显示，IgG4-RD主动脉受累患者术中可见动脉瘤壁明显增厚，且与周围的组织附着紧密。显微镜下示外膜及中膜纤维性增厚并有大量的淋巴细胞及浆细胞弥散性浸润，以外膜更为常见。中膜的弹性纤维由于硬化性炎症遭到破坏，可见生发中心的淋巴小结、嗜酸性粒细胞浸润及闭塞性静脉炎。内膜则呈轻至中度的动脉粥样硬化样改变，如纤维性增厚、胆固醇结晶、泡沫细胞等。在评估主动脉标本时，建议将$IgG4^+$/IgG^+浆细胞＞50%作为最低标准，因为某些动脉粥样硬化、巨细胞动脉炎或感染性主动脉炎患者的$IgG4^+$/IgG^+浆细胞比值可高达接近40%。

（十）甲状腺

IgG4-RD甲状腺受累最常见的是木样甲状腺炎，又称慢性纤维性甲状腺炎，局部压迫症状（呼吸困难、声音嘶哑和吞咽困难）和怀疑恶性肿瘤是这些患者行甲状腺切除的主要原因。IgG4的免疫组织化学染色显示$IgG4^+$浆细胞大量浸润。对于部分伴有组织$IgG4^+$浆细胞增多或血液IgG4水平升高的桥本甲状腺炎和Graves病，其临床意义尚不确定。

四、IgG4-RD的病理学诊断术语

为了统一病理学工作者对疾病的认识，病理学共识提出3个IgG4-RD的病理学诊断术语。其基本前提是，与IgG4-RD相关的组织学特征[密集的淋巴细胞及浆细胞浸润，纤维化（至少局灶性排列成席纹状图案）和闭塞性静脉炎]结合IgG4染色，具有高度诊断特异度。然而，在建立IgG4-RD的明确诊断之前需与整体临床情况具有相关性。

3个诊断术语：①组织学特征高度提示IgG4相关性疾病（histologically highly suggestive of IgG4-related disease）；②组织学上可能的IgG4相关性疾病（probable histological features of IgG4-related disease）；③缺乏IgG4相关性疾病组织学证据（insufficient histopathological evidence of IgG4-related disease）。

（一）组织学特征高度提示IgG4相关性疾病

该项诊断的前提是至少满足致密淋巴细胞与浆细胞浸润、席纹状纤维化和闭塞性静脉炎中至少两条特征性组织病理学表现。泪腺除外，因泪腺组织中席纹状纤维化和闭塞性静脉炎不易见，仅需满足一条特征性组织病理学表现即可。不同受累器官做出该项诊断所需$IgG4^+$浆细胞数量不同，从10～200/HPF不等，手术活检标本往往较穿刺活检标本$IgG4^+$浆细胞数量多。$IgG4^+/IgG^+$浆细胞比值＞40%也是诊断的必需条件，在评估主动脉标本时，该比值需＞50%，因为一些动脉粥样硬化、感染性动脉炎或巨细胞动脉炎的病例中，二者比值也会接近40%。

大部分患者如满足上述病理学标准一般均会有典型的IgG4-RD临床表现和血清学检查结果，少部分患者仅具有典型的组织病理学特征，这将成为患者诊断的决定性证据。

（二）组织学上可能的IgG4相关性疾病

这类患者缺乏诊断IgG4-RD的典型组织病理学表现或免疫组化特征，也适用于未建立IgG4-RD诊断的受累器官。患者一般符合以下3种情况之一：①仅有一个典型的组织病理学表现，通常是致密性淋巴细胞与浆细胞浸润，且具有所需的$IgG4^+$细胞数量。有很多非IgG4-RD符合此标准。②穿刺活检标本：部分穿刺活检组织可以提供诊断IgG4-RD所需的组织标本量，但是相当部分病例活检取材位置偏差或取材标本量太小，不能提供足够的组织形态学证据支持用穿刺活检标本诊断IgG4-RD。③脑膜和皮肤受累：有关这两个部位受累的IgG4-RD的文献比较有限。

需要说明的是，被诊断为组织学上可能的IgG4-RD的患者需要额外的临床、血清学或放射学证据来确认IgG4相关性疾病的诊断。此类额外证据可能包括但不限于：①血清IgG4＞1350mg/L；②经放射学或病理学检查证实的其他器官受累。

（三）缺乏IgG4相关性疾病组织学证据

该类患者不同于上述两类，列入这一类并不一定完全排除IgG4-RD的诊断。可能的原因包括组织取材偏差、既往治疗的影响或已经进展到纤维化阶段等。

五、鉴别诊断

仅依赖病理学而做出临床诊断仍会出现误诊和漏诊。现有证据表明，IgG4-RD谱外的许多疾病可能出现组织中IgG4浆细胞数量的增加。因此，临床中需结合临床表现、血清学检查、影像学检查等综合判断，且除外其他疾病后方可做出诊断。一般情况下，若有肉芽肿存在会排除IgG4-RD诊断，除非该肉芽肿与典型的IgG4-RD同时存在。中性粒细胞性微脓肿（neutrophilic microabscess）和坏死也不是IgG4-RD常见表现，但IgG4相关性肺病的支气管肺泡腔有时可出现少量中性粒细胞聚集。巨细胞在本病中也非常罕见，若中性粒细胞浸润、坏死和巨细胞同时存在，一般会考虑肉芽肿性多血管炎。

1. 感染　包括细菌、病毒、真菌、寄生虫等在内的多种感染，均可导致血清IgG4水平升高，甚至组织$IgG4^+$浆细胞浸润。但感染性疾病多伴有感染相关症状及体征，如发热等，通过积极寻找相应病原学依据，以及抗感染治疗有效、治疗后血清及组织学中IgG4水平可恢复正常，且不伴有IgG4-RD其他一些典型组织学特征，如席纹状纤维化或闭塞性静脉炎等可作为鉴别点。

2. 干燥综合征（SS）　SS是一个主要累及外分泌腺体的自身免疫性疾病。临床上病变主要累及唾液腺和泪腺而出现口干、眼干症状，可同时伴有其他外分泌腺受累的多系统损害表现。女性多发，患者唾液腺或泪腺活检通常为淋巴细胞和浆细胞浸润，以淋巴细胞浸润为主，纤维化轻微，席纹状纤维化、闭塞性静脉炎不明显，无$IgG4^+$浆细胞浸润。患者血清IgG4水平通常正常，常出现类风湿因子、抗核抗体、抗Ro/SSA抗体和抗La/SSB抗体等自身抗体阳性。而IgG4相关性唾液腺炎口干、眼干或关节痛少见，且眼干和口干症状更轻；变应性鼻炎和支气管哮喘更常见，更常伴有其他部位受累的IgG4-RD表现，自身免疫性抗体的阳性率低。有极少部分个案报道患者同时满足SS和IgG4-RD的诊断标准，但血清抗Ro/SSA抗体检测呈强阳性最有可能为SS，而非IgG4-RD。

3. 2型自身免疫性胰腺炎　多见于青壮年，男女发病率无差异，病理学上主要表现为胰腺小叶内中性粒细胞浸润及胰管上皮受损，有时可见小叶内导管有微脓肿形成。患者一般无血清IgG4水平升高，组织免疫组化染色显示无或仅有少量$IgG4^+$浆细胞浸润。

4. 高嗜酸性粒细胞综合征　是一组嗜酸性粒细胞计数持续升高，并伴有多种器官损害的疾病的统称，特征是外周血嗜酸性粒细胞增多及组织中嗜酸性粒细胞浸润。IgG4-RD有不同程度血液和组织嗜酸性粒细胞增多，部分患者以血清高嗜酸性粒细胞为首发表现。这种嗜酸性粒细胞增多是IgG4-RD所固有的，而不是特异性疾病。有研究表明，IgG4-RD患者外周血嗜酸性粒细胞计数与血清IgG4和IgE水平均呈正相关，需与其他导致嗜酸性粒细胞增多的疾病，如Kimura病、变应性疾病、原发性高嗜酸性粒细胞综合征或继发性高嗜酸性粒细胞综合征鉴别。

5. ANCA相关性血管炎（AAV） AAV和IgG4-RD均可导致全身多器官受累，受累组织IgG4^{+}浆细胞浸润，嗜酸性肉芽肿伴多血管炎（eosinophilic granulomatosis with polyangiitis，EGPA）或肉芽肿伴多血管炎（granulomatosis with polyangiitis，GPA）的患者有时会出现血清IgG4水平升高，而部分IgG4-RD患者可有ANCA阳性，故二者在鉴别诊断上存在一定困难，需结合临床和病理学检查综合判断。AAV表现为侵蚀性鼻窦病变、肺部结节样空洞、新月体性肾小球肾炎，而唾液腺病变、腹膜后纤维化不常见。AAV相关的组织病理学表现包括坏死性血管炎、肉芽肿和中性粒细胞浸润。坏死性血管炎主要侵犯小血管及中血管，可见动脉壁或动脉周围，或血管（动脉或微动脉）外区域有中至重度中性粒细胞浸润形成肉芽肿性炎症改变。免疫荧光检测无或很少存在免疫球蛋白及补体沉积。而IgG4-RD为非侵蚀性鼻窦病变，肺部病变表现为结节、磨玻璃样、肺间质病变、间质性肾炎，极少数可出现膜性肾病。与AAV相比，IgG4-RD患者较少发热且CRP水平较低。近期有少量AAV合并IgG4-RD的个案报道，有研究提出若出现两者合并的情况则称为重叠综合征。Della-Torre报道1例IgG4-RD患者合并抗蛋白酶3抗体阳性，其肺部活检组织符合AAV的病理学表现，证明他同时罹患GPA。Danlos等分析了18例同时满足ACR和Chapel Hill标准的AAV和IgG4-RD诊断标准的患者，发现有2例患者同时具有IgG4-TIN的典型病理学特征和肾脏AAV的病理学特征，即中性粒细胞浸润。其中1例患者还同时合并自身免疫性胰腺炎，而自身免疫性胰腺炎并不属于AAV的诊断范畴，从而表明这两种疾病之间可能确实存在重叠。

6. 结节病　组织病理学是鉴别结节病和IgG4-RD的金标准。结节病的病理学特点是非干酪样坏死性类上皮肉芽肿。肉芽肿的中央部分主要是多核巨噬细胞和类上皮细胞，后者还可以融合成朗汉斯巨细胞。周围有淋巴细胞浸润，而无干酪样病变。在巨噬细胞的胞质中可见包涵体，如卵圆形的舒曼小体（Schaumann body）、双折光的结晶和星状小体（asteroid body）。病变初期可见较多的单核细胞、巨噬细胞、淋巴细胞等炎症细胞浸润，累及肺泡壁和间质。随着病情的进展，炎症细胞减少，非特异性的纤维化逐渐加重。

7. 其他炎性疾病　许多炎性疾病也会出现IgG4⁺细胞浸润，如口腔炎性疾病、原发性硬化性胆管炎、主动脉炎、炎症性肠病、鼻窦炎、反应性穿通性胶原病和自身免疫性萎缩性胃炎（恶性贫血）等。此外，在一些淋巴增殖性疾病中也有IgG4⁺细胞分布，如多中心型Castleman病，其浆细胞型的组织病理学与IgG4-RD中的Castleman病类型非常类似：淋巴结内滤泡数量增多，但生发中心一般正常和/或萎缩，淋巴结套区比IgG4相关性淋巴结病更明显，通过组织病理学很难鉴别，但是免疫组织化学显示滤泡间有大量的IgG⁺细胞，滤泡间部分浆细胞表达IgA及IgM，而IgG4⁺浆细胞数量并不多，IgG4⁺/IgG⁺浆细胞比值也不高，这是与IgG4相关性淋巴结病病理学上的鉴别要点。临床上，多中心型Castleman病多合并持续的CRP升高、低蛋白血症、贫血和血清IgA水平升高。但是上述炎性疾病中IgG4⁺细胞性炎症一般不会持续存在，对糖皮质激素治疗反应不理想也是其重要的鉴别点。

8. Erdheim-Chester 病（ECD） 是一种少见的非朗格汉斯细胞组织细胞增多症。ECD通常是一种全身性疾病，好发于长骨、心血管系统、腹膜后、中枢神经系统和内分泌腺。其组织学特征为CD68⁺ CD1a⁻泡沫样组织细胞浸润以及弥漫性淋巴细胞浆细胞浸润和大量纤维化。近年来，有研究发现1/4的ECD患者可出现血清IgG4水平升高和组织中IgG4⁺浆细胞增多，临床中如何将这类疾病和IgG4-RD相鉴别具有挑战性。从临床表现上看，两者都可出现瘤样肿块，病变进展缓慢，多系统受累，可出现于腹膜后、肠系膜、脑膜和眼眶等部位。但ECD对称性长骨受累和骨硬化病变（罕见情况下，ECD中的骨病变可能不存在或不典型）及未见胰腺和胆道受累的报道有助于二者的鉴别。组织学对于区分ECD和IgG4-RD至关重要，尽管两者都存在富含单核细胞的弥漫性或假结节性炎症细胞浸润和纤维化改变，但IgG4-RD中的组织纤维化呈席纹状，且胶原带比ECD更厚。CD68⁺ CD1a⁻和S100⁻泡沫样组织细胞的存在特别提示ECD，而IgG4-RD中则不存在；约50%的ECD患者存在*BRAF V600E*突变，对鉴别诊断有重要意义。

9. Rosai-Dorfman病（Rosai-Dorfman disease，RDD） 又称窦组织细

胞增生伴巨大淋巴结病（sinus hisliocytosis with massive lymphadenopathy，SHML），是一种病因不明的良性淋巴组织增生性疾病，其主要特点为淋巴结内巨噬细胞/组织细胞谱非克隆性增殖。典型症状为双侧颈部淋巴结无痛性肿大，伴发热、中性粒细胞计数升高、ESR增快和高球蛋白血症等。其病理学变化多在淋巴结中发现。25%～40%的患者有淋巴结外受累，常见于皮肤、上呼吸道、软组织、眼眶、骨骼和唾液腺等部位，临床上与IgG4-RD相似，可表现为器官的肿大和硬化。大多数患者会自行消退，少数患者可能会持续或出现局部复发。组织学上，典型的RDD病理学表现为扩张的淋巴结窦内充满S100^{+}组织细胞、淋巴细胞和浆细胞，组织细胞有特征性的伸入现象，吞噬淋巴细胞（噬淋巴细胞现象）、浆细胞或其他细胞、核碎片等。在结外部位，除特征性的组织细胞和其他炎症细胞浸润，通常还会有明显的纤维化。部分RDD患者可出现受累组织中IgG4^{+}浆细胞数量增加以及IgG4^{+}/IgG^{+}浆细胞比值升高，极少数患者IgG4^{+}/IgG^{+}浆细胞比值超过阈值，但通常缺乏席纹状纤维化和闭塞性静脉炎等典型IgG4-RD病理学表现。

10．淋巴瘤　淋巴瘤可表现为无痛性淋巴结肿大，伴或不伴有其他系统受累，临床缺乏特异性，尤其在疾病早期。而IgG4-RD为系统性免疫性疾病，也同样可以出现多部位淋巴结肿大及系统损害的表现，因此临床中仅靠症状和体征很难鉴别，组织病理学是诊断的金标准。IgG4-RD需要与伴有较多IgG4^{+}浆细胞浸润的淋巴瘤鉴别，包括结外边缘区B细胞淋巴瘤、低级别B细胞滤泡性淋巴瘤、弥漫大B细胞淋巴瘤、血管免疫母细胞性T细胞淋巴瘤、霍奇金淋巴瘤和浆细胞肿瘤等，其中结外边缘区B细胞淋巴瘤较为常见。尽管不同的淋巴瘤有不同的形态学及免疫组化特征，但与IgG4-RD相比，淋巴瘤的肿瘤细胞浸润并破坏淋巴结结构、T细胞或B细胞呈单克隆性扩增、基因重排阳性，而IgG4相关性淋巴结病滤泡间细胞为多克隆性T细胞、B细胞混合存在，基因重排阴性。

11．恶性肿瘤　恶性肿瘤患者病变组织中可以观察到不同程度IgG4^{+}浆细胞浸润，通常为不均匀分布，但一般不伴有IgG4-RD其他典型的组织病理学特征，如席纹状纤维化或闭塞性静脉炎等。恶性肿瘤病变部位在行穿刺活检时，可因获取的是癌旁伴IgG4^{+}浆细胞增殖的反应性炎性纤维增生成分而被误判为IgG4-RD，因此临床中需仔细甄别，必要时可再次活检以鉴别。恶性肿瘤患者局部淋巴结中也可见IgG4^{+}浆细胞浸润，但这种现象的确切发生率和性质尚不确定。此外，肿瘤组织中可见IgG4^{+}浆细胞浸润并不能表明肿瘤起源于IgG4-RD，IgG4-RD与恶性肿瘤发病风险之间的关系存在一定的争议。最近一项荟萃分析总结了既往10项研究以评估IgG4-RD患者的癌症风险。研究结果显示，与普通人群相比，IgG4-RD患者似乎具有更高的癌变风险，以胰腺癌和淋巴瘤居多，肺癌和胃癌风险和普通人群相比无明显差异。近来也有报道称部分患者可同时患有肿瘤和IgG4-RD，但二者是确实共存或者只是非特异性癌旁IgG4反应，目前尚无定论。

12. POEMS综合征　POEMS综合征是一种由潜在浆细胞肿瘤引起，以多发性周围神经病、脏器肿大、内分泌障碍、M蛋白血症和皮肤病变为特征的副肿瘤综合征。其组织病理学中以单克隆性浆细胞浸润为主。诊断的主要标准：多发性神经根病，克隆性浆细胞病，硬化性骨病变，血管内皮生长因子水平升高及Castleman病（11%～30%的患者以多中心型Castleman病最常见）。IgG4-RD主要表现为浆细胞浸润及不同程度的纤维化，伴有嗜酸性粒细胞浸润，浆细胞为多克隆性。

（陈　雨　陈余雪　段亚琦）

参考文献

[1] DESHPANDE V, ZEN Y, CHAN J K, et al. Consensus statement on the pathology of IgG4-related disease[J]. Mod Pathol, 2012, 25(9): 1181-1192.

[2] PERUGINO C A, STONE J H. IgG4-related disease: an update on pathophysiology and implications for clinical care[J]. Nat Rev Rheumatol, 2020, 16(12): 702-714.

[3] ZHANG W, STONE J H. Management of IgG4-related disease[J]. The Lancet Rheumatology, 2019, 1(1): 55-65.

[4] 张卉，冯瑞娥．IgG4相关性淋巴结病的临床病理特点[J]．国际病理科学与临床杂志，2012，32（4）：347-351.

[5] KAWANO M, SAEKI T, NAKASHIMA H. IgG4-related kidney disease and retroperitoneal fibrosis: An update[J]. Mod Rheumatol, 2019, 29(2): 231-239.

[6] LIAN L, WANG C, TIAN J L. IgG4-related retroperitoneal fibrosis: a newly characterized disease[J]. Int J Rheum Dis, 2016, 19(11): 1049-1055.

[7] ROTONDI M, CARBONE A, COPERCHINI F, et al. Diagnosis of endocrine disease: IgG4-related thyroid autoimmune disease[J]. Eur J Endocrinol, 2019, 180(5): R175-R183.

[8] LEPORATI P, LANDEK-SELGADO MA, LUPI I, et al. IgG4-related hypophysitis: a

new addition to hypophysitis spectrum[J]. J Clin Endocriol Metab, 2011, 96(7): 1971-1980.

[9] BLEDSOE J R, DELLA-TORRE E, ROVATI L, et al. IgG4-related disease: review of the histopathologic features, differential diagnosis, and therapeutic approach[J]. APMIS, 2018, 126(6): 459-476.

[10] STONE J R. Aortitis, periaortitis, and retroperitoneal fibrosis, as manifestations of IgG4-related systemic disease[J]. Curr Opin Rheumatol, 2011, 23(1): 88-94.

[11] RAISSIAN Y, NASR S H, LARSEN C P, et al. Diagnosis of IgG4-related tubulointerstitial nephritis[J]. J Am Soc Nephrol, 2011, 22(7): 1343-1352.

[12] CULVER E L, CHAPMAN R W. IgG4-related hepatobiliary disease: an overview[J]. Nat Rev Gastroenterol Hepatol, 2016, 13(10): 601-612.

[13] KAWANO M, MIZUSHIMA I, YAMAGUCHI Y, et al. Immunohistochemical characteristics of IgG4-related tubulointerstitial nephritis: detailed analysis of 20 Japanese cases[J]. Int J Rheumatol, 2012, 2012: 609795.

[14] YU T, WU Y, LIU J, et al. The risk of malignancy in patients with IgG4-related disease: a systematic review and meta-analysis[J]. Arthritis Res Ther, 2022, 24(1): 14.

[15] WANG L, LI W, ZHANG S, et al. Rosai-Dorfman disease mimicking IgG4-related diseases: a single-center experience in China[J]. Orphanet J Rare Dis, 2020, 15(1): 285.

IgG4

第六章

IgG4相关性疾病的实验室检查

IgG4相关性疾病（IgG4-RD）作为一种免疫介导的慢性炎症性疾病，可累及全身多个部位和器官，如胰腺、胆管、唾液腺、泪腺等，临床特征为受累器官或组织弥漫性或局灶性肿大及硬化，导致阻塞或压迫症状，常伴有血清IgG4水平增高，病理学特征为受累组织中代表性IgG4阳性浆细胞浸润及席纹状纤维化。因此，对该病的诊断主要依靠实验室检查、组织病理学检查及部分影像学检查。

一、血液免疫学检查

（一）血清IgG4

2001年，Hamano等开创性地发现血清IgG4水平对自身免疫性胰腺炎有较好的诊断优势，之后越来越多的研究聚焦于血清IgG4水平对IgG4-RD的诊断价值。然而，不同的研究结果之间存在较大的差异，有研究表明部分病理学检查证实的IgG4-RD患者并未出现血清IgG4水平升高。

血清IgG4水平升高是IgG4-RD诊断最具价值的实验室检查，往往高于1350mg/L（灵敏度87%，特异度83%）。血清IgG4检测手段不同，其诊断界值也有所不同。图6-1所示的3种不同国家试剂检测血清IgG4的界值，分别为1420mg/L、1310mg/L和2380mg/L（Nittobo Medical Co. Ltd. 日本，The Binding Site英国，Siemens Healthcare Diagnostics德国）。

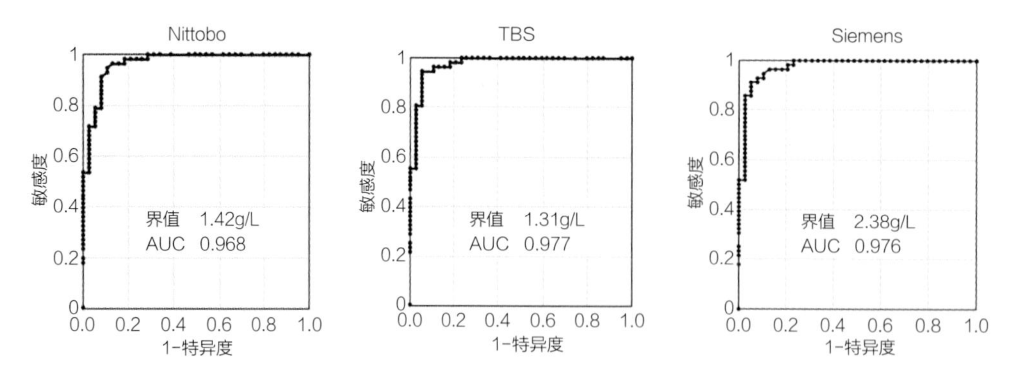

图6-1 3种不同国家试剂检测血清IgG4的界值

单纯血清IgG4水平升高不足以诊断IgG4-RD，多种其他疾病的IgG4也能达到上述水平，如系统性红斑狼疮、胰腺癌、淋巴瘤、多中心型Castleman病中也可出现血清IgG4水平升高。

其次，不同种族之间也会出现血清IgG4水平的差异，亚洲地区IgG4-RD患者IgG4阳性率明显高于欧美地区，日本及我国的IgG4-RD队列研究中，血清IgG4水平升高的患者比例在95%以上，而美国的队列研究中IgG4水平升高的比例则为76%，其中白种人患者的比例仅为51%。其他研究表明，亚洲人及黑种人正常人群基础血清IgG4水平也高于白种人，且差异具有统计学意义。有趣的是，同一种族中，男性基础血清IgG4水平高于女性，而IgG4-RD中，男性患者平均血清IgG4水平也高于女性患者，因此血清IgG4水平对诊断IgG4-RD的阈值并非对所有群体的价值相同。

血清IgG4水平对诊断IgG4-RD的特异度随阈值升高而升高，1、2、3、5倍健康人群高限（upper limit of normal，ULN）诊断特异度分别为20.7%、40.2%、50.8%、75.0%，而且血清IgG4水平与受累器官数目呈正相关，与单器官受累相比，受累器官越多，血清IgG4水平越高。2019年由美国风湿病学会（ACR）及欧洲抗风湿病联盟（EULAR）提出的IgG4-RD新的诊断分类标准建议，血清IgG4升高至2～5×ULN范围内得6分，而升高＞5×ULN得11分，结合其他标准评分后，当总分达20且可排除其他疾病，即可诊断IgG4-RD。

最后，血清IgG4水平也可作为IgG4-RD预测、疾病活动及疗效判定的一种简单手段。有文献报道，初诊时血清IgG4水平高低可作为IgG4-RD预后指标之一，当血清IgG4＞9830mg/L时，提示患者可能疗效欠佳，其特异度和灵敏度分别为89.5%和75%（图6-2）。北京协和医院的队列研究中，基线血清IgG4水平高，治疗缓解后1年复发率也高。

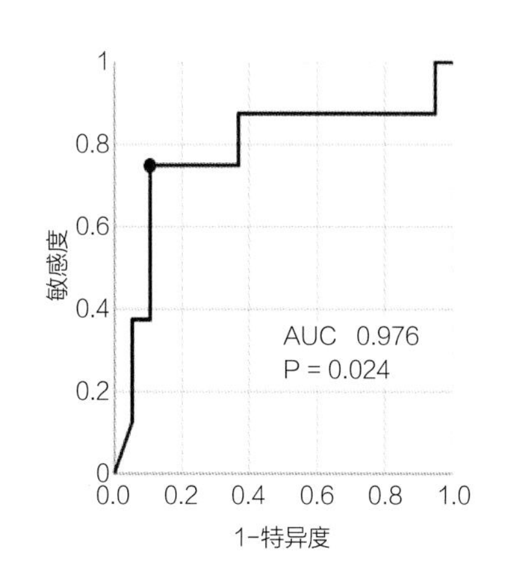

图6-2　血清IgG4浓度1350mg/L时诊断的ROC曲线

当IgG4-RD患者使用糖皮质激素及免疫抑制剂治疗后，随着临床症状缓解，血清IgG4水平也在持续下降，但仍有一小部分患者尽管临床症状完全缓解，但血清IgG4水平仍不能完全降至正常。北京协和医院的队列研究显示，治疗后血清IgG4水平下降程度高的患者1年后复发率明显低于下降程度低的患者。同样，在疾病缓解的患者中，有约10%的患者出现疾病复发时血清IgG4水平也保持正常。

（二）免疫球蛋白及补体

作为免疫球蛋白G的4种亚型之一，IgG4-RD患者往往同时伴随血清免疫球蛋白G水平的升高，IgG4/IgG的比值也可作为诊断IgG4-RD的指标之一，特异度与血清IgG4水平类似或略高，文献推荐参考界值为0.08，1、2、3、5倍ULN诊断特异度分别为21.8%、31.0%、50.0%、78.3%。总IgE水平也可以出现升高。

文献显示，1/5以上IgG4-RD患者存在低补体血症，总补体检测提示50%溶血补体单位（50% hemolytic unit of complement，CH_{50}）低、补体C3和C4的水平降低。与正常补体组相比，合并低补体血症的患者似乎是一组独特的IgG4-RD亚组，他们有更多器官受累和更高的疾病活动度和器官差异性，通常肾、淋巴结、泪腺、唾液腺、胰腺、肺部、鼻窦、胆管、前列腺受累更多见，而且合并低补体血症组更容易有嗜酸性粒细胞增多、ESR增快和更高的IgG、IgG4及IgE水平。其次，低补体血症经过糖皮质激素治疗后可迅速恢复正常，基线低补体血症组会有更高疾病活动度而接受更为积极的治疗，目前并不能作为疾病预后的预测指标，但低补体血症组貌似更容易出现疾病的复发。

（三）抗核抗体及其他自身抗体

作为B细胞介导的自身抗体参与的疾病，IgG4-RD中有约10%的患者检查抗核抗体阳性，但多数为低效价阳性，出现高效价抗核抗体时则要考虑IgG4-RD诊断的准确性。IgG4-RD还可以出现其他自身如抗线粒体抗体、抗SSA抗体、抗双链DNA抗体及类风湿因子等。

（四）血液浆母细胞测定

对评估IgG4-RD的可能性有一定作用，但血液浆母细胞浓度升高并不能诊断IgG4-RD，系统性红斑狼疮等多种免疫介导的疾病也有此表现。在开始治疗前，血液浆母细胞浓度升高对IgG4-RD的灵敏度可能高于血清IgG4水平升高。但在开始治疗后，血液浆母细胞测定作为疾病生物标志物的意义显著下降，血清IgG4水平通常比血液浆母细胞更适合纵向评估疾病活动性。常规浆母细胞检测尚未普及，这也是以浆母细胞评估IgG4-RD的缺点，特别是$IgG4^{+}$浆母细胞检测。

二、常规实验室检查

血液常规检查方面，IgG4-RD很少会累及骨髓造血系统。部分初诊患者可能存在轻到中度贫血，贫血程度与病程及受累器官严重程度相关。在粒细胞方面，部分患者可有嗜酸性粒细胞计数升高；而当患者接受糖皮质激素治疗后，可有白细胞和中性粒细胞计数升高，但长病程患者合并感染也可同样出现。其次，治疗过程中白细胞减少要除外应用免疫抑制剂导致的骨髓抑制。

尿常规方面，IgG4-RD肾受累可表现为轻度至中度的蛋白尿，也可出现少量白细胞尿和红细胞尿，部分胰腺受累患者或接受激素治疗后合并糖尿病时可出现尿糖升高。

除非合并消化道溃疡或感染，多数患者大便常规无异常。

三、血液生化检查

血液生化检查主要包括肝功能、肾功能、电解质、血糖、血脂及肌酶谱六大部分内容。如IgG4-RD出现自身免疫性胰腺炎或硬化性胆管炎导致胆管梗阻时，可出现转氨酶、胆红素的升高。有些自身免疫性胰腺炎发作期会导致胰腺胰岛分泌功能受损，出现血糖升高或糖尿病，在IgG4-RD治疗过程中也可以出现皮质醇相关的糖尿病。IgG4-RD肾衰竭则不常见，而且肌酐升高通常很隐匿。在IgG4-RD合并甲状旁腺受累时可能出现甲状旁腺功能亢进导致高钙血症的发生。

四、炎症标志物

IgG4-RD作为一种慢性纤维化炎性疾病，往往一些炎症指标如红细胞沉降率（ESR）和C反应蛋白（CRP）可出现升高。CRP、ESR特异度很差，很多疾病都可出现升高，但通常IgG4-RD作为慢性纤维性炎症，ESR、CRP往往不会大幅度升高，如果出现明显升高，应注意合并感染的可能并进一步完善相关检查。

五、肿瘤标志物

IgG4-RD一般不会出现肿瘤标志物的升高，主要是用于与其他一些可以出现IgG4水平升高的肿瘤性疾病进行鉴别，特别是合并胰腺受累时可出现CA19-9的升高，这时需要警惕与胰腺癌的鉴别。其他器官如肺、乳腺、胆道及肝受累时也可出现CEA、

CA125、AFP等肿瘤标志物升高，提示此时IgG4-RD需要与相关器官肿瘤性疾病进行鉴别。因此，对于任何单系统、单器官结节增生样病变怀疑IgG4-RD，又有某些相关肿瘤标志物升高时，需进一步完善其他影像学检查或病理学检查除外肿瘤相关性疾病。

（李坤鹏　朱　剑）

参考文献

[1] HAMANO H, KAWA S, HORIUCHI A, et al. High serum IgG4 concentrations in patients with sclerosing pancreatitis[J]. N Engl J Med, 2001, 344(10): 732-738.

[2] CARRUTHERS MN, KHOSROSHAHI A, AUGUSTIN T, et al. The diagnostic utility of serum IgG4 concentrations in IgG4-related disease[J]. Ann Rheum Dis, 2015, 74(1): 14-18.

[3] CULVER E L, SADLER R, SIMPSON D, et al. Elevated serum IgG4 levels in diagnosis, treatment response, organ involvement, and relapse in a prospective IgG4-related disease UK cohort[J]. Am J Gastroenterol, 2016, 111(5): 733-743.

[4] YU K H, CHAN T M, TSAI P H, et al. Diagnostic performance of serum IgG4 Levels in patients with IgG4-related disease[J]. Medicine (Baltimore), 2015, 94(41): e1707.

[5] WALLACE Z S, NADEN R P, CHARI S, et al. The 2019 American College of Rheumatology/European league against rheumatism classification criteria for IgG4-related disease[J].Ann Rheum Dis, 2020, 79(1): 77-87.

[6] HISANORI U, KAZUICHI O, SHIGEYUKI K, et al. The 2020 revised comprehensive diagnostic (RCD) criteria for IgG4-RD[J]. Mod Rheumatol, 2021, 31(3): 529-533.

[7] TSAI H C, TUNG H Y, LIU C W, et al. Significance of high serum IgG4 in complete or non-full-fledged IgG4-related disease—a retrospective investigation of 845 patients and its clinical relevance[J]. Clin Rheumatol, 2022, 41(1): 115-122.

[8] ZHANG P P, LZV Z, LI J Q, et al. The association of different serum IgG4 levels with distinct clinical characteristics and treatment efficacy in patients with IgG4-related disease[J]. Clin Exp Rheumatol, 2021, 39: 727-735.

[9] MIZUSHIMA I, KONISHI M, SANADA H, et al. Serum IgG4 levels at diagnosis can predict unfavorable outcomes of untreated patients with IgG4-related disease[J]. Scientific Reports, 2021, 11: 13341.

[10] PENG L Y, ZHOU J X, ZHANG P P, et al. Clinical characteristics and outcome of IgG4-related disease with hypocomplementemia: a prospective cohort study[J]. Arthritis

Res Ther, 2021, 23(1): 102.

[11] MIZUSHIMA I, YAMANO T, KAWAHARA H, et al. Positive disease-specific autoantibodies have limited clinical significance in diagnosing IgG4-related disease in daily clinical practice[J]. Rheumatology (Oxford), 2021, 60(7): 3317-3325.

[12] SCHILS M, BETRAINS A, VANDERSCHUEREN S, et al. How specific are elevated IgG4 levels for IgG4-related disease?[J]. Eur J Intern Med, 2021, 87(5): 115-118.

IgG4

第七章

IgG4相关性疾病的诊断和鉴别诊断

IgG4-RD常累及包括胰腺、唾液腺、泪腺、腹膜后等全身多个器官及部位，其临床表现多样，与多种感染、自身免疫性疾病、肿瘤性疾病相似，极易漏诊、误诊。2011年，日本各学界联合发布了IgG4-RD的综合诊断标准，提出应综合考虑IgG4-RD的临床症状、影像学表现、血清IgG4水平和典型组织病理学特点等因素。2020年，又对此标准进行了修订。此外，2019年美国风湿病学会（ACR）和欧洲抗风湿病联盟（EULAR）提出了IgG4-RD分类标准，也是较为权威的IgG4-RD诊断标准之一。本章就IgG4-RD诊断及鉴别诊断进行详细阐述。

一、IgG4-RD的诊断

1. 2020年日本修订版IgG4-RD综合诊断标准

2011年日本IgG4-RD综合诊断标准基于对临床症状、影像学表现、血清IgG4水平和组织病理学表现的评估。在临床实践中发现，该诊断标准存在局限性。其一，活检样本难以获得，尤其在腹膜后、胰腺等部位。其二，虽然IgG4水平升高是IgG4-RD的重要血清学依据，但其灵敏度和特异度并不理想。基于上述问题，日本各学界陆续建立了IgG4-RD的器官特异性诊断标准，包括自身免疫性胰腺炎、IgG4相关性泪腺和唾液腺炎、IgG4相关性肾病、IgG4相关性硬化性胆管炎、IgG4相关性眼病、IgG4相关性呼吸系统疾病，以及IgG4相关性大动脉炎/动脉炎和腹膜后纤维化。2020年，日本各学界对2011年IgG4-RD综合诊断标准进行修订，在临床表现、组织病理学表现方面有所增补（表7-1）。

表7-1　2020年日本修订版IgG4-RD综合诊断标准

项目	内容
临床或影像学特征	Ⅰ．一个或多个器官出现弥漫性/局限性肿胀、肿块或结节样病变；若仅淋巴结受累而无其他器官病变，则不予考虑
血清学	Ⅱ．血清IgG4≥1350mg/L

续表

项目	内容
组织病理学	Ⅲ．以下3项中满足2项： （1）显著的淋巴细胞、浆细胞浸润伴纤维化 （2）$IgG4^+$浆细胞＞10/HPF且$IgG4^+$/IgG^+浆细胞比值＞40% （3）典型的组织纤维化，特别是席纹状纤维化或闭塞性静脉炎（图7-1）
诊断	Ⅰ+Ⅱ+Ⅲ：确定诊断 Ⅰ+Ⅲ：很可能诊断 Ⅰ+Ⅱ：可能诊断

注：[1] 结合器官特异性诊断标准：若符合器官特异性IgG4-RD诊断标准，即使不满足综合诊断标准亦可诊断（自身免疫性胰腺炎、IgG4相关性泪腺和唾液腺炎、IgG4相关性肾病、IgG4相关性硬化性胆管炎、IgG4相关性眼病、IgG4相关性呼吸系统疾病，以及IgG4相关性大动脉炎/动脉炎和腹膜后纤维化）。

[2] 排除诊断：①应通过受累器官组织活检对IgG4-RD与肿瘤、类似良性疾病（如干燥综合征、原发性硬化性胆管炎、多中心型Castleman病、继发性腹膜后纤维化、肉芽肿性多血管炎、结节病、Churg-Strauss综合征）等进行鉴别。②对高热或伴CRP、中性粒细胞计数升高的患者，应除外感染或炎症相关性疾病。

[3] 组织病理学诊断：①与针吸活检或内镜活检获取的样本相比，$IgG4^+$浆细胞计数通常在手术切除的器官和组织中更丰富。因此，对$IgG4^+$细胞计数可不做过分精确的要求。②席纹状纤维化是指梭形细胞、炎症细胞和细胞胶原纤维排列整齐，形成席纹状或旋涡状；闭塞性静脉炎是指纤维静脉闭塞伴炎症细胞浸润。组织病理学标准中符合（1）+（3）但不符合（2）者，仅在IgG4和/或IgG染色不良情况下适用。

[4] 糖皮质激素反应性：糖皮质激素试验性治疗在IgG4-RD中并不推荐。若患者对初始糖皮质激素治疗无应答，应重新考虑诊断。

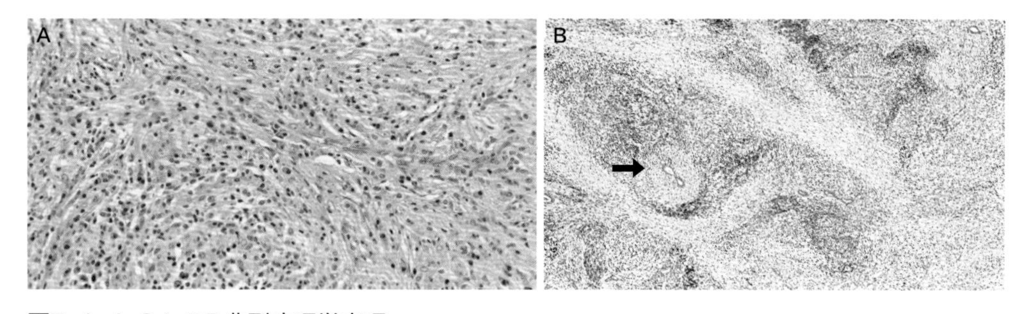

图7-1　IgG4-RD典型病理学表现

A. 席纹状纤维化（HE染色×40）；B. 闭塞性静脉炎（×40）。

2. 2019 ACR/EULAR IgG4-RD分类标准

2019年ACR和EULAR共同确定IgG4-RD分类标准（表7-2），IgG4-RD的诊断需要满足准入标准（至少1个典型器官受累）、不满足所有排除标准，包含标准总分≥20分。

表7-2　2019年ACR/EULAR IgG4-RD分类标准

步骤及内容	评估/分数
1．准入标准 包含以下典型器官的临床或放射学特征[1]，如胰腺、唾液腺、胆管、眼眶、肾、肺、主动脉、腹膜后、硬脑膜或甲状腺（木样甲状腺炎）或上述器官原因不明的炎症伴淋巴细胞、浆细胞浸润的病理学证据	是[2]或否
2．排除标准：领域及项目[3] 临床 发热 对糖皮质激素治疗无应答 血清学 不明原因的白细胞减少和血小板减少 外周血嗜酸性粒细胞增多 ANCA阳性（抗蛋白酶3或抗髓过氧化物酶抗体） 抗SSA/Ro或抗SSB/La抗体阳性 抗ds-DNA、抗RNP或抗Sm抗体阳性 其他疾病特异性自身抗体 冷球蛋白血症 影像学 已知的可疑为恶性肿瘤或感染的影像学发现，未充分证实 影像学进展迅速 长骨病变符合Erdheim-Chester病 脾大 病理学 支持恶性肿瘤的细胞浸润 具有炎性肌成纤维细胞瘤的标志 显著的中性粒细胞炎症 坏死性血管炎 显著坏死 原发性肉芽肿性炎症 具有巨噬细胞/组织细胞病的病理特征 已知存在以下诊断 多中心型Castleman病 克罗恩病或溃疡性结肠炎（若仅存在胰腺、胆道疾病） 桥本甲状腺炎（若仅甲状腺受累）	是或否[4]
若病例符合准入标准，且不符合任一排除标准，进入步骤3	

续表

步骤及内容	评估/分数
3. 包含标准：领域及项目[5]	
病理学	
无效活检	+0
密集淋巴细胞、浆细胞浸润	+4
密集淋巴细胞、浆细胞浸润和闭塞性静脉炎	+6
密集淋巴细胞、浆细胞浸润和席纹状纤维化伴/不伴闭塞性静脉炎	+13
免疫组化染色[6]	0～16（如下）
$IgG4^+/IgG^+$浆细胞比值0～40%或不确定，且$IgG4^+$细胞数为0～9/HPF[7]	+0
以下情况中的一种：①$IgG4^+/IgG^+$浆细胞比值≥41%，且$IgG4^+$浆细胞数为0～9/HPF或不确定；②$IgG4^+/IgG^+$浆细胞比值0～40%或不确定，且$IgG4^+$浆细胞数≥10/HPF或不确定	+7
以下情况中的一种：①$IgG4^+/IgG^+$浆细胞比值41%～70%，且$IgG4^+$浆细胞数≥10/HPF；②$IgG4^+/IgG^+$浆细胞比值≥71%且$IgG4^+$浆细胞数10～50/HPF	+14
$IgG4^+/IgG^+$浆细胞比值≥71%，且$IgG4^+$浆细胞数≥51/HPF	+16
血清IgG4浓度	
正常或未检查	+0
正常至2倍正常值上限	+4
2～5倍正常值上限	+6
≥5倍正常值上限	+11
双侧泪腺、腮腺、舌下腺及下颌下腺	
无腺体受累	+0
1组腺体受累	+6
≥2组腺体受累	+14
胸部	
未检查或无下列症状	+0
支气管血管周围及膈膜增厚	+4
胸椎旁带状软组织	+10

续表

步骤及内容	评估/分数
胰腺及胆管系统	
未检查或无下列症状	+0
胰腺弥漫性增大（分叶消失）	+8
胰腺弥漫性增大伴包膜样低强化带	+11
胰腺（上述任一病变）和胆管均受累	+19
肾脏	
未检查或无下列症状	+0
低补体血症	+6
肾盂增厚/软组织	+8
双侧肾皮质低密度区	+10
腹膜后	
未检查或无下列症状	+0
腹主动脉壁弥漫性增厚	+4
全层或前外侧软组织包绕肾动脉水平以下主动脉或髂动脉	+8
4．总评分 病例符合准入标准、不符合任一排除标准且包含标准评分≥20分即可确诊IgG4-RD	

注：[1] 指受累器官增大或肿瘤样肿块，以下器官除外：①胆管，因其多表现为狭窄；②主动脉，管壁增厚或动脉瘤样扩张为典型表现；③肺，典型病变为支气管血管束增厚。

[2] 若患者不满足准入标准，则不适用IgG4-RD分类标准。

[3] 应根据患者具体临床情况，个体化评估其是否符合排除标准。

[4] 各领域仅最高分项目的得分计入总分。

[5] 淋巴结、皮肤和胃肠道黏膜表面的活检不能用于免疫染色领域的权重计分。

[6] “不确定”指在某些情况下，病理医生难以准确量化浸润中染色阳性细胞的数量，但仍可明确这些细胞的数量至少为10/HPF；由于多种原因（多与免疫染色质量相关），病理医生可能难以准确计数IgG4⁺浆细胞，但仍可将不同细胞明确划分到合适的免疫染色结果类别中。

《2019 ACR/EULAR IgG4-RD分类诊断标准》强调必须整合来自临床及影像学、血清学和病理学的信息，两项独立队列研究证实，其特异度分别为99.2%和97.8%，灵敏度分别为85.5%和82.0%，具有较高的应用价值。与日本学界提出的综合诊断标准相比，其引入了排除标准，且在缺乏病理学诊断或血清IgG4正常的情况下也可将患者诊断为IgG4-RD，具有一定优势。但该标准条目众多，临床常规应用复杂，更适用于临床科研工作。

二、IgG4-RD的鉴别诊断

IgG4-RD的典型表现为一个或多个器官的肿大及纤维化，伴血清IgG4水平升高。其与众多自身免疫性疾病、感染、炎性疾病和肿瘤表现相似，但在预后评估和治疗方案上有所差别，因此需要进行鉴别。

（一）肿瘤

1. 血液系统肿瘤

（1）淋巴瘤：淋巴瘤通常存在淋巴结肿大表现，淋巴结外器官的浆细胞浸润和嗜酸性粒细胞浸润也很常见。此外，恶性淋巴瘤的血淋巴细胞计数常显著升高。但淋巴瘤的B症状（不明原因发热，体温＞38℃，半年内体重减轻10%以上，盗汗）等在IgG4-RD中罕见。值得注意的是，较多研究报道了淋巴瘤和IgG4-RD两种疾病的相关性，这一相关性可表现为淋巴瘤和IgG4-RD的共患或先后发生，潜在机制可能为淋巴细胞的克隆扩增或慢性抗原刺激。多数IgG4-RD相关性淋巴瘤的报道来自东亚，以眼眶发生的黏膜相关淋巴组织淋巴瘤为主，西方人群中则以眶外发生的弥漫大B细胞淋巴瘤为主。但是，IgG4-RD和淋巴瘤之间是否存在明确关系还需进一步证实。

（2）多发性骨髓瘤：多发性骨髓瘤以骨髓中异常浆细胞恶性增殖、继发溶骨性病变为重要特征，其浆细胞浸润症状、高丙种球蛋白血症和IgG4-RD类似，且在病变累及肾脏时同样可出现蛋白尿、肾衰竭。但多发性骨髓瘤中的浆细胞为单克隆性增殖，而IgG4-RD中为多克隆性增殖。此外，IgG4-RD中通常不出现溶骨性病变和高钙血症。

（3）多中心型Castleman病（MCD）：MCD是一组以发热、多部位淋巴结肿大、肝脾大、水肿或胸腹腔积液为主要临床表现的淋巴增殖性疾病，与IgG4-RD在临床表现上有较大重叠。淋巴结病变、$IgG4^{+}$浆细胞浸润组织和血清IgG4水平升高在MCD中也很常见，但MCD存在类似淋巴瘤的B症状，血清白介素-6、CRP水平升高，这些表现在IgG4-RD中并不常见。

2. 实体瘤

（1）胰腺癌：IgG4-RD在胰腺的局部表现为1型自身免疫性胰腺炎（AIP），其主要表现为轻度腹部不适、体重减轻和梗阻性黄疸，与胰腺癌的表现十分相似。通常胰腺癌患者的腹痛、体重减轻更多见，且由于肿瘤持续生长，梗阻性黄疸常进行性加重，而IgG4-RD引起的梗阻性黄疸可为波动性，甚至自发缓解。IgG4-RD患者血清IgG4水平通常升高，而胰腺癌患者多正常，少部分胰腺癌患者血清IgG4水平也可升高，故单凭高水平血清IgG4不能除外胰腺癌。糖类抗原19-9（CA19-9）升高通常提示胆道及胰腺恶性肿瘤，CA19-9与IgG4联合可有效提高诊断的准确度。

影像学上，AIP患者多表现为胰腺弥漫性肿大、包膜样低回声。胰腺癌则呈侵袭性且周围血管受累更多见。

（2）胆管癌：IgG4-RD在胆道系统的表现为IgG4相关性硬化性胆管炎（IgG4-SC），患者多因梗阻性黄疸就诊，可伴腹部不适，影像学上表现为胆管弥漫性或节段性增厚及管腔狭窄，与胆管癌十分相似。血清IgG4水平可以辅助鉴别IgG4-SC与胆管癌。胆管癌与IgG4-SC的影像学区别主要在于胆管狭窄节段的长度和胆管壁厚度。胆管狭窄节段长度＞12mm通常提示胆管癌，而胆管壁显著增厚常提示IgG4-SC。若影像学无法鉴别，可进行胆管活检或胆道细胞学检查，IgG4-SC可见典型的密集$IgG4^+$浆细胞浸润。

（3）炎性肌成纤维细胞瘤：炎性肌成纤维细胞瘤是罕见的低度恶性肿瘤，其组织活检同样可见密集的淋巴细胞、浆细胞浸润，可存在$IgG4^+$浆细胞数增加，且偶见席纹状纤维化和闭塞性静脉炎。但炎性肌成纤维细胞瘤中的组织活检可见大量基底层细胞，常伴有异型性，这是与IgG4-RD相鉴别的要点。

（二）自身免疫性疾病

1. 血管炎　嗜酸性肉芽肿性多血管炎是小血管坏死性血管炎，在很多方面与IgG4-RD相似。患者血清和组织中嗜酸性粒细胞增多，且同样具有多克隆性高丙种球蛋白血症和血清IgG4水平升高。部分患者与IgG4-RD患者同样存在主动脉周围、硬脑膜受累，且嗜酸性肉芽肿性多血管炎可出现包括呼吸系统、消化系统和泌尿系统在内的多器官受累。但可与IgG4-RD相鉴别的是，血管炎患者ESR、CRP水平通常高于IgG4-RD，组织病理学活检可见血管壁纤维素样坏死、血管周围炎症细胞浸润。

2. 干燥综合征（SS）　是以B细胞异常增殖、组织淋巴细胞浸润为特征的弥漫性结缔组织病，主要侵犯泪腺、唾液腺等外分泌腺体，临床表现以口干、猖獗龋、唾液腺肿大和干燥性角结膜炎为主，可以伴发高球蛋白血症，有时与IgG4相关性唾液腺炎混淆。SS好发于女性，而IgG4相关性唾液腺炎则男性患者多见。抗SSA抗体、抗SSB抗体是SS的特征性自身抗体，且SS患者的血清IgG4水平通常正常，因此可在血清学上鉴别两种疾病。SS常存在中至重度的唾液分泌障碍，而IgG4-RD的唾液分泌障碍较轻，通常只表现为双侧唾液腺肿大。SS患者的唇腺活检可发现淋巴细胞聚集，但无IgG4-RD典型的IgG4^{+}浆细胞浸润、席纹状纤维化和闭塞性静脉炎。

（三）其他疾病

1. 皮肤合并系统性浆细胞增多症（cutaneous and systemic plasmacytosis，CSP） CSP是以皮肤或多系统成熟浆细胞浸润为特征的罕见良性疾病，多累及皮肤、淋巴结、骨髓。其淋巴结病、多克隆浆细胞浸润表现与IgG4-RD类似，但IgG4-RD很少累及皮肤，而CSP则常出现皮损。此外，CSP患者的血清IgG4水平通常正常或轻度升高。

2. Rosai-Dorfman病（RDD） 又称窦组织细胞增生伴巨大淋巴结病，是一种罕见的良性淋巴组织增生性疾病，常见于青年或儿童。其在诸多器官系统上与IgG4-RD有相似表现，如同样可累及淋巴结、鼻腔、眶周组织、中枢神经系统、唾液腺，且在受累组织中可出现IgG4^{+}细胞增加。但RDD具有典型的组织病理学表现，即可见CD68^{+} S100^{+} CD14^{+} CD163^{+}的组织细胞，体积大，胞质与细胞核淡染。RDD的另一特征为伸入现象，即完整的淋巴造血系统细胞位于组织细胞胞质内，而IgG4-RD患者组织中通常不可见该现象。

3. Erdheim-Chester病（ECD） ECD是一种罕见的组织细胞增生病，通常累及四肢长骨的骨干和干骺端，多伴有骨外表现。其腹膜后纤维化、肺部受累与IgG4-RD类似，但通过典型的骨受累表现和眶周黄色瘤可以鉴别。

4. 结节病 结节病是一种肉芽肿性疾病，可累及全身多器官多系统，以侵犯肺实质、肺门淋巴结为主，并可累及全身多脏器。结节病的淋巴结病、肺内结节和多器官受累表现均类似IgG4-RD，但结节病特征性的非干酪样坏死性肉芽肿可辅助鉴别。此外，结节病患者常出现高钙血症。

5. 嗜酸性粒细胞增多综合征（hypereosinophilic syndrome，HES） HES是一组以外周血和骨髓中嗜酸性粒细胞长期持续增多，脏器嗜酸性粒细胞浸润及功能障碍为特征的疾病。HES常出现血清IgE、IgG4、嗜酸性粒细胞计数升高，且可存在淋巴结受累，但其血中嗜酸性粒细胞计数的升高比IgG4-RD更为显著、持续，且外周血中或可见幼稚粒细胞。

6. 木村病　又称嗜酸性粒细胞增多性肉芽肿，好发于年轻亚洲男性。其临床表现常为良性、复发性炎性肿块，头颈部多见，也可累及皮下组织、唾液腺及全身淋巴结，这一点与IgG4-RD相似。此外，木村病也可出现浆细胞浸润及血清IgG4水平增高。与IgG4-RD相鉴别的是木村病很少累及胰腺、胆道、腹膜后等，病理学上有明显的反应性血管增生，病变周围存在嗜酸性粒细胞浸润。

7. 感染　细菌、病毒、真菌、寄生虫等的长期慢性感染可促进$IgG4^{+}$浆细胞产生，导致血清IgG4水平升高、组织$IgG4^{+}$浆细胞浸润，难以与IgG4-RD鉴别。对疑诊IgG4-RD的患者，若出现以下症状，应考虑感染可能：反复发热（体温＞38℃），糖皮质激素治疗无改善，CRP水平升高5倍以上；影像学提示感染可能（如坏死、空洞、分隔性腹部或盆腔积液）；组织病理学检查显示坏死、中性粒细胞浸润、发现病原体等。对难以判断的患者，行抗感染治疗有效亦可鉴别。

除上所述外，不同器官系统还有众多需与IgG4-RD鉴别的疾病（表7-3）。在临床工作中，应仔细评估患者的临床表现、影像学特征、血清学检查和组织病理学活检，结合《2019 ACR/EULAR IgG4-RD分类诊断标准》和2020年日本修订IgG4-RD综合诊断标准，做出恰当的诊断。

表7-3　各器官系统IgG4-RD的鉴别诊断

器官系统	需要鉴别的疾病
眼眶及眶周组织	淋巴瘤 Graves眼病 肉芽肿性多血管炎 结节病
耳、鼻和鼻窦	变应性疾病 Churg-Strauss综合征 肉芽肿性多血管炎 肉瘤 慢性感染
唾液腺	淋巴瘤 干燥综合征 结节病 唾液腺结石

续表

器官系统	需要鉴别的疾病
脑膜	特发性肥厚性硬脑膜炎 炎性肌成纤维细胞瘤 淋巴瘤 肉芽肿性多血管炎 巨细胞动脉炎 朗格汉斯细胞组织细胞增生症 结节病
垂体	肿瘤 组织细胞增生症 原发性垂体炎 继发性垂体炎（结节病，伊匹木单抗诱发）
淋巴结	多中心型Castleman病 淋巴瘤 结节病 系统性红斑狼疮
甲状腺	甲状腺淋巴瘤 分化型甲状腺癌 其他恶性疾病
肺	恶性肿瘤（腺癌或细支气管肺泡癌） 炎性肌成纤维细胞瘤 结节病 肉芽肿性多血管炎 Castleman病 淋巴瘤样肉芽肿病 特发性间质性肺炎 Erdheim-Chester病
主动脉	原发性大血管炎（巨细胞动脉炎或大动脉炎） 结节病 Erdheim-Chester病 组织细胞增生症 淋巴瘤 感染性主动脉炎
腹膜后	淋巴瘤 肉瘤 麦角新碱诱导的腹膜后纤维化 特发性腹膜后纤维化

续表

器官系统	需要鉴别的疾病
肾	淋巴瘤 肾细胞癌 药物性肾小管间质性肾炎 特发性膜性肾小球肾炎 寡免疫性坏死性肾小球肾炎 结节病 干燥综合征 系统性红斑狼疮（膜性肾病）
胰与胆管系统	胰腺癌 胆管癌 原发性硬化性胆管炎
肝	胆管癌 肝细胞癌 原发性硬化性胆管炎
前列腺	良性前列腺肥大
皮肤	皮肤淋巴瘤

（陶玉婷　刘燕鹰）

参考文献

[1] KAMISAWA T, ZEN Y, PILLAI S, et al. IgG4-related disease[J]. Lancet, 2015, 385(9976): 1460-1471.

[2] PERUGINO C, STONE J. IgG4-related disease: an update on pathophysiology and implications for clinical care [J]. Nat Rev Rheumatol, 2020, 16(12): 702-714.

[3] CHEN LYC, MATTMAN A, SEIDMAN MA, et al. IgG4-related disease: what a hematologist needs to know[J]. Haematologica, 2019, 104(3): 444-455.

[4] WALLACE ZS, NADEN RP, CHARI S, et al. The 2019 American College of Rheumatology/European League Against Rheumatism classification criteria for IgG4-related disease[J]. Ann Rheum Dis, 2020, 79(1): 77-87.

[5] SATOU A, NOTOHARA K, ZEN Y, et al. Clinicopathological differential diagnosis of IgG4-related disease: A historical overview and a proposal of the criteria for excluding mimickers of IgG4-related disease[J]. Pathol Int, 2020, 70(7): 391-402.

[6] HISANORI U, OKAZAKI K, KAWA S, et al. The 2020 revised comprehensive diagnostic (RCD) criteria for IgG4-RD[J]. Modern Rheumatology, 2021, 31(3): 529-533.

[7] LANZILLOTTA M, MANCUSO G, DELLA-TORRE E. Advances in the diagnosis and management of IgG4 related disease[J]. BMJ, 2020, 369: m1067.

[8] 张文，董凌莉，朱剑，等. IgG4相关性疾病诊治中国专家共识[J]. 中华内科杂志，2021，60（3）：192-206.

[9] 张霞，张文. IgG4相关性疾病的模拟和重叠[J]. 中华临床免疫和变态反应杂志，2018，12（5）：493-497.

第八章

IgG4相关性疾病的病情评估

IgG4相关性疾病（IgG4-RD）是一种由免疫介导的慢性炎症伴纤维化的疾病，主要组织病理学表现为以IgG4$^+$浆细胞为主的淋巴细胞、浆细胞浸润，并伴有席纹状纤维化、闭塞性静脉炎和嗜酸性粒细胞浸润。该病几乎可累及身体的各个部位，少数患者仅有单个器官受累，而大多数患者同时或先后出现多个器官病变。显著升高的血清IgG4水平和肿块样病灶是本病最常见的临床表现，肿块样病变和持续性免疫炎症反应导致的纤维化可对受累脏器及其周围组织造成压迫和不可逆性损伤，甚至器官功能衰竭。

IgG4-RD于2001年首次在国际上被报道，在过去的20余年中，随着各领域医生对本病认识的深入，关于该病的发病机制、临床特征、诊断和治疗均取得了很大进展。同时，我国学者也积极投入到IgG4-RD的研究中，建立前瞻性队列、开展临床诊治研究，并发表中国的诊疗经验和循证医学证据。但是，高复发率仍是IgG4-RD一个亟待解决的问题，国内外研究报道37%～63%的IgG4-RD患者在随访中会出现病情复发。复发的危险因素较多，包括男性、年轻、有变应性疾病史、起病时病情较重、基线嗜酸性粒细胞计数高、血清IgG4水平高、近端胆管梗阻、糖皮质激素起始剂量小、维持治疗的糖皮质激素剂量低、未接受维持治疗或治疗延迟等，既往多次复发史、影像学病变较重也提示疾病易复发。随着诊断标准的发展和诊疗经验的增加，IgG4-RD的疾病管理目标从诊断和治疗逐渐转向如何减少疾病复发。因此，全面评估患者病情尤为重要。本章将从血清学实验室指标、影像学检查、病情活动度评分、医生整体评分及器官损伤指数等方面总结IgG4-RD患者病情评估工具，旨在临床实践中及时发现复发征象，进而更好地管理病情，降低复发率。病情评估相关指标如下。

一、血清IgG4水平

血清IgG4水平升高见于绝大多数IgG4-RD患者，且与受累器官数量和IgG4-RD疾病反应指数呈正相关，有效治疗后血清IgG4水平的下降可反映免疫炎症的控制，因此它一度被认为是IgG4-RD诊断、疾病活动度和疗效判断以及预后评估的生物学标志物。但后期研究发现，血清IgG4水平升高并不是IgG4-RD绝对特异的生物学指标，还可见于多种其他疾病，如肿瘤、系统性血管炎、慢性感染、变应性疾病等；另一方面，并非所有IgG4-RD患者的血清IgG4水平都升高，部分IgG4-RD患者血清IgG4水平可正常。然而，当与临床表现、影像学检查及病理学检查结果等相结合时，血清IgG4水平对IgG4-RD的诊断仍具有较高的价值，特别是随着血清IgG4水平升高，其诊断的特异度也升高，《2019 ACR/EULAR IgG4-RD分类诊断标准》中血清IgG4水平占有较高权重，因此血清IgG4水平检测仍具有十分重要的临床意义，可作为本病重要的筛查指标。

IgG4-RD患者大多治疗反应良好，血清IgG4水平在病情平稳后均出现显著下降，然而有相当比例的患者血清IgG4水平并不能降至正常。一项研究表明在随访1年内，约有33%的患者血清IgG4可恢复至正常水平，对于基线时数值高于正常值上限5倍以上的患者而言，仅有12.7%的患者可降至正常水平。维持治疗期间IgG4再升高并不表明疾病复发，但持续进行性升高者复发风险增加。近期研究表明，血清IgG4水平再升高至基线水平的74.31%以上时可能会出现新发器官受累，因此对此类患者需要密切监测，必要时加强治疗。

二、IgG4-RD反应指数

鉴于IgG4-RD是一种多器官受累的疾病，因此诊断后应对患者进行全面评估，包括病史、临床症状、体格检查、实验室检查、影像学检查。实验室检查建议包括血常规、尿常规、肝肾功能、血糖、血脂、电解质、ESR、CRP、免疫球蛋白（包括IgG、IgA、IgM和IgE）、补体、IgG亚类等。影像学检查根据受累器官情况而定，还应评估受累器官数目及程度，是否需要紧急治疗等。在患者治疗过程中也要定期进行评估，了解疾病缓解情况以及药物不良反应。对患者病情的评估建议参考IgG4-RD反应指数（IgG4-RD responder index，IgG4-RD RI）（表8-1）。IgG4-RD RI最早于2012年公布，由于血清IgG4水平反映病情活动或复发的特异度较低，2018年发布的修订版中去除了该项指标，仅保留各受累器官的评分。该评分标准是评价过去28天的疾病情况，按照各器官的不同受累情况分别给予0～3分，总分为各器官评分的总和。若某一重要受累器官病变为紧急情况而需要积极治疗，该器官的评分需加倍。当然，此评分标准也存在一定的缺陷，一是评判患者临床情况受临床医生主观因素干扰较大；二是内脏受累的患者在经过治疗后，每次随诊时如需精确评分，必须重复进行影像学检查，因此在临床实践中应根据患者病情确定复查影像学检查的间隔。

表8-1 IgG4相关性疾病反应指数（IgG4-RD RI）

器官/部位	活动性			器官受损	
	器官/部位分数（0~3分）	症状（有/无）	紧急（有/无）	有/无	症状（有/无）
硬脑膜					
垂体					
眶周病变（标注部位）：_____					
泪腺					
腮腺					
下颌下腺					
其他唾液腺（标注部位）：_____					
乳突炎或中耳疾病					
鼻腔					
鼻窦					
其他耳鼻喉部位，如扁桃体炎等，标注部位：_____					
甲状腺					
肺部					
淋巴结（勾选以下淋巴结区）					
颏下，颌下，颈部，腋下，纵膈，肺门，腹部/盆腔，腹沟股，其他					
主动脉及大血管					
心脏及心包					
腹膜后纤维化					
硬化性纵膈炎					
硬化性肠系膜炎					
胰腺					
胆管					
肝脏					
肾脏					

续表

器官/部位	活动性			器官受损	
	器官/部位分数（0~3分）	症状（有/无）	紧急（有/无）	有/无	症状（有/无）
皮肤					
全身症状（非特异性器官病变所致），如体重下降、发热、乏力					
其他，如前列腺、乳腺等（标注部位）：_____					

注：评分规则：评分指在既往28天内出现的IgG4-RD活动表现评分。0分为无器官等受累或疾病缓解；1分为改善，疾病持续；2分为停药后新发或疾病复发，或治疗后疾病无好转；3分为治疗后疾病加重或新发。

定义：①器官/部位评分，IgG4-RD特定器官或部位活动的分数；②症状，特定器官/系统的病变是否有临床症状；③紧急情况，受累器官是否存在需立即治疗以防止严重器官功能障碍的情况（出现紧急情况者该评分加倍）；④器官损害，是否存在因IgG4-RD导致的不可逆性器官功能障碍。

总的活动评分为各器官/受累部位（紧急情况×2）评分总和：______

有症状/活动的器官总数：______

紧急情况受累器官总数：______

损伤器官总数：______

有症状的损伤器官总数：______

三、影像学检查

影像学检查在IgG4-RD诊断、鉴别诊断和评估治疗反应方面都具有重要意义。IgG4-RD可累及全身多个器官和系统，但由于该病病程进展较隐匿，早期部分受累部位可无相应的症状和体征，故影像学检查不仅用于评估受累部位的特征、范围和病变活动性，也有助于发现一些无症状的内脏器官受累。

影像学检查方法的选择取决于患者的临床症状、受累部位、当地医疗条件等因素，可选用X线、超声、CT、MRI、PET等影像技术。目前，CT和MRI检查在本病的诊疗中应用最为广泛，其特征性表现是诊断IgG4-RD的重要依据，也用于评估治疗反应。IgG4-RD导致的器官损害通常在CT影像中表现为器官弥漫性或局灶性肿大，而在MRI的T2WI中表现为低信号。超声检查安全、简便，是IgG4-RD，尤其是胰腺、泪腺、唾液腺、淋巴结等脏器受累的重要筛查工具。近年来，^{18}F-FDG PET/CT在IgG4-RD中的应用也逐渐受到关注。^{18}F-FDG PET/CT所显示的特征性器官受累类型和组合对诊断有很好的提示，同时该检查可辅助进行IgG4-RD的鉴别诊断，尤其在受累部位活检难度大，难以进行组织病理学检查时，如腹膜后纤维化与包绕腹主动脉和/或髂血管的恶性肿瘤间的鉴别诊断。大多数肿胀的受累器官治疗后影像学可恢复正常，但一些纤维化为主的病变，如腹膜后纤维化、硬化性纵隔炎等，由于病程较长，病灶纤维化严重，几乎难以完全消除。因此在评估此类患者的病情时，遗留少许残存病灶且随访期间不再增大，即可认为病情平稳。

四、生物学标志物

近年来，人们一直在寻找IgG4-RD的其他生物学标志物，循环中浆母细胞逐渐受到重视。有研究显示，在IgG4-RD患者，即使血清IgG4水平正常，外周血中$CD19^{low}CD38^{+}CD20-CD27^{+}$浆母细胞数也明显增加，提示外周血浆母细胞数可能是协助诊断IgG4-RD较好的潜在指标。同时我国亦有报道，$CD19^{+}CD24-CD38^{hi}$浆母细胞/浆细胞数比值在活动性IgG4-RD患者的外周血中明显升高，治疗后下降，并与血清IgG4以及IgG4-RD反应指数呈正相关，提示其可能用于本病的诊断和治疗后反应的监测。我国研究发现，IgG4-RD的外周血和组织中的Tfh计数均明显高于正常对照组，并且组织中Tfh表达高于外周血；与HC的cTfh1和cTfh2细胞相比，IgG4-RD的cTfh1和cTfh2细胞可诱导HC的B细胞分化为更多的浆母细胞/浆细胞，并生成更多的IgG4，cTfh2效果更为显著。国际上，Akiyama M等研究发现IgG4-RD经糖皮质激素治疗后，cTfh2和浆母细胞计数显著下降，疾病复发时再次升高。因此，cTfh2可促进B细胞向浆母细胞分化并促进IgG4的抗体类别转换，是监测IgG4-RD病情活动的生物学标志物。

五、病理学检查

组织病理学检查是诊断IgG4-RD的主要标准之一。2011年IgG4-RD国际研讨会上达成的病理学诊断专家共识中，病理学诊断主要包括以下几方面。①特征性的组织学表现：大量淋巴细胞浆细胞浸润、席纹状纤维化和闭塞性静脉炎；②$IgG4^{+}$浆细胞浸润：受累组织中$IgG4^{+}$浆细胞数量及其与IgG^{+}浆细胞的比值（$IgG4^{+}/IgG^{+}$浆细胞）升高。《2019 ACR/EULAR IgG4-RD分类诊断标准》中，将上述病理学特征和$IgG4^{+}$浆细胞浸润的程度按照权重进行评分，具有典型的病理学特征对IgG4-RD的诊断至关重要。

然而，在临床实际应用中，病理学检查存在较多困难，如深部器官受累或某些受累部位活检难度大等均制约了病理标本的获取；组织标本取材方法如细针穿刺等也可能会造成技术性偏差；最重要的是，部分受累组织中3个特征性表现通常不同时出现，且3个特征在不同受累器官的表现也不一致，如淋巴结、肺、唾液腺和泪腺中，席纹状纤维化和闭塞性静脉炎不常见，而腹膜后纤维化则以纤维化显著，淋巴细胞浆细胞浸润程度较轻。因此，最新的诊断标准对病理学特征做出了更为精确的定义。《2019 ACR/EULAR IgG4-RD分类诊断标准》中淋巴结、胃肠道活检不再记分。2020年日本修订的综合诊断标准中，病理学诊断修订为3项中符合2项即可：①密集的淋巴细胞和浆细胞浸润而伴纤维化；②$IgG4^+$浆细胞/IgG^+浆细胞比值＞40%且$IgG4^+$浆细胞＞10/HPF；③典型的纤维化，特别是席纹状纤维化或闭塞性静脉炎。

病理学检查在首次明确诊断时非常重要，在随诊过程中，通常患者的临床症状、实验室指标和影像学检查可基本评估病情。但患者在随访中若出现一些非典型脏器受累或治疗后无改善，一定要警惕与肿瘤鉴别，行病理学检查排查病因。

六、器官损伤评估

IgG4-RD作为多器官受累的疾病，尽管治疗后大多数病灶可消失，但仍可对器官功能造成不可逆性损伤，如胰腺外分泌功能障碍，患者需长期服用胰酶替代治疗；泪腺、唾液腺功能受损，造成眼干、口干等症状；泪腺肿胀后造成的视力受损、视神经萎缩；垂体损伤后出现前叶功能障碍、中枢性尿崩症；腹膜后纤维化造成的肾积水或长期D-J管置入；肾小球滤过率进行性下降等。目前，关于IgG4-RD的器官损伤评分系统仍在研究中，若患者在治疗过程中出现器官损伤，临床医生要开始对应的支持治疗，并进行多学科综合评估、联合制订治疗方案。

七、总结

尽管IgG4-RD是一种良性炎症性疾病，少数有自愈倾向，但多数患者病程呈逐渐进展趋势，可能导致重要脏器功能障碍，甚至危及生命。因此，本病的诊断、治疗和随访需要在风湿免疫科的主导下，多学科联合进行。尽管目前关于IgG4-RD病情活动的标志物研究诸多，但是在临床应用中影像学检查不可或缺，临床实践应以患者临床症状、血清实验室检查和影像学检查多方面综合评估，若发现疾病复发征象，应及时加强治疗，改善患者预后。

（刘 铮 林 玮）

参考文献

[1] ZHANG W, STONE J H. Management of IgG4-related disease[J]. Lancet Rheumatol, 2019, 1: e55-e65.

[2] LIN W, LU S, CHEN H, et al. Clinical characteristics of immunoglobulin G4-related disease: a prospective study of 118 Chinese patients[J]. Rheumatology (Oxford, England), 2015, 54: 1982-1990.

[3] PERUGINO C A, STONE J H. IgG4-related disease: an update on pathophysiology and implications for clinical care[J]. Nat Rev Rheumatol, 2020, 16(12): 702-714.

[4] HAMANO H, KAWA S, HORIUCHI A, et al. High serum IgG4 concentrations in patients with sclerosing pancreatitis[J]. N Engl J Med, 2001, 344(10): 732-738.

[5] KHOSROSHAHI A, WALLACE Z S, CROWE J L, et al. International Consensus Guidance Statement on the Management and Treatment of IgG4-Related Disease[J]. Arthritis Rheumatol, 2015, 67(7): 1688-1699.

[6] WALLACE Z S, KHOSROSHAHI A, CARRUTHERS M D, et al. An International Multispecialty Validation Study of the IgG4-Related Disease Responder Index[J]. Arthritis Care Res (Hoboken), 2018, 70: 1671-1678.

[7] WALLACE Z S, MATTOO H, MAHAJAN V S, et al. Deshpande et al. Predictors of disease relapse in IgG4-related disease following rituximab[J]. Rheumatology (Oxford, England), 2016, 55: 1000-1008.

[8] PENG Y, LI J Q, ZHANG P P, et al. Clinical outcomes and predictive relapse factors of IgG4-related disease following treatment: a long-term cohort study[J]. J Intern Med, 2019, 286(5): 542-552.

[9] MASAMUNE A, NISHIMORI I, KIKUTA K, et al. Randomised controlled trial of long-term maintenance corticosteroid therapy in patients with autoimmune pancreatitis[J]. Gut, 2017, 66(3): 487-494.

[10] WANG L, ZHANG P, WANG M, et al. Failure of remission induction by glucocorticoids alone or in combination with immunosuppressive agents in IgG4-related disease: a prospective study of 215 patients[J]. Arthritis Res Ther, 2018, 20(1): 65.

[11] LIU Y, ZENG Q, ZHU L, et al. Relapse predictors and serologically unstable condition

of IgG4-related disease: a large Chinese cohort[J]. Rheumatology (Oxford, England), 2020, 59(8): 2115-2123.

[12] WANG L, ZHANG P, ZHANG X, et al. Sex disparities in clinical characteristics and prognosis of immunoglobulin G4-related disease: a prospective study of 403 patients[J]. Rheumatology (Oxford, England), 2019, 58: 820-830.

[13] CARRUTHERS M N, KHOSROSHAHI A, AUGUSTIN T, et al. The diagnostic utility of serum IgG4 concentrations in IgG4-related disease[J]. Ann Rheum Dis, 2015, 74(1): 14-18.

[14] WALLACE Z S, NADEN R P, CHARI S, et al. The 2019 American College of Rheumatology/European League Against Rheumatism classification criteria for IgG4-related disease[J]. Ann Rheum Dis, 2020, 79(1): 77-87.

[15] ZHANG P, LIU Z, LI J, et al. The association of different serum IgG4 levels with distinct clinical characteristics and treatment efficacy in patients with IgG4-related disease[J]. Clin Exp Rheumatol, 2021, 39: 727-735.

[16] 刘铮，聂玉雪，卢慧，等. 第四届国际IgG4相关性疾病研讨会纪要[J]. 中华临床免疫和变态反应杂志，2021，15（6）：702-704.

[17] CARRUTHERS M N, STONE J H, DESHPANDE V, et al. Development of an IgG4-RD Responder Index[J]. Int J Rheumatol, 2012, 2012: 259408.

[18] BRITO-ZERÓN P, BOSCH X, RAMOS-CASALS M, et al. IgG4-related disease: Advances in the diagnosis and treatment[J]. Best Pract Res Clin Rheumatol, 2016, 30(2): 261-278.

[19] ZHANG J, CHEN H, MA Y, et al. Characterizing IgG4-related disease with ^{18}F-FDG PET/CT: a prospective cohort study[J]. Eur J Nucl Med Mol Imaging, 2014, 41: 1624-1634.

[20] LUO Y, PAN Q, YANG H, et al. Fibroblast Activation Protein-Targeted PET/CT with (68)Ga-FAPI for Imaging IgG4-Related Disease: Comparison to (18)F-FDG PET/CT[J]. J Nucl Med, 2021, 62(2): 266-271.

[21] WALLACE Z S, MATTOO H, CARRUTHERS M, et al. Plasmablasts as a biomarker for IgG4-related disease, independent of serum IgG4 concentrations[J]. Ann Rheum Dis, 2015, 74(1): 190-195.

[22] LIN W, ZHANG P, CHEN H, et al. Circulating plasmablasts/plasma cells: a potential biomarker for IgG4-related disease[J]. Arthritis Res Ther, 2017, 19(1): 25.

[23] CHEN Y, LIN W, YANG H, et al. Aberrant Expansion and Function of Follicular Helper T Cell Subsets in IgG4-Related Disease[J]. Arthritis Rheumatol, 2018, 70: 1853-1865.

[24] GRADOS A, EBBO M, PIPEROGLOU C, et al. T Cell Polarization toward TH2/TFH2 and TH17/TFH17 in Patients with IgG4-Related Disease[J]. Front Immunol, 2017, 8(1): 235.

[25] UMEHARA H, OKAZAKI K, MASAKI Y, et al. Comprehensive diagnostic criteria for IgG4-related disease (IgG4-RD), 2011[J]. Mod Rheumatol, 2012, 22(1): 21-30.

[26] ARORA K, RIVERA M, TING D T, et al. The histological diagnosis of IgG4-related disease on small biopsies: challenges and pitfalls[J]. Histopathology, 2019, 74(5): 688-698.

[27] CAMPBELL S N, RUBIO E, LOSCHNER A L. Clinical review of pulmonary manifestations of IgG4-related disease[J]. Ann Am Thorac Soc, 2014, 11(9): 1466-1475.

第九章

IgG4相关性疾病的治疗

第一节　治疗原则和策略

尽管IgG4-RD是一种良性炎症性疾病，少数患者有自愈倾向，但多数患者病程呈逐渐进展的趋势，即从治疗有效的增殖和炎症阶段，进展至疗效较差的纤维化阶段，亦可导致重要脏器功能障碍，甚至危及生命。因此，早期识别和规范治疗很重要。IgG4-RD的治疗强调个体化，治疗前应行全面的治疗前评估，以判断疾病范围及严重程度。治疗目标是减轻病灶炎症，缓解疾病进展，保护脏器功能，同时尽量减少治疗相关的不良反应。IgG4-RD的治疗分为诱导缓解和维持治疗两个阶段。

诱导缓解治疗旨在缓解病情，改善症状，并且大部分生化及影像学异常恢复正常或显著改善。有症状的活动性IgG4-RD患者均需治疗，特别是胰腺、胆道、肾脏、肺部、中枢神经系统等重要脏器受累。早期治疗可防止炎症和纤维化造成的不可逆性脏器损伤。无症状的重要脏器受累者，如病情活动且有进展时亦需要治疗。对无症状且发展缓慢的浅表器官受累，如IgG4相关性泪腺炎、下颌下腺炎、淋巴结肿大，可暂不治疗，采取“观察等待”的策略，密切观察。若有明显症状或出现上述治疗指征可启动治疗。对无症状内脏器官受累者：若病变稳定且出现并发症概率很低，可暂时观察随诊，但必须在短期内再次评估，一旦实验室或影像学检查提示脏器损伤进展，需要及时治疗。

IgG4-RD是一种易复发的疾病，糖皮质激素减停过程中复发率高达24%～63%。在疾病复发活动过程中，受累脏器可能发生不可逆性损伤，因此，在成功诱导缓解后，应给予维持治疗，特别是复发风险较高者。目前，IgG4-RD临床常用的维持治疗包括小剂量糖皮质激素、小剂量糖皮质激素联合免疫抑制剂、单用免疫抑制剂或利妥昔单抗的维持治疗。不同维持治疗方案的优劣及维持治疗的疗程尚在探索之中，还需要更多的循证医学证据。亚洲多个国家的风湿病学专家倾向继续使用低剂量糖皮质激素（如2.5～5.0mg/d）维持治疗，最长可持续3年。

当IgG4-RD患者发生复发时，治疗方案需根据复发器官、既往用药、目前维持用药等多方面而定。对病情缓解后停药复发者可重复使用之前的有效药物，并维持更长疗程；亦可糖皮质激素联合免疫抑制剂或生物制剂（如利妥昔单抗）。对糖皮质激素减量或维持治疗中复发的患者，建议重新加大糖皮质激素剂量的同时联合免疫抑制剂或利妥昔单抗。

当IgG4-RD特殊部位受累可能引起压迫等导致器官功能障碍的紧急情况时，如果药物治疗不能迅速解除这些状况，还应采取快速、有效的外科手术或介入治疗进行干预，尽快缓解症状，为后续药物治疗创造条件。

为预防疾病的复发，建议对患者进行规律随访，包括临床症状实验室检查及受累器官的影像学检查以综合评估患者的疾病状态和治疗效果。其中重要的实验室指标包括外周血嗜酸性粒细胞计数，肝肾功能，血清IgG、IgG4和总IgE，炎症指标如ESR和CRP等。

（彭琳一）

第二节 糖皮质激素治疗

糖皮质激素是治疗IgG4相关性疾病（IgG4-RD）的一线药物，对大多数早期患者有效。《2019 ACR/EULAR IgG4-RD分类诊断标准》将“对糖皮质激素治疗无客观反应”列入了排除标准之一，可见其在该病诊治中的重要性。但糖皮质激素的治疗起始剂量、维持剂量、减量方案及何时终止治疗仍值得探讨。

一、糖皮质激素的诱导缓解治疗

2015年，国际首个IgG4-RD诊治专家共识《IgG4相关性疾病管理和治疗的国际共识指南》指出，糖皮质激素是诱导缓解的初始治疗。2021年，我国第一个IgG4-RD诊治专家共识《IgG4相关性疾病中国专家共识》亦提出，糖皮质激素仍是治疗本病的一线药物。目前最常推荐的初始用量是泼尼松30～40mg/d[0.5～0.6mg/（kg·d）]。但由于本病的治疗强调个体化，因此也需要根据患者的年龄、体重、受累器官、病情严重程度及合并症适当调整初始激素剂量。基线时重要脏器受累（如腹膜后、胰腺、肺、肾等）、病情严重的患者可酌情增加剂量，甚至予以静脉滴注甲泼尼龙冲击治疗（100～1000mg/d），而病情较轻、有心血管合并症或者老年患者可以适当减少剂量。除了常见的口服、静脉给药以外，某些情况下亦可考虑其他特殊给药途径。例如，来自澳大利亚的一项观察性病例系列研究表明，眶内注射糖皮质激素（20mg或40mg曲安奈德混悬剂）可能是IgG4-RD眼部受累的治疗选择之一。

绝大多数患者对初始糖皮质激素治疗反应良好，既往不同临床研究报道有效率均在90%以上。糖皮质激素可在数天或数周内使大部分患者的临床症状获得改善，血清IgG4水平下降。但也有部分患者，尤其是受累脏器严重纤维化的患者，需要数月才有所反应，或对糖皮质激素治疗完全无反应。在一项我国的研究中，1.4%的患者对糖皮质激素治疗效果不佳（定义为在随访的6个月内IgG4-RD RI下降小于50%）。该研究结果提示，糖皮质激素单药治疗诱导缓解失败的危险因素包括较高的基线RI、超过5个脏器受累、嗜酸性粒细胞增多和泪腺炎。值得注意的是，“对泼尼松至少4mg/d[0.6mg/（kg·d）]治疗4周无客观反应”已列入《2019 ACR/EULAR IgG4-RD分类诊断标准》的排除标准之一，因此如出现上述情况，还需要高度警惕其他类似IgG4-RD的疾病。

不同国家学者对糖皮质激素的初始剂量维持时间以及减量速度持有不同的建议。梅奥诊所建议初始剂量泼尼松40mg/d，维持4周后再行减量。但一般推荐初始剂量治疗2～4周，病情有效控制后可规律减量，每1～2周泼尼松减量5mg，至维持剂量。也有不同研究报道推荐每1～2周减量5～10mg、每2周减量10%或每2～4周减量5mg。减量过程通常持续3～6个月，直至维持剂量。

由于本病复发率高，减量过程中亦需严密监测患者病情变化，根据临床症状改善情况、血清学指标变化（如肝肾功能、IgG4水平等）及受累部位影像学复查结果对糖皮质激素减量速度进行个体化调整。

二、糖皮质激素的维持治疗

IgG4-RD病情复发很常见。日本的一项全国性流行病学调查研究显示AIP患者的复发率高达29.6%。糖皮质激素的维持治疗可有效减少疾病的复发，而未接受糖皮质激素的维持治疗是疾病复发的危险因素之一。因此，推荐对经诱导缓解后的患者进行小剂量的糖皮质激素维持治疗。

一般推荐泼尼松减量至2.5～5.0mg/d后，如患者病情稳定，可维持上述剂量1～3年。也有学者，尤其亚洲学者，推荐将泼尼松5～10mg/d作为维持剂量。日本一项大型多中心回顾性研究通过对510例1型AIP患者7年的回访数据分析，发现以泼尼松龙

5mg/d维持治疗2～3年，不但可将复发率控制于30%以内（显著低于停用糖皮质激素组以及泼尼松龙2.5mg/d维持组），同时也减少了糖皮质激素潜在的不良反应；而与5mg/d组相比，维持剂量＞5mg/d并没有进一步降低复发率。另外，该项目还发现，大部分糖皮质激素的不良反应出现在应药3年以上的患者，而出现严重不良反应的糖皮质激素累积剂量cutoff值为6405mg。据此，研究者推荐将5mg/d作为维持剂量，持续应用2～3年。另一项日本前瞻性研究显示，维持糖皮质激素治疗（泼尼松龙≤5mg/d）超过3年无复发的AIP患者，在停用糖皮质激素后仍有48%的复发率，且部分患者出现严重的冠状动脉损伤。可见糖皮质激素的最佳维持时间和剂量仍有待更多相关研究和循证医学证据的支持。在临床工作中，需要结合每个患者具体疾病受累和进展情况、血清学及影像学的改善情况以及是否存在糖皮质激素治疗不良反应而具体评估，从而决定个体化的维持治疗方案。

三、复发患者的糖皮质激素治疗

复发是IgG4-RD患者常见的现象，但既往不同临床研究得出的复发率差异较大。造成这种现象的原因主要包括入选标准和疾病复发标准的差异、随访时间的不同、样本量、糖皮质激素剂量的差异及患者种族的差别等。

大多数复发的患者可以通过再次使用初始治疗剂量的糖皮质激素重新获得病情的缓解，但在糖皮质激素减量时应更加缓慢。必要时可通过增加糖皮质激素的剂量、延长治疗疗程更好地控制病情。日本的一项多中心回顾性研究提示，复发的AIP患者再次使用糖皮质激素治疗的有效率为97%。另一项针对210例复发的1型AIP患者的国际多中心研究提示，糖皮质激素再次使用的有效率达95%。但当患者存在单用糖皮质激素治疗不能充分控制病情，或因疾病持续糖皮质激素不能递减，或减量过程中疾病反复，以及激素不良反应明显时，推荐联合使用糖皮质激素助减药物。

四、糖皮质激素的不良反应

由于糖皮质激素作用机制及作用部位的多样性，可导致各种不良反应，绝大多数不良反应可以预见但难以完全避免。大部分不良反应为剂量与时间依赖性，也有少部分患者短时服用小剂量糖皮质激素即出现严重并发症，说明患者对糖皮质激素不良反应的易感性与对治疗作用的易感性并不平行。大部分临床医生对糖皮质激素的不良反应都有充分认识，如高血压、糖尿病、骨质疏松、感染风险等。其中对于接受长期糖皮质激素治疗的成年患者，骨质疏松是最常见的不良反应。一项日本针对AIP患者长期应用糖皮质激素的回顾性研究建议，激素应用时间控制在6个月至5年，从而减少复发，同时避免糖皮质激素的严重不良反应。患者比较关心的不良反应还包括失眠、情绪改变、肥胖、Cushing综合征样表现、肌无力和伤口延迟愈合等。因此，应用糖皮质激素的风险-获益评估需患者与临床医生共同参与。

糖皮质激素标准口服剂型在我国为泼尼松，其价格低廉，但需在肝代谢为发挥作用的活性成分泼尼松龙。大部分肝功能正常的患者存在转换泼尼松的酶，而对于肝功能异常或该转换酶缺乏的患者，可选用甲基泼尼松龙。

总之，目前糖皮质激素依然是IgG4-RD患者治疗的基石。我们相信随着对本病临床经验的积累、大型临床研究的进行，对不同种族、年龄、不同脏器受累、严重程度不一的患者群体，糖皮质激素的起始剂量、维持治疗及复发患者的用药方案会有更多具有充分循证医学证据的进展支持。

（叶　丛　董凌莉）

第三节　传统免疫抑制剂治疗

糖皮质激素作为IgG4-RD的一线用药，起效迅速，但在糖皮质激素减量过程中或停药后疾病容易复发，且IgG4-RD好发于中老年人，长期使用糖皮质激素的不良反应不容忽视。随着各项临床研究的开展，越来越多的循证医学证据表明，传统免疫抑制剂如吗替麦考酚酯（mycophenolate mofetil，MMF）、硫唑嘌呤（azathioprine，AZA）、环磷酰胺（cyclophosphamide，CYC）、来氟米特（leflunomide，LEF）、甲氨蝶呤（methotrexate，MTX）、环孢素、他克莫司、6-巯基嘌呤（6-mercaptopurine，6-MP）、艾拉莫德（iguratimod）等可用于治疗IgG4-RD。传统免疫抑制剂可于初始治疗时与糖皮质激素联用或在糖皮质激素减量过程中加用，可以提高疗效并且有助于糖皮质激素减量。我国开展的两项随机对照临床研究结果表明，与单用糖皮质激素组相比，糖皮质激素联合吗替麦考酚酯/来氟米特治疗可以提高IgG4-RD患者的疾病缓解率和降低复发率。一项纳入15个观察性研究的荟萃分析结果也表明，糖皮质激素联合免疫抑制剂治疗IgG4-RD，在诱导疾病缓解以及预防疾病复发方面优于糖皮质激素单药治疗。2015年的《IgG4相关性疾病管理和治疗的国际共识指南》中推荐，因病情活动而不能递减糖皮质激素或小剂量糖皮质激素维持时疾病复发者，应联合免疫抑制剂治疗。部分专家建议多器官受累或病情较重的患者起始治疗时也可加用免疫抑制剂联合治疗。此外，指南还推荐在疾病诱导缓解后可用免疫抑制剂或联合小剂量糖皮质激素进行维持治疗。2021年的《IgG4相关性疾病诊治中国专家共识》推荐免疫抑制剂联合糖皮质激素治疗IgG4-RD较单用糖皮质激素能更有效控制疾病以及减少复发。

目前，免疫抑制剂治疗IgG4-RD的用法和用量尚无最佳推荐，可参考合并脏器损伤的其他风湿免疫性疾病，但考虑到IgG4-RD好发于中老年患者，且多数病情进展较为缓慢，为减少药物相关不良反应，免疫抑制剂的剂量可适当减少。用药期间需密切监测患者的血常规、肝肾功能等，警惕药物导致的白细胞、血小板减少和肝功能损伤等不良反应。下面分别介绍几种常用免疫抑制剂在治疗IgG4-RD中的疗效和安全性。

一、环磷酰胺

环磷酰胺（CYC）是一种细胞周期非特异性烷化剂，可通过抑制DNA/RNA合成来抑制淋巴细胞增殖。CYC已被报道可用于IgG4相关性腹膜后纤维化、肺动脉受累、肾炎、假性脑瘤、硬脊膜炎和系统性IgG4-RD患者的治疗。中国的一项前瞻性队列研究比较了糖皮质激素联合CYC（50～100mg/d）和糖皮质激素单药治疗IgG4-RD的疗效，联合治疗显著降低了IgG4-RD患者的复发率。CYC较MMF可以更有效地减少复发，尤其是脏器复发。静脉注射CYC也被用于治疗IgG4-RD，剂量为0.5g/m或0.5～1.0g/m。CYC可以增加患者发生骨髓抑制、胃肠道反应、脱发、出血性膀胱炎和恶性肿瘤等不良反应的风险，因此CYC常用于诱导缓解治疗，维持治疗阶段可以换成其他药物。

二、吗替麦考酚酯

吗替麦考酚酯（MMF）口服后在体内迅速水解为活性代谢产物霉酚酸（mycophenolic acid，MPA），MPA通过抑制嘌呤核苷酸从头合成途径的关键限速酶——次黄嘌呤核苷磷酸脱氢酶，使鸟嘌呤核苷酸的合成减少，因而能选择性抑制T细胞、B细胞的增殖和功能。此外，MMF可能抑制成纤维细胞的功能并抑制Ⅰ型胶原蛋白的产生，对自身免疫性纤维化疾病有潜在益处，而淋巴细胞浸润和纤维化是IgG4-RD的两个主要特征。据报道，MMF在IgG4-RD相关性唾液腺炎、肾小管间质性肾炎、胆管炎、自身免疫性胰腺炎、主动脉炎、中枢神经系统受累和多器官受累的初始和维持治疗中是有效的。一项来自中国的前瞻性随机对照临床试验比较了糖皮质激素单药和糖皮质激素联合低剂量MMF（1.0～1.5g/d）在治疗IgG4-RD中的疗效。研究结果表明，糖皮质激素联合低剂量MMF治疗在减少疾病复发方面优于糖皮质激素单药治疗。同样，来自印度的一项回顾性研究发现，糖皮质激素联合MMF作为初始治疗，在将糖皮质激素减量至最低维持剂量时反应良好，并且没有出现严重的不良反应。在该队列中，只有两例接受糖皮质激素单药治疗的患者复发。而根据梅奥诊所的经验，低剂量MMF（1.0g/d）治疗对自身免疫性胰腺炎患者无效，需要更高剂量（1.5g/d），提示MMF的剂量可能因种族和体重而异。此外，一项北京协和医院的研究结果提示，与CYC或LEF联合糖皮质激素治疗组相比，接受MMF联合糖皮质激素治疗的患者更容易出现浅表器官如泪腺和鼻窦的复发，因此IgG4-RD仅泪腺受累不推荐使用MMF控制疾病活动。

三、硫唑嘌呤

硫唑嘌呤（AZA）作为嘌呤类似物，AZA可以迅速转化为6-巯基嘌呤（6-MP），干扰嘌呤的从头合成并抑制T细胞和B细胞的增殖，从而发挥其免疫抑制和抗炎作用。据报道，AZA[2.0～2.5mg/（kg·d）]常用于对糖皮质激素无反应、不耐受或复发的IgG4-RD患者，绝大多数情况下与糖皮质激素联合使用。AZA已用于治疗IgG4相关性唾液腺炎、胰腺炎、胆管炎、肺炎、主动脉周围炎、炎性假瘤、肾病/腹膜后纤维化和垂体炎，但AZA对中枢神经系统受累疗效差。此外，有研究表明，与糖皮质激素单药治疗相比，AZA联合糖皮质激素治疗并不能降低自身免疫性胰腺炎患者的复发率。目前，关于AZA在治疗IgG4-RD中的研究均为病例系列研究，仍需要前瞻性随机对照临床研究来证实AZA在IgG4-RD中的疗效。

四、甲氨蝶呤

甲氨蝶呤（MTX）是一种叶酸类似物，通过竞争性地与二氢叶酸还原酶结合，阻止二氢叶酸转换成四氢叶酸，从而使嘌呤核苷酸和嘧啶核苷酸的生物合成过程中一碳基团的转移作用受阻，导致DNA的生物合成受到抑制，可抑制淋巴细胞的增殖和功能，具有抗炎和免疫抑制作用。个别病例报道显示，MTX（10～20mg/w）可作为糖皮质激素的替代药物或与糖皮质激素联合用于IgG4相关性孤立性巩膜炎、鼻腔受累、硬脑膜炎、胰腺炎和系统性IgG4-RD的诱导缓解治疗。MTX的不良反应包括口腔溃疡、胃肠道不适、骨髓抑制、肝纤维化等。在每周服用MTX的第2天服用5～10mg叶酸，可以明显减少MTX诱发的不良反应，且不降低MTX的疗效。

五、来氟米特

来氟米特（LEF）为具有抗增殖活性的异恶唑类衍生物，能抑制二氢乳清酸脱氢酶，通过抑制嘧啶的全程生物合成，从而直接抑制淋巴细胞的增殖。据报道，LEF可用于治疗IgG4相关性唾液腺炎。一项中国的随机对照临床研究表明，与单用糖皮质激素组相比，LEF（20mg/d）与糖皮质激素联用可以降低疾病复发率，耐受性好，且大部分患者成功将糖皮质激素减量至≤5mg/d。一项北京协和医院的回顾性研究表明，与MMF（1g/d）和糖皮质激素联用相比较，LEF（20mg/d）联用糖皮质激素总反应率更低，内脏复发更多见，如肺、胆道复发。LEF最常见的不良反应是胃肠道反应、肝酶水平升高、感染、脱发、高血压和皮疹。我们的研究发现，应用LEF出现肝酶水平升高和皮疹的风险较MMF更高。

六、艾拉莫德

艾拉莫德通过抑制γ-干扰素、白介素-1、肿瘤坏死因子-α等多种细胞因子以及IgM、IgG等的产生，发挥抗炎与免疫调节作用。我国的一项前瞻性队列研究显示，艾拉莫德（50mg/d）可用于治疗轻症IgG4-RD的桥治疗，可以改善IgG4-RD患者的临床症状，降低血清IgG和IgG4的水平，特别是浆母细胞/浆细胞和记忆B细胞。此外，我国的一项单中心研究表明，艾拉莫德（50mg/d）也可用于治疗复发或难治性IgG4-RD，可以缩小唾液腺、降低血清IgG和IgG4的水平。艾拉莫德常见的不良反应有胃肠道反应、肝酶水平升高、皮疹、白细胞减少、口腔炎等。

此外，环孢素、他克莫司、西罗莫司和咪唑立滨等也被报道用于治疗IgG4-RD患者，但主要为个案报道。上述研究中传统免疫抑制剂主要与糖皮质激素联合使用，仍需要更多的循证医学证据来验证传统免疫抑制剂单药在维持治疗IgG4-RD中的疗效和安全性。

（陈莹莹　刘金晶　费允云）

第四节　生物制剂治疗

IgG4相关性疾病（IgG4-RD）是一组免疫介导的慢性进展性组织器官炎性纤维化的系统性疾病，以血清中IgG4表达水平升高和受累病变组织中大量的IgG4阳性浆细胞浸润为特征。目前认为IgG4-RD发病是自身免疫与变态反应两种致病机制共同作用，随着对疾病发病机制的认识深入，生物靶向治疗逐渐成为常规治疗无效的顽固或复发IgG4-RD的治疗选择。

如图9-1所示，IgG4-RD包括炎症和纤维化两个病理过程，针对自身抗原的免疫应答反应是发病机制的初始驱动，但自身抗原的性质和累及特定器官的原因尚未完全阐明。目前已经鉴定出多种自身抗原如半乳凝素-3、膜联蛋白-A11、层粘连蛋白-511和抑制素等。滤泡辅助性T细胞（Tfh）通过分泌IL-4诱导原始B细胞分化为成熟的分泌IgG4的浆细胞。浆细胞迁移到炎症组织处，向$CD4^+$和$CD8^+$细胞毒性T细胞（CTL）提呈抗原信号，在信号淋巴细胞激活分子家族成员7（SLAMF-7）同源二聚体以及CD28与CD80/86相互作用产生的协同信号辅助下被诱导活化。$CD4^+$和$CD8^+$细胞毒性T细胞（CTL）通过产生颗粒酶、穿孔素、转化生长因子β（TGF-β）、γ-干扰素（γ-IFN）、IL-1β和IL-6等溶解细胞、促炎促纤维化因子作用下，导致组织损伤。浆细胞通过产生赖氨酰氧化酶样蛋白-2（lysyl oxidase-like protein 2，LOXL2）来趋化和促进成纤维细胞的激活、细胞外基质的沉积。浆母细胞/浆细胞通过分泌IgG4型和/或IgG1型抗体，通过形成免疫复合物，激活补体系统进一步加重了组织损伤。理论上讲，生物靶向治疗可以通过在不同水平上干扰这些致病机制，如耗竭B细胞、抑制B细胞与T细胞相互作用的协同信号、抑制补体活化、阻断关键细胞因子和抑制细胞外基质分泌等发挥治疗作用。一系列生物靶向药物已经被尝试用于治疗IgG4-RD（表9-1）。

一、靶向B细胞的治疗

由于IgG4固定补体和结合活化Fc受体的能力有限，通常被认为是一种非炎症性免疫球蛋白。无论是自身抗原还是微生物驱动的免疫应答，都会导致特定的B细胞扩增，在活化的Tfh的作用下，促进B细胞发生体细胞高频突变和抗体类别转换，特定遗传易感患者可产生$IgG4^+$浆母细胞并克隆扩增。B细胞表型异常是IgG4-RD的基本特征，

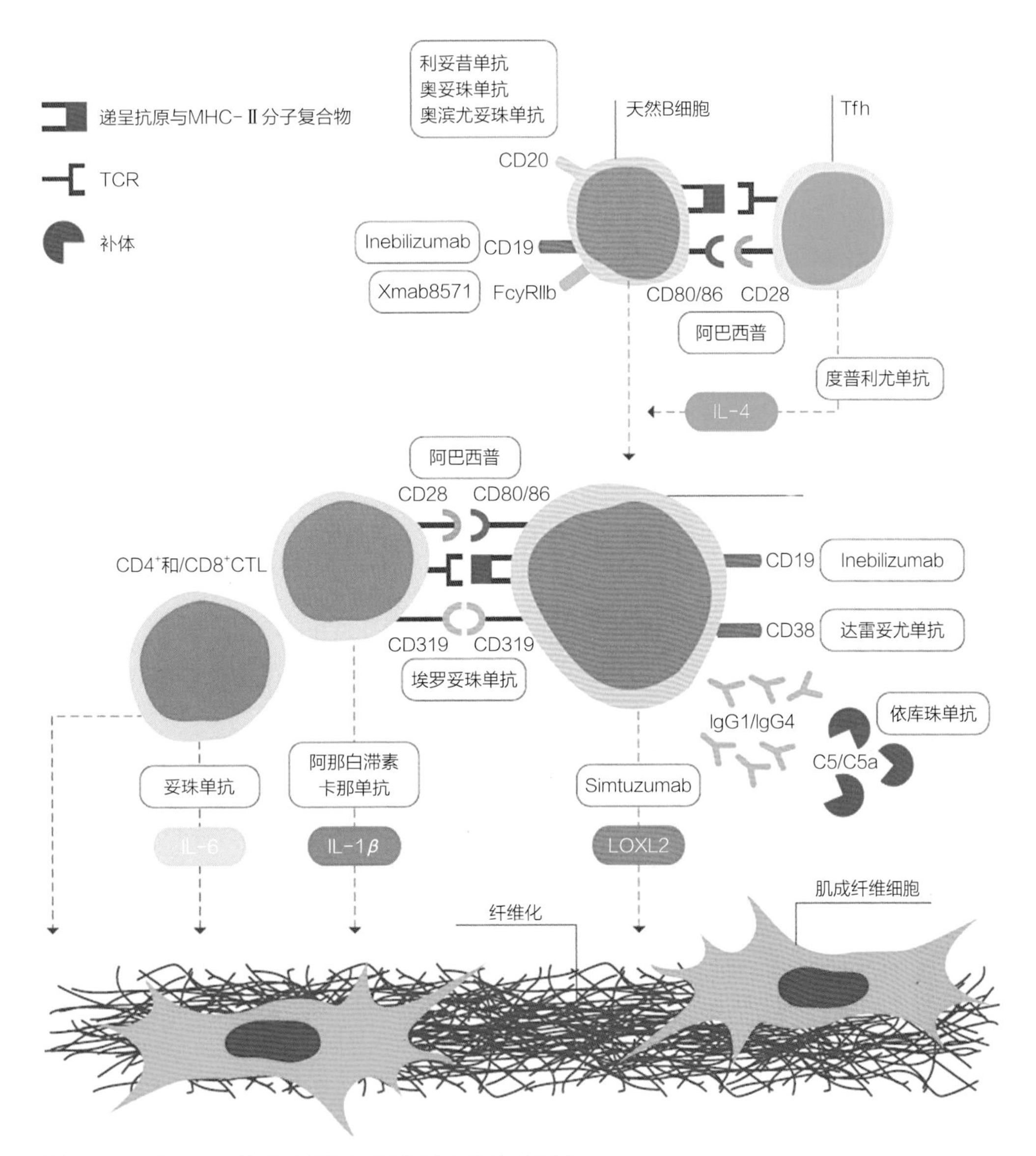

图9-1　IgG4-RD的发病机制及可能的生物治疗靶点

CTL：细胞毒性T细胞；IL：白介素；LOXL-2：赖氨酰氧化酶样蛋白2；MHC：主要组织相融性复合体；TCR：T细胞受体；Tfh：滤泡辅助性T细胞。

表9-1　IgG4-RD生物靶向治疗的临床试验

生物靶向	药物	作用机制	研究设计	入组病例数	结果	出处
B细胞	利妥昔单抗（rituximab）	耗竭$CD20^+$B细胞	开放标签研究	30	97%有改善，77%达到主要终点，47%在6个月时完全缓解，并在12个月时保持完全缓解	[9]
	利妥昔单抗（rituximab）	耗竭$CD20^+$B细胞	荟萃分析（27个研究）	264	作为一线药物100%有效率，二线药物反应率为90.7%	[12]
	利妥昔单抗类似物（CT-P10）	耗竭$CD20^+$B细胞	前瞻性队列研究	38	6个月完全缓解率60%，部分缓解率11％	[11]
	obexelimab（XmAb5871）	抑制$CD19^+$和FcγRⅡb的共链	开放标签研究	15	80%患者在第169天达到IgG4-RD RI降低≥2的主要终点；2个月后全部停用GC，并53%达到完全缓解（IgG4-RD RI为0，且无须GC治疗）	[42] NCT02725476*
	inebilizumab	耗竭$CD19^+$B细胞	随机双盲对照研究	160	正在进行中	NCT04540497*
	rilzabrutinib	BTK抑制剂	开放标签研究	25	正在进行中	NCT04520451*
	zanubrutinib	BTK抑制剂	开放标签研究	10	计划进行中	NCT04602598*
	硼替佐米（bortezomib，DB15032）	蛋白酶体抑制剂，自身反应性浆细胞清除	个案报道	1	IgG4-RD肺部受累有效且安全	[22]

续表

生物靶向	药物	作用机制	研究设计	入组病例数	结果	出处
	来那度胺（lenalidomie）	干扰蛋白质泛素化	RTX+来那度胺的开放标签研究，耗竭$CD20^{+}$B细胞+蛋白酶体抑制剂	6	完成，但结果未发布	[19] NCT02705638*
	贝利尤单抗（belimumab，BLM）	抗BAFF单抗	治疗SLE合并IgG4-RD个案报道 随机平行对照开放标签研究	GC+MMF治疗后复发患者 60	加用BLM后，蛋白尿和临床症状完全缓解 正在进行中	NCT04660565*
	达雷妥尤单抗（daratumumab） 伊沙妥昔单抗（isatuximab）	通过靶向CD38，清除浆母细胞和浆细胞	基础研究	—	—	[1，43]
T细胞	阿巴西普（abatacept）	抑制辅助活化信号CD28-CD80/CD86的相互作用	前瞻性开放标签研究 开放标签前瞻性研究	10	24周3例临床缓解，2例有治疗反应。5例因复发或无效提前退出有效者基线记忆B细胞表达CD86较低	[25] NCT03669861*
B细胞和T细胞	埃罗妥珠单抗（elotuzumab）	通过靶向CD319/SLAMF-7清除浆母细胞、$CD4^{+}$CTL和$CD8^{+}$CTL	基础研究和回顾性研究 随机双盲对照研究	—	安全有效 正在进行中	[19，26] NCT04918147*
补体	依库珠单抗(eculizumab)和avacopan	分别通过靶向C5和C5a/C5aR1通路抑制补体激活	基础研究 依库珠单抗治疗IgG4-RD的随机双盲对照研究	— 75	— 正在进行中	[27] NCT04918147 *

续表

生物靶向	药物	作用机制	研究设计	入组病例数	结果	出处
细胞因子	阿那白滞素（anakinra） 卡纳单抗（canakinumab）	抑制IL-1或IL-1R	基础研究	—	—	[26, 29-31]
	英夫利昔单抗（infliximab）	抑制TNF-α	病例报告	3	改善眶周炎和唾液腺炎	[32-34, 44]
	度普利尤单抗（dupilumab）	抑制IL-4和IL-13	病例报告	3	2例无效，1例临床改善并伴有血清IgG4水平降低	[35, 36, 45]
	美泊利珠单抗（mepolizumab）	抑制IL-5	病例报告		改善泪囊炎和唾液腺炎	[46, 47]
	妥珠单抗（tocilizumab）	抑制IL-6R	前瞻性注册研究	14	与CTX相比，有更好的助减糖皮质激素的作用	[48]
	托法替布、鲁索替尼、巴瑞替尼	JAKi抑制细胞因子胞内信号转导系统	基础研究 病例报告	— 3	— 安全有效	[39-41]
纤维化	simtuzumab（GS-6624）	通过靶向LOXL2抑制细胞外基质的形成	基础研究	—	—	[6]

注：BAFF，B细胞活化因子；BTK，Bruton酪氨酸激酶；CTL，细胞毒性T细胞；JAKi，JAK抑制剂；LOXL2，赖氨酰氧化酶样蛋白-2；SLAMF-7，信号淋巴细胞激活分子家族成员7。* 临床研究参见https://clinicaltrials.gov/

与疾病活动度相关，并可通过多种机制促进IgG4-RD发生。IgG4$^+$B细胞、浆母细胞活化后，通过直接产生抗体或通过抗原提呈细胞间接活化CD4$^+$T细胞，在IgG4-RD的发病机制中发挥重要作用。未经治疗的IgG4-RD患者外周血中活化B细胞数量与疾病活动度和IgG4-RD反应指数正相关，而浆母细胞计数与受影响器官数量之间存在正相关关系，但与血清IgG4水平无相关。即使在血清IgG4水平正常的患者中，外周血浆母细胞计数亦会升高。IgG4-RD患者循环浆母细胞寡克隆化扩增，表达成熟和活化的B细胞表型（主要表达HLA-DR、SLAMF-7和IgG4等），而IgM表达相对较少，可产生血小板衍生因子β（platelet-derived growth factor β，PDGF-β），一种促进纤维化的分子；可分泌趋化因子如LOXL2和血小板衍生生长因子（platelet-derived growth factor，PDGF），进而活化并募集M2型巨噬细胞、CD4$^+$ CTL等。浆母细胞在IgG4-RD的炎症和纤维化过程中均发挥重要作用。在未经治疗的IgG4-RD患者中，外周血CD19$^+$CD24$^-$CD38^{hi}浆母细胞/浆细胞亚群增加，并与血清IgG4水平、受累器官数量和IgG4-RD反应指数（RI）呈正相关，而经糖皮质激素（GC）治疗后CD19$^+$CD24$^-$CD38^{hi}浆母细胞/浆细胞亚群减少，IgG4-RD RI下降。研究发现有可能根据B细胞亚群的异质性区分出不同的临床亚型，识别潜在的难治性IgG4-RD。清除B细胞或抑制B细胞活化和功能，可能通过拮抗以上机制，抑制IgG4-RD的炎症和纤维化过程。

（一）以CD20为靶向的治疗

利妥昔单抗（rituximab，RTX）是一种抗CD20单克隆抗体，其作用机制：与B细胞表面的CD20受体结合，通过抗体介导的细胞毒作用，特异性清除B细胞，减弱B细胞与T细胞之间的相互作用，进而减少各种促炎细胞因子的分泌，减轻炎症反应和组织器官损伤。Khosroshahi等最早使用RTX（RTX每次1g，间隔15天，共2次）治疗1例GC联合氨甲蝶呤治疗无效的IgG4相关米库利奇病患者，数周内观察到了显著的临床症状和血清学改善。后续Khosroshahi等观察了相同剂量RTX治疗10例常规治疗无效的IgG4-RD患者，9例患者出现显著的临床症状改善以及血清IgG4水平明显降低，并且成功停用GC和免疫抑制剂。这两项针对B细胞耗竭的研究的成功为进一步研究奠定了坚实的基础。一项前瞻性、开放标签临床试验中为B细胞清除的疗效提供了进一步证据。该研究给予30例IgG4-RD患者RTX治疗（两次1g，间隔15天）。47%的患者在6个月时完全缓解，40%的患者在治疗后1年获得完全缓解。所有患者在首次输注RTX 6个月后的IgG4-RD反应指数（IgG4-RD RI）均下降2分或更多。另一项前瞻性开放标签观察性研究中评估了RTX类似物CT-P10（RTX-B）在IgG4-RD患者诱导缓解治疗中的作用，结果表明其疗效和药物安全性等方面与先前使用RTX治疗IgG4-RD的研究结果基本一致，6个月完全缓解率60%。一项RTX治疗荟萃分析纳入17项研究，264例IgG4-RD患者，平均受累器官3.5个。结果显示，10%的患者为一线药物治疗100%有效率。RTX作为治疗GC和/或免疫抑制剂无效的二线治疗时，反应率也高达90.7%。

Campochiaro等评估RTX在IgG4-RD维持缓解治疗中的有效性和安全性。14例IgG4-RD患者随机分入两个研究组：一组为仅在疾病复发时重新给予RTX治疗（第1组，*n*=7），另一组为每6个月定期接受RTX维持治疗（第2组，*n*=7）。结果显示诱导缓解治疗18个月后的无复发率第1组（29%）显著低于第2组（100%），而两组中出现感染等并发症的人数相同。因此，每6个月规律给予RTX作为诱导缓解后的维持治疗可有效地防止复发。近期一篇荟萃分析也发现，与其他免疫抑制剂维持治疗相比，RTX维持治疗的复发率更低，而严重感染性等不良事件风险并没有增加。2015年《IgG4相关性疾病管理和治疗的国际共识指南》和2021年《IgG4相关性疾病诊治中国专家共识》均推荐对于常规治疗无效的难治性患者或复发性患者，可以使用RTX作为首选二线治疗。

（二）以CD19为靶向的治疗

obexelimab（XmAb5871）靶向CD19，因此与抗CD20治疗相比，会影响更广泛的B细胞群。XmAb5871是一种人源化单克隆抗CD19抗体，其Fc部分经过修饰改变后，对FcγRⅡb的亲和力比天然IgG高200～400倍，可显著增强其与抑制性Fc受体（FcγRⅡB）的Fc部分的结合，阻断B细胞受体的信号传导并抑制$CD19^+$B细胞功能。inebilizumab是一种针对CD19的人源化IgG1κ单克隆抗体，目前已被批准用于治疗视神经脊髓炎。在一项治疗IgG4-RD的Ⅱ期临床试验中，入组的15例患者中12名（80%）获得显著改善。治疗169天后，100%患者IgG4-RD RI下降＞2分。多数受试者在没有使用糖皮质激素的情况下获得病情的有效控制。B细胞计数下降至基线水平的40%～55%，浆母细胞减少约70%，没有发生严重不良事件。目前针对inebilizumab的一项安慰剂对照随机Ⅲ期临床试验正在进行中，以探索其对活动性IgG4-RD的疗效。

（三）以Bruton酪氨酸激酶为靶向的治疗

Bruton酪氨酸激酶（Bruton tyrosine kinase，BTK）是一种非受体酪氨酸激酶，为B细胞受体（BCR）信号通路的重要组成部分，是B细胞发育过程中免疫球蛋白重链发生重排，并形成前B细胞受体传递信号所必需的激酶，对B细胞的增殖、分化和凋亡有重要影响。目前有两项开放标签Ⅱb期随机对照研究正在进行中，来评估BTK抑制剂rilzabrutinib和zanubrutinib在IgG4-RD中的疗效。rilzabrutinib研究主要比较口服rilzabrutinib联合GC与单独使用GC的疗效差异，而zanubrutinib研究则评估其在下颌下腺和/或泪腺受累的IgG4-RD治疗中的疗效。

（四）以蛋白酶体和泛素化为靶向的治疗

硼替佐米（bortezomib）是哺乳动物细胞中26S蛋白酶体糜蛋白酶样活性的可逆抑制剂，通过抑制蛋白酶体，在治疗多发性骨髓瘤中有广泛的应用。硼替佐米可影响浆细胞抗体分泌，但迄今针对硼替佐米在IgG4-RD治疗中的研究，仅发表了一篇个案报道，并没有进行相关的临床试验。来那度胺（lenalidomie）会干扰蛋白质泛素化，在多发性骨髓瘤中表现出具有抗肿瘤和免疫调节的双重作用。一项Ⅰ期临床试验已评估了RTX和来那度胺联合治疗对IgG4-RD的疗效，但目前结果尚未公布。

（五）靶向B细胞活化因子的治疗

Tfh分泌的IL-21和多种细胞来源的B细胞活化因子（BAFF）相互作用，通过维持生发中心的形成和IgG4类别转换，参与IgG4-RD发病机制。贝利尤单抗（belimumab，BLM）是抗可溶性BAFF特异性全人源化IgG1型单抗，可以抑制B细胞存活，促使自身反应性B细胞凋亡，减少B细胞分化为成熟浆细胞。既往文献曾报道了1例SLE合并IgG4-RD病例，经GC联合吗替麦考酚酯治疗后缓解，但在GC减量过程中复发。肾穿活检提示V型狼疮肾炎并有高水平IgG4表达，加用BLM治疗后，蛋白尿和临床症状完全缓解，血清IgG4水平降低。目前BLM治疗IgG-RD的随机平行对照开放标签研究正在进行中。

二、针对T细胞的生物靶向治疗

Th1/Th2/Treg在IgG4-RD发病机制中的作用存在争议。研究显示Th2记忆$CD4^+$T细胞仅在伴有特应质的IgG4-RD患者中比例增高，相反，活动性IgG4-RD患者外周血始终以效应性记忆T细胞（effector memory T cell，T_{EM}）CTL和CD45 RA^+T_{EM}（T_{EMRA}）CTL寡克隆扩增为特征，并在疾病缓解后下降。来源于IgG4-RD患者的CTL除分泌促炎、促纤维化、细胞毒性细胞因子外，还表达SLAMF-7，后者是根据细胞内SLAM家族相关接头蛋白（SAP）的存在与否，分别表现为刺激或抑制信号的膜受体。IgG4-RD患者的CTL和B淋巴细胞都表达该分子，SLAMF-7可能与CTL与B细胞间的相互作用和维持B细胞持续活化有关。此外，研究也发现Tfh与外周辅助性T细胞（peripheral helper T cell，Tph）也参与到IgG4-RD发病机制中，与疾病活动度和IgG4类浆母细胞类别转换的病理过程密切相关。鉴于以上发现，对T细胞活化的调节可能也会成为IgG4-RD靶向治疗策略之一，有待进一步研究来阐明。

（一）靶向协同信号CD80/86的治疗

阿巴西普（abatacept A，ABPA）是一种CTL抗原4（CTL antibody 4，CTLA4）的合成类似物，通过与抗原提呈细胞上的CD80/86结合，竞争性抑制T细胞表面上的共刺激分子CD28与CD80/86的结合，来阻断T细胞活化。1例对RTX耐药的多腺体受累（包括胰腺、泪腺和唾液腺）并经活检明确诊断为IgG4-RD的患者，改用每月一次静脉注射500mgABPA治疗后，3个月内双侧唾液腺腺体增大改善，胰腺PET/CT扫描也恢复正常，血清IgG4水平降低。ABPA可能是通过抑制Tfh活化，阻断异位生发中心的形成，或直接通过Fc段与受体结合抑制了浆母细胞的增生。2020年，ACR会议上发布了一项ABPA治疗IgG4-RD的开放标签临床研究的初步报告，10例IgG4-RD患者经过ABPA治疗后，24周3例临床缓解，2例有治疗反应。5例因复发或无效提前退出。有效者基线记忆B细胞表达CD86水平较低。

（二）靶向SLAMF-7的治疗

埃罗妥珠单抗（elotuzumab）是靶向SLAMF-7免疫刺激CTL活化的单克隆抗体，埃罗妥珠单抗与SLAMF-7结合后，通过激活自然杀伤（NK）细胞和抗体依赖细胞介导的细胞毒作用（antibody dependent cell mediated cytotoxicity，ADCC）来耗竭CTL，进而抑制表达SLAMF-7的CTL与抗原提呈B细胞之间的相互作用，干扰IgG4-RD的始动环节。目前，埃罗妥珠单抗被批准用于多发性骨髓瘤的治疗，骨髓瘤细胞胞内接头蛋白SAP的适配蛋白EAT-2表达缺失，因此，埃罗妥珠单抗是通过与NK细胞SLAMF-7的结合，激活NK细胞而不是直接杀伤骨髓瘤细胞。因此，IgG4-RD患者CTL中SAP成员的表达与否决定了埃罗妥珠单抗的有效性。一项由美国国立卫生研究院资助的临床研究正在进行中。

三、抑制补体活化

补体是否在IgG4-RD发病机制中发挥作用尚存在争议，IgG4是不能直接激活补体系统。但新近研究发现，36%的IgG4相关性自身免疫性胰腺炎（AIP）和25%其他IgG4-RD患者都合并低补体血症，尤其在疾病活动期，AIP患者免疫复合物（immune complex，IC）水平增高，主要是血清IgG4型IC升高，可伴有血清IgG1水平升高以及C3和C4水平降低。这些患者血清IC经聚乙二醇沉淀免疫后，发现具有通过经典和/或甘露糖结合凝集素（mannose-binding lectin，MBL）途径激活补体系统的能力，提示IgG4也可能参与激活补体系统，活化的补体也参与IgG4-RD的发病机制。日本一项研究发现，初诊未治疗的IgG4-RD患者血清C5a水平显著低于正常人群，而且与C3水平降低相关联，而不与C4相关。病情诱导缓解后C5a水平亦可恢复正常，也验证这一假说。依库珠单抗（eculizumab）和avacopan分别通过靶向C5和C5aR1通路抑制补体激活。目前依库珠单抗治疗IgG4-RD的随机双盲对照研究正在进行中，该研究结果不仅能提示补体靶向治疗IgG4-RD的可能性，也有助于揭示补体在IgG4-RD发病机制中的作用。

四、针对促炎细胞因子的治疗

（一）靶向IL-1的治疗

来自IgG4-RD患者的$CD4^+$ CTL高水平分泌促炎和促纤维化细胞因子，如IL-1β和TGF-β。虽然在患者的血清中检测不到IL-1α和IL-1β，但组织中发现两种IL-1可溶性诱饵受体（sIL-1R1和sIL-1R2）的高水平表达，提示炎症性IL-1在受累组织中被持续性高水平地抑制。目前尚无评估抗IL-1或IL-1R抗体治疗，如阿那白滞素（anakinra）和卡纳单抗（canakinumab）对IgG4-RD益处的研究报告。

（二）靶向肿瘤坏死因子-α的治疗

IgG4-RD患者血清TNF-α水平与唾液流率呈负相关，有多个个案报道GC和免疫抑制剂治疗无效患者接受TNF-α抑制剂（英夫利昔单抗或阿达木单抗）补救治疗有效，尤其是难治性腮腺炎、唾液腺炎和眶周炎。

（三）靶向IL-4R和IL-13的治疗

Th2相关细胞因子如IL-4和IL-13，在疾病活动期IgG4-RD患者的组织和血清中高表达，Th2可能在IgG4-RD发病机制中发挥重要作用。度普利尤单抗（dupilumab）是一种完全人源性抗IL-4受体α单克隆抗体，阻断IL-4和IL-1信号传导，目前已获准用于治疗顽固性特应性皮炎和重症支气管哮喘。也有两例度普利尤单抗用于治疗IgG4-

RD患者的个案报告。1例多器官受累IgG4-RD患者，累及腹膜后、前列腺和腮腺，同时伴有哮喘、皮炎和血管性水肿等特应质表现，使用GC控制不佳，因此，联合使用度普利尤单抗，首次剂量600mg皮下给药，随后每隔1周注射300mg，持续12个月。3个月后所有表现均改善，血清IgG4水平降低，外周血Tfh2数量也显著下降。但另一例相似临床特征的患者，仅使用度普利尤单抗治疗却没有显示临床症状和放射影像学的任何改善，因此，质疑是否疗效归因于同时使用的GC，仍需要大样本对照研究去证实。

（四）靶向IL-5的治疗

嗜酸性粒细胞经常在IgG4-RD组织中观察到，外周血嗜酸性粒细胞增多与较高的复发率和疾病负担有关。IL-5是促进嗜酸性粒细胞增殖和活化的关键细胞因子，在IgG4-RD患者的组织中高水平表达，并在IgG4相关性泪腺炎和唾液腺炎中，已经被证实IL-5促进记忆Th2的增殖。在IgG4-RD重叠高嗜酸性粒细胞血症患者中尝试使用抗IL-5单克隆抗体美泊利珠单抗（mepolizumab）抑制IL-5/IL-5R轴，改善了嗜酸性粒细胞对相关器官的浸润和损伤，但IgG4-RD表现改善不明显。其作用有待进一步研究证实。

（五）靶向细胞因子胞内信号转导系统的治疗

多种细胞因子参与了IgG4-RD的发病机制，阻断细胞因子信号转导而不是细胞因子本身或其受体也成为靶向治疗策略之一。IL-4、IL-5、IL-6、IL-13和IL-21与其膜受体结合后，启动相关联的Janus激酶（Janus kinase，JAK）-信号转导及转录激活因子（signal transduction and activator of transcription，STAT）信号通路，向核内传递活化转录信号。JAK抑制剂（JAK inhibitor，JAKi）已经用于治疗多种自身免疫性和炎性疾病。基础研究已经发现STAT3、JAK2、JAK1和Akt激酶（Akt kinase）抑制剂均可以完全或部分抑制来源于IgG4相关性主动脉炎患者的主动脉外层成纤维细胞所产生的IL-6依赖性促Tfh和B细胞分化作用。提示JAKi可能对IgG4-RD有治疗作用，目前已有少数治疗成功的个例报道。

五、抗纤维化的治疗

将人成纤维细胞与IgG4-RD患者的外周血总$CD19^+$B细胞、幼稚B细胞、记忆B细胞或浆母细胞共培养的体外研究发现，来自IgG4-RD患者的浆母细胞表达与成纤维细胞活化和增殖有关的基因组。B细胞表达与细胞外基质重塑相关酶（如LOXL2），产生促纤维化分子PDGF-β，刺激成纤维细胞产生胶原蛋白。活化的成纤维细胞诱导产生大量的趋化因子CCL4、CCL5、CCL11，加重炎症和纤维化过程。simtuzumab通过靶向LOXL2抑制细胞外基质的形成，在多项纤维化相关疾病如特发性间质纤维化、硬化性胆管炎、非酒精性肝硬化等疾病的临床研究正在进行中，在治疗IgG4-RD方面尚无相关报告，值得去尝试。

IgG4-RD是一种免疫介导的纤维化疾病，不断深入研究IgG4-RD的病理生理学机制，能为开发新的靶向治疗手段提供更多的理论依据，造福广大IgG4-RD患者。

（李鸿斌　达古拉）

第五节　其他治疗

IgG4-RD的治疗除药物治疗，还包括外科治疗和介入治疗。外科治疗和介入治疗主要用于以下两种情况：①紧急情况：当病变累及一些特殊部位，导致器官压迫而出现功能损伤等紧急情况，而药物治疗不能迅速解除时。需要立即采取快速有效的外科手术或介入治疗进行干预，以达到缓解症状、避免病情进一步恶化的目的。例如，IgG4相关性腹膜后纤维化引起输尿管梗阻时，需要采取输尿管支架植入或肾造口术；IgG4相关性大动脉炎引起管腔扩张有破裂的风险时，需要紧急进行动脉管壁置换、动脉支架植入、动脉内膜修复等手术；IgG4相关性硬化性胆管炎引起胆道梗阻时，需要胆道引流或放置胆管支架；IgG4相关性肠系膜炎引起肠管缺血坏死时，需要外科手术切除坏死肠管。②慢性情况：少数患者受累部位的硬化性病变较重，并导致器官的压迫，药物治疗无法逆转和改善临床症状。例如，IgG4相关性木样甲状腺炎引起气管、食管压迫时，需要外科手术解除压迫；IgG4相关性泪腺炎，当泪腺肿大硬化压迫眼球而药物治疗无法改善症状时可考虑手术切除。下面将根据IgG4-RD的不同病变部位的特殊治疗方式逐一进行介绍。

一、IgG4相关性腹膜后纤维化的特殊治疗

IgG4相关性腹膜后纤维化（IgG4-related retroperitoheal fibrosis，IgG4-RPF）的炎性纤维组织可以包绕、压迫输尿管、下腔静脉等重要器官，导致一系列临床症状，

如输尿管梗阻、肾盂积液、肾功能不全等。若IgG4-RPF导致的上述并发症，药物治疗不能迅速或完全解除，可以利用外科手术快速解除尿路梗阻，防止肾功能进一步恶化。根据梗阻的解剖部位不同，可以采用输尿管支架植入或肾造口等不同的手术方式。常见的手术方式有输尿管支架植入术、输尿管松解术以及腹腔镜下输尿管松解和网膜包裹术。此外，有研究报道过一种输尿管固定术，将输尿管从纤维组织包绕处松解，并缝合到远离纤维化的位置，这种手术的优势在于可以避免复发性肾积水的发生。

在手术解除梗阻的同时可以联合药物治疗，通常采用泼尼松40～60mg/d，连续使用4周后，规律减量，也可联合使用免疫抑制剂治疗。难治性患者可以尝试使用利妥昔单抗进行B细胞耗竭治疗。据研究报道，大部分患者对糖皮质激素有较好的治疗反应，表现为影像学明显改善、临床症状减轻；但部分病程较长的纤维化病变在治疗后不能完全消除。我国的一项前瞻性队列研究报道显示，34.8%（31/89）的IgG4-RPF患者病初时置入D-J管，71.0%（22/31）患者在有效治疗6个月（3～13.5个月）后可成功拔除。此外，在5项共纳入57例患者的IgG4-RPF回顾性研究中，全部患者均接受了糖皮质激素治疗，70%以上的患者同时使用免疫抑制剂治疗，10%～40%患者接受输尿管支架置入术。在另一项回顾性研究中，研究者纳入10例IgG4-RPF合并肾后性梗阻、急性肾衰竭的患者，其中5例存在基础慢性肾病（chronic kidney disease，CKD），所有患者均接受糖皮质激素治疗，30%的患者放置了输尿管支架，90%的患者对糖皮质激素反应良好，其中无基础CKD的5例患者治疗后血清肌酐水平完全降至正常。

二、IgG4相关性主动脉炎的特殊治疗

IgG4相关性主动脉炎（IgG4-related aortitis disease，IgG4-AD）可单独存在或继发于IgG4-RPF，最常累及腹主动脉，其次是胸主动脉，累及腹主动脉时主要为肾动脉分支以下部分。影像学表现为血管壁增厚、钙化或动脉瘤形成。PET可显示血管壁^{18}F-FDG摄取增高。患者可出现背痛、腹痛等症状。治疗通常为大剂量糖皮质激素，如泼尼松0.6～1.0 mg/（kg・d），持续4周后逐渐减至维持剂量（≤7.5mg/d）。然而，IgG4-AD治疗的最佳剂量、用药时间等尚未形成共识。据报道，96%的IgG4-AD或主动脉周围炎患者在糖皮质激素治疗后血管病变可改善，然而糖皮质激素治疗不能预防动脉瘤形成或破裂，因此，当病变表现为炎性腹主动脉瘤（inflammatory abdominal aortic aneurysm，IAAA），且有血管壁破裂的风险时，需考虑行人工血管置换、支架植入等血管内修复手术。由于目前没有针对炎性腹主动脉瘤的外科治疗指南，通常采用动脉瘤的标准治疗方法。早期发现且及早使用糖皮质激素治疗可以避免血管病变进展。有研究表明，几乎所有患者在接受糖皮质激素治疗后血管壁厚度改善，20.9%~50.0%患者在糖皮质激素治疗后出现管腔扩张加重，但其危险因素为治疗前即存在管腔扩张。

三、IgG4相关性硬化性胆管炎的特殊治疗

根据日本的一项IgG4相关性硬化性胆管炎（IgG4-related sclerosing cholangitis，IgG4-SC）的治疗指南，糖皮质激素基本适用于所有的IgG4-SC患者。并且当临床高度可能，但诊断不确定时，可在排除恶性肿瘤后开始糖皮质激素实验性治疗。日本的一项纳入527例IgG4-SC患者的回顾性研究显示，糖皮质激素治疗后IgG4-SC的缓解率为90%。对于轻度黄疸而无胆管炎的IgG4-SC患者，可以只用糖皮质激素而不用支架或引流。对于伴有梗阻性黄疸，特别是胆红素＞85.5μmol/L或合并胆管炎的患者，则需要在使用糖皮质激素治疗之前或同时放置胆道支架或进行胆道引流。置入支架可避免病情进一步加重。但是需注意，胆道支架易发生脱落和感染，应密切监测。病情允许的情况下应在糖皮质激素使用后4周内移除支架。一项回顾性的研究表明，IgG4-SC在使用糖皮质激素治疗后停药的复发率为53%，而手术治疗后患者复发率为44%，两组的复发率并无显著性差异；肝内外胆管的近端狭窄是复发的危险因素之一。对于复发的IgG4-SC患者，应再次加用糖皮质激素治疗或增加糖皮质激素剂量。此外，免疫抑制剂如硫唑嘌呤（AZA）、环磷酰胺（CTX）、6-巯基嘌呤（6-MP）、吗替麦考酚酯（MMF）和利妥昔单抗可考虑应用于部分复发患者。

四、IgG4相关性木样甲状腺炎的特殊治疗

IgG4相关性木样甲状腺炎（IgG4-related Riedel thyroiditis，IgG4-RT）以甲状腺致密纤维化为特征，可引起一系列压迫症状，如声音嘶哑、呼吸困难、吞咽困难等，并可出现甲状腺功能减退。虽然木样甲状腺炎发生于腺体，但其组织学特征通常与IgG4-RD的纤维化亚型较为一致，组织的纤维化程度较重，此类病变对免疫抑制剂的反应通常较差。在病程早期使用糖皮质激素可以减缓疾病进程，糖皮质激素的起

始剂量可选择泼尼松15～50mg/d，2～4周后逐渐减量，部分患者在减量过程中可出现复发。他莫昔芬通过抑制成纤维细胞的功能，减少转化生长因子-β（transforming growth factor-β，TGF-β）的产生，据报道已成功用于糖皮质激素治疗后复发的患者。可单独使用他莫昔芬10～20mg，或与糖皮质激素联合治疗。此外，对糖皮质激素和利妥昔单抗反应较差的患者，可以尝试免疫抑制剂治疗，如MMF、AZA等。若甲状腺受累病程长，病变累及甲状腺包膜并扩散到周围组织如气管，压迫症状明显，则需要进行手术干预。此外，对于合并甲状腺功能减退和Graves病的患者，应适当给予甲状腺激素或抗甲状腺药物。

五、IgG4相关性硬化性肠系膜炎的特殊治疗

IgG4相关性硬化性肠系膜炎（IgG4-related sclerosing mesenteritis，IgG4-RSM）可单独发生，也常与腹膜后纤维化合并发生，主要表现为发生在肠系膜根部的炎症、纤维化和脂肪坏死。部分IgG4-RSM患者可无明显临床症状，也可出现发热、恶心、呕吐、慢性腹痛、腹泻、痉挛、体重减轻等相关症状。治疗主要包括药物治疗、手术治疗或两者结合的方式，目前尚无相关共识。若患者出现临床症状，则需要进行治疗，以防止疾病进展。药物治疗疗效不佳者需要进行外科手术来改善症状。对于愿意接受手术的患者，应先进行手术，再配合药物（如B细胞耗竭剂）进行治疗。

综上所述，大多数IgG4-RD患者的一线治疗为糖皮质激素，可联合免疫抑制剂。若病变导致某些急性或慢性的器官压迫、梗阻等病变，药物治疗不能改善，可考虑手术或介入等干预。

（卢　慧　张　文）

参考文献

[1] 张文，董凌莉，朱剑，等. IgG4相关性疾病诊治中国专家共识[J]. 中华内科杂志，2021，60（3），192-206.

[2] KHOSROSHAHI A, WALLACE Z S, CROWE J L, et al. International Consensus Guidance Statement on the Management and Treatment of IgG4-Related Disease[J]. Arthritis Rheumatol, 2015, 67(7): 1688.

[3] ZHANG W, STONE J H. Management of IgG4-related disease[J]. Lancet Rheumatol, 2019, 1: e55.

[4] KAMISAWA T, OKAZAKI K. Diagnosis and Treatment of IgG4-Related Disease[J]. Curr Top Microbiol Immunol, 2017, 401: 19-33.

[5] WALLACE Z S, NADEN R P, CHARI S, et al. The 2019 American College of Rheumatology/European League Against Rheumatism classification criteria for IgG4-related disease[J]. Ann Rheum Dis, 2020, 79(1): 77-87.

[6] KHOSROSHAHI A, WALLACE Z S, CROWE J L, et al. International Consensus Guidance Statement on the Management and Treatment of IgG4-Related Disease[J]. Arthritis Rheumatol, 2015, 67(7): 1688-1699.

[7] OKAZAKI K, CHARI S T, FRULLONI L, et al. International consensus for the treatment of autoimmune pancreatitis[J]. Pancreatology, 2017, 17(1): 1-6.

[8] 董凌莉，高荣芬，孙玮，等. IgG4相关性疾病[M]. 北京：军事医学科学出版社，2014.

[9] PENG Y, LI JQ, ZHANG P P, et al. Clinical outcomes and predictive relapse factors of IgG4-related disease following treatment: a long-term cohort study[J]. J Intern Med, 2019, 286(5): 542-552.

[10] WANG L, ZHANG P, WANG M, et al. Failure of remission induction by glucocorticoids alone or in combination with immunosuppressive agents in IgG4-related disease: a prospective study of 215 patients[J]. Arthritis Res Ther, 2018, 20(1): 65.

[11] OMAR D, CHEN Y, CONG Y, et al. Glucocorticoids and steroid sparing medications monotherapies or in combination for IgG4-RD: a systematic review and network meta-analysis[J]. Rheumatology (Oxford), 2020, 59(4): 718-726.

[12] SHIRAKASHI M, YOSHIFUJI H, KODAMA Y, et al. Factors in glucocorticoid regimens associated with treatment response and relapses of IgG4-related disease: a multicentre study[J]. Scientific reports, 2018, 8(1): 10262.

[13] HIRANO K, TADA M, ISAYAMA H, et al. Outcome of Long-term Maintenance Steroid Therapy Cessation in Patients With Autoimmune Pancreatitis: A Prospective Study[J]. Journal of clinical gastroenterology, 2016, 50(4): 331-337.

[14] HART P A, KAMISAWA T, BRUGGE W R, et al. Long-term outcomes of autoimmune pancreatitis: a multicentre, international analysis[J]. Gut, 2013, 62(12): 1771-1776.

[15] KAMISAWA T, SHIMOSEGAWA T, OKAZAKI K, et al. Standard steroid treatment for autoimmune pancreatitis[J]. Gut, 2009, 58(11): 1504-1507.

[16] KUBOTA K, KAMISAWA T, OKAZAKI K, et al. Low-dose maintenance steroid treatment could reduce the relapse rate in patients with type 1 autoimmune pancreatitis: a long-term Japanese multicenter analysis of 510 patients[J]. J Gastroenterol, 2017,

52(8): 955-964.

[17] MARITATI F, PEYRONEL F, VAGLIO A. IgG4-related disease: a clinical perspective[J]. Rheumatology (Oxford), 2020, 59(S3): iii123-iii131.

[18] DELLA-TORRE E, CAMPOCHIARO C, BOZZOLO E P, et al. Methotrexate for maintenance of remission in IgG4-related disease[J]. Rheumatology, 2015, 54(10): 1934-1936.

[19] WANG Y, ZHAO Z, GAO D, et al. Additive effect of leflunomide and glucocorticoids compared with glucocorticoids monotherapy in preventing relapse of IgG4-related disease: A randomized clinical trial[J]. Semi Arthritis Rheum, 2020, 50(6): 1513-1520.

[20] YUNYUN F, YU C, PANPAN Z, et al. Efficacy of Cyclophosphamide treatment for immunoglobulin G4-related disease with addition of glucocorticoids[J]. Sci Rep, 2017, 7(1): 6195.

[21] ZHANG P, GONG Y, LIU Z, et al. Efficacy and safety of iguratimod plus corticosteroid as bridge therapy in treating mild IgG4-related diseases: A prospective clinical trial[J]. Int J Rheum Dis, 2019, 22(8): 1479-1488.

[22] YUNYUN F, YU P, PANPAN Z, et al. Efficacy and safety of low dose Mycophenolate mofetil treatment for immunoglobulin G4-related disease: a randomized clinical trial[J]. Rheumatology (Oxford), 2019, 58(1): 52-60.

[23] WANG L, ZHANG P, WANG M, et al. Failure of remission induction by glucocorticoids alone or in combination with immunosuppressive agents in IgG4-related disease: a prospective study of 215 patients[J]. Arthritis Res Ther, 2018, 20(1): 65.

[24] SANDANAYAKE N S, CHURCH N I, CHAPMAN M H, et al. Presentation and management of post-treatment relapse in autoimmune pancreatitis/immunoglobulin G4-associated cholangitis[J]. Clin Gastroenterol Hepatol, 2009, 7(10): 1089-1096.

[25] PENG Y, LI J Q, ZHANG P P, et al. Clinical outcomes and predictive relapse factors of IgG4-related disease following treatment: a long-term cohort study[J]. J Intern Med, 2019, 286(5): 542-552.

[26] HONG X, ZHANG YY, LI W, et al. Treatment of immunoglobulin G4-related sialadenitis: outcomes of glucocorticoid therapy combined with steroid-sparing agents[J]. Arthritis Res Ther, 2018, 20(1): 12.

[27] GHAZALE A, CHARI S T, ZHANG L, et al. Immunoglobulin G4-associated cholangitis: clinical profile and response to therapy[J]. Gastroenterology, 2008, 134(3): 706-715.

[28] FERNANDEZ-CODINA A, PINILLA B, PINAL-FERNANDEZ I, et al. Treatment and

outcomes in patients with IgG4-related disease using the IgG4 responder index[J]. Joint Bone Spine, 2018, 85(6): 721-726.

[29] CAMPOCHIARO C, RAMIREZ GA, BOZZOLO EP, et al. IgG4-related disease in Italy: clinical features and outcomes of a large cohort of patients[J]. Scand J Rheumatol, 2016, 45(2): 135-145.

[30] BUECHTER M, KLEIN C G, KLOETERS C, et al. Tacrolimus as a reasonable alternative in a patient with steroid-dependent and thiopurine-refractory autoimmune pancreatitis with IgG4-associated cholangitis[J]. Z Gastroenterol, 2014, 52(6): 564-568.

[31] BOSCO J J, SUAN D, VARIKATT W, et al. Extra-pancreatic manifestations of IgG4-related systemic disease: a single-centre experience of treatment with combined immunosuppression[J]. Intern Med J, 2013, 43(4): 417-423.

[32] GUPTA N, MATHEW J, MOHAN H, et al. Addition of second-line steroid sparing immunosuppressants like mycophenolate mofetil improves outcome of immunoglobulin G4-related disease (IgG4-RD): a series from a tertiary care teaching hospital in South India[J]. Rheumatol Int, 2018, 38(2): 203-209.

[33] HART P A, TOPAZIAN M D, WITZIG T E, et al. Treatment of relapsing autoimmune pancreatitis with immunomodulators and rituximab: the Mayo Clinic experience[J]. Gut, 2013, 62(11): 1607-1615.

[34] HUGGETT M T, CULVER E L, KUMAR M, et al. Type 1 autoimmune pancreatitis and IgG4-related sclerosing cholangitis is associated with extrapancreatic organ failure, malignancy, and mortality in a prospective UK cohort[J]. Am J Gastroenterol, 2014, 109(10): 1675-1683.

[35] OMAR D, CHEN Y, CONG Y, et al. Glucocorticoids and steroid sparing medications monotherapies or in combination for IgG4-RD: a systematic review and network meta-analysis[J]. Rheumatology (Oxford), 2020, 59(4): 718-726.

[36] KHOSROSHAHI A, WALLACE Z S, CROWE J L, et al. International consensus guidance statement on the management and treatment of IgG4-related disease[J]. Arthritis Rheumatol, 2015, 67(7): 1688-1699.

[37] QUATTROCCHIO G, BARRECA A, DEMARCHI A, et al. IgG4-related kidney disease: the effects of a Rituximab-based immunosuppressive therapy[J]. Oncotarget, 2018, 9(30): 21337.

[38] DENG H, ZHAO S, YUE Y, et al. IgG4-related disease of pulmonary artery causing pulmonary hypertension[J]. Medicine, 2018, 97(20): e10698.

[39] KANDA H, KOYA J, UOZAKI H, et al. Membranous nephropathy with repeated flares

in IgG4-related disease[J]. Clini Kidney J, 2013, 6(2): 204-207.

[40] WU P C, TIEN P T, LI Y H, et al. IgG4-related cerebral pseudotumor with perineural spreading along branches of the trigeminal nerves causing compressive optic neuropathy: a case report[J]. Medicine (Baltimore), 2017, 96(47): e8709.

[41] LU Z, TONGXI L, JIE L, et al. IgG4-related spinal pachymeningitis[J]. Clin Rheumatol, 2016, 35(6): 1549-1553.

[42] EBBO M, DANIEL L, PAVIC M, et al. IgG4-related systemic disease: features and treatment response in a French cohort: results of a multicenter registry[J]. Medicine (Baltimore), 2012, 91(1): 49-56.

[43] LUO X, PENG Y, ZHANG P, et al. Comparison of the Effects of Cyclophosphamide and Mycophenolate Mofetil Treatment Against Immunoglobulin G4-Related Disease: A Retrospective Cohort Study[J]. Front Med, 2020, 7: 253-253.

[44] HONG X, ZHANG Y Y, LI W, et al. Treatment of immunoglobulin G4-related sialadenitis: outcomes of glucocorticoid therapy combined with steroid-sparing agents[J]. Arthritis Res Ther, 2018, 20(1): 1-10.

[45] RAISSIAN Y, NASR S H, LARSEN C P, et al. Diagnosis of IgG4-related tubulointerstitial nephritis[J]. J Am Soc Nephrol, 2011, 22(7): 1343-1352.

[46] MADHANI K, FARRELL J J. Management of Autoimmune Pancreatitis[J]. Gastrointest Endosc Clin N Am, 2018, 28(4): 493-519.

[47] FONG C W, LIO L I, PON M, et al. IgG4-Related Aortitis[J]. Eur J Case Rep Intern Med, 2018, 5(9): 000881.

[48] MOSS H E, MEJICO L J, DE LA ROZA G, et al. IgG4-related inflammatory pseudotumor of the central nervous system responsive to mycophenolate mofetil[J]. J Neurological Sci, 2012, 318(1-2): 31-35.

[49] KAMISAWA T, OKAZAKI K, KAWA S, et al. Amendment of the Japanese Consensus Guidelines for Autoimmune Pancreatitis, 2013 Ⅲ. Treatment and prognosis of autoimmune pancreatitis[J]. J Gastroenterol, 2014, 49(6): 961-970.

[50] ONISHI Y, KAWAMURA T, KAGAMI R, et al. IgG4-related lung disease with organizing pneumonia effectively treated with azathioprine[J]. Intern Med, 2014, 53(23): 2701-2704.

[51] LÖFFLER C, HOFFEND J, REBEL M, et al. A rare cause for lower back pain: a case of an IgG4-related periaortitis[J]. Clin Rheumatol, 2016, 35(1): 265-270.

[52] JARIWALA M P, AGARWAL M, MULAY K, et al. IgG4-related orbital inflammation presenting as unilateral pseudotumor[J]. Indian J Pediatr, 2014, 81(10): 1108-1110.

[53] EVANS R D R, CARGILL T, GOODCHILD G, et al. Clinical manifestations and long-term outcomes of IgG4-related kidney and retroperitoneal involvement in a United Kingdom IgG4-related disease cohort[J]. Kidney Int Rep, 2019, 4(1): 48-58.

[54] POZDZIK A A, BROCHÉRIOU I, DEMETTER P, et al. Azathioprine as successful maintenance therapy in IgG4-related tubulointerstitial nephritis[J]. Clin Kidney J, 2012, 5(3): 225-228.

[55] BARNADO A L, CUNNINGHAM M A. IgG4-related disease presenting as recurrent mastoiditis with central nervous system involvement[J]. J Investig Med High Impact Case Rep, 2013, 2(3): 2324709614553670.

[56] PHILIPPAKIS E, CASSOUX N, CHARLOTTE F, et al. IgG4-related disease masquerading as recurrent scleritis and chronic conjunctivitis[J]. Ocul Immunol Inflamm, 2015, 23(2): 168-172.

[57] MORRIS C, NG T, KEVIN P, et al. Immunoglobulin G4 related disease isolated to the nasal cavity: a rare cause of nasal obstruction[J]. J Laryngol Otol, 2015, 129(S1): S57-S59.

[58] HYUN J W, KIM S H, YOO H, et al. Steroid-resistant relapsing IgG4-related pachymeningitis treated with methotrexate[J]. JAMA Neurology, 2014, 71(2): 222-225.

[59] HART P A, KAMISAWA T, BRUGGE W R, et al. Long-term outcomes of autoimmune pancreatitis: a multicentre, international analysis[J]. Gut, 2013, 62(12): 1771-1776.

[60] LIU Y, ZHANG Y, BIAN W, et al. Efficacy and safety of iguratimod on patients with relapsed or refractory IgG4-related disease[J]. Clin Rheumatol, 2020, 39(2): 491-497.

[61] LANZILLOTTA M, MANCUSO G, Della-Torre E. Advances in the diagnosis and management of IgG4-related disease[J]. BMJ, 2020, 369: m1067.

[62] PERUGINO C A, STONE J H. IgG4-related disease: an update on pathophysiology and implications for clinical care[J]. Nat Rev Rheumatol, 2020, 16(12): 702-714.

[63] CHEN Y, LIN W, YANG H, et al. Aberrant Expansion and Function of Follicular Helper T Cell Subsets in IgG4-Related Disease[J]. Arthritis Rheumatol, 2018, 70(11): 1853-1865.

[64] WALLACE Z S, MATTOO H, CARRUTHERS M, et al. Plasmablasts as a biomarker for IgG4-related disease, independent of serum IgG4 concentrations[J]. Ann Rheum Dis, 2015, 74(1): 190-195.

[65] YAMADA K, MIZUSHIMA I, KAWANO M. New insights into the pathophysiology of IgG4-related disease and markers of disease activity[J]. Expert Rev Clin Immunol, 2019, 15(3): 231-239.

[66] DELLA-TORRE E, RIGAMONTI E, PERUGINO C, et al. B lymphocytes directly

contribute to tissue fibrosis in patients with IgG4-related disease[J]. J Allergy Clin Immunol, 2020, 145(3): 968-981, e14.

[67] LIN W, ZHANG P, CHEN H, et al. Circulating plasmablasts/plasma cells: a potential biomarker for IgG4-related disease[J]. Arthritis Res Ther, 2017, 19(1): 25.

[68] LI J, LIU Z, ZHANG P, et al. Peripheral B-Cell Immunophenotyping Identifies Heterogeneity in IgG4-Related Disease[J]. Front Immunol, 2021, 12: 747076.

[69] CARRUTHERS M N, TOPAZIAN M D, KHOSROSHAHI A, et al. Rituximab for IgG4-related disease: a prospective, open-label trial[J]. Ann Rheum Dis, 2015, 74(6): 1171-1177.

[70] KHOSROSHAHI A, CARRUTHERS M N, DESHPANDE V, et al. Rituximab for the treatment of IgG4-related disease: lessons from 10 consecutive patients[J]. Medicine (Baltimore), 2012, 91(1): 57-66.

[71] DELLA-TORRE E, LANZILLOTTA M, CAMPOCHIARO C, et al. Efficacy and safety of rituximab biosimilar (CT-P10) in IgG4-related disease: an observational prospective open-label cohort study[J]. Eur J Intern Med, 2021, 84: 63-67.

[72] BETANCUR-VÁSQUEZ L, GONZALEZ-HURTADO D, ARANGO-ISAZA D, et al. IgG4-related disease: Is rituximab the best therapeutic strategy for cases refractory to conventional therapy? Results of a systematic review[J]. Reumatol Clin (Engl Ed), 2020, 16(3): 195-202.

[73] CAMPOCHIARO C, DELLA-TORRE E, LANZILLOTTA M, et al. Long-term efficacy of maintenance therapy with Rituximab for IgG4-related disease[J]. Eur J Intern Med, 2020, 74: 92-98.

[74] OMAR D, CHEN Y, CONG Y, et al. Glucocorticoids and steroid sparing medications monotherapies or in combination for IgG4-RD: a systematic review and network meta-analysis[J]. Rheumatology (Oxford), 2020, 59(4): 718-726.

[75] KHOSROSHAHI A, WALLACE Z S, CROWE J L, et al. International Consensus Guidance Statement on the Management and Treatment of IgG4-Related Disease[J]. Arthritis Rheumatol, 2015, 67(7): 1688-1699.

[76] Study to Evaluate the Effect of XmAb®5871 on Disease Activity in Patients With IgG4-Related Disease (RD)-Full Text View-ClinicalTrials.gov[DB/OL]. 2020-12-12. https://clinicaltrials.gov/ct2/show/study/NCT02725476.

[77] A Study of Inebilizumab Efficacy and Safety in IgG4-Related Disease-Full Text View-ClinicalTrials.gov[DB/OL]. 2020, https://clinicaltrials.gov/ct2/show/NCT04540497.

[78] PERUGINO C A, MATTOO H, MAHAJAN V S, et al. Emerging Treatment Models in

Rheumatology: IgG4-Related Disease: Insights Into Human Immunology and Targeted Therapies[J]. Arthritis Rheumatol, 2017, 69(9): 1722-1732.

[79] PAL SINGH S, DAMMEIJER F, HENDRIKS R W. Role of Bruton's tyrosine kinase in B cells and malignancies[J]. Mol Cancer, 2018, 17(1): 57.

[80] BURGER J A. Bruton Tyrosine Kinase Inhibitors: Present and Future[J]. Cancer J, 2019, 25(6): 386-393.

[81] KHAN M L, COLBY T V, VIGGIANO R W, et al. Treatment with bortezomib of a patient having hyper IgG4 disease[J]. Clin Lymphoma Myeloma Leuk, 2010, 10(3): 217-219.

[82] YAMAMOTO M, AOCHI S, SUZUKI C, et al. A case with good response to belimumab for lupus nephritis complicated by IgG4-related disease[J]. Lupus, 2019, 28(6): 786-789.

[83] YAMAMOTO M, TAKAHASHI H, TAKANO K, et al. Efficacy of abatacept for IgG4-related disease over 8 months[J]. Ann Rheum Dis, 2016, 75(8): 1576-1578.

[84] MATZA M, PERUGINO C, HARVEY L, et al. Abatacept for the Treatment of IgG4-Related Disease[J]. Arthritis Rheumatol, 2020, 72 (suppl 10).

[85] MATTOO H, MAHAJAN V S, MAEHARA T, et al. Clonal expansion of CD4(+) cytotoxic T lymphocytes in patients with IgG4-related disease[J]. J Allergy Clin Immunol, 2016, 138(3): 825-838.

[86] KAWA S. The Immunobiology of Immunoglobulin G4 and Complement Activation Pathways in IgG4-Related Disease[J]. Curr Top Microbiol Immunol, 2017, 401: 61-73.

[87] FUKUI S, FUJITA Y, ORIGUCHI T, et al. Serum complement factor C5a in IgG(4)-related disease[J]. Ann Rheum Dis, 2019, 78(7): e65.

[88] MAEHARA T, MATTOO H, OHTA M, et al. Lesional CD4+ IFN-γ+ cytotoxic T lymphocytes in IgG4-related dacryoadenitis and sialoadenitis[J]. Ann Rheum Dis, 2017, 76(2): 377-385.

[89] CAPECCHI R, ITALIANI P, PUXEDDU I, et al. IL-1 family cytokines and receptors in IgG4-related disease[J]. Cytokine, 2018, 102: 145-148.

[90] JARRELL J A, BAKER M C, PERUGINO C A, et al. Neutralizing anti-IL-1 receptor antagonist autoantibodies induce inflammatory and fibrotic mediators in IgG4-related disease[J]. J Allergy Clin Immunol, 2022, 149(1): 358-368.

[91] HONG X, MIN S N, ZHANG Y Y, et al. TNF-α Suppresses Autophagic Flux in Acinar Cells in IgG4-Related Sialadenitis[J]. J Dent Res, 2019, 98(12): 1386-1396.

[92] KARIM F, PARIDAENS D, WESTENBERG L, et al. Infliximab for IgG4-Related Orbital Disease[J]. Ophthalmic Plast Reconstr Surg, 2017, 33(3S Suppl 1): S162-S165.

[93] JALAJ S, DUNBAR K, CAMPBELL A, et al. Treatment of Pediatric IgG4-Related Orbital Disease With TNF-α Inhibitor[J]. Ophthalmic Plast Reconstr Surg, 2018, 34(1): e10-e12.

[94] SIMPSON R S, LAU S, LEE J K. Dupilumab as a novel steroid-sparing treatment for IgG4-related disease[J]. Ann Rheum Dis, 2020, 79(4): 549-550.

[95] SIMPSON R S, LEE J K. Response to: "Correspondence on: 'Dupilumab as a novel steroid-sparing treatment for IgG4-related disease' by Simpson et al" by Ebbo et al[J]. Ann Rheum Dis, 2022, 81(2): e27.

[96] ZHANG X, ZHANG P, LI J, et al. Different clinical patterns of IgG4-RD patients with and without eosinophilia[J]. Sci Rep, 2019, 9(1): 16483.

[97] MOUSSIEGT A, MULLER R, EBBO M, et al. IgG4-Related Disease and Hypereosinophilic Syndrome: overlapping Phenotypes?[C]. Portland, Oregon, USA: the 11th Biennial Symposium of the International Eosinophil Society, 2019.

[98] KOZLOVA A, BURLAKOV V, ABRAMOV D, et al. AB1082 Characterisation of a group of patients with IgG4-related disease: single centre experience[J]. Annals of the Rheumatic DiseasesAnn Rheum Dis, 2018, 77(Suppl 2): 1651.

[99] KHAN S, GORDINS P, DURAIRAJ S. JAK Inhibition as a Therapeutic Strategy for IgG4-RD[J]. J Investig Allergol Clin Immunol, 2021, 31(3): 280-281.

[100] SCHWARTZ D M, KANNO Y, VILLARINO A, et al. JAK inhibition as a therapeutic strategy for immune and inflammatory diseases[J]. Nat Rev Drug Discov, 2017, 17(1): 78.

[101] STONE J H, WALLACE Z S, PERUGINO C A, et al. Final Results of an Open Label Phase 2 Study of a Reversible B Cell Inhibitor, Xmab®5871, in IgG4-Related Disease[J]. Arthritis Rheumatol, 2017, 69 (suppl 10) .

[102] LANZILLOTTA M, FERNÀNDEZ-CODINA A, CULVER E, et al. Emerging therapy options for IgG4-related disease[J]. Expert Rev Clin Immunol, 2021, 17(5): 471-483.

[103] Study to Evaluate the Effect of XmAb®5871 on Disease Activity in Patients With IgG4-Related Disease (RD)-Full Text View-ClinicalTrials.gov[DB/OL]. 2020-12-12. https: // clinicaltrials.gov/ct2/show/study/NCT02725476-.

[104] YAMAMOTO M, TAKANO K I, KAMEKURA R, et al. Interleukin 5-producing ST2(+) memory Th2 cells in IgG4-related dacryoadenitis and sialadenitis[J]. Mod Rheumatol, 2019, 29(5): 856-860.

[105] CARRUTHERS M N, PARK S, SLACK G W, et al. IgG4-related disease and lymphocyte-variant hypereosinophilic syndrome: A comparative case series[J]. Eur J Haematol, 2017, 98(4): 378-387.

[106] ZONGFEI J, LIJUAN Z, YING S, et al. Improved clinical outcomes of tocilizumab versus cyclophosphamide for IgG4-related disease: insights from a prospective IgG4-related disease registry[J]. Ther Adv Chronic Dis, 2021, 12: 20406223211028776.

[107] DELLA-TORRE E, STONE J H. "How I manage" IgG4-Related Disease[J]. Journal of clinical immunology, 2016, 36(8): 754-763.

[108] EVANS R D R, CARGILL T, GOODCHILD G, et al. Clinical Manifestations and Long-term Outcomes of IgG4-Related Kidney and Retroperitoneal Involvement in a United Kingdom IgG4-Related Disease Cohort[J]. Kidney Int Rep, 2019, 4(1): 48-58.

[109] ROSSI G M, ROCCO R, ACCORSI BUTTINI E, et al. Idiopathic retroperitoneal fibrosis and its overlap with IgG4-related disease[J]. Internal and emergency medicine, 2017, 12(3): 287-299.

[110] PENG L, ZHANG P, LI J, et al. IgG4-related aortitis/periaortitis and periarteritis: a distinct spectrum of IgG4-related disease[J]. Arthritis Res Ther, 2020, 22(1): 103.

[111] ZHANG W, XUE F, WANG C, et al. Clinical features and prognostic factors of ten patients with renal failure caused by IgG4-related retroperitoneal fibrosis[J]. Oncotarget, 2018, 9(2): 2858-2865.

[112] CHIBA K, KAMISAWA T, TABATA T, et al. Clinical features of 10 patients with IgG4-related retroperitoneal fibrosis[J]. Internal medicine (Tokyo, Japan), 2013, 52(14): 1545-1551.

[113] KHOSROSHAHI A, CARRUTHERS M N, STONE J H, et al. Rethinking Ormond's disease: "idiopathic" retroperitoneal fibrosis in the era of IgG4-related disease[J]. Medicine, 2013, 92(2): 82-91.

[114] ZEN Y, ONODERA M, INOUE D, et al. Retroperitoneal fibrosis: a clinicopathologic study with respect to immunoglobulin G4[J]. The American journal of surgical pathology, 2009, 33(12): 1833-1839.

[115] MIZUSHIMA I, INOUE D, YAMAMOTO M, et al. Clinical course after corticosteroid therapy in IgG4-related aortitis/periaortitis and periarteritis: a retrospective multicenter study[J]. Arthritis Res Ther, 2014, 16(4): R156.

[116] KASASHIMA F, KAWAKAMI K, MATSUMOTO Y, et al. IgG4-Related Arterial Disease[J]. Ann Vasc Dis, 2018, 11(1): 72-77.

[117] COLOMBIER S, RUCHAT P, GRONCHI F, et al. Surgical procedure in immunoglobulin G4-related ascending aortitis?[J]. Ann Thora Surg, 2014, 97(4): e111-e113.

[118] HIRATZKA L F, BAKRIS G L, BECKMAN J A, et al. 2010 ACCF/AHA/AATS/ACR/ASA/SCA/SCAI/SIR/STS/SVM guidelines for the diagnosis and management

of patients with thoracic aortic disease: executive summary. A report of the American College of Cardiology Foundation/American Heart Association Task Force on Practice Guidelines, American Association for Thoracic Surgery, American College of Radiology, American Stroke Association, Society of Cardiovascular Anesthesiologists, Society for Cardiovascular Angiography and Interventions, Society of Interventional Radiology, Society of Thoracic Surgeons, and Society for Vascular Medicine[J]. Catheter Cardiovasc Interv, 2010, 76(2): E43-E86.

[119] OZAWA M, FUJINAGA Y, ASANO J, et al. Clinical features of IgG4-related periaortitis/periarteritis based on the analysis of 179 patients with IgG4-related disease: a case-control study[J]. Arthritis Res Ther, 2017, 19(1): 223.

[120] KAMISAWA T, NAKAZAWA T, TAZUMA S, et al. Clinical practice guidelines for IgG4-related sclerosing cholangitis[J]. J Hepatobiliary Pancreat Sci, 2019, 26(1): 9-42.

[121] MADHUSUDHAN K S, DAS P, GUNJAN D, et al. IgG4-Related Sclerosing Cholangitis: A Clinical and Imaging Review[J]. AJR Am J Roentgenol, 2019, 213(6): 1221-1231.

[122] TANAKA A, TAZUMA S, OKAZAKI K, et al. Clinical Features, Response to Treatment, and Outcomes of IgG4-Related Sclerosing Cholangitis[J]. Clin Gastroenterol Hepatol, 2017, 15(6): 920-926, e3.

[123] GHAZALE A, CHARI S T, ZHANG L, et al. Immunoglobulin G4-associated cholangitis: clinical profile and response to therapy[J]. Gastroenterology, 2008, 134(3): 706-715.

[124] KOTTAHACHCHI D, TOPLISS D J. Immunoglobulin G4-Related Thyroid Diseases[J]. Eur Thyroid J, 2016, 5(4): 231-239.

[125] HUNT L, HARRISON B, BULL M, et al. Rituximab: a novel treatment for refractory Riedel's thyroiditis[J]. Endocrinol Diabetes Metab Case Rep, 2018, 2018: 17-0132.

[126] DUTTA D, AHUJA A, SELVAN C. Immunoglobulin G4-related thyroid disorders: Diagnostic challenges and clinical outcomes[J]. Endokrynol Pol, 2016, 52 67(5): 520-524.

[127] LEE S J, PARK C K, YANG W I, et al. IgG4-Related Sclerosing Mesenteritis[J]. J Pathol Transl Med, 2016, 50(4): 309-311.

第十章

IgG4相关性疾病的预后和复发危险因素

IgG4相关性疾病（IgG4-RD）是一种慢性炎性纤维性疾病，目前以糖皮质激素作为一线治疗药物，也可联合免疫抑制剂或者使用生物制剂治疗，大部分患者对上述治疗反应颇佳，可在短期内达到疾病缓解状态，但有24%～63%的患者在随访期间易出现疾病复发。因此，研究该疾病的预后和复发危险因素，并为复发风险相对较高的IgG4-RD患者寻找最佳治疗方案尤为重要。下文将从流行病学、受累器官、血清学改变、免疫细胞和治疗方案等方面阐述IgG4-RD的预后和复发危险因素。

一、流行病学特点

IgG4-RD可以累及各个年龄段，以中老年男性居多。近年来有研究证实，IgG4-RD患者中男性和年轻的患者更容易复发。这一结果也在北京协和医院关于IgG4-RD复发危险因素的研究中得到证实，男性IgG4-RD患者的复发风险约为女性患者的3.14倍。同时，也有报道指出，IgG4相关性眶周炎和自身免疫性胰腺炎患者初始治疗时的发病时间越长，复发风险越高。

二、受累器官

IgG4-RD可累及全身几乎所有器官，包括泪腺、唾液腺、眼眶（眼外肌和球后肿块）、胰腺、胆管、肺、肾、主动脉和腹膜后组织、甲状腺、垂体、硬脑膜等。受累器官数目与患者的反应指数（RI）直接相关，有研究认为，IgG4-RD患者受累器官的数量与复发风险存在明显的正相关，受累器官越多，复发风险越大，尤其是当患者受累器官数目大于4个时复发风险更高。特定器官受累与IgG4-RD复发之间的关系目前存在争议，部分研究认为疾病复发与特定器官受累无关，也有研究指出近端胆管受累、泪腺受累、自身免疫性胰腺炎、硬化性胆管炎或腹膜后纤维化的患者更容易在随访过程中出现复发。IgG4相关性自身免疫性胰腺炎患者，若出现黄疸、弥漫性胰腺肿胀或者合并十二指肠乳头炎，疾病复发风险增大。

三、血清学改变

有研究指出，血清IgG4水平与疾病复发密切相关，基线血清IgG4水平较高（＞11 900mg/L）的患者在激素减量时更易复发，治疗期间血清IgG4水平再次升高可能与疾病波动相关，是疾病复发的危险因素。大部分IgG4-RD患者除血清IgG4水平的升高外，还存在血清IgE水平、嗜酸性粒细胞计数升高以及血清补体水平的降低。IgG4-RD患者在病初血清IgE水平较高时，复发风险较高，而在疾病复发时可以检测到部分患者血清IgE和嗜酸性粒细胞计数的再次升高。20.8%～36.0%的IgG4-RD患者会出现低补体血症，患者的血清补体水平与IgG、IgG4、IgE以及疾病活动度存在明显的负相关，若患者处于疾病活动期，补体水平可能出现下降，提示补体可能通过免疫复合物的途径参与疾病进展。同时，疾病复发也易发生在血清IgA、IgM水平较低，血清$IgG4^+$浆细胞/IgG^+浆细胞比值较高的IgG4-RD患者中。此外，反映T细胞活化水平的外周血可溶性IL-2受体（soluble IL-2 receptor，sIL-2R）水平也被证实与IgG4-RD患者的疾病活动度、受累器官数量存在明显的正相关，治疗后患者血清sIL-2R水平明显下降，而在疾病复发时sIL-2R水平会再次升高。近年来，随着细胞因子检测技术的普及，有研究发现，在难治性或者复发的IgG4-RD患者的血清中存在着更高水平的肿瘤坏死因子-α，提示免疫细胞因子在疾病复发中可能的提示作用。

四、免疫细胞

作为一种免疫相关的慢性炎性纤维性疾病，多种免疫细胞紊乱在IgG4-RD的发生发展中发挥重要作用。浆母细胞（plasmablast）是一种起源于B细胞谱系，介于活化B细胞和浆细胞之间的过渡阶段细胞，被发现与患者血清IgG4水平呈正相关，浆母细胞计数的升高也被认为是疾病复发的危险因素。滤泡辅助性T细胞（Tfh）主要与B细胞协同发挥作用，促进抗体产生、抗体类别转换、抗体亲和力成熟、浆母细胞和浆细胞生成，与IgG4-RD的发生发展密切相关。而在Tfh中，Tfh2在IgG4-RD患者外周血中明显增加，且与疾病活动度存在明显的相关性。IgG4-RD复发患者的外周血记忆B细胞数量明显增加，也被认为是疾病复发的一个危险因素，同时也有研究证实，在使用标准糖皮质激素治疗6个月后，外周血记忆B细胞数量可作为预测疾病复发风险的独立因素。

五、治疗方案

糖皮质激素是目前公认的治疗IgG4-RD的一线用药，绝大多数患者使用糖皮质激素治疗效果好，尤其对于早期、初治的患者，但部分患者在糖皮质激素减量期或者停用后会出现疾病复发。糖皮质激素初始剂量、减药周期和维持剂量均与病情复发有关。

采用泼尼松初始剂量<0.4mg/（kg·d）的患者比采用泼尼松0.4~0.7mg/（kg·d）方案的患者复发风险更高，且减药期间采用糖皮质激素快速减量方案的患者复发风险更高。复发患者的糖皮质激素维持剂量（泼尼松6.5mg/d±2.5mg/d）低于未复发患者（泼尼松8.2mg/d±1.9mg/d），表明糖皮质激素低维持剂量可能是IgG4-RD患者复发的危险因素。也有研究显示，单用糖皮质激素维持治疗患者的复发率明显高于糖皮质激素联合小剂量免疫抑制剂治疗。治疗过程中出现多次复发的难治性患者在后续的治疗过程中也有更高的复发风险。

总的来说，IgG4-RD患者具有包括流行病学、受累器官、血清学改变、免疫细胞等在内的多方面预后和复发危险因素，在评估患者复发可能性时需要综合考虑。同时，IgG4-RD患者具备的复发危险因素越多，在治疗过程中出现复发的概率越高。研究显示，具有3种以上危险因素的患者疾病复发的发生率约为71.4%，IgG4-RD患者复发的危险因素复杂多样，且存在个体差异，临床医生在诊治IgG4-RD患者时应积极评估患者的复发风险，对高复发风险患者应制订合理的治疗方案并密切随访。对于某些存在复发高危因素但尚未出现复发征象的患者，是否需适当增强药物治疗方案以减少复发风险，目前仍是该病的临床研究中需解决的问题。

（周佳鑫　彭　钰）

参考文献

[1] PENG Y, LI J Q, ZHANG P P, et al. Clinical outcomes and predictive relapse factors of IgG4-related disease following treatment: a long-term cohort study[J]. J Intern Med, 2019, 286(5): 542-552.

[2] YAMAMOTO M, NOJIMA M, TAKAHASHI H, et al. Identification of relapse predictors in IgG4-related disease using multivariate analysis of clinical data at the first visit and initial treatment[J]. Rheumatology (Oxford), 2015, 54(1): 45-49.

[3] WANG L, ZHANG P, ZHANG X, et al. Sex disparities in clinical characteristics and

prognosis of immunoglobulin G4-related disease: a prospective study of 403 patients[J]. Rheumatology (Oxford), 2019, 58(5): 820-830.

[4] PARK J, LEE M J, KIM N, et al. Risk factors for extraophthalmic involvement and treatment outcomes in patients with IgG4-related ophthalmic disease[J]. Br J Ophthalmol, 2018, 102(6): 736-741.

[5] WALLACE Z S, MATTOO H, MAHAJAN VS, et al. Predictors of disease relapse in IgG4-related disease following rituximab[J]. Rheumatology (Oxford), 2016, 55(6): 1000-1008.

[6] YUNYUN F, YU P, PANPAN Z, et al. Efficacy and safety of low dose Mycophenolate mofetil treatment for immunoglobulin G4-related disease: a randomized clinical trial[J]. Rheumatology (Oxford), 2019, 58(1): 52-60.

[7] YOO J J, PARK J J, KANG E H, et al. Risk factors for the recurrence of IgG4-related Sclerosing disease without autoimmune pancreatitis[J]. J Clin Rheumatol, 2011, 17(7): 392-394.

[8] LEE H W, MOON S H, KIM M H, et al. Relapse rate and predictors of relapse in a large single center cohort of type 1 autoimmune pancreatitis: long-term follow-up results after steroid therapy with short-duration maintenance treatment[J]. J Gastroenterol, 2018, 53(8): 967-977.

[9] WANG L, ZHANG P, WANG M, et al. Failure of remission induction by glucocorticoids alone or in combination with immunosuppressive agents in IgG4-related disease: a prospective study of 215 patients[J]. Arthritis Res Ther, 2018, 20(1): 65.

[10] MIKI M, FUJIMORI N, OONO T, et al. Relapse patterns and predictors of IgG4-related diseases involved with autoimmune pancreatitis: A single-center retrospective study of 115 patients[J]. J Dig Dis, 2019, 20(3): 152-158.

[11] KUBOTA K, WATANABE S, UCHIYAMA T, et al. Factors predictive of relapse and spontaneous remission of autoimmune pancreatitis patients treated/not treated with corticosteroids[J]. J Gastroenterol, 2011, 46(6): 834-842.

[12] SASAKI T, AKIYAMA M, KANEKO Y, et al. Risk factors of relapse following glucocorticoid tapering in IgG4-related disease[J]. Clin Exp Rheumatol, 2018, 36 Suppl 112(3): 186-189.

[13] CULVER E L, SADLER R, BATEMAN A C, et al. Increases in IgE, Eosinophils, and Mast Cells Can be Used in Diagnosis and to Predict Relapse of IgG4-Related Disease[J]. Clin Gastroenterol Hepatol, 2017, 15(9): 1444-1452, e1446.

[14] PENG L, LU H, ZHOU J, et al. Clinical characteristics and outcome of IgG4-related disease with hypocomplementemia: a prospective cohort study[J]. Arthritis Res Ther,

2021, 23(1): 102.

[15] KAWA S. The Immunobiology of Immunoglobulin G4 and Complement Activation Pathways in IgG4-Related Disease[J]. Curr Top Microbiol Immunol, 2017, 401: 61-73.

[16] HANDA T, MATSUI S, YOSHIFUJI H, et al. Serum soluble interleukin-2 receptor as a biomarker in immunoglobulin G4-related disease[J]. Mod Rheumatol, 2018, 28(5): 838-844.

[17] ZONGFEI J, LINGYING M, LIJUAN Z, et al. Prognostic factors in IgG4-related disease: a long-term monocentric Chinese cohort study[J]. Clin Rheumatol, 2021, 40(6): 2293-2300.

[18] WALLACE Z S, MATTOO H, CARRUTHERS M, et al. Plasmablasts as a biomarker for IgG4-related disease, independent of serum IgG4 concentrations[J]. Ann Rheum Dis, 2015, 74(1): 190-195.

[19] MATTOO H, MAHAJAN V S, DELLA-TORRE E, et al. De novo oligoclonal expansions of circulating plasmablasts in active and relapsing IgG4-related disease[J]. J Allergy Clin Immunol, 2014, 134(3): 679-687.

[20] AKIYAMA M, YASUOKA H, YAMAOKA K, et al. Enhanced IgG4 production by follicular helper 2 T cells and the involvement of follicular helper 1 T cells in the pathogenesis of IgG4-related disease[J]. Arthritis Res Ther, 2016, 18(1): 167.

[21] LANZILLOTTA M, DELLA-TORRE E, MILANI R, et al. Increase of circulating memory B cells after glucocorticoid-induced remission identifies patients at risk of IgG4-related disease relapse[J]. Arthritis Res Ther, 2018, 20(1): 222.

[22] MAJUMDER S, MOHAPATRA S, LENNON R J, et al. Rituximab Maintenance Therapy Reduces Rate of Relapse of Pancreaticobiliary Immunoglobulin G4-related Disease[J]. Clin Gastroenterol Hepatol, 2018, 16(12): 1947-1953.

第十一章

IgG4相关性疾病与肿瘤

IgG4相关性疾病（IgG4-RD）是一组以血清IgG4水平升高、病理组织中大量IgG4阳性浆细胞浸润、闭塞性静脉炎及纤维化为特征的疾病，可累及多器官、多系统，出现类似于肿瘤、感染和炎症性疾病的临床表现，这也经常导致其被延迟诊断或误诊。另一方面，随着对IgG4-RD认识的日趋深入，国内外已经报道了一系列与IgG4-RD并发/重叠肿瘤或模拟肿瘤，包括肺、胰腺、胃肠道、肾和前列腺等实体瘤，也包括血液系统肿瘤如淋巴瘤等。此外，IgG4-RD患者中有癌症风险增高的趋势，癌症患者也可出现并发IgG4-RD相关临床表现的特点。

一、IgG4-RD并发恶性肿瘤的流行病学及发病时序特点

IgG4-RD并发恶性肿瘤时，二者发生的先后顺序尚不完全确定，恶性肿瘤在IgG4-RD诊断前、诊断时和诊断后均可出现，提示了不同的疾病状态，其发生机制也有不同。IgG4-RD诊断之后并发癌症发生的风险趋于增加。一项来自日本的研究提示IgG4-RD患者的恶性肿瘤总发生率与普通人群相比无显著增加，但有更多来自韩国、美国、英国和日本的研究报道提示IgG4-RD患者较普通人群具有更高的恶性肿瘤患病率或发生率。北京协和医院IgG4-RD患者的前瞻性队列研究数据提示，IgG4-RD罹患恶性肿瘤的标准化发病率（standardized incidence ratio，SIR）为2.78（95%CI 1.33～5.12），较普通人群升高。基于以上流行病学数据，且IgG4-RD具有浆细胞浸润和慢性炎症特征，以及IgG4在免疫抑制和免疫逃逸中的作用特性及肿瘤倾向，有一些学者认为IgG4-RD提示了癌前状态或副肿瘤状态。癌症病史之后出现IgG4-RD的患者队列研究也有研究关注，提出恶性肿瘤之后发生IgG4-RD的原因包括二者的疾病共同基因易感性、肿瘤治疗（放疗或化疗）后的免疫功能紊乱以及恶性肿瘤带来的新抗原的免疫暴露，导致IgG4-RD的疾病发生。

二、IgG4-RD与实体瘤的相互模拟及鉴别诊断

IgG4-RD常累及胰腺、唾液腺、泪腺、肺、肾、胆管、腹膜后、主动脉周围、垂体、甲状腺和前列腺等多个组织器官，也常出现体重下降、脏器占位，影像学表现多样

的类似肿瘤非特异性临床表现，容易被误诊为肿瘤性疾病。另一方面，随着IgG-RD被逐步认识，一些恶性肿瘤如胰腺癌、胆管癌、胃癌、直肠癌、肺癌和宫颈癌可能出现血清IgG4水平升高，并表现出类似IgG4-RD的临床特征。这种情况下，IgG4-RD容易被误诊或者过度诊断，这些问题给临床诊治带来困难与挑战。

头颈部器官是易被IgG4-RD累及的区域，其中以泪腺、下颌下腺、腮腺、甲状腺和眼眶受累较常见。早在1888年，Mikulicz报道了以对称性泪腺、腮腺和下颌下腺腺体肿胀为主要表现的病例，被称为Mikulicz病。1896年Kuttner描述了涎腺的一种纤维炎性疾病，该病表现为单侧或双侧下颌下腺均匀性肿胀，后称为慢性硬化性涎腺炎，又称Kuttner肿瘤。目前认为Mikulicz病、Kuttner瘤均是IgG4-RD泪腺、唾液腺受累的表现形式，这类疾病需与容易误诊为涎腺肿瘤、眼眶炎性假瘤等疾病进行鉴别，在临床中应予以重视。对外分泌腺肿大的患者需要详细询问病史，了解有无胰腺、胆道、泌尿系统等其他IgG4-RD系统受累的证据，行血清IgG4浓度检测，并需对相应部位进行超声、MRI、组织病理学及免疫组织化学等相关检查加以鉴别。

IgG4-RD相关甲状腺疾病（IgG4-related Thyroid Disease, IgG4-RTD）分为4个亚型，分别是木样甲状腺炎（Riedel thyroiditis, RT）、IgG4相关性桥本甲状腺炎（IgG4-related Hashimoto thyroiditis, IgG4-HT）、纤维变异性桥本甲状腺炎（fibrosing variant of Hashimoto thyroiditis, FVHT）以及IgG4水平升高的Graves病，临床上主要表现为弥漫性或结节性甲状腺肿大。其中，FVHT特征性表现是甲状腺在短期内明显增大，患者常有明显的颈部压迫症状，多伴甲状腺功能减退，需与甲状腺恶性肿瘤鉴别。鉴别要点在于病理学检查，FVHT镜下可见广泛的纤维组织替代甲状腺实质，伴大量淋巴细胞浸润，但病变均仅局限于甲状腺组织内。值得注意的是，也有IgG4-RD与甲状腺肿瘤合并存在的病例报道。

IgG4-RD胰腺受累时，常表现为1型自身免疫性胰腺炎（IgG4-AIP），出现无痛性梗阻性黄疸、上腹部不适及消化不良等胰腺癌样症状。IgG4-AIP影像学可表现为主胰管不规则狭窄、胰腺肿胀，部分病例也可能出现胰头肿块等胰腺癌类似影像学特征。过去，对IgG4-RD认识不够深入，IgG4-AIP被误诊为胰腺癌，并进行手术的情况时有发生。另一方面，有研究表明，血清IgG4在约10%的胰腺癌患者中也会增高。在实际临床工作中，胰腺癌的发病率远高于AIP，在诊断IgG4-AIP必须首先排除胰腺癌，临床医师应加强对该病的认识，遇到慢性胰腺炎、胰腺肿大或局部占位时，需通过检测血清IgG4、肿瘤标志物、影像学和病理学等诊断方式提高诊断准确率。值得注意的是，有研究提示IgG4-AIP患者中同时并发恶性肿瘤的比例为正常人群的2.7倍，且肿瘤多为胃癌等腹部恶性肿瘤，因此需要警惕两种疾病同时发生的临床情况。

IgG4-RD累及胆道时，常表现为硬化性胆管炎（IgG4-related sclerosing cholangitis，IgG4-SC），其影像学表现与原发性硬化性胆管炎及胆管癌有诸多重叠，临床上对于这些疾病的处理方式完全不同，因此鉴别诊断非常重要。此外，也有IgG4-RD模拟胆囊癌的病例报道。肝脏炎性假瘤（inflammatory pseudotumor，IPT）是IgG4-RD常见肝脏受累表现之一，常见于中老年男性患者，IgG4相关肝脏IPT临床特征缺乏特异性，它在影像学上与肝脏恶性肿瘤的鉴别也是临床的难点问题，由于肝脏IPT富含炎症细胞和纤维组织，其病灶在增强CT上也可表现出延迟强化，CT表现与转移性肝癌和肝内胆管癌类似，常难以区分，临床中也有二者合并重叠情况，如IgG4相关性IPT合并肝癌。对这类CT难以鉴别的IgG4相关肝脏IPT患者，MRI具有一定优势。此外，血清IgG4水平升高并非IgG4-RD诊断的特异性指标，肝胆胰肿瘤、自身免疫性肝炎等肝胆胰腺疾病常可能出现血清IgG4水平升高，需要鉴别诊断。

IgG4-RD有孤立性累及食管、胃和肠道的报道。IgG4-RD累及食管的病例通常表现为进行性吞咽困难、体重下降，胃镜检查可发现食管狭窄，可模拟食管癌的临床表现。IgG4-RD孤立性胃部累及病例报道，发现这些患者临床症状与慢性胃炎、消化性溃疡、功能性胃肠病等疾病的表现相似，内镜检查发现巨大溃疡、息肉、平滑肌瘤等，这些非特异性临床表现需重点与胃癌相鉴别。结肠IgG4-RD患者多数无明显胃肠道症状，大部分在进行结肠镜检查时意外发现。

腹膜后纤维化（retroperitoneal fibrosis，RPF）是IgG4-RD的常见表现，其特征是炎性-纤维组织包绕腹主动脉、髂动脉，甚至延伸至腹膜后腔包绕临近器官（如输尿管、下腔静脉等），压迫其包绕的器官进而产生一系列临床症状。已有较多报道淋巴瘤、胃肠道肿瘤、泌尿系统肿瘤、腹膜后神经母细胞瘤、乳腺癌、睾丸精原细胞癌等恶性肿瘤也是引起继发RPF的重要原因。因此，在临床中诊断IgG4-RPF时需加以鉴别，IgG4-RPF的诊断主要依赖于CT和MRI检查，对良、恶性鉴别不清时，需要利用PET/CT评估腹膜后病灶的代谢活性，发现全身其他部位病灶，并除外肿瘤、感染等继发因素。当然，病理学检查仍然是诊断IgG4-RPF的最可靠方法，腹膜后病灶病理学通常具有IgG4-RD的3个典型病理特征（IgG4阳性浆细胞浸润、闭塞性静脉炎及纤维化），对疾病的正确诊断具有重要意义。

IgG4-RD可累及肾实质、肾盂、输尿管、前列腺、尿道、睾丸以及广泛的腹膜后组织。IgG4-RD肾脏受累时，根据影像学检查外观可表现为肾皮质斑片状、低密度病变，孤立性肾实质肿块、结节，肾脏弥漫性肿大或肾周筋膜增厚。因此，当IgG4-RD肾脏受累时，通常建议与肾盂癌、淋巴瘤及转移癌等肿瘤性疾病鉴别。累及盆腔时，可表现为盆腔肿块。IgG4-RD膀胱受累较为少见，这类患者常出现血尿症状，影像学上可表现为膀胱区占位，需要与膀胱恶性肿瘤鉴别。IgG4-RD前列腺受累罕见，通常出现以前列腺增生症为特征的IgG4相关性前列腺炎，需要指出的是，这些患者可出现类似前列腺癌的肿瘤标志物PSA水平升高。有病例报道IgG4-RD前列腺炎的患者出现模拟前列腺癌的情况，表现为前列腺占位，并侵犯膀胱、精囊腺及淋巴结，结合PSA水平升高，极易误诊。IgG4-RD累及睾丸时，可模拟睾丸肿瘤，出现阴囊肿块、肿胀和疼痛等症状，当这类患者出现血清IgG4水平异常时，需要进行睾丸CT和睾丸穿刺活检，与风湿免疫科医师协作，早期诊断和管理可以防止不必要的睾丸切除术。

三、IgG4-RD与血液系统恶性疾病的相互模拟及鉴别诊断

IgG4-RD与血液系统恶性肿瘤的鉴别和模拟需引起临床重视。IgG4-RD发病机制尚不明确，通常认为淋巴细胞、浆母细胞活化在其发病机制中发挥重要作用，IgG4-RD患者经常同时伴有淋巴结病，淋巴结病灶可以邻近或远离结外硬化性病灶。Castleman病是一类包括血液、肿瘤、风湿病和病毒感染等多种临床、病理特征交错的疾病，浆细胞型Castleman病与IgG-RD临床上有许多相似之处，如多发淋巴结肿大、受累淋巴结或器官中大量浆细胞浸润，部分Castleman病患者血清IgG4水平升高和IgG4^{+}浆细胞增多，有时与IgG4-RD难以鉴别。IgG4-RD患者容易出现嗜酸性粒细胞增多，并发变态反应性疾病，部分患者可见受累组织嗜酸性粒细胞浸润，需要与恶性肿瘤导致继发性嗜酸性粒细胞增高鉴别，对于外周血嗜酸性粒细胞过高，特别是受累器官表现不典型者诊断IgG4-RD应更慎重。IgG4-RD发生淋巴瘤的危险程度尚不确定，IgG4-RD相关淋巴瘤的最常见的病理类型是结外边缘带淋巴瘤（MALT淋巴瘤）。另外，IgG4-RD合并滤泡淋巴瘤、原位滤泡淋巴瘤、弥漫大B细胞淋巴瘤以及外周T细胞淋巴瘤等均有报道。

四、总结

总之，已发现多种恶性肿瘤与IgG4-RD可相互模拟，恶性肿瘤在IgG4-RD中呈增高趋势，而恶性肿瘤本身可能也是发生IgG4-RD的危险因素。血清IgG4水平增高，对IgG4-RD的诊断并不具有较高的特异性，临床中对疑诊IgG4-RD患者，需进行详细询问病史、查体，并借助影像学、病理学检查包括形态学、免疫组化以鉴别，多学科合作，提高诊断的及时性和准确性。

（杨华夏　张　文）

参考文献

[1] KAMISAWA T, ZEN Y, PILLAI S, et al. IgG4-related disease[J]. Lancet, 2015, 385(9976): 1460-1471.

[2] HIRANO K, TADA M, Sasahira N, et al. Incidence of malignancies in patients with IgG4-related disease[J]. Intern Med, 2014, 53, 171-176.

[3] INOUE D, YOSHIDA K, YONEDA N, et al. IgG4-related disease: dataset of 235 consecutive patients[J]. Medicine (Baltimore), 2015, 94(15): e680.

[4] YAMAMOTO M, TAKAHASHI H, TABEYA T, et al. Risk of malignancies in IgG4-related disease[J]. Mod Rheumatol, 2012, 22(3): 414-418.

[5] TANG H, YANG H, ZHANG P, et al. Malignancy and IgG4-related disease: the incidence, related factors and prognosis from a prospective cohort study in China[J]. Sci Rep, 2020, 10(1): 4910.

[6] WALLACE Z S, WALLACE C J, LU N, et al. Association of IgG4-Related Disease With History of Malignancy[J]. Arthritis Rheumatol, 2016, 68(9): 2283-2289.

[7] KOTTAHACHCHI D, TOPLISS D J. Immunoglobulin G4-Related Thyroid Diseases[J]. Eur Thyroid J, 2016, 5(4): 231-239.

[8] SAH R P, CHARI S T. Serologic issues in IgG4-related systemic disease and autoimmune pancreatitis[J]. Curr Opin Rheumatol, 2011, 23(1): 108-113.

[9] SHIOKAWA M, KODAMA Y, YOSHIMURA K, et al. Risk of cancer in patients with autoimmune pancreatitis[J]. Am J Gastroenterol, 2013, 108(4): 610-617.

[10] LÖHR J M, VUJASINOVIC M, ROSENDAHL J, et al. IgG4-related diseases of the digestive tract[J]. Nat Rev Gastroenterol Hepatol, 2022, 19(3): 185-197.

[11] SKORUS U, KENIG J, MASTALERZ K. IgG4-related disease manifesting as an

isolated gastric lesion-a literature review[J]. Pol Przegl Chir, 2018, 13, 90(4): 41-45.

[12] TENG F, LU H, ZHENG K, et al. Urinary System Manifestation of IgG4-Related Disease: Clinical, Laboratory, Radiological, and Pathological Spectra of a Chinese Single-Centre Study[J]. J Immunol Res, 2020, 2020: 5851842.

[13] BUIJS J, MAILLETTE DE BUY WENNIGER L, VAN LEENDERS G, et al. Immunoglobulin G4-related prostatitis: a case-control study focusing on clinical and pathologic characteristics[J]. Urology, 2014, 83(3): 521-526.

[14] WANG G, ZHUO N, LUO X, et al. IgG4-Related Disease With Testicular Involvement: A Case Report and Review of Literature[J]. Front Immunol, 2021, 12: 717902.

[15] BOOKHOUT C E, ROLLINS-RAVAL M A. Immunoglobulin G4-Related Lymphadenopathy [J]. Surg Pathol Clin, 2016, 9(1): 117-129.

IgG4

第十二章

病例解析

病例一　典型IgG4相关性疾病

患者，男性，52岁。

主诉：下颌下腺肿大9个月，腹部隐痛、皮肤黄染2周。

诊治经过：患者于9个月前无诱因出现双侧下颌下腺进行性肿大，约核桃大小，无痛，未予重视。2周前出现腹部隐痛，伴皮肤和巩膜黄染及排尿困难。病程中无发热、关节痛。既往有变应性鼻炎病史，对花粉过敏。化验检查：WBC 9.02×10^9/L，Eos 29.7%；ALT 90U/L，GGT 350U/L，TBil 86μmol/L，DBil 70μmol/L，ESR 69mm/h，CRP 61.4mg/L，IgG 25.9g/L，IgM 0.53g/L，IgA 1.88g/L，IgG1 76 200mg/L，IgG2 34 800mg/L，IgG3 5410mg/L，IgG4 247 000mg/L。CEA和CA19-9轻度升高。B超和腹部CT：显示胰腺体尾部肿大。MRCP：肝内胆管粗细不均，部分狭窄。PET/CT：下颌下腺、胰腺和前列腺增大，纵隔可见肿大淋巴结，腹主动脉周围软组织，代谢增高，SUV值3.1～3.5。下颌下腺活检：显示大量淋巴细胞和浆细胞浸润，伴淋巴滤泡形成，重度纤维化，$IgG4^+$细胞＞50/HPF，$IgG4^+/IgG^+$比值＞40%（图12-1）。

诊断：IgG4相关性疾病（累及下颌下腺、淋巴结、胰腺、腹膜后组织和前列腺）

点评：此例患者为典型的IgG4-RD病例。病程呈慢性隐匿性进展，累及多个器官，包括下颌下腺、淋巴结、胰腺、腹膜后组织和前列腺，受累器官弥漫性肿胀伴硬化。临床表现为肿大器官压迫症状。血清IgG4水平显著升高，伴嗜酸性粒细胞轻度增多，以及炎症指标ESR、CRP、IgG和IgE水平升高。病理表现为大量淋巴细胞和浆细胞浸润，伴淋巴滤泡形成，重度纤维化，$IgG4^+$浆细胞＞50/HPF，$IgG4^+/IgG^+$浆细胞比值＞40%。对糖皮质激素治疗敏感。

该病例2014年发表于*Eur J Nucl Med Mol Imaging*，文章题目《Characterizing IgG4-related disease with ^{18}F-FDG PET/CT: a prospective cohort study》。

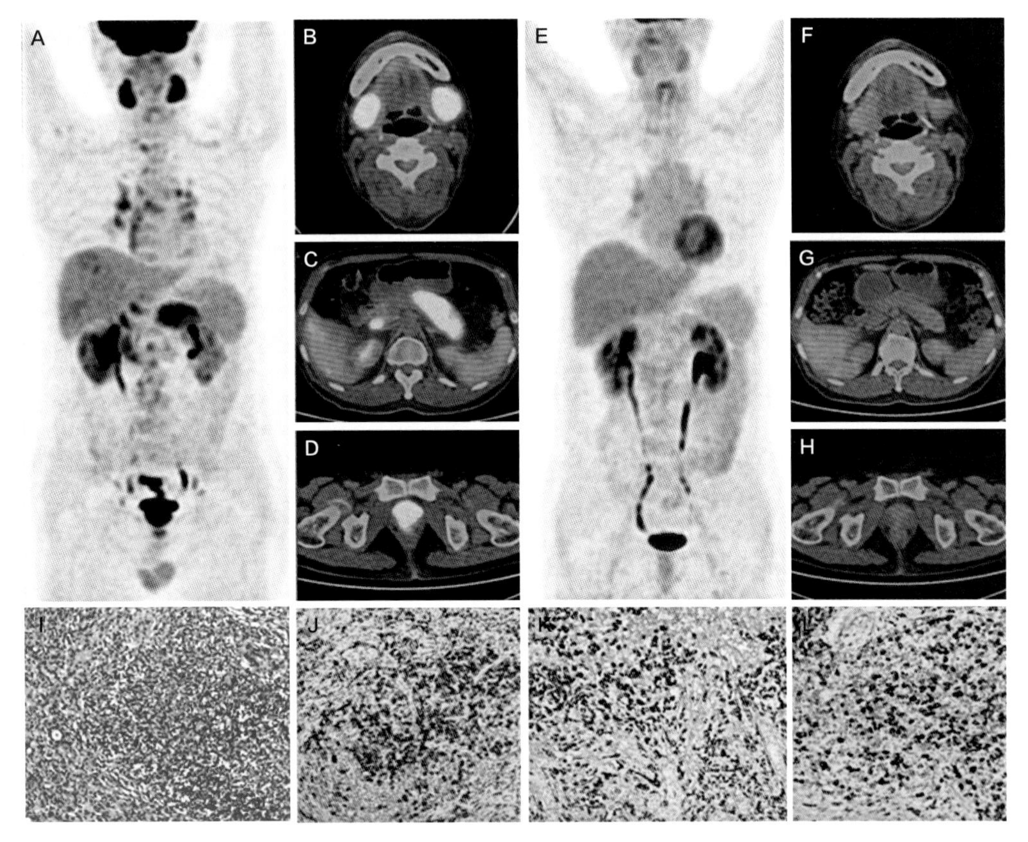

图12-1　影像学和病理学检查

A~D. ^{18}F-FDG PET/CT的全身扫描：显示唾液腺、淋巴结、肺、肝、胆管、胰腺、肾、肠道和前列腺中的^{18}F-FDG摄取增加；E~H. 糖皮质激素治疗2周后，病变几乎消失；I~L. HE染色和免疫组化染色分别显示大量浆细胞（CD38阳性）、IgG^{+}细胞和IgG4^{+}细胞。IgG4^{+}细胞占IgG^{+}细胞的40%以上。

（张　文）

病例二　表现为心包结节的IgG4相关性疾病

患者，男性，73岁。

主诉：体检发现肺部结节1月余。

诊治经过：患者在1月余前一次常规体检中发现肺部结节。查体提示患者右侧下颌下腺肿大、质硬。化验显示ESR 33mm/h，血清IgG 22.49g/L，血清IgG4 15 600mg/L，总IgE（T-IgE）6040 KU/L，hs-CRP 1.51mg/L。PET/CT提示患者全身多处部位受累（图12-2A）：双侧下颌下腺弥漫性增大伴摄取增高（图12-2B），心包及纵隔多发结节样变（图12-2C、D），左下肺叶高代谢结节（图12-2E），双侧髂动脉及周围软组织增厚并代谢增高（图12-2F），前列腺片状代谢增高影（图12-2G）。进一步完善下颌下腺活检，病理提示：涎腺组织重度慢性炎，腺体明显萎缩，密集的淋巴细胞及浆细胞浸润伴纤维化形成（图12-3A），免疫组化：IgG（+）（图12-3B），IgG4（+）（图12-3C），$IgG4^{+}/IgG^{+}$<10%，$IgG4^{+}$浆细胞30/HPF，CD3（+），CD35（+），CD21（+），CD20（+），AE1/AE3（+），Ki-67 index 10%，Lambda（+），Kappa（+）。根据2019年ACR/EULAR分类标准，诊断为IgG4-RD。给予醋酸泼尼松40mg qd，联合环磷酰胺50mg qd，治疗2周后，糖皮质激素逐渐减量至7.5mg qd维持。2个月后，患者血清IgG4水平降至4240mg/L，PET/CT提示多个受累部位病变消失（图12-2H）。

最终诊断：IgG4相关性疾病

点评：IgG4-RD可累及全身多处器官，包括胰腺、胆道、唾液腺、泪腺、肺、肾、腹膜后等，心脏病变较罕见，目前均为个例报道。在心脏受累中心包增厚最常见，

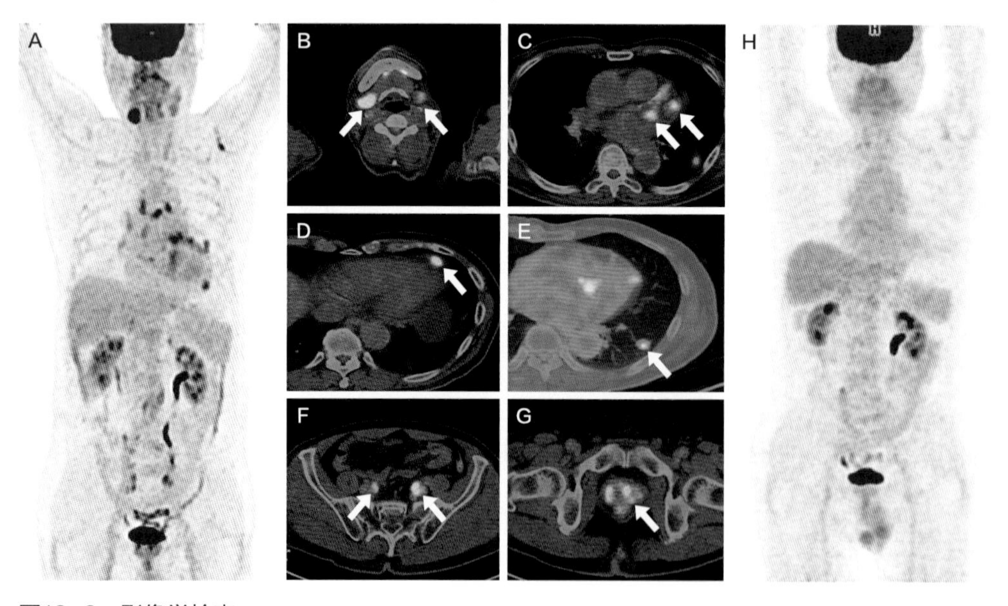

图12-2 影像学检查

A. 治疗前PET/CT提示全身多处代谢增高影；B. 双侧颌下腺代谢增高；C、D. 心包及纵隔高代谢结节；E. 左下肺高代谢结节；F. 双侧髂动脉及周围软组织代谢增高；G. 前列腺片状代谢增高影；H. 治疗后PET/CT提示全身多处病变消失。

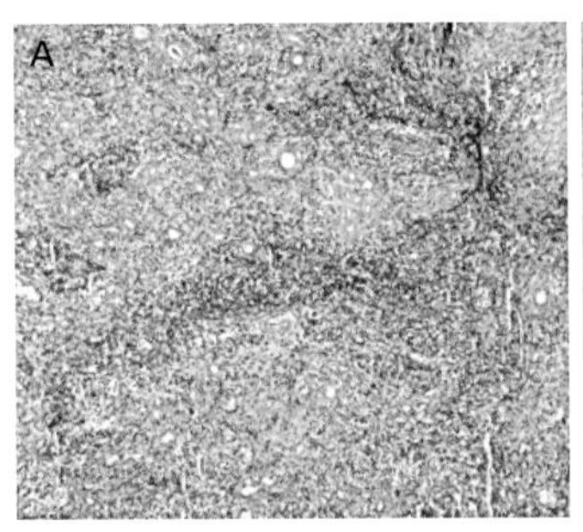

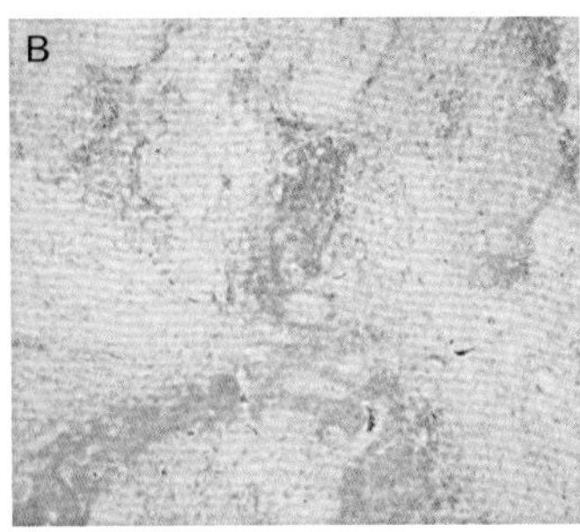

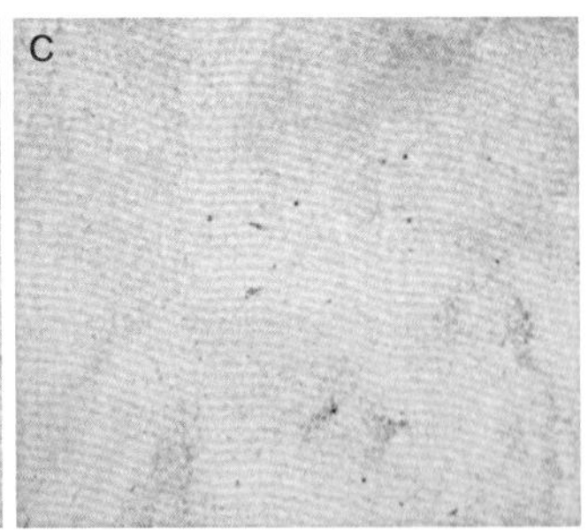

图12-3　下颌下腺活检病理

A. 下颌下腺活检病理HE染色提示大量淋巴细胞及浆细胞浸润伴纤维化形成；B. 免疫组化IgG染色；C. IgG4染色。

可导致缩窄性心包炎，其他包括冠状动脉周围炎、心脏结节或肿块样病变。临床表现包括胸闷、心绞痛、心律失常等。多数心脏受累的患者合并自身免疫性胰腺炎、腹膜后纤维化等。血清IgG4水平及病理活检为诊断依据。

本病例受累器官广泛，除心包结节外，下颌下腺、肺、髂血管、前列腺均为IgG4-RD常见受累器官，下颌下腺病理表现典型，且对糖皮质激素治疗反应良好，因此IgG4-RD诊断较明确。全面的影像学检查对于评估IgG4-RD潜在受累器官有重要意义。心包活检难度大、风险高，对于合并其他器官受累的患者，常选择易于取材的部位进行活检，以提供病理诊断依据。

2021年2月该病例发表在*Clinical Rheumatology*上，文章题目《Multiple nodules under the pericardium in a patient with IgG4-related disease》。

（卢　慧　张　文）

病例三　中耳受累起病的IgG4相关性疾病

患者，男性，50岁。

主诉：双耳听力下降10年伴流脓1年。

诊治经过：患者于2010年无诱因出现双耳听力下降，否认耳鸣、耳痛、眩晕、双耳流脓、头痛、头晕等，未诊治。2020年出现双耳流脓，就诊于乌鲁木齐某医院完善相关检查（具体检查不详），诊断“双耳中耳炎，慢性鼻窦炎”，行右耳手术，具体术式不详，术后仍有脓性分泌物，伴双耳听力进行性下降，为进一步诊治于2021年9月以“双耳慢性化脓性中耳炎”收入新疆维吾尔自治区人民医院耳鼻喉科。入院后完善相关检查，血、尿、便常规以及肝肾功能未见明显异常。CRP 11.50mg/L，ESR 22mm/h，结核感染、肿瘤标志物筛查未见明显异常，免疫球蛋白、补体正常，抗核抗体、抗ds-DNA抗体、ENA抗体谱、ANCA、抗磷脂抗体谱均阴性。IgG亚类：IgG4 ＞3330mg/L，颞骨轴位+冠状位平扫+听小骨3D平扫所见：①双侧中耳乳突炎，中耳鼓室内软组织影（图12-4）；②听小骨3D平扫未见明显异常；③右侧下颌髁突局部骨质吸收。胸、腹部CT未见明显异常。患者查血清IgG4水平升高，双侧中耳鼓室内软组织影，请我科会诊，为明确病因建议完善病变活检，故于2020年9月24日在局麻下行“右外耳道病变活检术”，术后病理示：（右耳外耳道）黏膜大部分区糜烂，坏死，剥脱，间质水肿，纤维组织增生，局灶可见出血，坏死，散在淋巴细胞、中性粒细胞浸润，局灶见散在浆细胞浸润，免疫组化标记：CD138（+）少许浆细胞、Kappa（+）散在、Lambda（+）散在、Mum-1（+）少许浆细胞，IgG4阳性细胞百分比＞50%，IgG4（+）局灶见浆细胞，约65/HPF（图12-5）。明确诊断“IgG4相关性疾病（IgG-RD）”，给予糖皮质激素联合环磷酰胺治疗，术后3个月随访，患者ESR、CRP、IgG4降至正常。但双耳听力未见好转，造成不可逆性器官损伤。

讨论：IgG4-RD可累及全身各个部位，常见的受累部位有泪腺、唾液腺、胰腺和腹膜后，少见的受累部位有眼眶、肺、胆管、肾脏，罕见的受累部位有硬脑[脊]膜、甲状腺、主动脉，发生于中耳的IgG4-RD相对少见。本例患者双耳听力下降10年伴流脓1年，血清IgG4水平升高，完善右外耳道活检提示IgG4⁺浆细胞浸润，最终明确诊断，

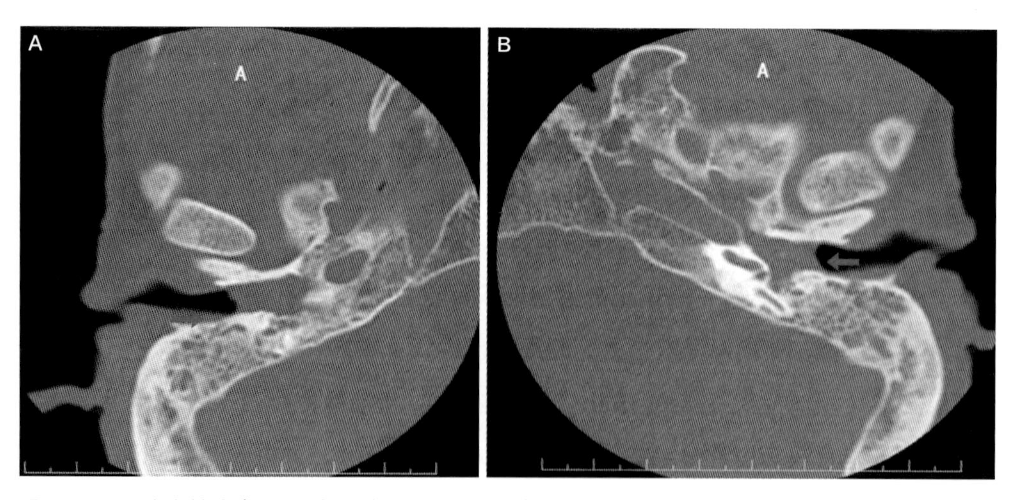

图12-4　影像学检查（A、B中耳鼓室内软组织影）

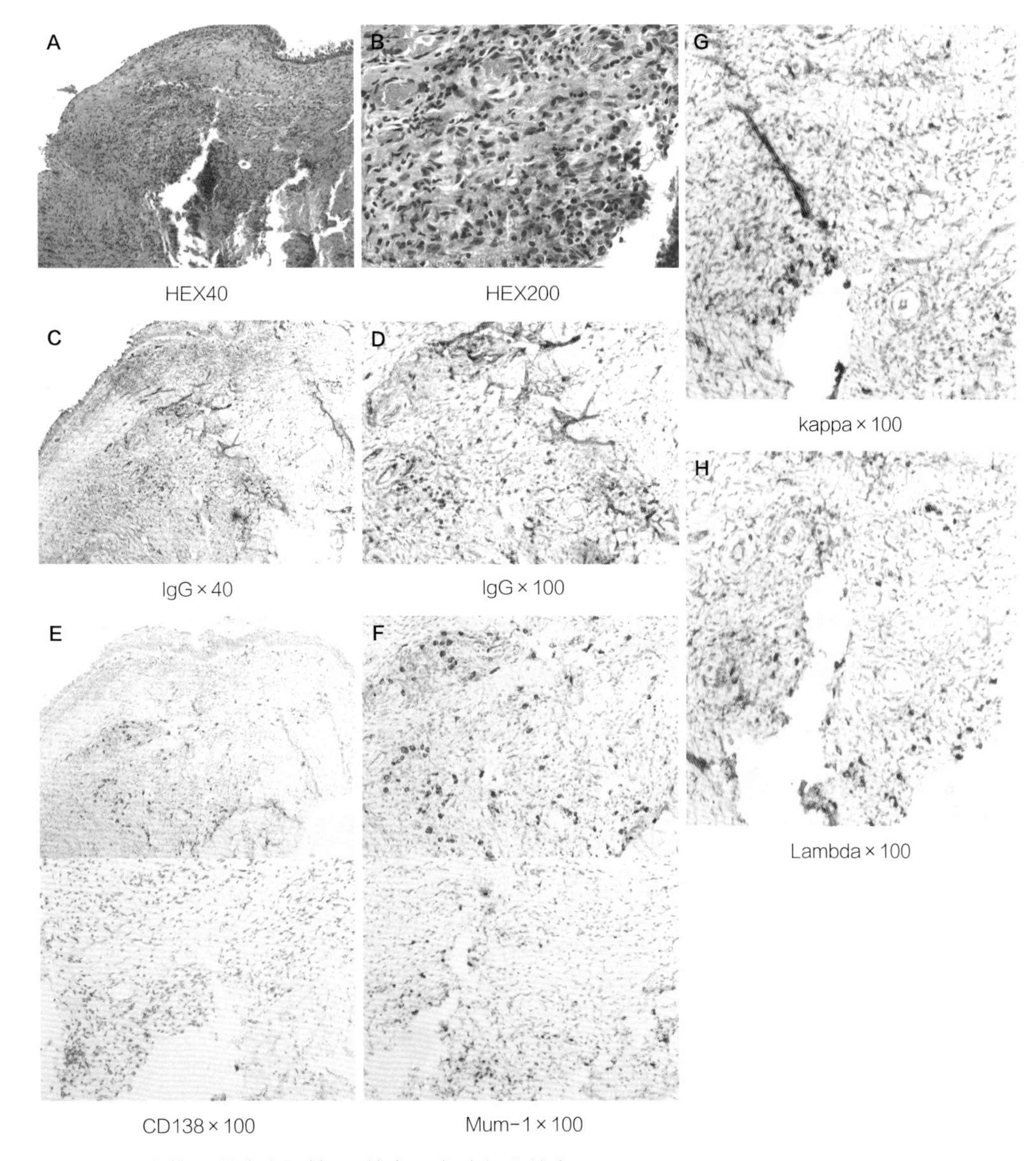

图12-5　右外耳道病变活检HE染色和免疫组化染色

注：A、B. 右外耳道病变活检HE染色；C、D. 右外耳道病变活检IgG染色；E. 右外耳道病变活检CD138染色；F. 右外耳道病变活检Mum-1染色；G. 右外耳道病变活检Kappa染色；H. 右外耳道病变活检Lambda染色。

给予糖皮质激素联合免疫抑制剂治疗，炎症指标下降，血清IgG4恢复正常，但患者双耳听力未见好转。2010年来自英国的Masterson等教授首次报道了IgG4-RD的耳部受累，该例患者左耳听力下降伴耳鸣7年，最终出现左耳听力丧失，经血清及病理检查诊断为“IgG4-RD”。此后，陆续有相关报道。IgG4-RD累及内耳的临床特征仍相对较少，2020年首都医科大学宣武医院耳鼻喉科报道一例30岁的女性，双耳耳漏伴进行性听力损失7个月，血常规检查未见异常。耳镜检查显示双侧外耳道湿润，鼓膜模糊，肉芽肿填充，颞骨CT示两侧鼓室、乳突有软组织密度阴影。随后进行了右侧乳突切除术和Ⅲ型鼓室成形术，并行肉芽组织活检，免疫组化显示：$IgG4^{+}$浆细胞＞50/HPF，$IgG4^{+}/IgG^{+}$浆细胞＞40%，且血清IgG4浓度升高。患者接受糖皮质激素和免疫抑制剂治疗，血清IgG4浓度逐渐降至正常，但听力障碍持续存在。6月后患者双耳听力完全丧失，CT显示双侧鼓室、乳突和外耳道有软组织密度阴影，颞骨MRI显示左耳蜗完全骨化，最终行“人工耳蜗植入术”后患者听力有改善。

回顾IgG4-RD累及耳部受累的相关文献，耳科IgG4-RD常见的临床表现包括进行性听力损失、耳痛、耳鸣和眩晕。临床主要症状为复发性乳突炎、分泌性中耳炎、耳漏、面部麻木，如果病变局限于中耳，其中包括鼓室、咽鼓管和乳突腔，通常只会导致传导性听力损失，一旦病变扩展到内耳或颅内组织，通常会导致严重的感音神经性聋，常出现眩晕、耳鸣和头痛等症状。

IgG4-RD耳受累大多数情况下常累及中耳和内耳。该患者以双耳听力下降起病，历经10年明确诊断，但造成了患者持续的听力障碍。因此，当出现双耳听力下降伴耳内新生物出现时，需警惕IgG4-RD的耳受累。

（李正芳　武丽君）

病例四　酷似IgG4相关性疾病的胆道念珠菌病

患者，男性，31岁。

主诉：间断皮肤、巩膜黄染9个月，再发1个月。

诊治经过：患者9个月前无诱因出现全身皮肤及巩膜黄染，伴乏力、腹胀、皮肤瘙痒，尿色偏黄，大便颜色变浅，无腹痛、腹泻、发热、盗汗，外院查肝酶、胆管酶及胆红素升高，ALT 614U/L，AST 256U/L，γ-谷氨酰转移酶（GGT）408U/L，碱性磷酸酶（ALP）345U/L，总胆红素（TBil）233μmol/L，直接胆红素（DBil）167μmol/L；

腹部MRCP示胆囊壁均匀增厚，胆总管上段异常信号，肝内胆管、肝总管、胆总管扩张，胰腺肿胀。诊断为梗阻性黄疸，急性胆囊炎。行胆囊切除术及胆-肠吻合术，留置胆管引流管。术后病理学检查提示“肉芽肿性病变”，当地医院考虑“结核”，予抗结核治疗（具体不详），后因不能耐受药物不良反应，服用1个月后停药。3个月前复查胆红素降至正常后拔除胆道引流管。1个月前上述症状再发，复查转氨酶及胆红素再次明显升高。查体：营养良好，皮肤、巩膜黄染，四肢有抓痕，触诊腹部柔软，肝脾未及肿大。实验室检查：TBil 442μmol/L，DBil 341μmol/L；IgG4 12 600mg/L；IgE 2153 IU/ml；C3 2.25mg/dl，C4 0.412mg/dl。上腹增强MRI示肝内胆管多发扩张、管壁增厚伴强化，胰头肿胀伴胰管增宽；腹腔多发淋巴结肿大（图12-6A左）。考虑IgG4-RD可能，予患者泼尼松30mg/d治疗，上述症状无明显好转。病理科会诊：肝组织、胆管及胆囊壁组织中可见广泛上皮样细胞及多核巨细胞构成的肉芽肿性病变，肉芽肿中心缺乏干酪样坏死，其间可见较多量嗜酸性粒细胞浸润。免疫组化提示IgG4散在阳性，过碘酸希夫（PAS）染色及六胺银染色可见真菌菌体，酵母样、窄出芽（图12-6B）。患者G试验1000pg/ml，考虑真菌感染不除外，蜡块标本二代测序提示白念珠菌感染（图12-6C），予氟康唑450mg qd治疗，血清胆红素及肝酶恢复正常，MRI显示胆管狭窄、胰头肿胀及腹腔淋巴结肿大均有所缓解（图12-6A右）。

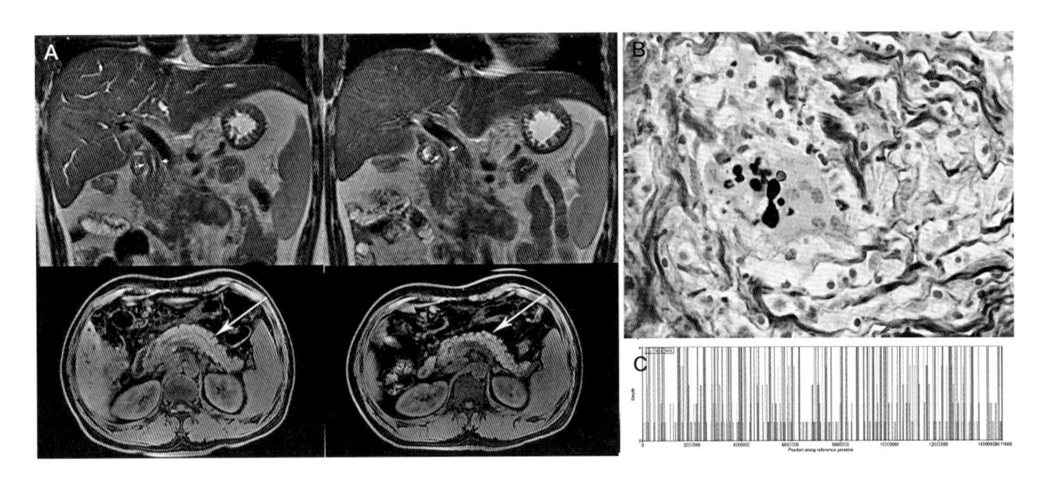

图12-6　患者相关检查

A. 治疗前后的腹部MRI表现。左上：胆管壁显著增厚且管腔狭窄。左下：胰头肿胀，胰管扩张。右上：胆管狭窄明显缓解。右下：胰头肿胀明显缓解。B. PAS染色提示多发的窄出芽、酵母样细胞。C. 二代测序结果提示白念珠菌。横坐标表示白念珠菌基因组的位置，纵坐标表示深度。

最终诊断：胆道念珠菌病。

点评：本例患者最终被诊断为胆道念珠菌病。该病例的诊断难点有两方面：①原发病罕见。胆道念珠菌病报道较少，且多发生于免疫抑制宿主。胆道念珠菌的来源可能是胃肠道，作为一种机会性致病菌，有可能引起胆道系统逆行感染，但由于其症状不具有特异性，很难诊断，需要依赖病理学诊断才能最终确诊。本例患者属于免疫正常宿主，故很难与胆道真菌病联系在一起。②本例患者的临床表现酷似IgG4-RD。IgG4-RD主要表现为器官肿大、管腔器官狭窄，血清IgG4水平升高、$IgG4^+$浆细胞浸润。胰腺、胆道为IgG4-RD常见受累器官，当IgG4-RD累及胆道系统时，表现为胆管狭窄、胆管梗阻，当胰腺受累，表现为局灶性或弥漫性胰腺肿胀和上游胆管扩张。作为诊断标准之一的血清IgG4水平，检测方便，但特异度不高。本例患者胰腺、胆道病变，血清IgG4水平显著升高，腹部MRI显示胰头肿块、胆管狭窄及腹腔淋巴结肿大，酷似IgG4-RD。然而，本例患者病理学检查提示肉芽肿性病变，基本除外IgG4-RD。肉芽肿性病变可见于感染性疾病，以及结节病、血管炎等自身免疫性疾病。该患者病变主要集中于胆道、胰腺，无全身其他系统特别是呼吸系统、肾等脏器受累证据，实验室检查指标亦未见抗中性粒细胞胞质抗体等相关抗体的升高，血管炎证据不足；结节病多侵犯肺和纵隔淋巴结，肝、脾亦可受累，但胆道、胰腺受累较少，与该患者临床表现不符，且患者病理学检查提示六胺银染色阳性，进一步测序结果证实患者为胆道白念珠菌感染。

既往没有免疫正常宿主胆道念珠菌病的报道，本例患者罹患该病的原因难以确定，同时关于胆道念珠菌病导致血清IgG4水平升高的原因亦未可知。但该病例提醒我们，IgG4-RD的诊断不能过分依赖血清IgG4，即便其水平显著升高，亦需综合临床表现、影像学及病理学检查后方可谨慎诊断。

（卞文杰　刘燕鹰）

病例五　Castleman病模拟IgG4相关性疾病

患者，女性，37岁。

主诉：眼睑肿胀2年余，咳嗽1年余，双颊部肿胀4个月。

诊治经过：2019年5月患者无明显诱因出现双侧眼睑肿胀，外院诊断“泪腺增生”，予泼尼松50mg qd治疗，疱状明显减轻，糖皮质激素减量过程中症状反复。

外院完善病理学检查：（左泪腺）可见淋巴组织明显增生；免疫组化：$IgG4^+$浆细胞密集区60/HPF，$IgG4^+/IgG^+$浆细胞<40%。2020年7月患者出现咳嗽，少量白色黏痰，无发热，伴小细胞低色素性贫血，血红蛋白（HGB）最低58g/L。骨髓涂片：增生活跃，有核红细胞正常，可见缗钱样排列，浆细胞占3%，阅片可见浆细胞及浆细胞灶；铁染色：外铁+、内铁8%，未见环铁，继发性贫血及幼稚浆细胞增多。胸部CT：双肺磨玻璃影及结节影，纵隔及肺门淋巴结肿大；PET/CT：泪腺、腮腺及下颌下腺代谢增高，左侧腮腺区、后枕部皮下、双侧颈部及双侧颌下、双侧锁骨上、双侧腋窝、双侧肺门及纵隔、腹腔内、腹膜后、盆腔及双侧腹股沟多发高代谢淋巴结。其中双肺门及纵隔淋巴结最大者1.9cm×1.5cm，标准摄取值（SUV）最高7.9。行外科电视辅助胸腔镜手术（VATS）活检左下叶、第7组淋巴结，病理：符合肺浆细胞肉芽肿、小支气管和细支气管周围炎、局灶性肺泡间质纤维组织增生，肺内多灶性淋巴组织增生、浆细胞病变，淋巴结反应性增生；免疫组化：CD20（滤泡+），CD21（滤泡+），CD3（部分+），CD138（+），IgG（+），IgG4（-）。患者未复诊。2021年6月患者出现双颊部肿胀，至北京协和医院门诊，查体可见双侧腮腺、下颌下腺肿大，完善血常规：WBC 6.63×10^9/L，HGB 70g/L，MCV 77.0fl（↓），MCHC 303g/L（↓），PLT 399×10^9/L；尿常规：BLD 200/μl，PRO 1.0g/L；肝肾功能：Alb 22g/L，IgG 69.07g/L，IgA 5.65g/L，IgM 3.15g/L，余正常；炎症指标：hs-CRP 117.24mg/L，ESR＞140mm/h；血清IgG4 3460mg/L；血清血管紧张素转换酶（sACE）（-）。胸腹CT：双肺多发磨玻璃密度结节及斑片影，沿支气管血管束分布，较前增多、增大；双侧锁骨上区、双侧腋窝、双肺门及纵隔多发肿大淋巴结，部分较前稍大；气管、左右主支气管及诸叶段支气管分支壁增厚，较前明显；腹腔、腹膜后多发淋巴结增大，部分较前稍大。再次予泼尼松50mg qd，患者双颊部肿胀明显好转，泼尼松规律减量，2021年9月减至15mg qd时，患者双颊部肿胀再次加重，伴间断咳嗽、咳少量白痰，无发热等不适。复查HGB 80g/L，PLT 504×10^9/L，TP 106g/L，Alb 24g/L，白蛋白/球蛋白（A/G）0.3；尿常规：BLD 200/μl，PRO 1.0g/L；炎症指标：hs-CRP 94.89mg/L，ESR 127mm/h，IL-6 36.4pg/ml；IgG 63.01g/L，IgG4 3030mg/L。CT检查：可见双肺多发薄壁囊泡影，小叶间隔及肺泡壁增厚及磨玻璃样改变，双肺弥漫多发的支气管管壁增厚，管腔狭窄（图12-7），肺部病变符合淋巴细胞性间质性肺炎，肝、脾形态饱满、增大（图12-8）。进一步完

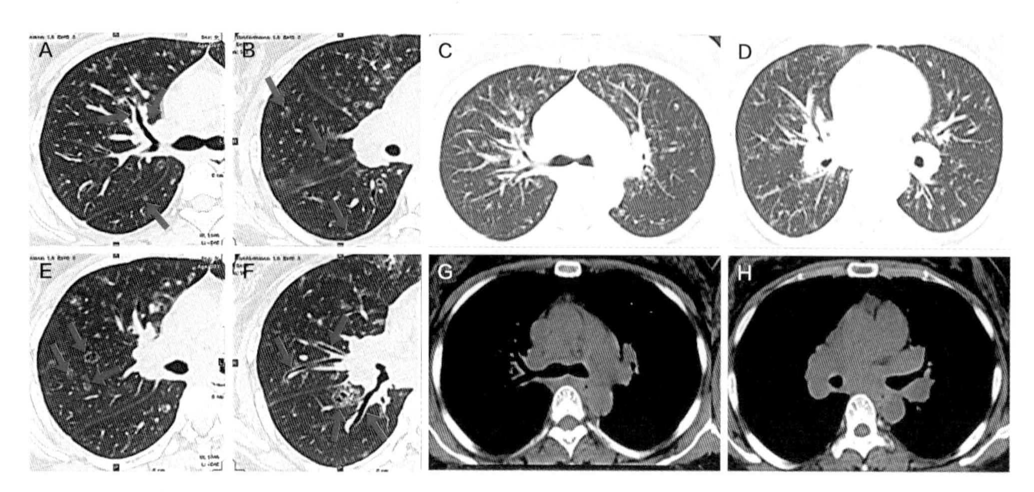

图12-7　胸部CT

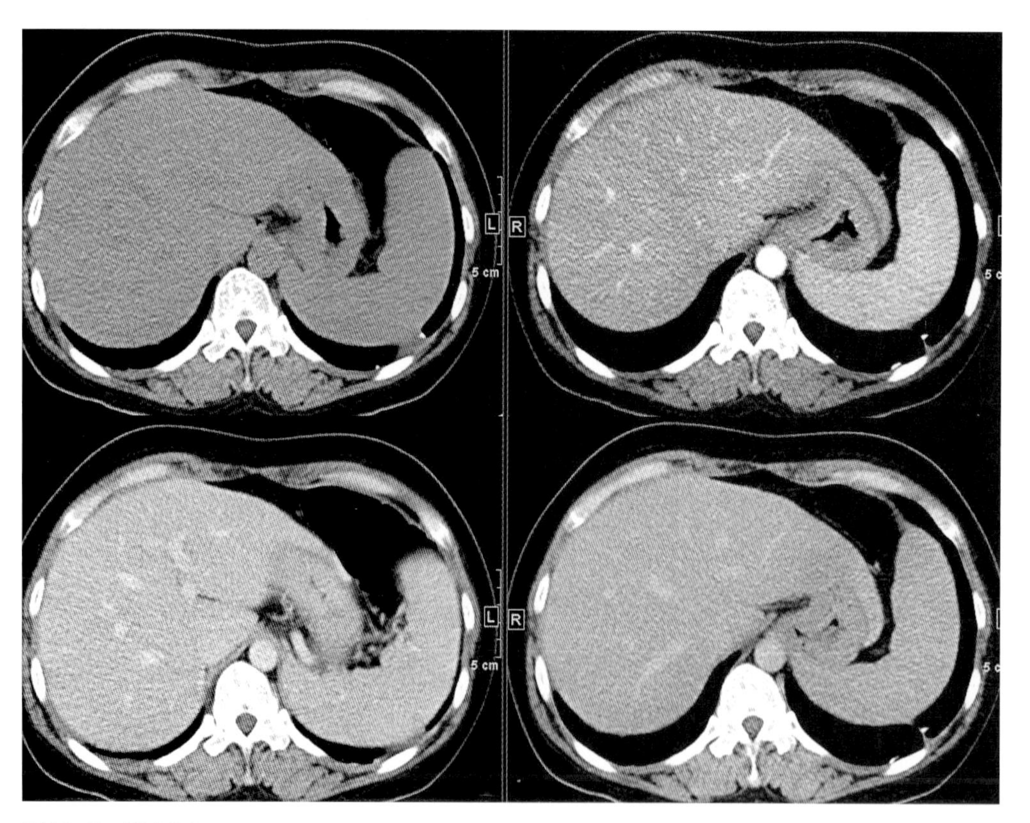

图12-8　腹部CT

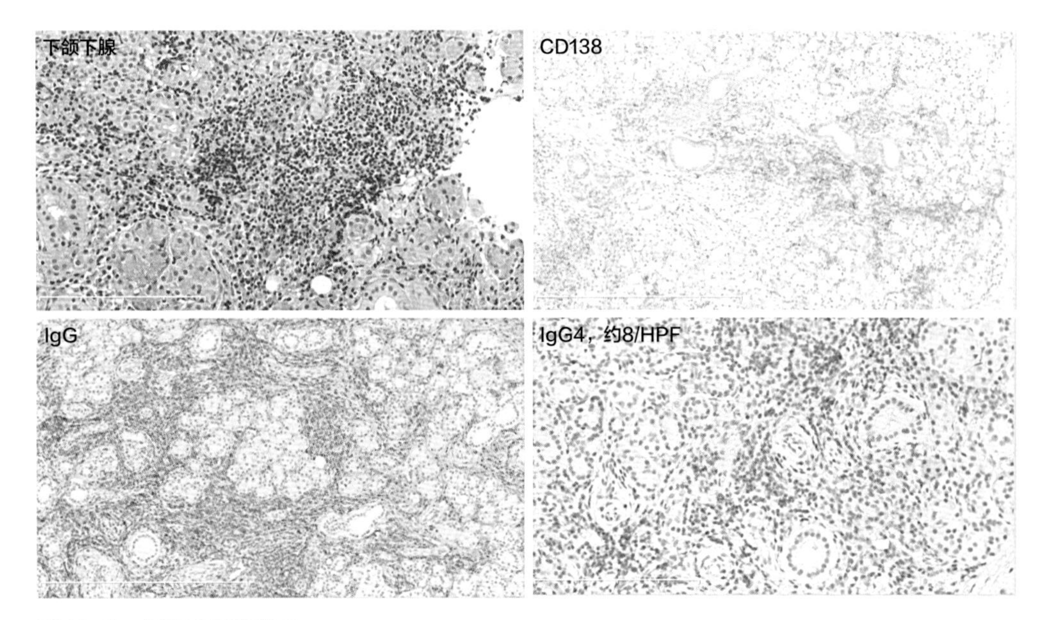

图12-9　组织病理学检查

善病理学检查：（下颌下腺）小唾液腺组织显慢性炎症表现，部分小导管扩张，导管周及腺泡间见片状淋巴细胞及浆细胞浸润，部分小腺泡萎缩（图12-9）。免疫组化结果：CD138（+），CD56（-），IgG4（个别细胞+），IgG（+）（IgG4$^+$/IgG$^+$浆细胞<5%），Lambda（散在+），Kappa（+）；（颈部淋巴结）反应性增生，副皮质区可见较多浆细胞浸润；IgG（+），IgG4$^+$浆细胞约30/HPF，IgG4$^+$/IgG$^+$浆细胞<40%。

最终诊断：经北京协和医院多学科讨论后，考虑诊断为特发性多中心型Castleman病。

点评：本例患者最终诊断为特发性多中心型Castleman病，模拟IgG4相关性疾病（IgG4-RD）。该患者突出表现为外分泌腺、淋巴结肿大及组织病理学检查提示浆细胞浸润，IgG、IgG4沉积确实需考虑为IgG4-RD。虽然从IgG4-RD的诊断标准来看（2011年日本制定的IgG4-RD综合诊断标准），患者存在外分泌腺及多发淋巴结肿大，血清IgG4水平升高及病理组织IgG4$^+$浆细胞＞10/HPF，但该患者糖皮质激素治疗反应差，多次组织病理学活检IgG4$^+$/IgG$^+$浆细胞比值均未达到40%，故诊断仍存在疑点，而且该患者存在以下不典型之处。①高炎症状态：患者病程中高炎症状态十分突出，血小板计数、ESR、CRP、IL-6均升高，CRP＞100mg/L，而文献报道IgG4-RD患者的CRP通常＜30mg/L，以轻中度异常为主。②高球蛋白血症：IgG4-RD可出现高球蛋白血症，其中以IgG4升高为主，该患者病程中IgG＞60g/L，但却以IgG1升高为主。③脏器受累：患者存在肺部病变，IgG4-RD可出现肺部受累，可表现为肺部实性结节和/或间质病变，但总体而言，肺部受累并非IgG4-RD的典型表现。④血液系统：该患者存在中重度贫血，考虑慢性病相关，但IgG4-RD的贫血表现并不突出。⑤组织病理学：该患者多次活检均可见浆细胞浸润及IgG、IgG4沉积，但$IgG4^+/IgG^+$浆细胞比值尚未达到40%，且未见到IgG4-RD特征性的席纹状纤维化、闭塞性静脉炎及嗜酸性粒细胞浸润等表现。值得一提的是，IgG4-RD诊断中不同受累组织$IgG4^+$浆细胞的数量标准并不完全一致，更强调$IgG4^+/IgG^+$浆细胞比值达40%以上才是关键要点。⑥治疗反应：患者初始使用糖皮质激素可以较快缓解外分泌腺肿胀的症状，但在减量过程中症状反复。IgG4-RD对糖皮质激素治疗反应较好，此为不支持诊断的要点。

该患者多次复查多个组织病理，均呈现多克隆性浆细胞增殖病变，淋巴结符合Castleman病样改变，IgG4免疫组化染色未达到IgG4-RD诊断标准。从病理学角度，结合临床表现，考虑为Castleman病。结合HHV-8阴性的检查结果，最终确诊为特发性多中心型Castleman病（idiopathic multicenter Castleman disease，iMCD）。iMCD是一种罕见的淋巴增殖性疾病，部分病例可类似本例“模拟”IgG4-RD的表现，故需将该病作为IgG4-RD重要鉴别诊断之一。本例患者诊断疑难，历经多次活检病理及多学科会诊协作讨论最终确立诊断。该病例提示我们，IgG4-RD作为一类以IgG4水平升高和组织浸润为特征性表现的疾病，许多疾病在病理上均可模拟IgG4-RD表现，也可出现血IgG4水平升高。面对临床患者存在一定不典型性时，需仔细甄别，充分进行鉴别诊断，以期对因治疗。

（乔　琳　安　然）

病例六　淋巴增殖性疾病模拟IgG4相关性疾病

患者，女性，44岁。

主诉：四肢麻木12年，眶内肿物2年。

诊治经过：2009年8月患者出现左示指、右小指触觉及痛觉减退，右手尺侧皮肤麻木，精细活动能力减退。2010年10月查肌电图：右侧尺神经、右侧正中神经损伤。2012年患者出现双侧小腿麻木，左下肢无力，伴大腿内侧烧灼样疼痛，双手感觉障碍及精细活动能力减退较前加重。2013年3月查腰椎MRI：L_3-L_4左侧椎间孔内占位改变

（图12-10A、B）。行椎间孔肿瘤切除术，术后病理学检查：脊神经节淋巴组织增生性病变，伴滤泡结构形成，符合炎症性病变。术后患者下肢疼痛明显缓解，上肢症状缓慢进展。2019年患者出现右泪腺增大外翻。予糖皮质激素类滴眼液+眶局部注射激素1次，泼尼松15mg qd、环孢素25mg qd，治疗1.5个月，无缓解。2020年11月就诊，眼部查体：右眼上睑外可触及增大泪腺，颞上结膜充血，结膜下可见灰红色肿物。查血清IgG4 7540mg/L；眼眶MRI：右眼眶眼球外上方占位，累及外直肌、泪腺、结膜下，包绕眼球生长，视神经周围混杂信号，增强后肿物可强化，左眶内视神经周围混杂信号影，增强可见强化（图12-10C、D、E）。行右眶内肿物切除术，术后病理学检查：（右眶内肿物）大片粉染无结构淀粉样物质沉积，周围异物巨细胞及淋巴滤泡形成，可见灶状浆细胞，符合淀粉样变；免疫组化：IgG4阳性细胞灶状分布，最多处＞40/HPF，IgG4^{+}浆细胞/IgG^{+}浆细胞＜10%，刚果红染色阳性。2021年1月患者出现左侧下颌至口周麻木；右手拇指肌力减退明显，左手拇指外展受限。2021年4月1日就诊北京协和医院门诊，考虑IgG4-RD可能，收入院。患者入院后筛查血常规、肝肾功能、尿常规、便常规、hs-CRP、ESR、IL-6、IL-8、IL-10、TNF-α、肿瘤标志物均正常；血清IgG4 6730mg/L，血清蛋白电泳、血免疫固定电泳+游离轻链、冷球蛋白、抗核抗体谱、ANCA、RA相关抗体、抗磷脂抗体均（-）。肌电图：上下肢周围神经损害。胸腹盆腔增强CT：右肺上叶多发钙化灶，双肺多发微结节；右肺门及纵隔淋巴结钙化，左肺下叶膨胀不全改变；腹膜后多发小淋巴结。眼眶增强MRI：右侧眼眶下直肌肌腹增粗伴强化，双侧视神经周围少许片絮状强化影（左侧为著），右侧眼眶外侧壁及蝶骨体右侧软组织影增厚伴强化（图12-10F、G）。PET/CT：双侧泪腺稍大，代谢未见明显增高，右侧下直肌增粗，代谢较对侧低，腹膜后多发小淋巴结，代谢未见明显增高。其余部位未见代谢明显增高灶（图12-11A、B、C）。^{68}Ga标记成纤维细胞激活蛋白抑制剂（^{668}Ga-FAPI）：右侧眼眶下直肌^{68}Ga-FAPI摄取增高结节，右上颌窦外侧壁周围摄取增高的条片影，双侧下颌下腺^{68}Ga-FAPI摄取明显增高（图12-11D、E、F），结合病史考虑IgG4-RD可能性大。但北京协和医院病理科会诊结果：该患者椎间孔肿物及眶内肿物病理不符合IgG4-RD。两份手术标本均存在淋巴组织增生，椎间孔肿物存在大的活化淋巴母细胞，而眶内肿物淋巴滤泡较多，小淋巴细胞、浆细胞为主，伴显著淀粉样变（图12-12、图12-13）。两份手术标本不能诊断淋巴瘤，最终诊断为淋巴增殖性疾病。

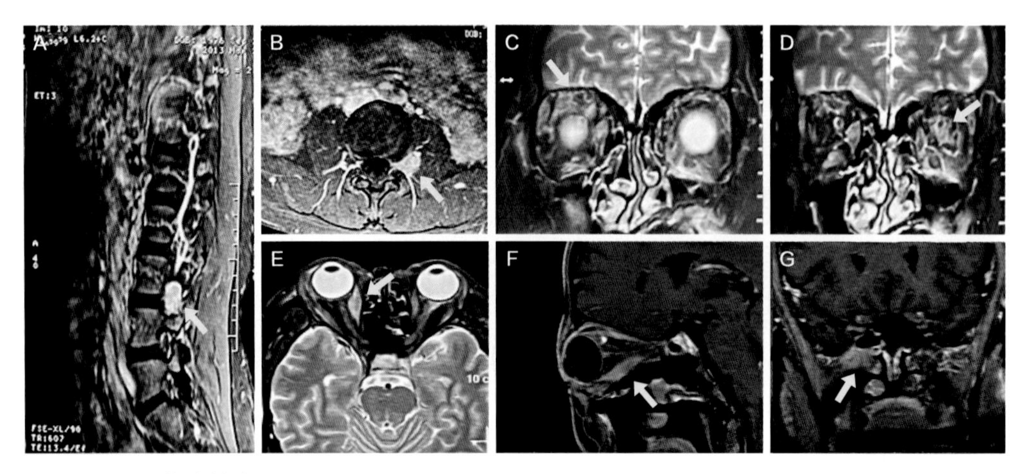

图12-10　影像学检查

A、B. 患者病程中出现L_3-L_4椎间孔占位；C~G. 患者病程中出现眶周病变，右眼眶上直肌周围条索影（C）、左视神经周围混杂密度影（D）内直肌（E）和下直肌（F）增粗、翼腭窝软组织影（G）。

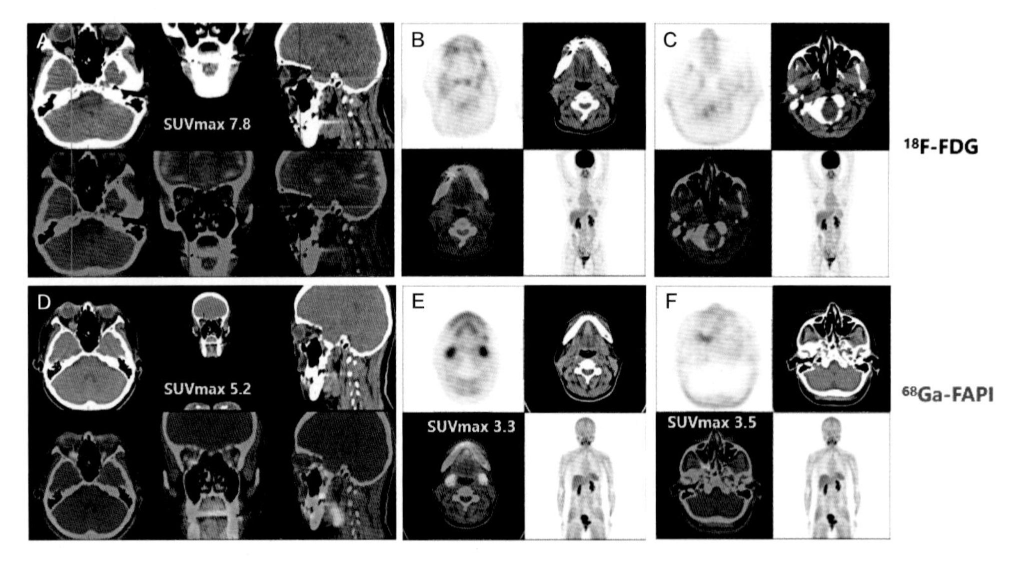

图12-11　核医学检查

A~C. ^{18}F-FDG PET/CT显像示右眼眶下直肌结节代谢较对侧减低（A），双侧下颌下腺（B），双侧上颌窦（C）无异常摄取增高灶；D~F. ^{68}Ga-FAPI PET/CT显像示右眼眶下直肌摄取增高结节（D），双侧颌下摄取明显增高腺（E），右上颌窦外侧壁旁（F）条片状摄取增高影。

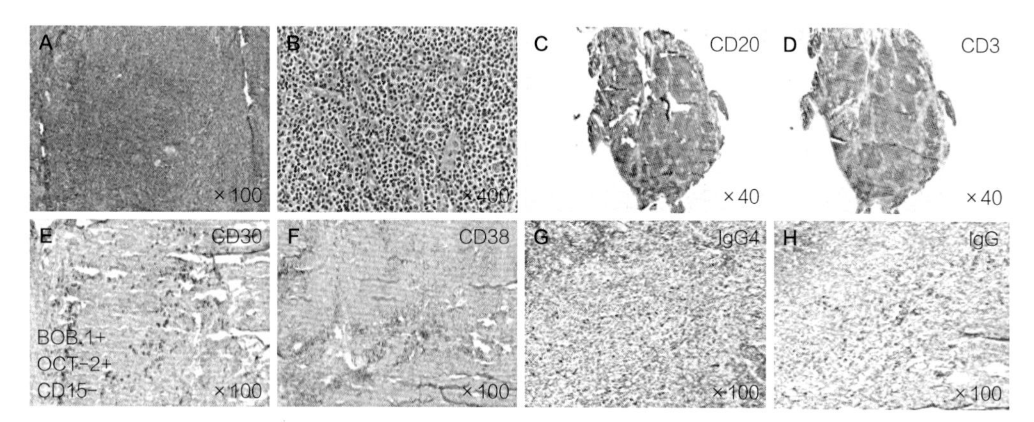

图12-12　椎间孔肿物活检HE染色和免疫组化染色

A. 密集淋巴组织增生，浸润及破坏神经纤维及神经节；B. 核分裂易见（偶见病理性核分裂）。免疫组化显示T细胞、B细胞混合性浸润（C、D），散在较多活化免疫母细胞（E），散在少许浆细胞（F）；G、H. IgG4⁺浆细胞≤10/HPF，IgG4⁺/IgG⁺浆细胞<30%。

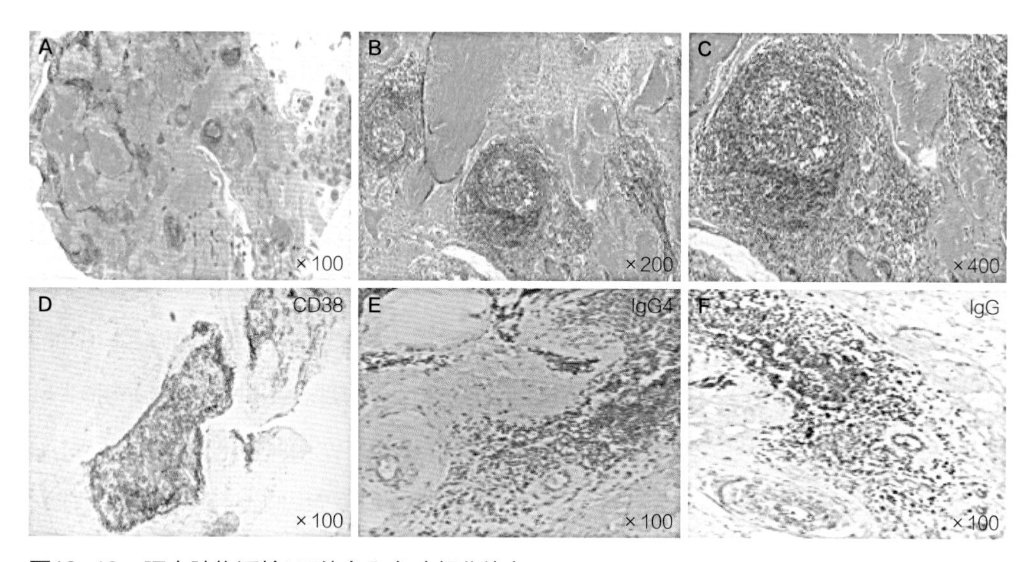

图12-13　眶内肿物活检HE染色和免疫组化染色

A. 大片红染无结构物，结合特染符合淀粉样变；B、C. 伴多核巨细胞反应，局灶淋巴细胞浆细胞浸润及淋巴滤泡形成。免疫组化示CD38（部分+）（D），IgG4⁺/IgG⁺浆细胞<10%），IgG4⁺浆细胞（热点区域40/HPF）（E、F）。

最终诊断：淋巴增殖性疾病，模拟IgG4相关性疾病。

点评：本例最终诊断为淋巴增殖性疾病，模拟IgG4相关性疾病（IgG4-RD）。患者为中年女性，慢性病程。临床表现为多发单神经炎、椎间孔肿物、眶周病变。由于患者病程迁延多年，临床表现为多个器官出现占位性病变，结合血清IgG4水平显著升高，眶周病变病理学检查提示$IgG4^{+}$浆细胞＞40/HPF，核医学检查：结合^{68}Ga-FAPI及^{18}F-FDG显像结果考虑IgG4-RD可能性大，且无感染、肿瘤、结缔组织病或系统性血管炎的证据，因此诊断首先考虑IgG4-RD。但本例诊断IgG4-RD存在以下不典型之处。

1. 受累部位不典型　IgG4-RD的神经系统受累较罕见，文献报道发病率为1.7%～3.2%，机制包括炎症细胞浸润、周围病灶压迫。中枢神经系统受累表现：垂体炎、肥厚性硬脑膜炎/脊膜炎、炎性假瘤、脑实质病变、颅内血管炎、眶周病变。周围神经系统受累非常罕见，受累表现：腰骶椎椎间孔神经根受累、多发单神经炎。患者的临床表现为神经系统受累，包括眶周病变及周围神经系统受累。首先，IgG4-RD眶周病变分为泪腺型、眼外肌型、眶内软组织型、眶上眶下神经型，以泪腺型最多见。该患者眼眶影像学检查特征：泪腺、肌锥内外间隙、眼外肌、眶下神经均有受累，但泪腺受累不突出，不如眼外肌、眶下神经受累明显。眼外肌型在IgG4-RD眼部受累相对少见。出现眼外肌肥厚的疾病，甲状腺功能亢进症最常见，其次为眼眶炎性假瘤，再次为IgG4-RD，其他病因少见。患者眼部受累不典型，但可以IgG4-RD解释，而甲状腺功能亢进症及炎性假瘤无法解释眼部神经受累。其次，该患者周围神经系统受累为多发单神经病表现，灶性分布，感觉、运动神经均有受累，轴索损害为主，为IgG4-RD的极罕见表现。北京协和医院统计2011年1月至2018年4月共589例IgG4-RD患者中，共15例神经系统受累患者，且均为中枢神经系统受累。其中，眶周病变1例（7%）、垂体炎6例（40%）、脑实质病变2例（13%）、肥厚性硬脊膜炎2例（13%）、肥厚性硬脑膜炎4例（27%）。

2. 病理学表现不典型　该患者病理学检查无闭塞性静脉炎、席纹状纤维化等IgG4-RD典型病理学表现。IgG4-RD病理学检查可见成熟的小淋巴细胞和浆细胞，浆细胞浸润较多。该患者椎间孔病理学表现为神经节被增生活跃的淋巴细胞破坏。这些淋巴细胞包括T细胞、B细胞、B免疫母细胞，为混合浸润。在最热点区域，IgG4散在阳性，$IgG4^{+}/IgG^{+}$浆细胞<30%，不符合IgG4-RD的诊断。眶内肿物病理学检查：大

量淀粉样物质，周围有多核巨细胞反应，淋巴滤泡。淋巴滤泡中为小淋巴细胞。可见局灶浆细胞浸润，IgG4[+]/IgG[+]浆细胞比值很低，亦不符合IgG4-RD的诊断。两份手术标本病理学检查均不符合IgG4-RD的诊断。因此，该患者需考虑IgG4-RD以外的诊断。

第一，该患者眶内肿物病理学检查见大量淀粉样物质沉积，需考虑淀粉样变。根据淀粉样物质沉积部位，可分为局灶性淀粉样变和系统性淀粉样变。另一种分类是根据淀粉样物质成分的不同。目前有30多种蛋白被证实可形成淀粉样物质，最主要的有3种，即AL型、ATTR型（ATTRwt型、ATTRv型）、AA型。AL型淀粉样变为获得性，与克隆性浆细胞或B细胞产生过多的免疫球蛋白轻链相关，致病蛋白为Ig轻链；发病率（3～12）/百万，发病中位年龄63岁，男性略多于女性。主要临床表现：多脏器受累，心、肾更常见；其他为周围神经/自主神经、肝、脾、肺、胃肠道。进展较快。ATTRwt型为获得性，致病蛋白为甲状腺素运载蛋白野生型，发病率未知，发病中位年龄75岁，90%为男性。主要临床表现：心脏受累（心力衰竭、心房颤动、传导异常）、腕管综合征、腰椎管狭窄、肱二头肌肌腱断裂。ATTRv型淀粉样变为遗传性，致病蛋白为甲状腺素运载蛋白突变型，发病率未知，发病中位年龄39岁，男性略多。主要临床表现：多神经病、心肌病、柔脑膜受累。AA型淀粉样变为获得性，致病蛋白为血清淀粉样蛋白，与慢性炎症、风湿免疫性疾病相关。发病率未知，发病中位年龄50岁，男性略多。主要临床表现：肾受累最常见（蛋白尿、肾衰竭），约1/4见肝受累，其他脏器罕见。患者不符合上述各型淀粉样变的表现。

第二，肿瘤。患者病程过于迁延，PET/CT无^{18}F-FDG异常摄取，不支持恶性肿瘤诊断。是否存在低度恶性的淋巴瘤、Castleman病、Rosai-Dorfman病的可能？椎间孔肿物病理学检查提示弥漫淋巴细胞增生，偶见病理性核分裂，但T/B淋巴细胞基因重排阴性，EBBER原位杂交阴性，不支持淋巴瘤诊断。Rosai-Dorfman病理学特点：低倍镜下，明暗相间，浆细胞浸润明显，并可见S-100[+]树突细胞。而患者为弥漫淋巴细胞增生，S-100染色阴性。因此，该患者的病理学检查不支持Rosai-Dorfman病诊断。

该患者眶周表现符合IgG4-RD，但周围神经系统受累在IgG4-RD中极其罕见。因此罕见病的罕见表现需审慎诊断。很多疾病为“走在路上的淋巴瘤”，存在慢性炎性、免疫方面的问题，干预时机非常重要。患者目前症状进展，应进行干预。经过各专科讨论，疾病诊断思路清晰。后期随诊，根据情况需开始治疗。药物方面，按照淋巴增殖性疾病，可选择糖皮质激素、免疫抑制剂、利妥昔单抗（美罗华）。

（周　爽　钟　慧）

病例七　ANCA相关性血管炎重叠IgG4相关性疾病

患者，男性，54岁。

主诉：乏力、食欲减退4个月。

诊治经过：患者4个月前出现乏力、食欲减退，就诊于当地医院，检查见肌酐（creatinine，Cr）增高（具体不详），自行服用中药治疗。1个月前出现血压增高，最高170/100mmHg，近期体重下降约4kg。于门诊行泌尿系统超声检查：左肾低回声包块，左肾积水并左侧输尿管上段增宽，双肾实质回声略增强。遂于2018年6月收住泌尿外科。入院后完善检查：血常规：HGB 76g/L，WBC、PLT计数正常；尿常规：BLD 3+，PRO 2+，白细胞（LEU）2+，RBC 822/μl；肾功能：Cr 452μmol/L，血尿素氮（blood urea nitrogen，BUN）19.9mmol/L；CT尿路造影+双肾增强CT血管造影：左肾占位，考虑肾癌，左肾门区及腹膜后多发淋巴结转移（图12-14A、B）；胸部CT：双肺间质纤维化（图12-14C）。遂行左肾切除术，术中发现切面肾盂及肾门对侧见灰白质韧肿物，6.5cm×9cm×5cm，切面灰白、灰黄，质韧，肾门处可见多枚肿大淋巴结（图12-14D）。术后给予临时透析治疗。术后病理学检查：送检肾组织：纤维组织增生伴玻璃样变，席纹状纤维化，并见淋巴细胞及浆细胞浸润（图12-15A），IgG和IgG4阳性浆细胞增加（$IgG4^{+}$浆细胞＞10/HPF）（图12-15B、C），周围淋巴组织增生伴淋巴滤泡形成。腹膜后淋巴结：结合免疫组化结果，考虑淋巴组织反应性增殖伴浆细胞多克隆性增殖。遂转诊至风湿免疫科，追问病史：无泪腺、腮腺、下颌下腺等外分泌腺肿大，无腹痛、腹胀等。有间断左侧上下肢远端麻木、疼痛。进一步查尿红细胞数453 750/ml，芽胞形红细胞占比3%；尿蛋白定量3.45g/24h；IgG 16.7g/L，IgG4 799mg/L；ESR 62mm/h；CRP 21.6mg/L；抗中性粒细胞核周抗体（perinuclear antineutrophilic cytoplasmic antibody，pANCA）（+），抗髓过氧化物酶（myeloperoxidase，MPO）抗体136.4RU/ml，抗蛋白酶3（proteinase 3，PR3）抗体正常；抗核抗体、抗ENA抗体、抗双链DNA抗体阴性；肌电图示左侧上下肢神经源性损害。完善已切除肾脏皮质病理学检查：毛细血管袢纤维素样坏死，较多

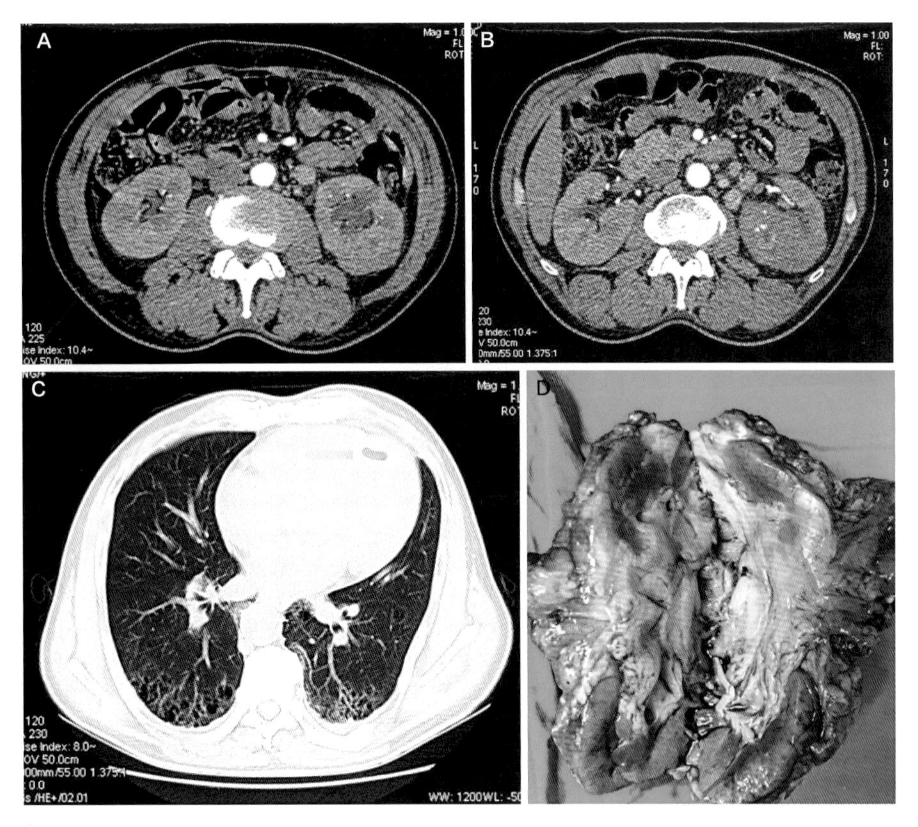

图12-14　CT尿路造影与增强血管造影

A、B. 腹部CT示左肾占位，左肾门区及腹膜后多发淋巴结肿大；C. 双下肺间质纤维化；D. 切除的肾切面，于肾盂及肾门对侧见灰白肿物，大小6.5cm×9.0cm×5.0cm，质韧，肾门处可见多枚肿大淋巴结。

新月体形成，间质大量炎症细胞浸润，间质部分纤维化，无明显免疫复合物沉积（图12-15D、E、F）。给予甲泼尼龙琥珀酸钠（甲强龙）500mg/d冲击治疗3天，序贯泼尼松60mg/d，人免疫球蛋白20g/d连用3天，复方环磷酰胺100mg隔天1次等治疗。患者血肌酐逐渐下降至270～300μmol/L，尿蛋白（+），尿潜血（-）。长期随访，病情稳定。

最终诊断：ANCA相关性血管炎（AASV）重叠IgG4相关性疾病（慢性硬化性肾盂炎）；显微镜下多血管炎；继发性肾损害、肾功能不全。

点评：本例患者诊断一波三折，最初拟诊肾脏恶性肿瘤就诊于泌尿外科，术后病理学检查未提示恶性征象，肾肿物符合典型IgG4-RD病理学表现，因此符合IgG4-RD

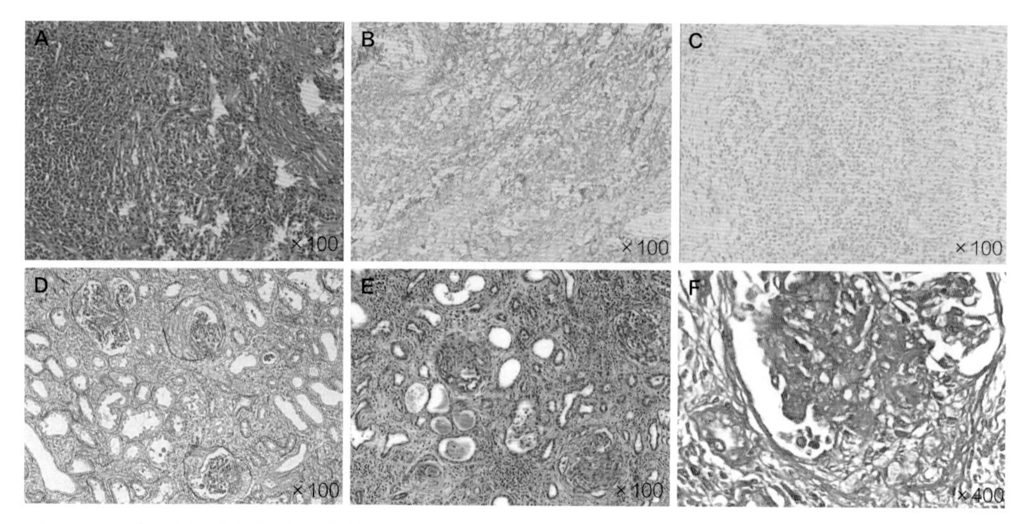

图12-15　切除肾脏组织病理学检查

A. 送检肾肿物组织HE染色，纤维组织增生伴玻璃样变，席纹状纤维化，并见淋巴细胞及浆细胞浸润；B. 肾肿物IgG染色；C. 肾肿物IgG4染色；D. 肾小球毛细血管袢纤维素样坏死，较多新月体形成（PASM染色）；E. 肾间质大量炎症细胞浸润，间质部分纤维化（HE染色）；F. 肾小球无明显免疫复合物沉积（Masson染色）。

诊断。因患者合并肺间质纤维化及周围神经损害，进一步筛查血管炎及结缔组织病，发现抗pANCA和MPO-ANCA抗体（+），且肾脏皮质病理学检查提示无免疫复合物沉积的肾小球肾炎。因此，显微镜下多血管炎诊断亦成立。ANCA相关性血管炎和IgG4-RD病理学有相似之处，如大量炎症细胞浸润、纤维化，临床表现也有重叠，如肥厚性硬脑膜炎、眼眶肿物等，究其原因考虑两种疾病可能存在相同的病理生理学机制。固有免疫和适应性免疫均在两者发病机制中发挥作用，目前的研究发现滤泡辅助性T细胞计数在两种疾病中均增高，而且均向Tfh2亚型偏移，促进活化的B细胞发生免疫球蛋白的类别转换，分化为浆母细胞，进一步产生大量的IgG4。

本病例为罕见病例。首先，AASV与IgG4重叠，且有典型的临床表现及病理学表现，符合各自的诊断标准，均累及肾脏。其次，由于初始误诊为肾癌，行肾脏切除，有得有失，患者失去了一个几乎丧失功能的肾脏，却也为我们提供更精确地了解疾病全貌的机会。

（汤艳春　刘　颖）

病例八　Erdheim-Chester病模拟IgG4相关性疾病

患者，男性，44岁。

主诉：多关节痛、右眼视力下降、发现肾积水8个月。

诊治经过：患者8个月前出现多关节疼痛，累及双肩、双膝、双髋关节，关节无肿胀；伴右眼视力下降、复视、黑矇；发现双肾积水，血压、肌酐升高。行双侧输尿管镜+D-J管置入术，术后无尿、肾衰竭，行双肾造口。持续诊断不明，右眼视力恶化，仅剩光感，就诊北京协和医院。受累系统评估如下。

1. 骨骼：长骨病变（图12-16A、B）。
2. 肾：肾周毛糙（图12-16C）。
3. 血管：主动脉周围软组织密度影（图12-16C、D）。
4. 神经：肥厚性硬脑膜炎（图12-16E）。
5. 内分泌：垂体病变（图12-16F）。
6. 眼：视神经病变。

查血清IgG4 2040mg/L。hs-CRP 62.51mg/L；ESR 94mm/h；IL-6 46.6pg/ml，

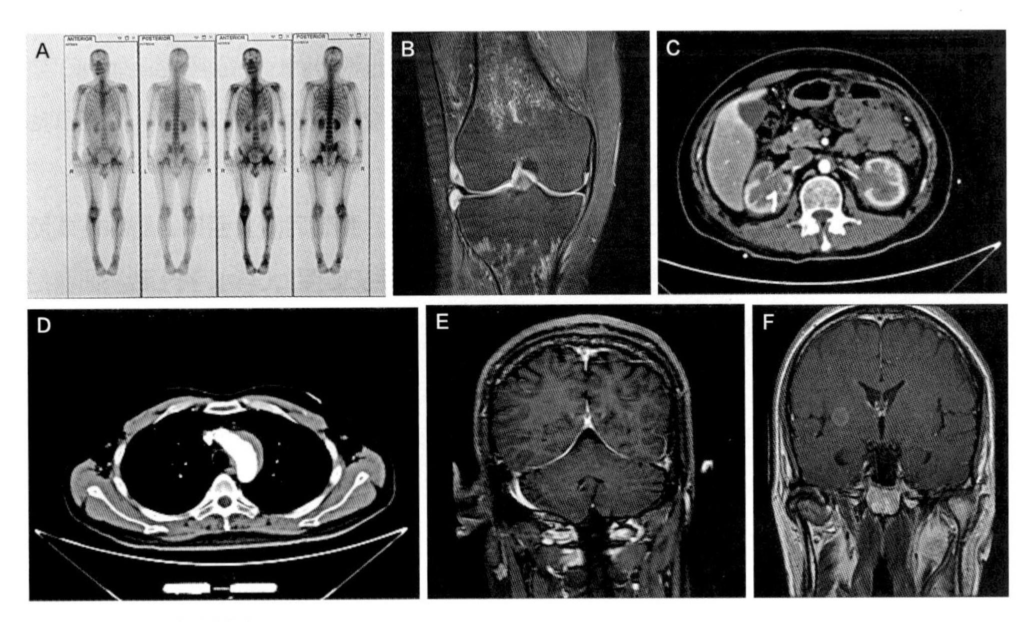

图12-16　影像学检查

A. 骨扫描可见下肢长骨病变；B. 膝关节MRI可见骨质异常信号；C、D. 主动脉CTA可见主动脉周围炎、肾周毛糙；E. 头颅增强MRI可见脑膜增厚；F. 垂体动态MRI可见垂体增大、信号异常。

TNF-α 15.4pg/ml；补体2项、Ig 3项、T-IgE（-）。自身抗体阴性。左腹股沟区肿物穿刺活检病理学检查：增生的纤维组织，伴玻璃样变，另见少许横纹肌组织；免疫组化：CD163（部分+），CD68（部分+），S-100（-）。右股骨穿刺活检病理学检查：破碎的骨及骨髓组织，骨髓组织中可见局灶纤维组织增生，部分泡沫样组织细胞；免疫组化：CD68（+），Cyclin D1散在（+），CD163（+）。虽IgG4水平升高，但难以用IgG4相关性疾病解释临床全貌，且病理学检查不支持。基因测序存在KRAS、RUNX1突变，考虑Erdheim-Chester病，加用干扰素及曲美替尼治疗。

最终诊断：Erdheim-Chester病，模拟IgG4相关性疾病。

点评：Erdheim-Chester病（Erdheim-Chester disease，ECD）和IgG4相关性疾病（IgG4-RD）均为罕见的、相对良性的、慢性病程的多系统受累疾病，因存在临床表现的重叠，如腹膜后纤维化、主动脉周围炎、肥厚性硬脑膜炎、眶周病变等，临床上常难以鉴别。但ECD典型的临床表现包括对称性长骨病变、肾周毛糙（又称“毛肾”）等在IgG4-RD不常见；而IgG4-RD典型的胰腺、胆道受累在ECD中从未被报道过。血清学方面，IgG4水平的升高对于IgG4-RD具有诊断意义，但在27%的ECD患者中也检测到IgG4水平的升高，难以实现两种疾病的鉴别，不过ECD患者的分子检测往往存在BRAF或MAPK-ERK通路基因突变，具有诊断及鉴别意义。病理学方面，IgG4水平升高的ECD患者也可能表现为纤维化、炎症细胞浸润、$IgG4^{+}$浆细胞/IgG^{+}浆细胞比值升高，甚至超过40%，但往往缺乏席纹状纤维化，且存在CD68（+）、CD1a（-）的泡沫样组织细胞，可与IgG4-RD鉴别。

本例患者的诊断疑难，其临床表现为主动脉周围炎、腹膜后器官受累、肥厚性硬脑膜炎、垂体病变、视神经病变等多系统受累的症状，存在血清IgG4水平升高，很容易误诊为IgG4-RD。但患者有突出的骨关节症状，完善骨扫描和关节MRI发现存在下肢长骨病变，难以用IgG4-RD解释。进一步获取的组织病理学检查并无IgG4-RD的提示，可见泡沫样组织细胞。基因检测存在KRAS基因突变。故诊断ECD明确。对于多系统受累且存在IgG4水平升高的患者，本例患者给予我们如下启示：①要充分进行鉴别诊断，全面梳理临床表现的不典型之处，往往能作为诊断的突破点；②要反复获取病理学证据，作为诊断和除外IgG4-RD的重要依据；③IgG4-RD与ECD存在重叠的临床表现，需注意鉴别，必要时通过分子学检查协助明确诊断。

（黄　璨）

病例九　炎性肌成纤维细胞瘤模拟IgG4相关性疾病

患者，男性，40岁。

主诉：背痛、双下肢麻木无力11个月。

诊治经过：患者11个月前后背持续钝痛，伴双下肢麻木和无力感。实验室检查见血清IgG4水平升高，影像学检查提示腹膜后占位、L_2椎体多发破坏、椎管内占位（图12-17A、B）。多次腹膜后肿物及L_2椎体活检组织病理学提示大量浆细胞、较多淋巴细胞及嗜酸性粒细胞浸润，其间大量梭形细胞，可能为肌成纤维细胞；免疫组化：IgG^+浆细胞＞10/HPF，$IgG4^+/IgG^+$浆细胞<40%。拟诊“IgG4相关性疾病（IgG4-RD）”，给予4个月大量糖皮质激素治疗效果不佳。治疗过程中发现右上肺新发进行性增大结节，PET/CT提示代谢增高（最大SUV值8.34）（图12-17C、D），同时患者双下肢肌力进行性下降至0～1级，当地医院予L_{1-2}椎板减压术，仍无明显缓解。入北京协和医院后查ESR＞140mm/h，CRP 92.15mg/L，血清IgG 18.03g/L，血清IgG4 2570mg/L，普通细菌、结核杆菌、真菌感染筛查阴性。因复查右上肺结节进行性增大，胸腔镜右上肺楔形切除术，活检病理学检查提示炎性肌成纤维细胞瘤，免疫组化：SMA（+），ALK（+）（图12-18）。切除肿瘤后患者双下肢麻木、疼痛及肌力下降基本恢复，6个月后随访基本恢复正常肌力，ESR、CRP和血清IgG4水平降至正常，腹膜后肿物缩小（图12-17E、F），肺部影像学检查未见异常（图12-17G、H）。

最终诊断：炎性肌成纤维细胞瘤，模拟IgG4相关性疾病。

点评：本例患者最终诊断为炎性肌成纤维细胞瘤（inflammatory myofibroblastic tumor，IMT），模拟IgG4相关性疾病（IgG4-RD）。在该患者的诊治过程中，我们首先要重新考虑IgG4-RD的诊断和鉴别诊断问题。由于该病诊断标准之一的血清IgG4水平升高可见于多种疾病，特异度较低，且组织病理学检查中IgG4阳性浆细胞浸润也可见于其他一些疾病，因此可能导致过度诊断。本例患者诊断IgG4-RD存在以下不典型特点：①受累部位不典型，IgG4-RD椎体受累很罕见，而常见部位如下颌下腺、泪腺、腮腺等无受累；②病理学特点不典型，该患者组织病理学检查发现较多肌成纤维细胞浸润；③治疗反应不典型，该患者起病时间不长，外院应用大剂量激素治疗效果差，且在治疗过程新发肺部占位。故该患者需考虑IgG4-RD以外的诊断。血清IgG4水平增高、组织中出现$IgG4^+$浆细胞浸润可为反应性增多，见于感染性疾病、肿瘤相关副

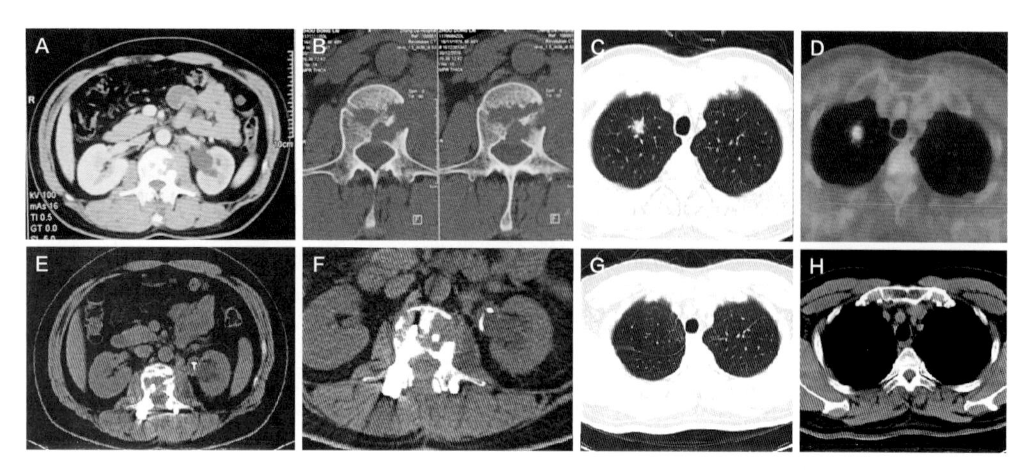

图12-17 影像学检查

A、B. 患者起病时腹膜后占位、L_2椎体破坏；C、D. PET/CT提示右肺上叶高代谢占位性病变；E~H. 术后6个月复查腹膜后占位缩小、胸部影像学检查未见异常。

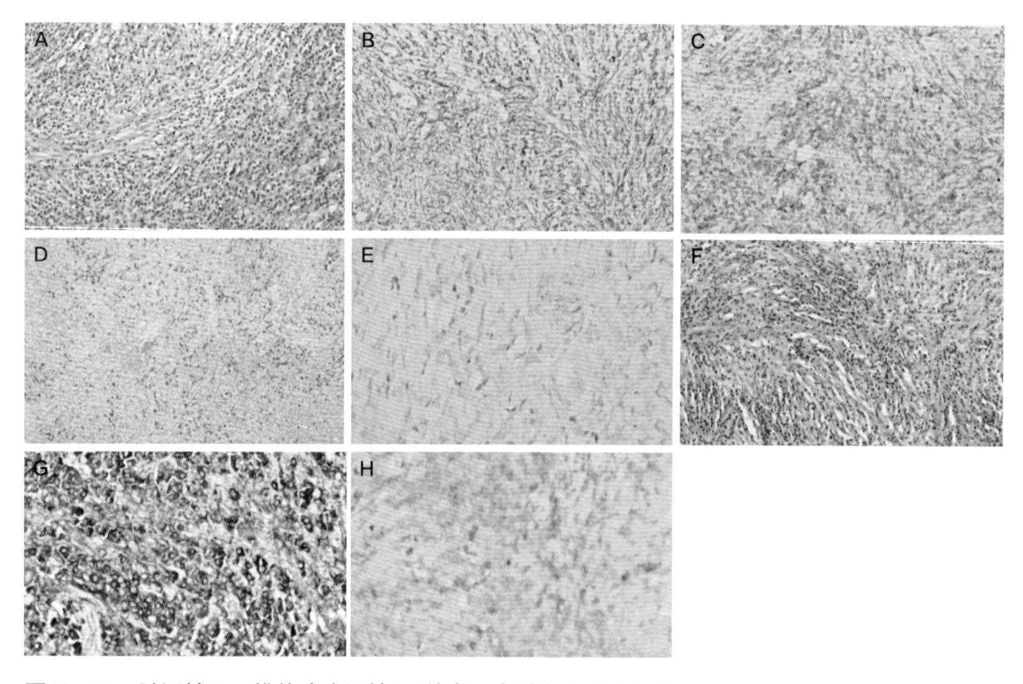

图12-18 肺活检和L_2椎体病变活检HE染色和免疫组织化学染色

A. 肺活检HE染色提示大量肌成纤维细胞，伴大量浆细胞浸润；B. 肺活检平滑肌肌动蛋白（SMA）免疫组织化学染色；C. 肺活检IgG染色；D. 肺活检病理IgG4染色；E. 肺活检间变性淋巴瘤激酶（ALK）染色；F. L_2椎体病变组织HE染色；G. L_2椎体病变组织IgG免疫组织化学染色（染色质量差）；H. L_2椎体病变组织IgG4免疫组织化学染色。

肿瘤综合征等多种疾病，亦存在于Castleman病、Rosai-Dorfman病、IMT等疾病模拟现象。

IMT是一种由分化的肌成纤维细胞型梭形细胞组成，伴有大量浆细胞、淋巴细胞浸润的间叶性肿瘤。IMT与IgG4相关性炎性假瘤（IPT）鉴别诊断中，如满足以下条件，则支持IgG4相关性IPT：①组织中淋巴细胞和浆细胞＞120/HPF；②异型性细胞<3/HPF；③IgG4^{+}浆细胞＞60/HPF；④IgG4^{+}/IgG^{+}浆细胞＞50%。反之则支持IMT诊断。但病理学诊断受到取材部位、是否治疗等因素影响，如存在ALK阳性，则可诊断IMT。根据该患者的病理学特点，诊断为IMT，IgG4^{+}细胞为反应性（或继发性）表现。治疗方面，应首先治疗原发病，即IMT。

本例患者诊断疑难，在肺IMT切除后继发性IgG4-RD病变快速、并近完全缓解，一方面指导我们明确该病例的最终诊断，另一方面也让我们对IgG4-RD的诊治进行深入思考。IgG4-RD作为一类以IgG4水平升高和炎症细胞组织浸润为特征的炎症性疾病，可能由多种病因导致，包括感染、肿瘤、血液系统疾病等。在不典型IgG4-RD中，仍应对其病因进行进一步筛查和探究，以期进一步明确诊断并协助进一步治疗。

2019年3月，该病例发表在*Thorax*上，文章题目为《Pulmonary inflammatory myofibroblastic tumour and IgG4-related disease presenting with lower limb paralysis》。

（张上珠）

病例十 Rosai-Dorfman病模拟IgG4相关性疾病

患者，男性，50岁。

主诉：视力下降5年余，双耳听力下降3年余。

诊治经过：患者5年前出现右眼视力下降，进行性加重，逐渐仅有光感，1年后又出现左眼视力下降，伴头晕、左颞部胀痛。头部MRI示双侧海绵窦、鞍区不规则软组织影，增强后明显强化，有硬脑膜尾征，双侧视神经管狭窄，视神经、视交叉受压（图12-19）。行脑膜瘤切除术，术后左眼视力较前改善，右眼视力同前。病理学检查示颅底肿物位于脑外，累及硬脑膜，脑膜瘤（WHO分级Ⅰ级），主要为富淋巴浆细胞型形态。免疫组化：波形蛋白（2+），CEA（+），上皮膜抗原（epithelial membrane antigen，EMA）（+），AE1/AE3（-），P53（-），Ki-67（+<5%）。3年前开始左

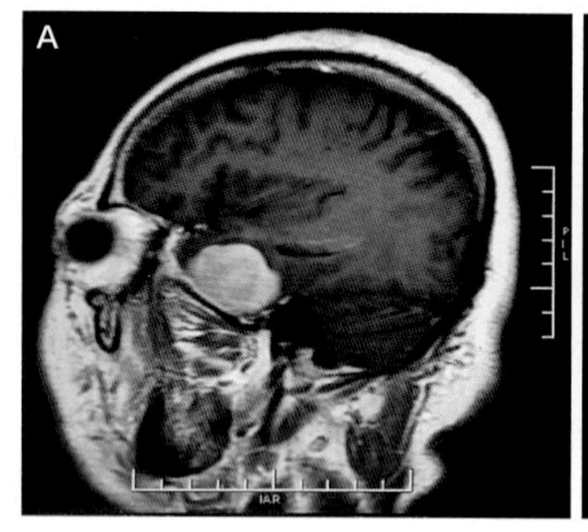

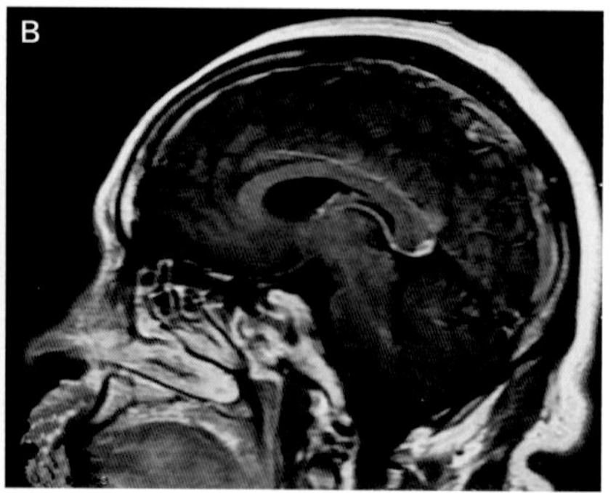

A. 颅底肿物及硬脑膜增厚；B. 硬脑膜增厚。

图12-19　MRI检查

侧上睑下垂，逐渐出现双耳听力下降，进行性加重，仅能闻及猛烈关门声、敲击声。脑膜病理科会诊示IgG4$^+$浆细胞＞20/HPF，考虑“IgG4相关性肥厚性脑膜炎，Rosai-Dorfman病”。予甲泼尼龙60mg/d、利妥昔单抗0.2g×3次，视力稍有改善，糖皮质激素减量过程中反复。1个月前北京协和医院查血IgG4水平正常，会诊外院病理学检查示显著纤维组织增生，淋巴细胞、浆细胞、片状组织细胞浸润，组织细胞胞质内见淋巴细胞深入现象，免疫组化：CD38（+），CD1a（-），CD163（+），Ki-67（＜5%），EMA（+），IgG4$^+$/IgG$^+$浆细胞＜40%，IgG4$^+$浆细胞30/HPF，S-100（+）（图12-20），诊断Rosai-Dorfman病。给予4个疗程阿糖胞苷+地塞米松化疗，同期行腰穿+鞘

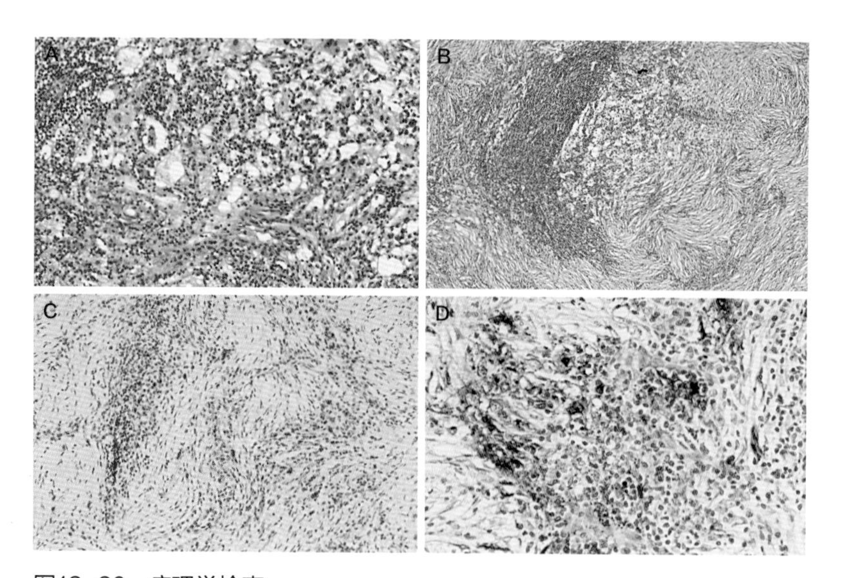

图12-20　病理学检查

A、B. HE染色；C. IgG4免疫组化；D. S-100免疫组化。

注化疗（阿糖胞苷50mg+地塞米松5mg），视力较前改善，听力无明显变化。

最终诊断：Rosai-Dorfman病，模拟IgG4相关性疾病。

点评：Rosai-Dorfman病在临床上可出现与IgG4-RD类似的表现，如硬脑膜、硬脊膜等受累，血IgG4水平轻至中度升高，组织病理检查也会有$IgG4^+$浆细胞计数及$IgG4^+/IgG^+$浆细胞比值临界等。但目前从临床病程、病理学特点、预后等方面证据的差异分析，更多倾向于两者并不属于同一疾病谱。鉴别需注意血清IgG4水平及与其他亚类的关系，病理学检查除关注$IgG4^+$浆细胞的数目和比值外，还需注意有无IgG4-RD特征性的席纹状纤维化、阻塞性静脉炎等表现，同时注意免疫组化中S-100等组织细胞染色阳性及特有的“伸入现象”，必要时需与病理科医生及时沟通和讨论，最终从病理学上鉴别RDD与IgG4-RD。

（王　立　宋硕宁　张　文）

病例十一　淋巴瘤模拟IgG4相关性后腹膜纤维化

患者，男性，50岁。

主诉：腰背酸痛5年余。右上腹痛1个月。

诊治经过：5年前患者出现腰背酸痛，多于弯腰、久站、重体力活动时明显，休息后半小时可好转，夜间睡眠及晨起时无明显疼痛。无晨僵、关节痛、下肢乏力及麻木等，未予重视。1个月前患者因“右上腹痛”至当地医院就诊。查血常规：HGB 95g/L，PLT 348×10^9/L，WBC 8.54×10^9/L；肝肾功能：球蛋白54g/L，白蛋白32g/L，乳酸脱氢酶（LDH）113.5U/L，其余正常；IgG 21.4g/L，IgM 11.1g/L，IgA 0.67g/L，ESR 114mm/h，CRP 74mg/L；尿常规正常。HLA-B27阴性，ANA、ds-DNA、抗ENA、ANCA阴性。超声：颈部淋巴结稍大，胆囊密集点状强回声。予对症治疗后好转，进一步查腹部增强CT：腹膜后异常软组织影包绕腹主动脉及髂动脉，后腹膜淋巴结肿大，后腹膜纤维化可能（图12-21A）。PET/CT：腹膜后大血管及两侧髂血管周围软组织密度包绕伴糖代谢轻度升高，SUVmax=3.4；（两侧腋下、髂血管区和腹股沟区）多发肿大淋巴结，SUVmax=2.8，升结肠后方结节SUVmax=2.2；全身骨髓弥漫性糖代谢增高，SUVmax=5.1，颈部稍高代谢淋巴结，脾增大，血液系统疾病或腹膜后纤维化可能。期间患者出现体重进行性下降10kg。入上海中山医院或我院后查HGB 82g/L，WBC 9.43×10^9/L，淋巴细胞占比（L%）33.8%，ESR 117mm/h，CRP

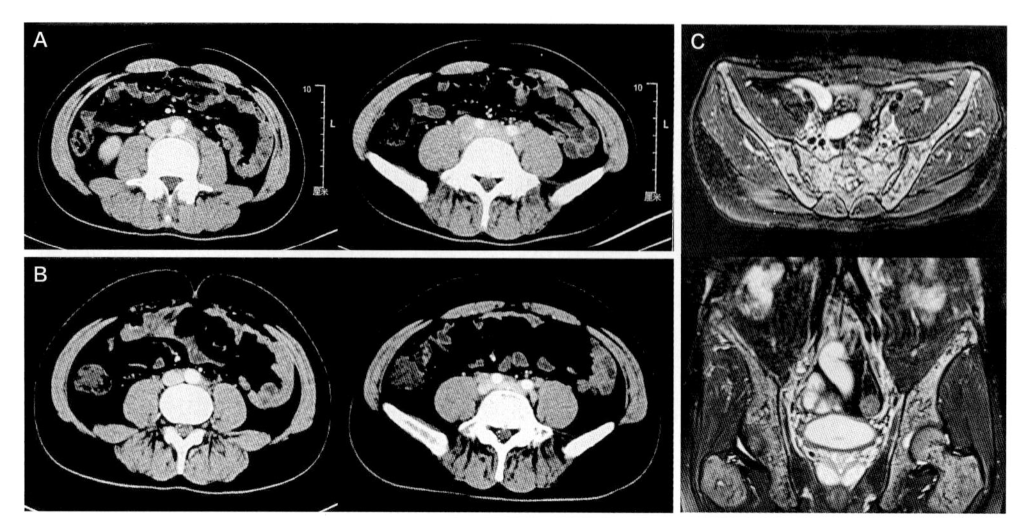

图12-21　影像学检查

A. 患者入院时腹部增强CT；B. 化疗半年后腹部增强CT；C. 入院时骶髂关节MRI：腰椎、骨盆及股骨弥漫性病变。

75.9mg/L，IgG4 1.48g/L，κ轻链4.51g/L，λ轻链5.76g/L；免疫固定电泳：IgM-λ及IgG-λ M带阳性。尿常规：蛋白±。为明确诊断进一步行腹膜后肿块穿刺（图12-22A），病理学检查：胶原纤维组织及脂肪组织见大量淋巴、浆细胞浸润，为小B细胞淋巴瘤，结合免疫组化及基因检测结果，符合淋巴浆细胞性淋巴瘤（图12-22B、C、D、E、F）。骨髓活检（图12-22G、H、I）：B细胞片状增生（占有核细胞50%），提示B细胞淋巴瘤累及骨髓。转至血液科行化疗，6个疗程后复查病灶较前明显好转（图12-21B）。

最终诊断：B细胞淋巴瘤。

点评：本例患者最终诊断B细胞淋巴瘤。在该患者的诊治过程中，由于存在后腹膜占位包绕腹主动脉和髂动脉，为IgG4-RD常见受累部位和影像学表现，伴IgG4水平轻度升高。但患者存在以下的不典型特点：①患者存在全身症状及实验室检查指标异常，包括体重下降、贫血进行性加重、ESR及CRP持续升高。②免疫球蛋白水平显著升高伴M蛋白血症。③影像学检查可见多发淋巴结肿大和骨髓弥漫性病变。另一方面，腹膜后纤维化分为原发性和继发性，需要详细检查排除感染、肿瘤、是否IgG4-RD等因素。因此，我们需要通过病理学检查明确诊断。后腹膜病变由于部位靠近腹主动脉通常活检比较困难。幸运的是，这例患者在CT引导下顺利地进行了腹膜后病变穿刺活

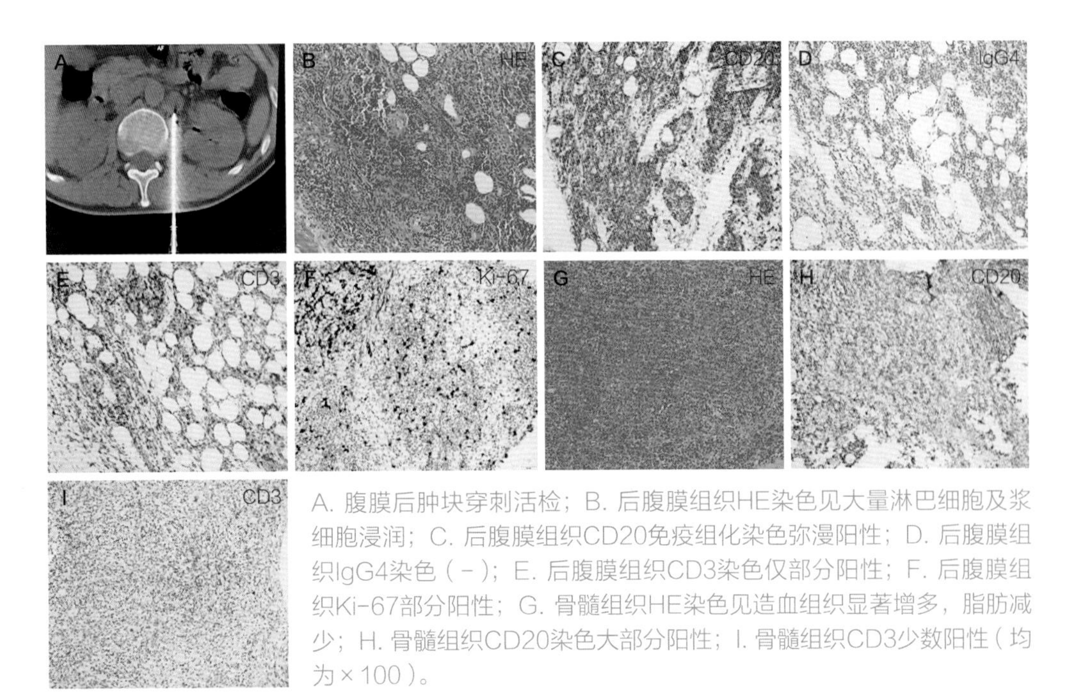

A. 腹膜后肿块穿刺活检；B. 后腹膜组织HE染色见大量淋巴细胞及浆细胞浸润；C. 后腹膜组织CD20免疫组化染色弥漫阳性；D. 后腹膜组织IgG4染色（-）；E. 后腹膜组织CD3染色仅部分阳性；F. 后腹膜组织Ki-67部分阳性；G. 骨髓组织HE染色见造血组织显著增多，脂肪减少；H. 骨髓组织CD20染色大部分阳性；I. 骨髓组织CD3少数阳性（均为×100）。

图12-22　后腹膜活检和骨髓活检HE染色和免疫组织化学染色

检，也进行了骨髓活检，两部分病理学检查均提示B细胞淋巴瘤的诊断。该患者的病理学检查结果与IgG4-RD相比，组织中大量淋巴细胞及浆细胞浸润的表现是类似的，但该患者为均一的小淋巴细胞浸润伴CD20即B细胞弥漫存在，$CD3^{+}$T细胞很少见，提示为B细胞的克隆性增殖，且伴有基因重排和MYD88基因突变，IgG4染色阴性，因此B细胞淋巴瘤诊断明确。

本例患者初看是腹膜后纤维化、IgG4-RD可能，但结合患者的消耗症状、贫血、M蛋白血症，淋巴结及骨髓病变使我们警惕血液系统肿瘤的可能。因此，患者进行了组织病理学检查、基因突变检测和基因重排，明确了淋巴瘤的诊断，使患者得到及时的诊治，转危为安。

（纪宗斐）

病例十二　Castleman病模拟IgG4相关性疾病

患者，男性，36岁（2013年首次入北京协和医院住院时）。

主诉：咳嗽、咳痰，活动后气促8个月。

诊治经过：2012年12月患者因咳嗽、咳痰、咯血，伴活动后气促就诊北京协和医

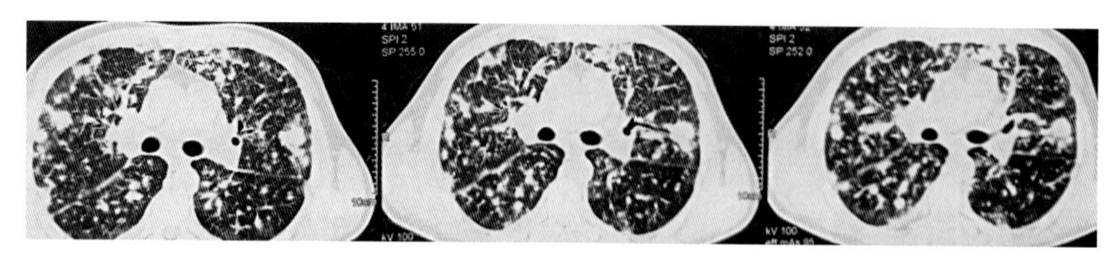

图12-23　患者肺部病变影像学表现

院，胸部CT提示双肺弥漫病变（图12-23），肺门及纵隔多发淋巴结肿大。实验室检查提示HGB 111g/L，ESR 106mm/h，CRP 114.3mg/L，Alb 24g/L，IgG 50.12g/L（IgG1 26200mg/L，IgG2 15700mg/L，IgG3 3090mg/L，IgG4 7490mg/L），IgA 7.6g/L，IgM 11.6g/L，血清肌酐（SCr）76μmol/L。2013年8月行右肺下叶切除活检术，病理学检查示：肺组织内纤维化及磨玻璃样结节，周边部见淋巴细胞、浆细胞浸润伴淋巴滤泡形成。免疫组化：CD138（+），CD20（散在+），CD3（散在+），$IgG4^{+}$浆细胞（>50/HPF）、$IgG4^{+}$浆细胞/IgG^{+}浆细胞约为46%，Kappa、Lambda（-）；刚果红、高锰酸钾化刚果红染色均（-）。考虑诊断为IgG4相关性疾病（IgG4-RD）（符合2011年日本制定的IgG4-RD综合征诊断标准）。2013年12月肺功能检查：第一秒末用力呼气容积（FEV_1）/预计84.2%，FEV_1/用力肺活量（FVC）83.5%，肺总量（TLC）/预计86.2%。2013年9月至2017年2月先后予大剂量糖皮质激素（包括一次甲泼尼龙琥珀酸钠冲击治疗）、环磷酰胺、雷公藤、利妥昔单抗、硫唑嘌呤、吗替麦考酚酯等药物治疗，难以有效控制病情，表现为肺部病变进展，活动耐量进行性下降，贫血加重（HGB 83g/L），炎症指标（CRP、ESR、IgG）居高不下，肺功能持续恶化（2017年2月，FEV_1/预计49.3%，FEV_1/FVC 74.1%，TLC/预计59.5%）。同时由于长期大剂量使用糖皮质激素，患者出现Cushing面容，空腹血糖升高至18mmol/L。2017年2月再次完善肺穿刺活检病理学检查：（右下肺）支气管黏膜慢性炎症表现，间质玻璃样变，可见较多浆细胞浸润，结合免疫组化不除外浆细胞型Castleman病。免疫组化：AE1/AE3（+），Lambda（+），Kappa（+），CD20（-），CD3（散在+），CD38（+），CD138（+），Ki-67（3%），IgG（+），$IgG4^{+}$浆细胞/IgG^{+}浆细胞（<10%）。进一步完善检查，血、尿免疫固定电泳（-），人类疱疹病毒8型（HHV-8）DNA（-），VEGF 2375ng/L，IL-6 28.5pg/ml。经北京协和医院内科大查房多学科讨论后，考虑诊断为特发性多中心型Castleman病（iMCD）。之后首先

予沙利度胺+环磷酰胺+泼尼松（TCP方案）治疗，用药后患者症状改善，活动耐量提升，同时CRP自105mg/L降至35mg/L，HGB自83g/L升至127g/L，血Alb自24g/L升至37g/L。复查影像学提示淋巴结缩小，但肺部病变改善不明显（亦未加重）。由于该方案中泼尼松为脉冲式给药（泼尼松每周2次，每次1mg/kg），用药后患者Cushing面容改善，空腹血糖降至正常。TCP方案用药6个月时，患者出现发热、活动耐量下降，CRP升至91mg/L，伴急性肾功能不全（SCr由74μmol/L升至190μmol/L），考虑iMCD活动，遂自2017年8月起开始硼替佐米+环磷酰胺+地塞米松（BCD方案）治疗。用药后患者未再发热，活动后气促症状明显改善，每天可步行＞10 000步。实验室指标方面：CRP自91mg/L降至39mg/L，SCr恢复正常，HGB进一步升至133g/L，IgG自66.35g/L降至32.62g/L，IL-6降低至5.1pg/ml。影像学检查提示淋巴结缩小，但肺部病变改善不明显（亦未加重）。以硼替佐米为基础的治疗1年时复查肺功能，较治疗前改善（FEV_1/预计58.5%，FEV_1/FVC 82.2%，TLC/预计65.6%）。根据2018年国际Castleman病协作网络（Castleman Disease CollaborativeNetwork，CDCN）的疗效评价标准，BCD方案治疗后，患者达到部分缓解。BCD方案治疗满9个月后，患者进入硼替佐米+地塞米松（BD方案）维持治疗阶段，目前疾病仍处于缓解状态。

最终诊断：特发性多中心型Castleman病，模拟IgG4相关性疾病。

点评：本例患者最终诊断为特发性多中心型Castleman病（iMCD），针对iMCD的治疗取得了较好疗效。而在诊断iMCD之前，患者经过细致的诊断和鉴别诊断，均考虑为IgG4-RD，并一直按照IgG4-RD进行治疗。虽然单从IgG4-RD的诊断标准来看（根据2011年日本制定的IgG4-RD综合诊断标准），患者存在淋巴结肿大、血清IgG4水平明显升高以及病理组织中IgG4/IgG^+浆细胞比值＞40%且$IgG4^+$浆细胞＞10/HPF，似可诊断为IgG4-RD，但仔细分析该患者的IgG4-RD诊断，仍存在疑点：①患者以肺部病变为最突出表现，虽然IgG4-RD也可能有肺部受累，有时也可表现为肺部实性结节和/或间质病变，但总体而言，肺部受累并非IgG4-RD的典型表现。②患者缺乏IgG4-RD的典型表现（如下颌下腺、腮腺、泪腺受累，腹膜后纤维化、自身免疫性胰腺炎）。③患者炎症状态十分突出，CRP＞100mg/L，而文献报道IgG4-RD患者的CRP通常＜30mg/L。④患者首次病理学活检虽发现$IgG4^+$浆细胞数目和比值的明显增加，但并未见到IgG4-RD典型的"席纹状纤维化"表现。⑤患者贫血表现突出，也不是IgG4-RD的典型表现。⑥患者血清中除IgG4水平升高外，IgG1水平也有显著升高。⑦患者经过包括糖皮质激素、利妥昔单抗在内的原本应该对IgG4-RD疗效很好的治疗，仍无明显疗效。考虑到IgG4-RD的诊断标准中本就强调需要排除包括淋巴瘤、Castleman病等可能潜在“模拟”IgG4-RD相关表现的疾病。经再次病理学活检并进行多学科讨论后，结合HHV-8阴性的检查结果，最终确诊患者为特发性多中心型Castleman病（iMCD）。iMCD是一种罕见的淋巴细胞增殖性疾病，部分病例可能存在类似本例的“模拟”IgG4-RD的现象，故需要将该病作为IgG4-RD重要的需进行鉴别诊断的潜在疾病。

本例患者诊断疑难，经两次病理学检查及多学科会诊讨论后方得以确诊。该案例提示我们，对于不典型的IgG4-RD病例，尤其是在针对IgG4-RD的治疗效果不佳时，需要及时调整思路，再次进行全面而完善的诊断和鉴别诊断，注意是否存在其他潜在“模拟”IgG4-RD的基础疾病。

（张　路）

病例十三　模拟IgG4相关性疾病的结节病

患者，男性，65岁。

主诉：双眼睑肿胀1个月，双侧腮腺肿胀17天。

诊治经过：患者1个月前无明显诱因出现双眼睑肿胀，伴有口干、眼干。于当地医院查右眼眶CT：眼眶未见明显异常，双侧眼球对称稍外突，两侧上颌窦、筛窦炎症。鼻窦CT：多组鼻窦炎症伴两侧上颌窦积液、左侧上颌窦黏膜下囊肿形成。耳鼻咽喉镜：变应性鼻炎。给予口服阿莫西林抗感染治疗。17天前患者出现腮腺肿大，无疼痛，再次就诊于当地医院，考虑“腮腺炎”，给予口服阿莫西林克拉维酸钾胶囊治疗1周，患者症状无好转。入院后查血常规正常，ESR 19mm/h，CRP 17.5mg/L，抗核抗体1：100核斑点型，ENA谱均阴性，ANCA阴性，血清IgG 15.95g/L，血清IgG4 647mg/L（正常）。结核感染T细胞斑点试验（T-SPOT.TB）A孔8×SFCs/2.5×10^5PBMC ↑，B孔2×SFCs/2.5×10^5PBMC，结核菌素试验（PPD试验）阴性。真菌D试验、GM试验均阴性。泪腺、腮腺彩超：双侧泪腺形态饱满，回声减低不均，血流略丰富。双侧腮腺饱满，回声明显欠均。胸部CT：双肺部分支气管轻度扩张，双肺多发树芽影及斑片状磨玻璃影，双肺多发微小结节（图12-24）。

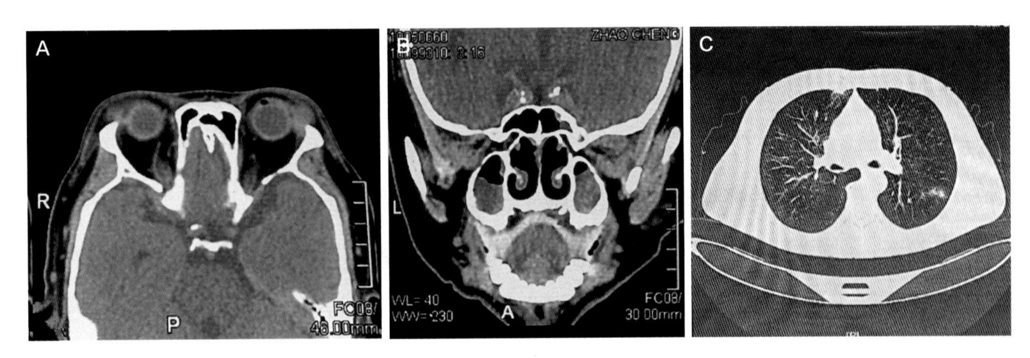

图12-24　影像学检查

A. 双侧泪腺肿胀；B. 双侧上颌窦积液；C. 胸部CT提示树芽影及斑片状磨玻璃影。

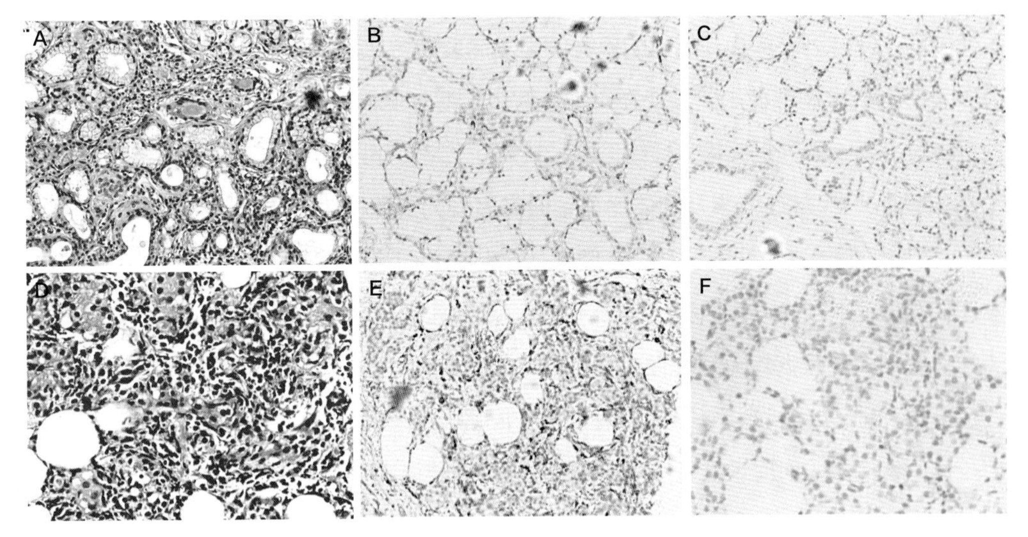

图12-25　唇腺活检和腮腺穿刺活检HE染色和免疫组织化学（IHC）染色

A. 唇腺活检HE染色；B. 唇腺活检IgG染色；C. 唇腺活检IgG4染色；D. 腮腺活检HE染色；E. 腮腺活检IgG染色；F. 腮腺活检IgG4染色。

肺功能：混合性通气功能中重度障碍，残气量/肺总量增高，肺换气功能正常。唇腺病理学检查：部分小叶腺泡轻度萎缩，间质内散在及灶状淋巴细胞浸润、浆细胞浸润，并见小灶状多核巨细胞肉芽肿（图12-25）。腮腺穿刺病理学检查：上皮样细胞肉芽肿性病变。抗酸染色未见抗酸杆菌。免疫组化：IgG4（-）、IgG（部分阳性）、CD38（浆细胞+）、CD138（浆细胞+）（图12-25）。建议除外结核及其他特殊细菌感染。经左氧氟沙星抗感染治疗，患者症状无好转。进一步完善检查：ACE 29.7U/L（-），腮腺病理学检查加做六氨银染色（PASM）（纤维组织+）。北京协和医院病理科会诊意见:(下唇腺活检，腮腺穿刺)唾液腺组织内见上皮样细胞肉芽肿结节及多核巨细胞，未见坏死，符合肉芽肿性病变，病理变化可见于结节病及增殖性结核，本例不除外结节病。免疫组化: CD38(散在少许+)，CD138(散在少许+)，IgG(散在+)，IgG4(-)。下唇腺/腮腺特殊染色: 抗酸(-)。结合患者临床表现及辅助检查，考虑结节病诊断。给予患者甲泼尼龙40mg每天1次联合甲氨蝶呤10mg每周1次，治疗1周后，患者眼睑、腮腺肿胀明显减轻，复查ESR、CRP均正常。胸部CT: 双肺病变较前范围有所减小，密度变浅淡。出院1个月后随诊，患者眼睑、腮腺肿胀缓解。

最终诊断: 结节病，模拟IgG4相关性疾病。

点评: 本例患者最终诊断为结节病，模拟IgG4相关性疾病(IgG4-RD)。在临床工作中我们常遇到临床表现相似的疾病，通常需要联合血清学、影像学、病理学检查等进一步鉴别。本例患者主要表现为对称性双侧泪腺、腮腺肿大，酷似IgG4-RD临床表现，通过完善一系列相关检查最终诊断结节病。二者不同之处主要表现为以下几方面。①临床表现: IgG4-RD累及实体器官，通常表现为脏器肿大(如淋巴结、腮腺、胰腺等); 空腔脏器受累主要表现为腔壁增厚。结节病也可累及多系统，以累及肺门及纵隔淋巴结最常见(约90%)，亦可累及心脏、腹腔脏器、骨骼、肌肉、唾液腺等。②血清学: 虽然两种疾病均无特异性生物学标志物，但IgG4-RD血清学可有嗜酸性粒细胞计数升高，血清IgG4水平升高、IgE水平升高等。结节病可有高钙血症、ACE升高、IL-2R升高等。③病理学特点: IgG4-RD病理学特点主要为大量淋巴细胞和浆细胞浸润、席纹状纤维化及闭塞性静脉炎; $IgG4^+$浆细胞浸润: $IgG4^+$浆细胞＞10/HPF，$IgG4^+$浆细胞/IgG^+浆细胞比值＞40%。而结节病病理学典型表现是非干酪样坏死性肉芽肿，肉芽肿以淋巴管周围分布为主; 紧致、分化良好的肉芽肿，肉芽肿周围可见淋巴细胞、成纤维细胞浸润。

本例患者诊治难点在于: 结节病的临床表现亦可以是多系统的。结节病患者出现腮腺、唾液腺受累发病率很低，其中腮腺受累表现通常是无痛的、单侧的，且常合并胸部病变。本例患者以双侧腮腺受累为主，非结节病常见受累器官，肺部影像学也不是结节病典型肺门及纵隔淋巴结肿大表现。该患者唇腺及腮腺病理学均表现为非坏死性肉芽肿性病变，这种病理学变化除结节病外，也可见于结核、肉芽肿性多血管炎、嗜酸性肉芽肿性多血管炎、普通变异型免疫缺陷病、转移瘤、铍中毒、干扰素诱导等。结节病和

IgG4-RD均为除外性诊断，在鉴别原发病与多种模拟症方面需要仔细分析，从各方面寻找疾病线索，病理学特征是疾病诊断的重要依据。

（林　玮）

病例十四　淋巴瘤模拟IgG4相关性疾病

患者，男性，37岁。

主诉：反复腹痛1个月，视物模糊1周。

诊治经过：2013年3月20日，患者突发中上腹疼痛，视觉模拟评分（VAS）5～6分，伴轻度腹胀、恶心、乏力和盗汗。在反复出现症状10天后就诊于当地医院，查血常规正常，血清淀粉酶（AMY）1630U/L（正常范围0～460U/L）。腹部B超及CT显示胆囊增厚，胰腺肿大，腹部及腹膜后淋巴结肿大。诊断为“急性胰腺炎”。10天后患者腹痛逐渐缓解，AMY水平恢复正常。此后出现视物模糊，右眼为著。眼血管超声显示玻璃体内高回声带。眼眶CT扫描显示右眼壁增厚，右侧额窦炎，右侧蝶窦炎，双侧筛窦炎。眼部症状经左氧氟沙星滴眼液治疗无显著改善，并逐渐转为双侧（图12-26）。外院怀疑患者为IgG4-RD，建议患者来北京协和医院就诊。

患者于2013年4月29日转至北京协和医院。入院后患者出现不规则发热，最高体温39℃。血液学检查显示，血清脂肪酶（LIP）为2156U/L（正常范围73～330U/L），AMY为639U/L（正常范围0～125U/L），ALT为331U/L（正常范围5～40U/L）。双眼光学相干断层扫描（OCT）显示黄斑和视网膜神经上皮水肿，存在浆液性脱离。双眼眼底检查显示后部视网膜水肿、视网膜静脉充血，眼科确诊为双侧葡萄膜炎，但病因不明。血清IgG4水平正常。经持续全面营养治疗后，患者AMY和LIP水平恢复正常。但患者体温逐渐上升，伴有血清胆红素升高；总胆红素（TBil）由正常水平（5.7～23.5μmol/L）升至50μmol/L，直接胆红素（DBil）升高为主。超声内镜没有显示任何胆管梗阻的迹象。多次血培养阴性，经验性抗生素治疗无改善。患者逐渐出现嗜睡、意识不清。

5月8日，CT扫描显示胰腺明显增大和多浆膜炎，胆总管大小正常。2天内患者出现急性呼吸窘迫综合征和弥散性血管内凝血，转入重症监护病房。5月10日，B超显示胆总管增大1.4cm。行急诊手术，术中见胆囊肿大坏死，扩张伴肿胀的胆管内可见脓液及一些“砂样结石”。胰腺明显水肿，无坏死。虽然手术成功，术后T管胆管造影正常，

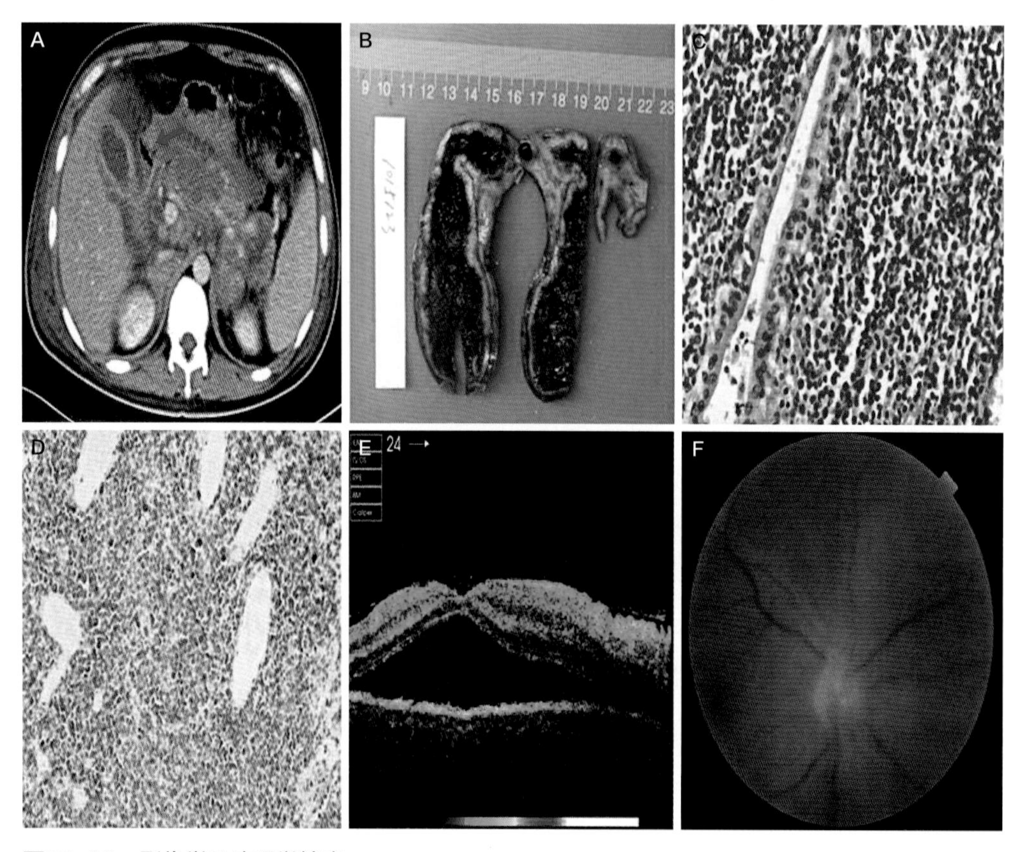

图12-26　影像学及病理学检查

A. 腹部CT，红箭头显示胆囊结节样增厚；B. 胆囊手术大体标本显示整个胆囊壁受累；C. 病理学检查显示淋巴细胞瘤，外周神经和血管受累；D. 免疫组化结果显示肿瘤细胞为CD3阳性；E. 右眼光学相干断层成像（OCT）显示黄斑和视网膜神经上皮水肿的浆液性脱离；F. 右眼眼底检查显示后部视网膜水肿、视网膜静脉充血。

但患者胆红素水平并未下降。病情进一步恶化，于5月14日死于多器官功能衰竭。病理学检查显示胆囊T细胞淋巴瘤。

最终诊断：胆囊T细胞淋巴瘤。

点评：本病例由于同时出现胰腺弥漫肿大、胆囊弥漫增厚，伴有眼部病变，曾被疑诊为IgG4-RD。但是该患者IgG4阴性，进展凶险的临床表现和最终的手术标本病理学检查帮助我们明确真正的病因。其中葡萄膜炎的出现对于临床有一定的诊断提示，但可惜当时认识不足，并没有抓住机会。

葡萄膜炎是眼部自身免疫性疾病。葡萄膜炎通常与全身性疾病和感染有关。

1985年1月至2013年6月，北京协和医院确诊42例（占葡萄膜炎患者的53.3%）与自身免疫性疾病相关的葡萄膜炎，涉及的自身免疫性疾病包括贝赫切特综合征、全身性血管炎、结节病和复发性多软骨炎。而仅有7例葡萄膜炎与淋巴瘤相关（6.82%）。当严重的葡萄膜炎出现时应该考虑到淋巴瘤的可能。此时如果能及时完成PET检查有可能更早发现肿瘤部位，进而通过EUS取得活检病理。

同时，本病例在肿瘤中也是较为罕见的，原因在于其病理学类型和所在位置。①病理：该患者为Ⅱ型肠病相关性T细胞淋巴瘤（enteropathy associated t-cell lymphoma，EATL）。EATL是一种小肠上皮内T细胞侵袭性T细胞淋巴瘤，占所有非霍奇金淋巴瘤（non-hodgkin lymphoma，NHL）的1%和小肠肿瘤的10%～25%。Ⅱ型EATL是一种散发性淋巴瘤，占EATL病例的10%～20%。②位置：本病例肿瘤被诊断为原发性胆囊NHL。胆道最常见的恶性肿瘤是胆囊癌，是第五大最常见的胃肠道癌症。原发性胆囊NHL非常罕见，截至目前，在大约40年的时间里，报告的病例不超过50例。

本病例提示我们，葡萄膜炎可能与恶性肿瘤相关。对于表现不够典型的IgG4-RD，应用PET/CT可能有助于早期排除恶性肿瘤。

（赖雅敏）

病例十五　十二指肠溃疡伴局部毛霉菌感染模拟IgG4相关性疾病

患者，男性，18岁。

主诉：上腹痛5年，腹胀、食欲减退1年半。

诊治经过：患者5年前间断出现中上腹痛，进食后加重，伴呕吐胃内容物，呕吐后腹痛减轻，当地医院予阿莫西林、枸橼酸铋钾等治疗1月余后症状缓解。3年前腹痛加重，为餐后中上腹阵发性绞痛，当地胃镜检查示“十二指肠溃疡”，不规律服用兰索拉唑1个月后好转。1年半前出现右上腹持续胀痛，呕吐隔夜宿食，半年内体重下降10kg。体检发现右上腹包块，质韧，伴深压痛。当地医院查血常规、肝肾功能大致正常。胃镜：十二指肠球部可见向腔内隆起的不规则新生物伴溃疡。病理：片状坏死组织，散在淋巴细胞、浆细胞、嗜酸性粒细胞及中性粒细胞浸润，坏死周边可见小巢霉菌菌丝；幽门螺杆菌阴性。PET/CT：胆囊窝处可见密度不均占位性病变，与十二指肠病变关系密切，胃窦及十二指肠球部壁增厚伴代谢升高（图12-27）。当地

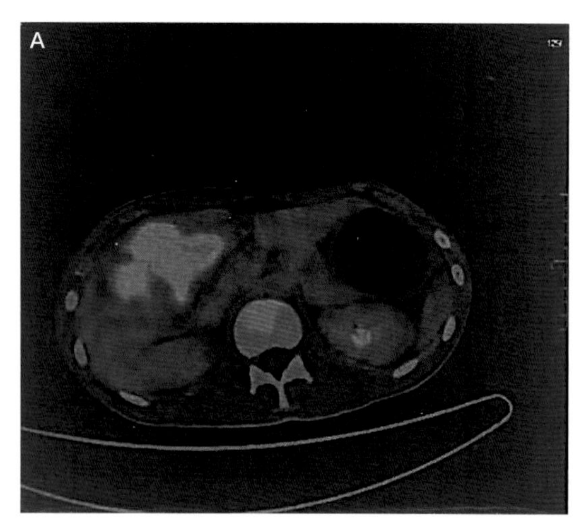

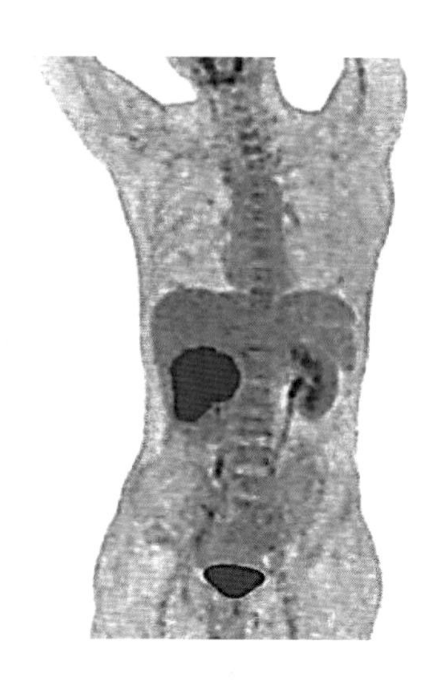

图12-27　PET/CT检查

A. 融合横断位图像；B. 全身最大密度投影图像：胆囊窝处可见密度不均占位性病变，与十二指肠病变关系密切。

医院建议手术探查，患者及家属拒绝。入院2个月前腹胀、纳差加重。就诊于北京协和医院门诊，查hs-CRP 56.97mg/L，ESR 15mm/1h。血液结核感染T细胞斑点试验（T-SPOT.TB）阴性、炎症性肠病自身抗体谱均阴性。胃镜：十二指肠球部及降部变形、狭窄，前壁、后壁见巨大溃疡，覆污秽苔，内镜无法通过。幽门螺杆菌快速尿素酶试验（-）。为明确诊断，收入消化科病房。患者既往体健，为在校大学生，学习紧张，饮食不规律。入院体检：体温36.9℃，脉搏75次/分，血压127/90mmHg（1mmHg=0.133kPa），体重指数（BMI）15.2kg/m^2。慢性病容，贫血貌，浅表淋巴结未触及肿大。心、肺无明显异常。腹软，可见胃型和蠕动波，未见肠型，右上腹可触及包块，直径约7cm，边界不清，质地中等，肠鸣音4次/分，可闻及震水音，直肠指检无殊。

入院后查Hb 108g/L，WBC及PLT正常；尿常规、粪便常规均正常；肝肾功能及凝血功能正常。肿瘤标志物：甲胎蛋白（AFP）、癌胚抗原（CEA）、CA19-9、CA125、CA72-4均正常。自身免疫相关检查：补体、免疫球蛋白、蛋白电泳、免疫电泳均正常。抗核抗体（ANA）、抗中性粒细胞胞质抗体（ANCA）均正常。血清IgG亚类：IgG4 11 000mg/L（参考值80～1400mg/L），余IgG亚类均正常。感染筛查：D-葡聚糖试验、半乳甘露聚糖试验、人类免疫缺陷病毒（HIV）抗体均阴性，巨细胞

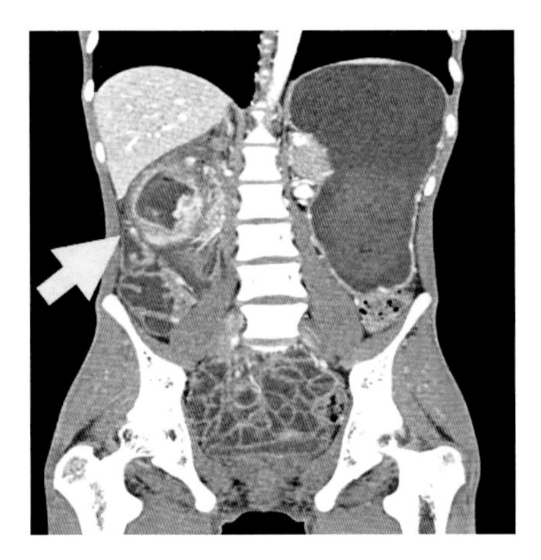

图12-28 腹盆增强CT+小肠CT三维重建

显示十二指肠球部及降部肠壁明显增厚伴黏膜面异常强化，浆膜面毛糙（箭头所示）。

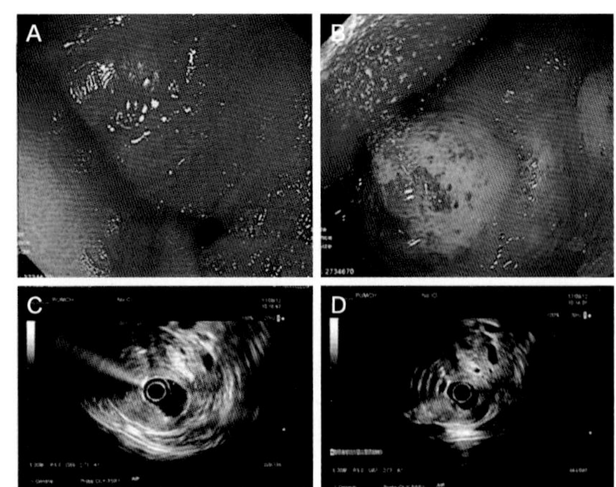

图12-29 胃镜和超声内镜检查

A、B. 胃镜显示十二指肠肠腔宽大，正常黏膜结构消失，球后见结节样隆起伴溃疡形成，表面覆白苔；C、D. 超声内镜显示十二指肠局部肠壁正常层次消失，肠壁增厚。

病毒（CMV）DNA、EB病毒（EBV）DNA均<500 copies/ml，T细胞、B细胞亚群大致正常。腹盆增强CT+小肠三维重建（图12-28）：胃腔明显扩张，十二指肠球及降部肠壁明显增厚伴黏膜面异常强化，浆膜面毛糙，局部肠腔狭窄、扭曲，腹腔多发肿大淋巴结伴明显强化，胆囊壁增厚伴明显强化，肝内、外胆管扩张。磁共振胰胆管造影（MRCP）：肝内外胆管扩张，胆总管末端“鼠尾样”狭窄。上消化道造影：十二指肠降部梗阻，十二指肠上段扩张，低张力型胃。生长抑素受体显像未见明显异常。胃镜及超声内镜（图12-29）：十二指肠肠腔宽大，腔内见结节样隆起，表面覆苔样物质；超声下局部腔壁结构消失，腔壁增厚。会诊外院病理：（十二指肠降部）坏死物、真菌菌丝、肉芽组织及小肠黏膜显急性及慢性炎，肉芽组织及黏膜固有间质可见较多浆细胞浸润。特殊染色结果：PAS染色（+），六胺银染色（+）。予静脉足量质子泵抑制剂（PPI）治疗6周，同时予胃管引流，每日引流200～400ml，腹胀减轻，但仍不能进食。复查胃镜：十二指肠狭窄无改善。

肠内营养支持4周后患者一般情况改善，行腹腔镜探查，术中见十二指肠球部肿物与周边脏器粘连严重，无法分离，遂行远端胃大部切除和胃空肠Roux-en-Y吻合术，并做肿物活检。术后病理（图12-30）：十二指肠局灶溃疡，溃疡处及周边黏膜层、黏膜下层及肌层见较多肉芽肿形成，伴多核巨细胞反应、多量急慢性炎细胞与嗜酸性粒细

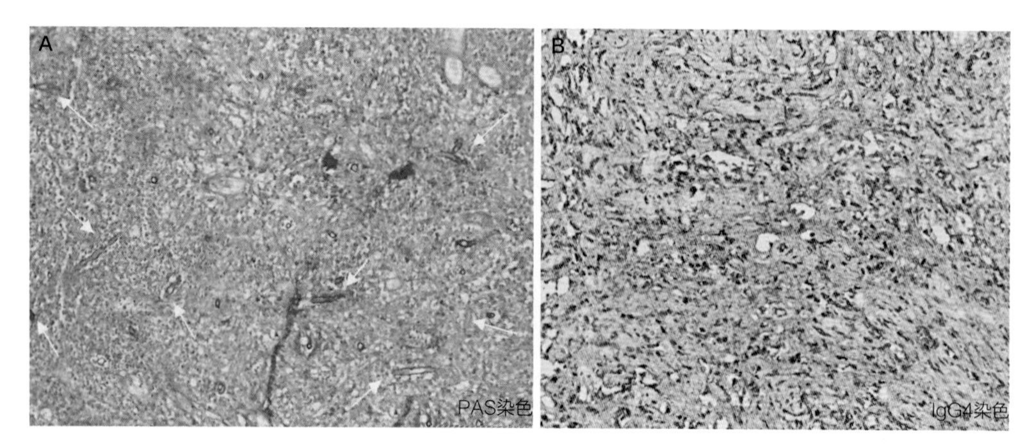

图12-30　十二指肠球部肿物切除术后病理

A. PAS染色（×200）显示较多肉芽肿形成，伴多核巨细胞反应、大量急慢性炎症细胞和嗜酸性粒细胞聚集以及纤维组织增生，可见较多真菌菌丝（箭头所示）；B. IgG4免疫组化染色（×200）显示，$IgG4^{+}/IgG>40\%$，IgG4阳性细胞>50/HPF。

胞聚集及纤维组织增生，可见较多真菌菌丝，结合形态考虑毛霉菌感染可能性大，另见较多IgG4阳性浆细胞聚集。免疫组化结果：$IgG4^{+}/IgG>40\%$，$IgG4^{+}>50/HPF$；特殊染色结果：PAS染色（+），六胺银（+），黏液卡红染色（-）。

最终诊断：十二指肠球溃疡伴梗阻；毛霉菌感染；模拟IgG4相关性疾病。

点评：本例患者为青年男性，以十二指肠肿物伴溃疡为主要表现，血清IgG4水平显著升高，十二指肠肿物病理可见局部毛霉菌感染和IgG4阳性浆细胞浸润。经手术切除病灶和抗真菌治疗后血清IgG4显著下降。

毛霉菌感染是一种预后很差的机会性感染，多见于免疫抑制人群，在非免疫抑制人群中鲜有报道，单纯消化道感染更加少见。毛霉菌菌丝易侵犯血管，造成组织缺血和坏死。病情多呈迅速进展，本例这样的局灶慢性感染较为少见。毛霉菌感染好发于鼻、眶、脑和肺部；消化道受累多继发于全身播散性感染，单纯累及消化道的毛霉菌感染罕见。在消化道感染中，小肠和胃最常受累，临床以腹痛、消化道出血和消化道梗阻等非特异症状为主。病理组织真菌培养是诊断毛霉菌病的金标准，但因毛霉培养阳性率低，通过病理识别出典型毛霉菌菌丝常是感染的唯一证据。其菌丝宽大、分枝不规则、极少有分隔，具有一定的特异性。治疗需联合全身抗真菌治疗及外科治疗，必要时行感染灶清创或切除病灶。侵袭性毛霉菌感染即使及时诊治，其病死率仍高达58%～85%。结合本例长期存在十二指肠溃疡和梗阻，推测很可能是肠腔狭窄后食物潴留，从而引起局部真菌定植、感染。

回顾本例病情及诊治经过，最初其临床表现符合普通十二指肠溃疡的特点，PPI治疗一度有效。但患者疏于自我管理且治疗不规范，PPI剂量和疗程不足，每于症状减轻后自行停药，治疗后未及时复查内镜，造成溃疡迁延不愈，最终引起十二指肠梗阻。在抵抗力下降、溃疡和梗阻的基础上诱发了局部毛霉菌感染。由于本例患者营养状况差，免疫力降低，肠道毛霉菌感染有进展为侵袭性感染的风险，故通过手术重建消化道并纠正低营养状态实属必要。纵观病情全貌，考虑血清和组织学IgG4阳性系继发于毛霉菌感染，而非原发性IgG4-RD，支持点包括：①IgG4-RD大多表现为胆管和胰腺受累，而本例缺如；②单纯累及十二指肠的IgG4-RD尚未见诸文献；③本例未用糖皮质激素治疗，术后病情即迅速改善，IgG4水平亦明显下降。由于手术未能完全切除炎性包块，不能排除患者体内尚有少量毛霉菌残留，IgG4未降至正常可能与此有关，尚需随诊观察。

IgG4-RD近年来被越来越多的临床医生所认识，但在诊断时需谨慎地排除继发性IgG4水平升高的疾病，尤其是感染性疾病，以免错误地使用了糖皮质激素和免疫抑制剂治疗，造成感染恶化。希望通过本病例的分析，增加临床医生对消化道毛霉菌感染的了解，并拓宽对IgG4-RD鉴别诊断的思路。

（蒋子涵　曹　玮　周炜洵　吴　东）

参考文献

[1] ABDELRAZEK M A, VENNA N, STONE J H. IgG4-related disease of the central and peripheral nervous systems[J]. Lancet Neurol, 2018, 17(2): 183-192.

[2] PENG L, ZHANG P, ZHANG X, et al. Clinical features of immunoglobulin G4-related disease with central nervous system involvement: an analysis of 15 cases[J]. Clin Exp Rheumatol, 2020, 38(4): 626-632.

[3] MUCHTAR E, DISPENZIERI A, MAGEN H, et al. Systemic amyloidosis from A (AA) to T (ATTR): a review[J]. J Intern Med, 2021, 289(3): 268-292.

第十三章

/

展　望

在短短十多年间，IgG4相关性疾病（IgG4-RD）从未知成为一种全世界公认的疾病，并快速地在所涉及的相关专业临床医生中得到关注。各国学者在其发病机制、临床特征、诊断、治疗及预后方面做了大量工作，积累了有益的经验。对于IgG4-RD这一新认识的罕见疾病，其临床和发病机制方面诸多的不确定性和争议性不断激发医学界强烈的研究兴趣。该病也为我国相关领域带来了机遇和挑战。中国人口众多，具有研究罕见疾病的优势，丰富的病例资源使得患者的临床资料和生物学标本更容易积累，因此我们应该发挥优势，拿出更多的中国数据。当然疾病自然病程和临床转归的不确定性，以及缺乏有适应证的药物等现状，也使临床医生感到困惑并面临着挑战。

纵观IgG4-RD的认识和发展史，从国内外研究现状看，该病还有很多方面值得进一步研究和探讨。

一、病因有待进一步寻找

该病病因尚不清楚，推测感染、环境中的变应原、遗传易感性等可能是IgG4-RD的始动因素，但至今尚未得到证实。遗传易感性是诸多免疫相关性疾病发生的基础，本病虽有相关报道，但遗传风险有多少？已发现的相关性基因是否为遗传易感性基因亦有待进一步验证。此外，尽管免疫系统紊乱是主要病理机制，但其启动环节尚不清楚。

二、IgG4-RD的定性和定位

美国哈佛医学院的Stone教授在权威杂志发表的综述中用“一种多器官受累、免疫介导的疾病”（Lancet Rheum.，2019）和“慢性免疫系统活化伴受累组织纤维化的疾病”（Nat. Rev. Rheum., 2020）来描述该病。众所周知，免疫介导性疾病包括四大类：自身免疫性疾病、自身炎症性疾病、过敏性疾病和免疫缺陷性疾病。IgG4-RD属于哪一类疾病目前尚不十分明确。尽管陆续有研究发现IgG4-RD患者体内存在自身抗体，具有自身免疫性疾病的特点。但已知自身抗体阳性率低，致病性不详。从发病机制看，巨噬细胞、树突状细胞、Toll样受体4等参与慢性炎症和成纤维细胞的分化过程，因此具有部分自身炎症性疾病的特征。此外，IgG4-RD患者合并过敏、嗜酸性粒细胞和血清IgE水平升高较常见，提示其与过敏性疾病有着密切的联系。因此，该病似乎兼具自身免疫性疾病、自身炎症性疾病和过敏性疾病的部分特征。部分IgG4-RD尚有淋巴增殖性疾病的特点，该病究竟归属于何种类型的免疫系统疾病有待进一步研究。

三、发病机制需进一步阐明

发病机制方面已经阐明的包括：多种天然免疫细胞和适应性免疫细胞均参与IgG4-RD的发生和发展，以B细胞和浆母细胞异常活化增殖为代表的体液免疫紊乱是该病免疫异常的特征。滤泡辅助性T细胞、Th2细胞、调节性T细胞以及$CD4^+CD28^-$细胞毒性T细胞等通过分泌多种细胞因子促进B细胞活化和分化，以及组织纤维化和损伤。然而，上述炎症细胞之间的相互作用，如何促进炎症和纤维化还有诸多问题需要回答，如IgG4的作用是致病还是抗炎？血清IgE水平升高的意义和机制？活化的B细胞和$CD4^+$细胞毒性T细胞诱导组织纤维化的机制？哪些分子决定IgG4和IgE抗体的类别转换，等等。上述问题的回答将对未来研发针对性的靶向治疗提供有力的证据。

四、继续寻找适用于临床相关性的新型生物标志物

血清IgG4是迄今为止IgG4-RD最重要的生物标志物，其浓度升高是该病的诊断标准之一，其水平波动也与疾病的活动度有一定相关性，但该指标作为诊断标准项目在灵敏度或特异度方面尚不理想。血清IgE、补体、浆母细胞以及Tfh2细胞等也可作为该病的生物标志。由于该病尚无诊断的金标准，发现更多的生物标志物对提高诊断正确率和有效评估监测病情有重要意义。

五、诊断标准需进一步完善和更新

IgG4-RD的诊断目前尚缺乏金标准，诊断标准的制定也经历了不断更新和完善的过程。例如，早期制定的器官特异性的诊断标准，IgG4相关米库利兹病、自身免疫性胰腺炎、肾脏损害、垂体炎等。2011年日本学者公布的诊断标准是此病最早的综合诊断标准，也是迄今为止临床医生应用最广泛的标准之一。其制定对之后十多年来全球各国和各专业医生认识本病以及推动IgG4-RD的研究起了重要的作用。该标准于2020年更新修订，提高了IgG4-RD诊断的特异度。2019年由美国风湿病学会（ACR）和欧洲抗风湿病联盟（EULAR）组织来自多个国家不同专业的86名专家制定的ACR/

EULAR的IgG4-RD分类标准是首个国际分类诊断标准，更适用于临床研究，将对未来IgG4-RD的临床试验做出贡献。

众所周知，IgG4-RD是一种超级“模仿者”，也是一种超级“被模仿”者，尽管上述多种分类诊断标准已发布并应用于临床，复杂的鉴别诊断仍是临床医生面临的困难。目前本病尚不能精准诊断，随着对发病机制、临床表现、实验室检查、影像学和病理学特征等研究的进一步深入，希望不久的将来能够实现精准诊断和精准治疗。

六、疾病的规范诊治和综合管理

尽管IgG4-RD的临床表现已基本清晰，但治疗手段仍很匮乏，绝大多数患者应用糖皮质激素疗效好，但激素减至小剂量或停药后复发率高。传统免疫抑制剂有许多真实世界研究小型随机对照研究证实有效，但尚需要更多高级别循证医学的证据。生物制剂方面，清除B细胞的利妥昔单抗在初治和复发的患者虽取得较好的疗效，但亦属适应证之外的应用。治疗方面还有许多问题需要解决，如糖皮质激素治疗的最佳方案，传统免疫抑制剂在治疗中的地位，生物治疗（如B细胞清除）最适合的人群，对IgG4-RD组织纤维化的有效治疗方法，分型和分层治疗的必要性，停药复发患者重启治疗的时间和方案，等等。因此，治疗方面，无论是新药研发还是治疗方案的优化仍有许多亟需解决的问题。

七、新型治疗药物的研发

随着发病机制研究的深入，针对IgG4-RD重要致病环节的靶向药物也在不断研发。例如，针对FcγRⅡb和CD19的单克隆抗体的临床试验已在全球开始进行，有望获得治疗IgG4-RD的确切疗效和不良反应。靶向T细胞共同刺激信号（CTLA4）的治疗也在小样本量的开放标签试验中进行探索。此外，在临床试验的网站上还有许多靶向IgG4-RD发病免疫病理机制中的重要环节的药物注册用于IgG4-RD的临床试验，如BAFF抑制剂、抗SLAM7单克隆抗体等。上述探索和试验有望在不久的将来为IgG4-RD的治疗带来更多、更好的选择。

最后，我们相信，随着各方面研究的广泛开展，对IgG4-RD机制的认识将更加深入，诊治将更加规范，患者将获得更佳良好的长期预后，希望今后本书再版时为大家带来更多更新的进展。

（张　文）